DIE

CHIRURGISCHE ANATOMIE

IN IHRER BEZIEHUNG

ZUR

CHIRURGISCHEN DIAGNOSTIK, PATHOLOGIE UND THERAPIE.

EIN HANDBUCH FÜR STUDIRENDE UND ÄRZTE

VON

PROF. DR. MAX SCHÜLLER
IN BERLIN.

HEFT I.

DIE OBERE EXTREMITÄT.

MIT ZAHLREICHEN HOLZSCHNITTEN.

BERLIN.
DRUCK UND VERLAG VON GEORG REIMER.
1885.

HERRN GEHEIMEN RATH

DR. CARL GEGENBAUR,

PROFESSOR DER ANATOMIE IN HEIDELBERG

UND

HERRN GEHEIMEN RATH

DR. FRANZ RIED,

EMERIT. PROFESSOR DER CHIRURGIE IN JENA

IN DANKBARER ERINNERUNG

AN SEINE JENENSER STUDIENZEIT

GEWIDMET

VOM

VERFASSER.

Inhalt.

Obere Extremität.

Allgemeines.

I. Schulter.

1. Schlüsselbeingegend.

a. Inneres Schlüsselbeindrittel.

Seite

3. Achselhöhlengegend.

4. Schultergelenk.

II. Oberarm.

III. Ellenbogengegend.

IV. Vorderarm.

V. Hand.

DIE

CHIRURGISCHE ANATOMIE.

HEFT I.

DIE OBERE EXTREMITÄT.

Obere Extremität.

Allgemeines.

Aeussere Form.

§ 1. Die obere Extremität zeigt je nach Alter und Geschlecht wesentliche Unterschiede in der äusseren Form. Während bei erwachsenen Männern in Folge der stärkeren Entwicklung der Knochen und Muskeln die durch dieselben bedingten charakteristischen Formen der einzelnen Abschnitte sehr scharf ausgeprägt durch die Haut hindurch hervortreten, erscheinen bei Kindern und Frauen die gleichen Gliedabschnitte in ihrer äusseren Form mehr weniger gleichmässig abgerundet, und zeigen an den Stellen, an welchen die Haut am Knochen festgeheftet ist, nur mehr oder minder tiefe Grübchen. Diese können aber als Wegweiser bei der Untersuchung dienen. Es lassen sich übrigens bei allen Individuen, bei welchen ein stärker entwickeltes Fettpolster die Contouren verhüllt, immer bestimmte Skelettheile, manche Muskeln, Sehnen, Nerven etc. durch die Haut durchfühlen, welche auch unter solchen schwierigeren Verhältnissen eine Orientirung leicht möglich machen (siehe unten). — Von einem mächtigen Einflusse auf die äussere Form ist die Ernährung und Beschäftigung, jene auf die äussere Form der gesammten Extremität, diese vorzugsweise auf die einzelner Bestandtheile und Gliedabschnitte. Abweichungen von der normalen Form können angeboren sein und auf Störungen der gesetzmässigen Bildung und Entwicklung beruhen. Doch kommen solche an der oberen Extremität weit seltener vor als an anderen Theilen des menschlichen Körpers. Wir werden sie, soweit sie ein chirurgisches Interesse haben, in der speciellen Schilderung berücksichtigen. Ausserordentlich zahlreich und mannigfaltig sind die durch Verletzungen und Erkrankungen bedingten Formveränderungen. Die verhältnissmässig geringe Breitenausdehnung und Massenentwicklung der oberen Extremität gestattet es, sie im Allgemeinen leicht zu erkennen. Doch setzt ihre richtige Beurtheilung gerade hier an vielen Punkten eine genaue anatomische Kenntniss voraus.

Längen- und Breitenverhältnisse der beiden oberen Extremitäten.

§ 2. Von den beiden oberen Extremitäten ist in der Regel die rechte entsprechend ihrem vorwiegenden Gebrauche im Allgemeinen etwas länger wie die linke. Die Längendifferenz der beiden Arme beträgt bei Erwachsenen durchschnittlich 1—1,5 Cm. [1]). Sie betrifft vorzugsweise den Humerus (gemessen vom Acromion bis zum Epicond. ext. humeri), in geringerem, nach der Peripherie hin abnehmenden Grade die übrigen Abschnitte des Armes. Zuweilen ist jedoch auch die Handlängendifferenz eine in gleicher Weise relativ beträchtliche. Die rechte Hand pflegt zugleich breiter zu sein wie die linke (über den Metacarpophalangealgelenken gemessen bis zu 1 Centimeter). Die Breitendifferenz der Hände ist bei denjenigen Individuen am deutlichsten ausgesprochen, welche mit ihren Händen gearbeitet haben, und unter diesen wieder am ausgeprägtesten bei denen, welche vorzugsweise eine Hand zu entsprechend schwerer Arbeit brauchten. Ich fand die Unterschiede aber auch bei Nähterinnen und anderen Menschen, welche feinere Handarbeiten vollführten, und überhaupt bei allen Leuten, bei deren Thätigkeit vorwiegend eine resp. die rechte Hand in Anspruch genommen wird. Dagegen tritt bei der grossen Masse der sogenannten „Arbeiter", welche kein bestimmtes Handwerk ausüben, sondern bald diese bald jene Arbeit treiben, Lasten tragen etc., im Ganzen Jahr aus, Jahr ein in sehr schwerer Arbeit beide Hände gebrauchen, die Breitendifferenz der Hände entsprechend zurück, und ist hier im Allgemeinen bei den Frauen relativ stärker ausgeprägt.

Wie in der Gesammtlänge der oberen Extremität lassen sich nach meinen vielfachen Untersuchungen auch an den Skeletstücken des Schultergürtels Unterschiede in der Längenausdehnung leicht nachweisen. Scapula wie Clavicula sind rechts regelmässig etwas länger wie links. Der Unterschied beträgt an beiden bei kräftigen Erwachsenen durchschnittlich bis 1 Cm. Besonders regelmässig finde ich diese Bevorzugung in der Länge der rechten Clavicula. In der Breitenausdehnung zeigt das rechte Schulterblatt in der Regel keinen, oder doch nur einen geringen Unterschied gegen das linke. Auch die Muskulatur der Schulter und des Armes pflegt durchschnittlich rechts viel bedeutender entwickelt und ihre Kraftleistung rechts erheblich grösser zu sein, wie links.

Diese Unterschiede, besonders aber diejenigen in den Längenverhältnissen des Schultergürtels und des Armes treten in der Regel am auffälligsten bei muskelkräftigen Männern hervor. Bei Frauen sind sie durchgehends etwas geringer. Ich fand sie aber auch schon

[1]) Alle hier und im Folgenden gemachten Angaben beziehen sich, wenn anderes nicht speciell bemerkt ist, durchgehends auf zahlreiche, vielfach controllirte und wiederholte eigene Messungen, welche ich vorwiegend an Leichen, jedoch auch seit Jahren an Lebenden vorgenommen habe.

bei fünfjährigen Kindern deutlich ausgesprochen; da sind sie übrigens auch bei Knaben etwas grösser wie bei Mädchen. Bei noch jüngeren Kindern werden die Unterschiede allmählich immer geringfügiger und bei ein- bis zweijährigen Kindern ist eine Differenz zwischen beiden Extremitäten in der Regel nicht nachzuweisen. Hieraus ergiebt sich, dass sie wohl wesentlich auf den vorwiegenden Gebrauch der rechten Extremität zurückzuführen sind. Diese Ansicht wird überdies noch dadurch unterstützt, dass diese Grössenverhältnisse bei den wenigen Linkshändigen, welche ich zu untersuchen Gelegenheit hatte, zu Gunsten der linken Extremität geändert erschienen.[1])

§ 3. Diese nach meinen zahlreichen Untersuchungen im Allgemeinen durchaus constanten Verhältnisse müssen besonders dann berücksichtigt werden, wenn es sich darum handelt, bei Verletzungen oder anderen pathologischen Zuständen Längen- resp. Breiten-Differenzen zwischen der gesunden und verletzten resp. erkrankten Extremität festzustellen, um die Messungsergebnisse zu Schlüssen über die Art des vermutheten Leidens zu verwerthen. Erst die Differenzen, welche nach aufwärts oder abwärts über das mitgetheilte normale Verhältniss hinausgehen, sind als abnorm aufzufassen. — Als selbstverständlich wird hierbei vorausgesetzt, dass die Messung beider Extremitäten bei gleicher Haltung des Körpers und bei gleicher Stellung des Schultergürtels und Armes von symmetrischen, festen oder festgestellten und sicher bestimmbaren Knochenpunkten und überhaupt unter thunlichst genau analogen Bedingungen vorgenommen wird. Nur dann kann die Messung den Anspruch einer sorgfältigen Methode der Untersuchung erheben. Wenn aber auch zuweilen bei Verletzungen aus dem Messungsergebnisse allein eine ziemlich sichere Diagnose z. B. einer Fractur oder einer Luxation gemacht werden kann, so wird man sich doch niemals auf dasselbe allein verlassen dürfen. Man wird vielmehr stets durch eine weitere Untersuchung feststellen, durch welche Momente die Differenz in der Messung beider Extremitäten bedingt ist. Man kann aber die Messung, und zwar stets nur die vergleichende Messung sehr vortheilhaft nicht bloss bei frischen Verletzungen und Erkrankungen, sondern auch nach abgelaufenen Processen zur Ergänzung der übrigen Untersuchungsmethoden verwerthen und sollte sie in der That häufiger anwenden, als es im Allgemeinen bislang geschehen ist.

Genaue Zahlenangaben über die Längenausdehnung der gesammten oberen Extremität nach den einzelnen Lebensaltern und nach dem Geschlechte zu geben, unterlasse ich absichtlich, da dieselben vielen individuellen Schwankungen unterworfen sind und für praktisch chirurgische Zwecke keinen oder doch nur beschränkten Werth haben.

---

[1]) Ob die überwiegende Entwicklung der rechten oberen Extremität in irgend welcher Beziehung zu einer ähnlichen Bevorzugung der linken Hirnhälfte steht, in welcher sich zu derselben das Sprachvermögen befindet, das will ich hier nur als Vermuthung, die sich aber bislang noch nicht beweisen lässt, aussprechen.

Für diese ist es wichtiger, im Einzelfalle beide Extremitäten mit einander zu vergleichen.

§ 4. Abweichungen von den normalen Längen- und Breitenverhältnissen kommen an der oberen Extremität vielfach zur Beobachtung. Sie können durch angeborene Entwicklungsanomalien bedingt sein. Man kennt sie als Riesenwuchs, Zwergwuchs, Bildungsdefecte.

Weitaus das grösste chirurgische Interesse beanspruchen hiervon die erstgenannten Bildungsanomalien. Die monströse Vergrösserung (Riesenwuchs) ist überdies auch verhältnissmässig am häufigsten beobachtet worden, und zwar an der ganzen oberen Extremität wie bloss an dem peripheren Abschnitte derselben, an der Hand. Nach einer Zusammenstellung von solchen Fällen aus der Literatur, welche R. Wittelshöfer (über angeborenen Riesenwuchs der oberen und unteren Extremitäten) in von Langenbeck's Arch. f. klin. Chir. Bd. 24 S. 57—70 giebt, betrafen von 53 monströsen Extremitäten bei 46 Individuen 31 eine obere, 22 eine untere Extremität. Im Allgemeinen kam der Riesenwuchs häufiger an den rechten Extremitäten als an den linken zur Erscheinung, und in allen Fällen, wo er die ganze Extremität betraf, vorzugsweise an den Händen resp. Füssen zum Ausdruck. — Die monströse Extremität zeigt nach der Geburt ein sehr viel rascheres Wachsthum, als die normale. Die Knochen sind länger, die Epiphysen sehr stark entwickelt, die Beweglichkeit ist wegen der begleitenden starken Fettanhäufungen (auch Lipombildung) unter der Haut und zwischen den Weichtheilen mehr weniger behindert. Die Gefässe sind meist vermehrt und vergrössert. In einem von mir beobachteten, von Wittelshöfer nicht mit aufgeführten Falle von Riesenwuchs der rechten oberen Extremität fand ich eine enorme Vermehrung und Verbreiterung der Arterien und Venen, und zwischen diesen förmliche cirsoide Aneurysmen und Varicen. Dies muss immerhin darauf aufmerksam machen, dass bei Riesenwuchs gelegentlich leichter als an normalen Extremitäten Störungen von Seiten der vermehrten Blutanhäufung, Ulcerationen, Blutungen eintreten können, und muss besonders auch bei etwa nothwendigen Operationen zur Vorsicht mahnen.

§ 5. Aenderungen in den normalen Längen- und Breitenverhältnissen lassen sich bei vielen frischen Knochenbrüchen und Gelenk-Luxationen constatiren. Wir werden hier wesentlich nur die Längenverhältnisse im Allgemeinen berücksichtigen, da die Veränderungen in der Breite, wenn sie auch oft auffällig genug sind, doch nicht als solche, sondern nur als Theilerscheinungen der Veränderungen der Form das chirurgische Interesse in Anspruch nehmen. Frische Fracturen bewirken, wenn sie mit einer Stellungsänderung der Bruchstücken verbunden sind, bekanntlich in der Regel eine Verkürzung der Extremität, Luxationen ausnahmsweise eine Verlängerung, meist ebenfalls Verkürzung. Doch kommen auch bei

Luxationen ebenso wie bei Fracturen Fälle vor, in welchen eine Aenderung in den Längenverhältnissen überhaupt nicht eintritt, bei welchen man zur Erkennung der Verletzung wesentlich auf die Inspection, auf die Prüfung der Bewegungen, auf die Digitaluntersuchung angewiesen ist, welche ich für alle Fälle als die wichtigsten chirurgisch diagnostischen Methoden empfehle (siehe unten). Abgesehen von diesen durch die frische Verletzung gesetzten, durch eine zweckmässige Behandlung ja in der Regel zu beseitigenden Aenderungen in den Längenverhältnissen, kommen solche jedoch zuweilen auch nach der Heilung der Fracturen vor. Meist ist es eine Verkürzung, welche nicht nur bei mit Dislocation geheilten Brüchen, sondern nach meinen Beobachtungen, speciell am oberen Humerusdrittel, ausnahmsweise auch zuweilen bei ganz regelrecht und gut geheilten Brüchen Erwachsener eintreten kann. In ebenfalls sehr seltenen anderen Fällen entwickelte sich dagegen danach eine Verlängerung.

Vorzüglich aber während der Wachsthumsperiode können theils durch Epiphysenfracturen, theils durch pathologische Processe an den Knochen und Gelenken die Längen- resp. Wachsthumsverhältnisse der oberen Extremität dauernd beeinflusst werden. So haben besonders manche Erkrankungen im Bereiche des Epiphysenknorpels (speciell am oberen Humerusende)[1]) während der Wachsthumsperiode in Folge von eitriger Zerstörung, bindegewebiger oder knöcherner Umwandlung des Epiphysenknorpels nicht nur eine mehr weniger erhebliche Wachsthumshemmung des betreffenden Knochens, sondern zuweilen auch der ganzen Extremität, jedenfalls eine Verkürzung derselben zur Folge. Zu demselben Resultate führen zuweilen auch Epiphysenfracturen, speciell am Humeruskopfe, anscheinend dann, wenn bei der Fracturheilung eine vorzeitige Ossification der Epiphysenknorpelscheibe eintritt, oder wenn eine Pseudarthrose entsteht, oder etwa eine Entzündung erfolgt. Dagegen lassen diese Fracturen das Längenwachsthum unbeeinflusst, wenn eine normale Verheilung ohne Störung der Knorpelscheibe (speciell ohne Vascularisation derselben) erfolgt[2]). — Bei manchen Gelenkleiden (speciell bei den skrophulösen) kann die ganze Extremität in der Entwicklung mehr weniger zurückbleiben.

Auch Gelenkresectionen können bei jugendlichen Individuen bisweilen nicht nur eine Verkürzung der Extremität um das resecirte Knochenstück, sondern speciell am Schultergelenke, eine Wachsthumshemmung zur Folge haben. In der Regel wird aber bekanntlich gerade bei jugendlichen Individuen, besonders nach subperiostalen Resectionen nicht nur die Form der Gelenkenden reproducirt, sondern kann auch die Verkürzung durch

---

[1]) Ich fand aber auch in einigen Fällen bei einjährigen Kindern mit Caries der unteren Humerusepiphyse eine Verkürzung des Humerus von 1—1½ Cm.

[2]) Man vergleiche u. A. die Abbildung zu dem Aufsatze von Thom. Bryant, Case illustrating the arrest of developement of the right humerus after an injury received in infancy. Guys Hosp. Rep. 1862. Nr. 253.

das Knochenwachsthum sehr bald wieder vollständig ausgeglichen werden [1]); oder es tritt im Gegentheil sogar eine Verlängerung ein. Aber es beschränken sich diese Veränderungen auch hier keineswegs bloss auf die resecirten Skeletabschnitte, sondern betreffen ausnahmsweise auch die ferner gelegenen Theile. Beispielsweise kann bei einer Resection des Ellenbogengelenks die Hand schmäler und kürzer erscheinen, als auf der nicht resecirten Seite. Alle diese Veränderungen der Längenverhältnisse können ebenso nach Gelenkresectionen wegen Traumen wie nach solchen wegen chronischer Entzündungsprocesse eintreten. Sie kommen vorzugsweise bei Individuen innerhalb der Wachsthumsperiode vor, sind aber in einigen Fällen auch noch später (immerhin noch bei jüngeren Erwachsenen) nachgewiesen worden.

§ 6. Die Ursachen dieser Aenderungen der Längen- und Wachsthumsverhältnisse der oberen Extremität, (welche übrigens in analoger Weise an der unteren Extremität constatirt werden können) sind noch nicht vollständig aufgeklärt. Gewiss stehen sie in einem engen Zusammenhange mit den physiologischen Eigenschaften der Epiphysenknorpelscheiben. Soviel ist nämlich sicher, dass das Längenwachsthum der Extremitätenknochen, wenn auch nicht ausschliesslich, so doch wesentlich durch Knochen-Apposition von Seiten der Epiphysenknorpel erfolgt und dass jenachdem diese oder jene intermediäre Epiphysenknorpelscheibe früher oder später verknöchert, das Längenwachsthum des betreffenden Knochens, speciell in dem entsprechenden Abschnitte, früher oder später eingeschränkt oder sistirt wird. Nun verschmilzt nach den Untersuchungen Uffelmann's [2]) die obere Humerusepiphyse knöchern mit der Diaphyse weitaus am spätesten, nämlich erst im zweiundzwanzigsten Lebensjahre, die untere Humerusepiphyse dagegen schon im sechzehnten Lebensjahre. Die obere Epiphyse der Ulna verschmilzt knöchern mit der Diaphyse ausnahmsweise schon im funfzehnten, meist etwas später im sechzehnten oder siebenzehnten, selten, gewöhnlich nur bei Rachitis, erst im neunzehnten Lebensjahre; die untere im neunzehnten oder zwanzigsten Lebensjahre. Die obere Epiphyse des Radius verschmilzt knöchern mit der Diaphyse gegen Ende des sechzehnten, die untere im zwanzigsten Lebensjahre. Ob diese auffällige Verschiedenheit in der Ossificationszeit des Epiphysenknorpel zusammenhängt mit der Verlaufsrichtung und Anordnung der Art. nutritiae der Knochen [3]), will ich dahin gestellt sein lassen. Gewiss lassen sich aber die oben angeführten Thatsachen über die pathologischen Veränderungen in den Wachsthumsverhältnissen der oberen Extremität mit derselben sehr gut in Einklang bringen.

---

[1]) B. Heyne in v. Graefe und v. Walther's Journ. d. Chirurgie. Bd. 24. Heft 4.
Fr. Ried, Die Resectionen der Knochen. Nürnberg 1847.
B. von Langenbeck, Ueber subperiostale Gelenkresectionen und über die Regeneration der Gelenke. Deutsche Klinik. 1864. S. 2.
L. Ollier, Traité experimental et clinique de la régénération des os et de la production artificielle du tissu osseux. Paris 1867. 2 Bde.

[2]) J. Uffelmann, Anatomisch-chirurgische Studien oder Beiträge zur Lehre von den Knochen jugendlicher Individuen. Mit 29 Holzschnitten. Hameln 1876.

[3]) Der Verlauf der hauptsächlichen Art. nutritia ist sowohl am Humerus wie an beiden Vorderarmknochen wesentlich gegen das Ellenbogengelenk gerichtet. Diese Diaphysenenden sind am stärksten vascularisirt, ihre Epiphysen verschmelzen am frühesten mit den Diaphysen.

Es ist klar, dass das Wachsthum und damit die Längenentwicklung umsomehr beeinträchtigt wird, je mehr diejenigen Epiphysenknorpel, welche sei es durch Traumen oder Erkrankungsprocesse, sei es durch die Resection ausser Thätigkeit gesetzt wurden, unter normalen Verhältnissen zum Längenwachsthum beitragen. Das sind diejenigen, welche am spätesten mit der Diaphyse verschmelzen, nämlich die unteren Vorderarmepiphysen, und ganz besonders die obere Humerusepiphyse. Es ist ferner leicht verständlich, dass die Längenentwicklung weniger beeinflusst werden wird, wenn durch die genannten Momente Epiphysenknorpel ausser Thätigkeit gesetzt werden, welche ohnehin sehr früh verknöchern, wie diejenigen der Ellenbogengelenkenden. Die Elimination der Epiphysenknorpel wird sich ferner um so mehr auf das Wachsthum geltend machen, wenn zugleich, wie z. B. oft bei Resectionen, das Periost mit entfernt werden musste, oder durch Eiterung zerstört war. Das Periost vermag ja für sich allein auch nach der Auslösung des Epiphysenstückes den Knochen annähernd in seiner ursprünglichen Form und Länge wieder zu reproduciren, u. s. f. Alles dies ist ohne Weiteres verständlich und soll deshalb hier nicht in das Einzelne verfolgt werden. Ob mit gleichem Rechte die gelegentlich beobachtete Steigerung des Wachsthums aus einer Reizung der Epiphysenknorpelscheiben erklärt werden darf, ist bislang noch nicht zu entscheiden. Sicherlich hat man neben dem Appositions-Wachsthum der Knochen, wie mir wenigstens nach fremden und vielfachen eigenen Beobachtungen ganz zweifellos zu sein scheint, auch noch mit einem interstitiellen Knochenwachsthum innerhalb der Zellenelemente selber zu rechnen, und wird ungezwungen auch der Störung oder der Steigerung der interstitiellen Vorgänge einen Antheil an der Wachsthums- und Längenänderung der Knochen zuschreiben dürfen, welcher vielleicht unter der Einwirkung pathologischer Momente noch grösser ist, als unter normalen Verhältnissen.

Die auffällige Aenderung in den Längen- und Breitenverhältnissen (Verkürzung und Verschmälerung) der Hand bei den früher genannten Resectionen oder Erkrankungen an höher gelegenen Skeletabschnitten der oberen Extremität, welche gelegentlich auch bei Erwachsenen constatirt worden ist, hat man bislang durch die Annahme einer Inactivitätsatrophie zu erklären gesucht. Neuerdings hat dagegen J. Wolff[1]) die Ansicht ausgesprochen, dass dieselbe als eine „neurotische Knochenatrophie“ aufzufassen sei. Das primäre Gelenkleiden veranlasse eine secundäre Nervenaffection an der betreffenden Extremität, welche das Knochengewebe zum Wachsthumsstillstand oder zur Schrumpfung bringe. Nach seiner Vermuthung sind auch die Verkürzungen und die Verlängerungen der erkrankten resp. resecirten Knochen zum Theil als neurotische Knochenatrophien und neurotische Knochenhypertrophien aufzufassen.

§ 7. Auch Geschwulstbildungen innerhalb der Knochen können, wie ich speciell bei Sarkomen sah, gelegentlich die Längenentwicklung der Extremität beeinflussen, bald steigern, bald hemmen. Auffälliger noch ist jedoch, wie leicht begreiflich, ihr formverändernder Einfluss.

Normale Haltung in aufrechter Stellung.

§ 8. In aufrechter Stellung reicht die obere Extremität bei ungezwungener ruhiger Haltung bis zur Mitte des Oberschenkels. So verhält es sich bei gut gebauten Erwachsenen. Häufig genug beobachtet man jedoch, dass die Fingerspitzen die Mitte des Oberschenkels nicht erreichen, seltener

---

[1]) Wolff, Ueber trophische Störungen bei primären Gelenkleiden. Verhandl. d. Berliner medicin. Gesellschaft. Sitzung vom 7. März 1883.

dass sie darüber hinaus herabhängen, wie es bei manchen afrikanischen Völkerracen regelmässig der Fall ist. Auch bei Kindern reicht in der Regel die Hand nur bis zur Gränze zwischen oberem und mittlerem Drittel des Oberschenkels. Bei dem ruhigen Herabhängen des Armes in aufrechter Stellung ist die Schulter mässig nach rückwärts gesunken, der Oberarm wird ein wenig abducirt, das Ellenbogengelenk in leichter Beugung, der Vorderarm in der Mitte zwischen Pronation und Supination gehalten, so dass die Hohlhand gegen die Aussenfläche des Oberschenkels zu sieht. Kein Muskel ist activ contrahirt, alle nur in gleichmässiger Spannung. Das Schlüsselbein liegt dabei ungefähr horizontal und seine Axe läuft ein wenig nach hinten auswärts. Der hintere Rand des Schulterblattes steht nur wenig vom Brustkorb ab. Beide Schulterblätter sind in der Mitte ihres hinteren Randes jederseits ungefähr vier Finger breit von der Mittellinie der Wirbelsäule entfernt. Vordere Ecke des Acromion, Tuberculum majus und Proc. styloideus radii sind genau nach vorn gerichtet und liegen in einer Ebene über einander, während der Epicondylus externus nach vorn aussen, der Ep. internus nach einwärts rückwärts gerichtet ist und letzterer ungefähr Daumen breit oberhalb und auswärts vom Darmbeinkamme liegt.

Diese normale Haltung kann mancherlei Abänderungen nicht nur durch Erkrankungen und Verletzungen im Bereiche des Schultergürtels und Armes erfahren, sondern auch durch Formenabweichungen des Brustkorbes, durch Verkrümmungen der Wirbelsäule, durch Veränderungen der Beckenstellungen, besonders durch die Stellungsabweichungen im Gefolge mancher Erkrankungen der unteren Extremitäten. Das Studium der normalen Haltung ist diagnostisch wichtig, jedoch besonders für manche Erkrankungen und Verletzungen im Bereiche der oberen Extremität, welche wir gelegentlich später berühren werden. Wenn man in solchen Fällen an der gesunden und kranken Extremität die normale Haltung bei aufrechter Stellung einnehmen lässt und nun beide Extremitäten von vorn und von hinten vergleicht, so werden die Veränderungen sehr scharf in die Augen springen; und wird man zuweilen schon durch die blosse Besichtigung aus den Abweichungen der Haltung auf die Diagnose hingeführt werden.

Bewegungen und Bewegungsstörungen.

§ 9. Durch die combinirten Bewegungen der verschiedenen der oberen Extremität zugehörigen Gelenke besitzt die Hand als Endorgan derselben eine ausserordentlich grosse Excursionsfähigkeit. Unter normalen Verhältnissen kann der Mensch mit seinen Fingerspitzen jeden Punkt seiner Körperoberfläche berühren. Diese normale Excursionsfähigkeit der oberen Extremität kann aber sehr leicht durch Erkrankungen und Verletzungen an irgend einer Stelle im Bereiche derselben, besonders aber durch solche im Bereiche des Schultergelenkes und Ellenbogengelenkes beeinträchtigt werden. Ganz abgesehen von den augenfälligen Verletzungen und Entzündungen der Knochen, Gelenke und Weichtheile vermögen auch schon geringfügige Contusionen,

Muskelzerrungen, leichte Läsionen der Nerven mehr weniger hemmend auf die normale, freie Excursionsfähigkeit der oberen Extremität einzuwirken.

Auch die den einzelnen Abtheilungen der oberen Extremität (Schultergürtel, Schulter-, Ellenbogen-, Hand-, Fingergelenken) wie den einzelnen motorischen Bestandtheilen (den motorischen Nerven und einzelnen Muskeln) zukommenden charakteristischen Bewegungen können durch Verletzungen und Erkrankungen im Bereiche der oberen Extremität eine mehr weniger bedeutende Abänderung, Störung oder vollkommene Aufhebnng erfahren. Auch diese Erscheinungen können dann diagnostisch verwerthet werden. Sie werden dem aufmerksamen Beobachter um so weniger entgehen, je mehr er sich bemüht, die normalen Bewegungen kennen zu lernen.

Anatomische Digitaluntersuchung der Extremität.

§ 10. Sehr bequem ist die obere Extremität der Digitaluntersuchung, der Betastung zugänglich. Man kann leicht auch in denjenigen Fällen, in welchen massenhafte Entwicklung des Unterhautfettgewebes die Theile umhüllt und die sonst für die Besichtigung so scharf hervortretenden Conturen verwischt, bestimmte Partien des Skelets, ebenso manche Muskelbäuche, Sehnen, Nerven, Arterien durchfühlen, welche Anhaltspunkte für die anatomisch-diagnostische Orientirung geben. Ebenso lassen sich stets an einigen Gelenkgegenden Abschnitte der knöchernen Gelenkenden, sowie der Kapsel betasten. Wenn man während der Betastung je nach dem beabsichtigten bestimmten Zwecke verschiedene Stellungen und Haltungen der Extremität einnehmen lässt, bei welchen die umhüllende Haut oder Fascien und Muskeln entspannt werden, oder durch welche tiefer liegende Theile der Oberfläche näher gerückt werden, so ist es erstaunlich, wie viele Theile der oberen Extremität man mit den Fingern betasten kann. Wir werden im Folgenden bei jedem Abschnitte speciell angeben, wie dies für die einzelnen Theile am besten erreicht werden kann. Bei einiger Uebung in dieser Untersuchung unter normalen Verhältnissen vermag man unschwer fast alle Veränderungen, welche durch Verletzungen oder Erkrankungen oder durch Bildungsanomalien erzeugt sind, durch die Betastung festzustellen. Die Betastung ergänzt in vollständigster Weise die Ergebnisse der Besichtigung, der Messung, der Bewegungsprüfung. Kaum an einem anderen Theile des Körpers bilden die eben genannten Untersuchungsmethoden einen so wesentlichen und in den Ergebnissen so fruchtbaren Bestandtheil der Diagnose chirurgischer Vorkommnisse und Veränderungen, wie an der oberen Extremität. Die gleichen Verhältnisse der oberen Extremität ermöglichen dem entsprechend aber auch eine sehr sichere Entfaltung der chirurgischen und besonders der operativen Localbehandlung.

I. Schulter.

Allgemeines. Oberflächen.

§ 11. Die Schulter hat das Schlüsselbein, das Schulterblatt und das obere Gelenkende des Humerus zur knöchernen Grundlage. Indem sich das Schlüsselbein mit dem Acromion des Schulterblattes in einem Winkel verbindet und unter diesem sich der Oberarmkopf mit der Gelenkpfanne des Schulterblattes vereinigt, bilden diese Skelettheile mit den überlagernden Muskelmassen die mächtige, rundliche, den Brustkorb seitlich mehr weniger überragende Vorwölbung der Schulter, welche den Uebergang des Oberarmes zum Rumpfe vermittelt. Die Schulter stellt den Rumpfabschnitt der oberen Extremität dar. Ihr Skelet steht nur durch das frei bewegliche Sterno-Claviculargelenk mit dem Skelet des Rumpfes in Verbindung, ist dagegen durch mächtige Muskeln am Rumpfe und am Halse festgeheftet. Diese Muskeln gewähren bei grosser Festigkeit der Verbindung der Extremität mit dem Rumpfe eine grosse Beweglichkeit und bestimmen durch ihre auch bei stärkerer Fettentwicklung in der Hautoberfläche hervortretenden Reliefs im Vereine mit den unterliegenden Skelettheilen die charakteristische Form der Schulter. Doch hängt diese auch von der Haltung, von der Stellung der Schulter zum Brustkorbe ab. Je nach der breiteren oder schmäleren Form des Thorax, je nach der Entwicklung der Schultermuskeln, je nach der Haltung, wie auch je nach Alter und Geschlecht ist die Stellung und Lage der Knochen des Schultergürtels zum Rumpfe eine verschiedene, der vom Schlüsselbein und Schulterblatt gebildete „Schulterwinkel“ mehr gehoben oder mehr gesenkt, mehr nach vorn oder mehr nach rückwärts geschoben. Dementsprechend ändert sich die Richtung und Lage der Clavicula wie der Scapula und weicht somit die ungezwungene Haltung der Schulter mehr weniger von der oben (§ 8) bei gut entwickelten Erwachsenen angegebenen Norm ab. Dadurch wird aber auch stets die äussere Form der Schulter mehr weniger beeinflusst. — Von grösserem Einflusse sind jedoch Muskellähmungen, dann besonders Verletzungen und pathologische Veränderungen des Schultergerüstes und Brustkorbes auf Form und Stellung resp. Haltung der Schulter, manche in so typischer Weise, dass die veränderte Form und Stellung allein sofort auf die Diagnose führt. Unter gewöhnlichen Verhältnissen erscheint übrigens die rechte Schulter bei ungezwungener Haltung etwas mehr gesenkt, als die linke. Das rechte Schulterblatt steht ein wenig tiefer, zugleich etwas (um 0,5 bis 1 Cm.) weiter ab von der Mittellinie der Wirbelsäule und ragt zugleich seitlich ein wenig mehr hervor, wie links; was theils durch die durchschnittlich grössere Breite der rechten Brusthälfte, theils durch die oben angegebene durchschnittlich grössere Längenentwicklung der rechten Clavicula bedingt sein mag.

Von den die Schulter zusammensetzenden Skelettheilen kann man, wenn die bedeckenden Fettschichten der Haut nicht zu beträchtlich sind, in grösster Ausdehnung das Schlüsselbein, ebenso meist das Acromion, den First der Spina scapulae und den hinteren Rand der Scapula durch die Haut hindurch erkennen. Bei mageren Individuen treten ihre Conturen besonders scharf hervor. Dann kann besonders oft auch noch der Processus coracoideus gesehen werden. Die übrigen Theile des Schulterskelets werden derart von Muskeln umlagert, dass nur ausnahmsweise bei stärkerer Abmagerung einzelnes deutlich sichtbar wird. Bei ruhiger Haltung der Schulter lassen sich die Reliefs des Cucullaris, des Sternocleidomastoideus, des Pectoralis major, des Deltoideus, des Latissimus dorsi erkennen; in der Achselgrube wird ausserdem der Coracobrachialis und der kurze Kopf des Biceps sichtbar. Die Pulsationen der Subclavia sind oberhalb des Schlüsselbeins, seltener auch unterhalb desselben zu sehen, die der Axillaris sehr deutlich in der Achselgrube. Ebenda kann man auch einige Nervenstränge erkennen, besonders deutlich in der Regel den Medianus. Zwischen Deltoideus und Pectoralis major sieht man die Vena cephalica nach oben steigen. — Einen weit grösseren Theil der der Schulter im weitesten Sinne angehörigen Gebilde kann man durch die Betastung feststellen, besonders wenn man gleichzeitig gewisse Bewegungen zu Hülfe nimmt, bei welchen die betreffenden Gebilde dem tastenden Finger bequemer erreichbar werden. Wir werden die Ergebnisse dieser Untersuchung mit der topographischen Darstellung der einzelnen Gegenden verbinden.

§ 12. Die Haut dieser Gegend ist bei kräftigen Erwachsenen fast allenthalben derb und nur wenig verschieblich. Besonders fest ist sie auf dem Acromion angeheftet. Ueber dem Schlüsselbeine ist sie dagegen dünner und sehr beweglich, in der Achselhöhle behaart und sehr reich an Talg- und Schweissdrüsen. Das Unterhautzellgewebe ist bei Frauen und Kindern sehr fettreich und verhüllt hier mehr weniger die Conturen der unterliegenden Theile, welche bei mageren und muskelkräftigen Menschen sehr deutlich hervortreten. Das Unterhautfett der Schultergegend ist ein Lieblingssitz von Lipomen, welche hier früher als an anderen Stellen Beschwerden zu machen pflegen, besonders bei ihrem Sitze auf dem Deltoideus oft von einer auffälligen Schwäche de Armes begleitet sind, wegen ihrer oberflächlichen Lage aber auch sehr früh erkannt und sehr leicht entfernt werden können. Im Unterhautzellgewebe über dem Acromion findet man regelmässig einen Schleimbeutel (bursa mucosa subcutanea acromialis) vorgebildet, welcher bei künstlicher Injection eine gewöhnlich nur pflaumengrosse Anschwellung macht. Man sieht eine ähnliche fluctuirende Anschwellung zuweilen nach einer Contusion oder nach einem Schlag auf die Schulter entstehen. Sie wird durch einen Bluterguss oder eine acute seröse Ausscheidung in den Schleimbeutel bedingt. Bei Leuten, welche schwere Lasten zu tragen haben, kann es jedoch zu einer chronischen Hygrombildung des Schleimbeutels von beträchtlicherer Ausdehnung kommen. Die oberflächliche Lage erleichtert sowohl die Diagnose wie auch etwaige therapeutische resp. operative Maassnahmen. Seltener entwickeln sich solche Schleimbeutel im Unterhautzellgewebe über der Spina scapulae, noch seltener über der Clavicula. Hier sah ich nur einmal einen solchen genau über der Verwachsungsstelle eines winklig geheilten Claviculabruches.

Die genauere chirurgisch-anatomische Darstellung der Schulter geben wir in folgenden Hauptabschnitten:

1. Schlüsselbeingegend;
2. Schulterblattgegend;
3. Achselhöhlengegend;
4. Schultergelenk.

1. Schlüsselbeingegend.

Oberflächen-Untersuchung.

§ 13. Das Schlüsselbein ist bei mageren Individuen in Folge starker Vertiefung der Ober- und Unterschlüsselbeingruben in seiner ganzen Längenausdehnung zu sehen (Fig. 1)[1]). Bei gut genährten Menschen mit sehr

Fig. 1.

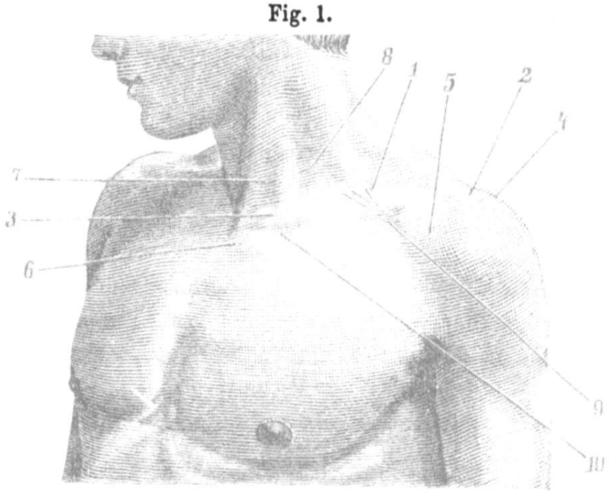

[1]) Schlüsselbeingegend eines mageren jungen Mannes. Man sieht die Reliefs der Knochen und Muskeln. Die punctirten Linien deuten die Stelle an, an welcher der Gefässnervenstrang des Oberarms unter der Mitte der Clavicula wegzieht. 1. Clavicula. 2. Acromialende. 3. Sternalende. 4. Acromion. 5. Proc. coracoideus. 6. Manubrium sterni (Sterno-Claviculargelenke). 7. Fossa supraclavicularis minor zwischen beiden Ansätzen des Sternocleidomastoideus. 8. Fossa supraclavicularis major zwischen Sternocleidomastoideus und Cucullaris. 9. Fossa infraclavicularis (Mohrenheim'sche Grube). 10. Kleine Infraclaviculargrube zwischen erster Rippe und Clavicula, welche nur bei mageren Individuen beobachtet wird.

kräftig entwickelter Musculatur tritt es wegen der grösseren Verflachung jener Gruben weniger deutlich sichtbar hervor. Doch lässt es sich in allen Fällen genau durch die Haut hindurch abtasten. Man constatirt leicht die einem liegenden, langgezogenen S vergleichbare Gestalt des Schlüsselbeins, das von oben nach unten spatelförmig plattgedrückte acrominale Ende, sowie das im Gegensatz zum Mittelstücke stärker aufgetriebene, mehr prismatisch geformte sternale Ende. Das äussere Drittel des Schlüsselbeins ist convex nach hinten, die inneren zwei Drittel sind convex nach vorn gebogen. Bei Kindern und auch oft bei Frauen ist das Schlüsselbein mehr gerade, an den Gelenkenden nicht so breit. Besonders findet man das sternale Gelenkende mehr von der Form eines abgerundeten Stabes[1]).

Fig. 2.

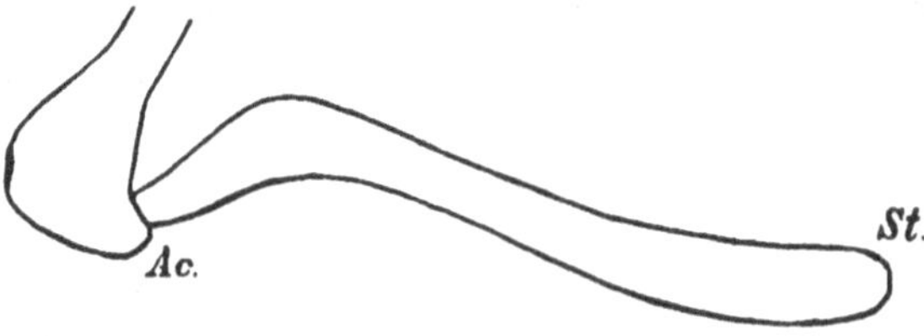

Dabei ist das ganze Schlüsselbein entsprechend dünner.

Der obere Rand des mittleren Drittels des Schlüsselbeins ist frei von Muskeln. Im äusseren Drittel des Schlüsselbeins setzt sich an seinen oberen Rand der Cucullaris, an seinen unteren Rand der Deltoideus, im inneren Drittel von oben her der Cleidomastoideus, an den unteren Rand des inneren und fast des ganzen mittleren Drittels der Pectoralis. Die Reliefs dieser Muskeln treten sehr deutlich hervor. Sie umgränzen mit der Clavicula grubige Einsenkungen der Haut, welche oberhalb und unterhalb der Clavicula je nach dem Grade der Ernährung resp. Abmagerung im geringeren oder grösseren Grade sichtbar entwickelt sind. Die in diesen Gruben unter der Haut liegenden Gebilde, welche unter normalen Verhältnissen zum Theile palpirbar sind, werden, soweit sie in chirurgisch-anatomischer Beziehung zum Schlüsselbeine stehen, unten besprochen werden.

Auf seiner freien Oberfläche ist das Schlüsselbein nur von Haut, Fascie und von den Ausläufern des Platysma bedeckt. Ausserdem laufen über seine Vorderfläche die Nervi supraclaviculares. Diese aus dem vorderen Aste des vierten Cervicalis entspringenden Hautnerven der vorderen Brustwand kann man zuweilen bei mageren Individuen durch die Haut hindurch sehen. Ebenso treten bei Drehungen des Kopfes einzelne Bündel des Platysma als sich mit dem Schlüsselbeine kreuzende Stränge hervor. Endlich zieht gewöhnlich noch ein stärkeres aus der Tiefe der Unterschlüsselbeingrube kommendes Lymphgefäss schräg über die Mitte des

---

[1]) Vergleiche Fig. 2. Rechte Clavicula eines 21jährigen phthisischen Weibes durch die dünnen Hautdecken hindurch gezeichnet). Ac. Acromion. St. Sternalende.

Schlüsselbeines nach den in der Oberschlüsselbeingrube liegenden Lymphdrüsen. Dasselbe wird vorzugsweise bei Entzündungen der Achsellymphdrüsen und bei phlegmonösen Processen im Bindegewebe der Achselhöhle und unter den Brustmuskeln als etwa bindfadenstarker, schmerzhafter Strang bemerkbar, längs dessen in der Haut ein rother Streifen läuft.

In Folge dieser oberflächlichen Lage des Schlüsselbeins sind Verletzungen und Erkrankungen ausserordentlich leicht durch Besichtigung und besser noch durch die Palpation zu erkennen.

a. Inneres Schlüsselbeindrittel.

§ 14. Das vom Sterno-Claviculargelenke bis zum äusseren Rande des Cleidomastoideus reichende innere Drittel des Schlüsselbeins liegt oberhalb des Knorpels der ersten Rippe, ist mit diesem durch das Lig. costoclaviculare verbunden und kreuzt weiterhin bei normaler Haltung die Rippe im knöchernen Theile mit seinem unter der äussersten Gränze des Cleidomastoideusansatzes gelegenen Theile, also da wo das innere Drittel des Schlüsselbeins in das mittlere übergeht. Das sternale Gelenkende des Schlüsselbeins, welches besonders bei muskelkräftigen Männern oft knopfförmig verbreitert erscheint, bemerkt man dicht hinter, oberhalb und etwas nach aussen vom Sternalansatze des Kopfnickers. Bei mageren Individuen ist zwischen dem Sternalende der Clavicula und dem Sternalansatze des Kopfnickers eine schmale Einsenkung der Haut zu sehen, und treten die Reliefs beider sehr scharf hervor. Aber auch bei gut genährten Individuen ragt schon bei ruhiger Haltung des Armes das Sternalende der Clavicula mit dem oberen vorderen Rande seiner Gelenkfläche etwas aus der entsprechenden Gelenkgrube des Manubrium sterni heraus. Noch mehr tritt es bei der Bewegung der Schulter nach hinten hervor, wobei zugleich das Sternoclaviculargelenk vorn klafft und die Haut darüber grubig eingezogen wird.

Sterno-Claviculargelenk.

§ 15. Im Sterno-Claviculargelenke sind die Gelenkflächen der mit einander verbundenen Knochen nicht ganz congruent. Die Gelenkgrube des Manubrium sterni ist eine nach aussen und rückwärts gerichtete seichte Höhlung. Das Gelenkende der Clavicula hat eine von vorn nach hinten und aussen gewölbte unregelmässig dreiseitige Gelenkfläche, deren spitzester Winkel nach unten und hinten gerichtet ist und hier zumal bei muskelstarken Männern nicht selten zu einem kurzen hakenförmigen Fortsatz ausgebildet ist, welcher sich bei der Rückwärtsbewegung der Schulter resp. Clavicula gegen den hinteren Rand der sternalen Gelenkgrube einstemmt. Dies muss, wie leicht begreiflich, bei solchen Individuen die Luxation nach vorn erschweren. Die Congruenz beider Gelenktheile wird erst vermittelt durch eine keilförmige Zwischengelenkknorpelscheibe, welche über die unregelmässige Gelenkfläche der Clavicula gelegt ist, und wesentlich mit dieser, besonders mit deren hinterem Winkel fest verbunden ist, so dass sie auch bei Lageveränderungen des clavicularen Gelenktheiles diesem folgt. Dieser Zwischengelenkknorpel, welcher übrigens von aussen nicht oder nur bei extremer Rückwärtsstellung der Clavicula betastet werden kann, trennt die kleine Gelenkhöhle in zwei nicht miteinander communicirende (spaltförmige) Abtheilungen, deren eine der Clavicula, die andere dem Manubrium zugewendet ist. Die Synovialkapsel zieht sich in der der Clavicula zugewendeten Abtheilung des Gelenkes noch bis gegen das Lig. costo-claviculare hin, und hat hier eine kleine beutelförmige Ausstülpung, an welcher bei Vereiterung des Gelenkes der Durchbruch erfolgen kann [1]). Sehr feste starke Bandmassen umgeben das Sterno-Claviculargelenk von vorn und von hinten (Lig. fibrosum anticum et posticum), während sich von oben das kräftige Lig. interclaviculare zwischen beiden Sternalenden des Schlüsselbeins über den oberen Rand des Brustbeins hinwegspannt, welches ausserdem auch mit der Zwischengelenkknorpelscheibe zusammenhängt. Unterhalb der Mitte des oberen Bandes tritt gewöhnlich dicht über dem Manubrium sterni eine Vene hindurch, welche die Verbindung der oberflächlichen Venen dieser Gegend mit den tieferen vermittelt. Zur Festigung des Gelenkes trägt zweifellos auch das breite, fast rhomboidale Lig. costo-claviculare bei, welches sich dicht nach aussen von der Gelenkkapsel zwischen der Clavicula und dem Knorpel der ersten Rippe ausspannt.

§ 16. Bei Anfüllung der Synovialkapsel des Sternoclavicular-Gelenkes durch blutige, entzündliche oder eiterige Ergüsse wird die mässige fluctuirende Anschwellung zwischen dem Gelenkende der Clavicula und dem Manubrium sterni wegen der oberflächlichen Lage nicht leicht übersehen werden; falls die allerdings oft sehr geringfügigen Erscheinungen die Aufmerksamkeit auf das Gelenk hinlenken. Ebenso leicht zu erkennen sind die betreffenden Veränderungen bei den übrigen Gelenkaffectionen, von welchen hier speciell die Arthritis deformans und die bekanntlich an sich sehr seltenen syphilitischen zu nennen sind, während die an anderen Gelenken so häufigen skrophulösen Processe hier nur ausnahmsweise vorzukommen scheinen.

Luxationen der Clavicula.

§ 17. Trotzdem das Gelenk eine relativ ausgiebige Beweglichkeit der Clavicula gestattet [2]), und besonders, wie schon hervorgehoben, der vordere Rand des clavicularen Gelenktheiles bei gewissen Bewegungen weit nach vorn heraustritt, so sind doch Luxationen im Ganzen nicht häufig. Es liegt das wohl nicht nur an der grossen Festigkeit der das Gelenk umgebenden

---

[1]) Ausnahmsweise findet sich hier (nach Luschka) ein kleiner Schleimbeutel neben der Kapsel zwischen Clavicula und erster Rippe, welcher gelegentlich auch Sitz von einem Bluterguss oder von Erkrankungen werden könnte.

[2]) Bezüglich der Bewegungen siehe den Abschnitt „Schulterblattgegend", wo sie im Zusammenhange mit den Bewegungen des Schultergürtels besprochen werden.

Bänder, sondern in der, durch die unten näher zu erörternden Verhältnisse bedingten, überwiegenden Disposition der Clavicula zu Fracturen.

Nach einer Statistik von Kroenlein[1]) über 400 frische traumatische Luxationen aus der Berliner chirurgischen Klinik und Poliklinik machen die Luxationen des Sterno-Clavicular-Gelenkes (6 Fälle) nur 1,5 % sämmtlicher Luxationen aus. Ein wenig zahlreicher, nämlich mit 2,4 % sind sie in einer Statistik von Gurlt[2]) über 907 Luxationen vertreten, welche auch die früheren Zusammenstellungen von Malgaigne einschliesst.

Das sternale Gelenkende der Clavicula durchbricht die Gelenkkapsel am häufigsten vorn, wo nach aussen vom vorderen Bande eine verhältnissmässig weniger feste Partie ist, tritt dann schräg nach einwärts und unten auf die Vorderfläche des Manubrium sterni und bildet hier einen scharf begränzten Vorsprung. Seltener verrenkt sich das Gelenkende der Clavicula nach hinten auf die hintere Fläche des Manubrium sterni, wobei sich die Clavicula schräg nach einwärts und hinten, und die Schulter entsprechend nach vorn stellt, noch seltener gerade nach oben und einwärts, so dass es oberhalb des Manubrium sterni zwischen der Sternalportion des Kopfnickers und dem Sternohyoideus steht, während die Schulter nach abwärts gesenkt ist. Bei allen drei Formen der Verrenkung ist die Schulter in Folge der Verschiebung des Sternalendes der Clavicula nach der Mittellinie zu (resp. zuweilen über diese hinaus) gegen den Rumpf zu verschoben und in Folge der aufgehobenen Fixation im Gelenke etwas nach abwärts gesunken. Auch die Gruben oberhalb und unterhalb der Clavicula erfahren je nach der Richtung der Verrenkung Aenderungen in der Tiefe und Form, welche bei einer Vergleichung beider Claviculargegenden ohne Weiteres in die Augen fallen. Man kann ebenso wie das dislocirte Sternalende der Clavicula nun auch die leere Gelenkgrube des Manubrium nachweisen. Ueberhaupt macht die oberflächliche und dem Gesicht wie dem tastenden Finger leicht zugängliche Lage der Clavicula und speciell des Sterno-Clavicular-Gelenkes die Diagnose dieser Luxationen sehr einfach und leicht, so dass weiter eingehende Bemerkungen hier überflüssig sein dürften.

§ 18. Was die Entstehungsursachen der Clavicula-Luxationen anlangt, so sind dieselben ziemlich klar, jedoch noch nicht so der Entstehungsmechanismus. Die Luxation nach vorn wurde vorzugsweise beobachtet bei einem Fall, Stoss oder sonstiger Gewalteinwirkung, welche die Schulter stark nach hinten drängt. Die Luxation nach hinten bei einer in entgegengesetzter Richtung auf die Schulter einwirkenden Gewalt (Stoss oder Zug nach vorn) oder bei einem Schlage, welcher das Sternalende der Clavicula direct von vorn nach hinten treibt; die Luxation nach oben bei einem Fall oder Stoss gegen die Aussenseite der Schulter, wobei diese zugleich nach abwärts, das Sternalende der Clavicula nach oben und

---

[1]) Kroenlein, Die Lehre von den Fracturen. Lieferung 26 der „Deutschen Chirurgie". Stuttgart. 1882.

[2]) Monatsbl. f. med. Statistik. 1856. No. 1.

medianwärts getrieben wird. Unter den angegebenen Umständen wird in der That schon bei den entsprechenden Bewegungen das Sternalende der Clavicula gegen die entgegengesetzte vorn, hinten, oben liegende Kapselpartie angedrängt. Man setzt nun voraus, dass entweder an dem hinteren (bei der Luxation nach vorn), oder an dem vorderen Rande der Gelenkgrube des Sternums (bei der Luxation nach hinten) oder auch auf der ersten Rippe (bei der Luxation nach oben) ein Hypomochlion gebildet werde, über welchem die auf den „langen Hebel" der Clavicula einwirkende Gewalt das sternale Gelenkende aus dem Gelenke heraushebelt. So einfach scheinen nun doch in der That die Verhältnisse nicht zu sein. An der Leiche gelingt es nicht, vollständige Luxationen zu erzeugen, so viel man auch den Schultergürtel resp. die Schulter in eine der Stellungen drängen mag, welche erwiesenermaassen für das Zustandekommen der Luxation am Lebenden besonders günstig sind. Es steht dem entgegen die grosse Festigkeit der starken Bänder, sowie unter normalen Verhältnissen die thatsächliche Schwierigkeit resp. Unmöglichkeit, an der Leiche eine für das Zustandekommen der Luxation günstige Hebelstellung der Clavicula (auch auf der ersten Rippe) herbeizuführen. Es besteht überdies auch unter normalen Verhältnissen am Schlusse der Bewegungen dieses Gelenkes keine Knochenhemmung auf der ersten Rippe, wie noch vielfach angenommen wird; deshalb sind auch alle hierauf gegründeten Vorstellungen über die Entstehung der Luxationen falsch.

Stösst man die Schulter gerade nach hinten, so drängt sich allerdings das sternale Gelenkende der Clavicula mit seinem vorderen Rande gegen die vordere Wand der Gelenkkapsel, während der übrige Theil des Schlüsselbeins sich an die seitlichen Halsweichtheile anlegt, die erste Rippe aber nicht berührt. Näher tritt die Clavicula derselben, wenn die Schulter nach hinten und oben gedrängt wird[1]). Doch kommt es auch dabei unter normalen Verhältnissen beim Erwachsenen nicht zur Hypomochlionbildung auf der Rippe, weil sich die Clavicula gerade mit dem nach vorn gekrümmten mittleren Drittel über die Rippe legt, welches der Krümmung der letzteren ziemlich congruent ist. Da ferner die Clavicula auch beim stärksten Rückwärtsdrängen der Schulter fast in ihrer gesammten Länge auf der breiten Unterlage der Halsseite aufliegt, also in relativ grosser Ausdehnung unterstützt ist, so sind die Verhältnisse für die Entfaltung einer Hebelwirkung nicht günstig. Im Gelenke selber ist die Bewegungshemmung allein durch den starken Bandapparat gegeben. Diesen zu zersprengen ist durch noch so starkes Rückwärtsdrängen der Schulter bei Erwachsenen nicht möglich. Auch wenn sich, wofür besonders bei muskelkräftigen Erwachsenen die Verhält-

[1]) Nur der Rippe, nicht aber, wie Albert (Lehrbuch der Chirurgie und Operationslehre. Bd. II. 2. Auflage Wien und Leipzig 1881. Seite 251) angiebt, den „Querfortsätzen der Halswirbel" kommt bei dem Rückwärtsdrängen der Schulter die Clavicula nahe.

nisse günstig sind (s. oben § 15), die Clavicula auf dem hinteren Rand der Sternalgelenkgrube aufstemmt, kann doch auch hier keine Hebelwirkung zu Stande kommen. Man kann eben an der Leiche die Clavicula resp. Schulter (unter gewöhnlichen normalen Verhältnissen) nicht so weit zurückdrängen, als nothwendig wäre, um vorn die Kapsel des Sterno-Claviculargelenkes zu zersprengen. Auch eine gleichzeitige hebelnde Bewegung resp. ein gleichzeitiger Druck auf die Schulter in der Richtung der Claviculaaxe war fruchtlos. Zuweilen brach aber dabei die Clavicula in ihrem äusseren Drittel oder nahe demselben. Die Durchschneidung des vorderen Kapselbandes lässt während der Bewegung der Schulter nach hinten unter Vordrängen des Sternalendes dieses nur wenig mehr hervortreten, ohne zur Luxation zu führen; diese erfolgt erst nach fernerer Durchtrennung des Lig. costo-claviculare, oft sogar erst nach fernerer Durchtrennung des oberen Clavicularbandes.

Ebenso wenig vermochte ich, durch Vorwärtsdrängen der Schulter eine Luxation nach hinten zu erzeugen, noch auch durch starkes Abwärtsstemmen der Schulter und gleichzeitiges Drängen der Clavicula nach oben und medianwärts eine solche nach oben. Auch hierbei kommt es übrigens unter normalen Verhältnissen nicht zu einer Hypomochlionbildung auf der ersten Rippe, wie schon Albert (l. c.) richtig hervorgehoben hat. Die Luxation gelingt bei dieser forcirten Bewegung ebenfalls erst nach Durchtrennung der Bänder. Dagegen konnte ich in einigen Fällen eine imcomplete Luxation nach hinten resp. nach hinten und oben hervorbringen durch ein forcirtes Zurückdrängen des Oberarmes nach hinten und aufwärts unter gleichzeitigem Drängen der Schulter nach vorn und abwärts, wobei die Clavicula im Sterno-Claviculargelenke gewissermaassen um ihre ideale Längsaxe gedreht wird. Dasselbe konnte ich bei mageren Individuen direct durch eine entsprechende Bewegung des Schulterblattes erreichen. Bei dieser Drehung der Clavicula macht anscheinend ihr dem Sterno-Claviculargelenke nahe gelegener Abschnitt um das sich spannende Lig. costoclaviculare eine die Luxation begünstigende Hebelbewegung. Ausserdem drängt sich dabei das Gelenkende sehr stark gegen die hintere resp. obere Kapselwand. Diese reisst auch ein wenig ein; aber zu einer vollständigen Luxation scheint auch hier noch eine künstliche Trennung der Bänder nöthig zu sein.

Bei direct gegen das Sternalende der Clavicula von vorn in der Richtung nach hinten geführten Schlägen entstand zuweilen ebenfalls eine Subluxation der Clavicula nach hinten.

Nach diesen Versuchen darf man annehmen, dass bei den Luxationen am Lebenden meist noch andere Momente mit einwirken müssen. Augenscheinlich ist vorzüglich die Kraft, welche dazu führt, eine bedeutendere, als man sie an der Leiche anwenden kann. In Folge dessen wird der grosse Widerstand der Bänder leichter überwunden werden und es wahrscheinlich dann erst um so eher zu einer wirksamen Hebelbewegung der

Clavicula über der ersten Rippe kommen können, durch welche die Luxation erfolgt. Begünstigend wirkt dabei gewiss auch der Umstand ein, dass, wie es thatsächlich nicht selten constatirt wurde, bei diesen Luxationen an Lebenden wahrscheinlich meistens gleichzeitig ein Druck oder Stoss die andere Brusthälfte trifft, welcher durch eine auf das Sterno-Claviculargelenk sich fortpflanzende Bewegung die Spannung der Kapsel an der Stelle vermehrt, an welcher der Gelenkkopf der Clavicula gegen die Kapsel drängt, so dass sie nun um so leichter zerreisst. Eine Nachahmung dieses Mechanismus an der Leiche durch entsprechendes Vorwärts- oder Rückwärtsdrängen der anderen Brusthälfte (bei der intendirten Luxation nach vorn: Rückwärtsdrängen der entgegengesetzten Brusthälfte; bei der intendirten Luxation nach hinten oder oben Vorwärtsdrängen der entgegengesetzten Brusthälfte) bei gleichzeitiger Lagerung auf der Seite vermehrte in der That den Effect der vorhergenannten Bewegungen und Eingriffe, führte aber nur bei direct gegen das Sternalende gerichteten Schlägen zu einer vollständigen Luxation.

Dass sich ferner auch die Muskeln des Schultergürtels durch eine kraftvolle Contraction im Momente der Luxation an der luxirenden Bewegung betheiligen können, ist mir sehr wahrscheinlich, lassen übrigens auch manche Beobachtungen geradezu voraussetzen. Speciell vom Pectoralis major, ebenso wie vom Cucullaris dürfte wohl anzunehmen sein, dass ihre isolirte Contraction eine Luxation nach vorn wenn auch nicht direct veranlassen, so doch wohl unterstützen kann. Gewiss können überhaupt die Muskeln durch die Herbeiführung günstiger Stellungen der Clavicula zum Sternum und zum Brustkorbe die Luxation erleichtern. Eine genaue Feststellung hierüber ist natürlich schwer zu machen. Ich will hier nur hervorheben, dass an der Leiche ein directer Zug an der Clavicula nach vorn oder nach oben allerdings in einigen Fällen eine Subluxation nach vorn erzeugen konnte; in anderen Fällen brach dagegen hierbei die Clavicula entzwei.

Auch am Lebenden wird bei den vollständigen Luxationen regelmässig das Lig. costo-claviculare zerrissen sein, ebenso je nach der Richtung der Luxation das entsprechende Band über der Gelenkkapsel, und gewiss in manchen Fällen auch mehr weniger die übrigen. Für eine sehr ausgiebige Zerreissung der Kapsel spricht die Mehrzahl der Beobachtungen, sowie die Thatsache, dass die Clavicula meist ebenso leicht zu reponiren, wie nach der Reposition schwer im Gelenke zurückzuhalten ist.

Hinter dem Sterno-Claviculargelenke gelegene Organe.

§ 19. Nach hinten sieht das Sterno-Claviculargelenk in den Brusteingang. Das Gelenk ist hier (s. Abbildung Fig. 3)[1]) zunächst von

---

[1]) Fig. 3. Durchschnitt durch die Gränze zwischen Brust und Hals (aus Wilh. Braune's topogr.-anatom. Atl. Taf. 9). Manubrium sterni hart unter seinem oberen

einem Blatte der vorderen Halsfascie, von den Ursprüngen des Sternohyoideus und Sternothyreoideus sowie von der mittleren Halsfascie, resp. auch event. noch von den seitlichen Abschnitten der zwischen Blättern der mittleren Halsfascie eingeschlossenen Thymusdrüse verdeckt. Immerhin kann bei Eiterungen des Gelenkes ausnahmsweise auch das Bindegewebe des benachbarten Mediastinum in Mitleidenschaft gezogen werden. Hinten steigen Sternohyoideus und Sternothyreoideus in die Höhe. Noch weiter nach hinten liegt **rechts** die Vena anonyma, hinter dieser, zugleich aber mehr nach der Mittellinie (hinter dem Sternum) der Truncus anonymus, zwischen beiden einige Drüsen; **links** Vena anonyma, Carotis und Oesophagus, ein wenig weiter nach aussen die Art. subclavia sinistra, endlich beiderseits hinter der entsprechenden V. anonyma der Vagus. Der rechte Vagus liegt mehr nach einwärts hinter dem Gelenke vor dem Ursprung der rechten Subclavia, der linke Vagus dagegen liegt etwas nach aussen hinter dem Gelenke zwischen Carotis und Subclavia.

Fig. 3.

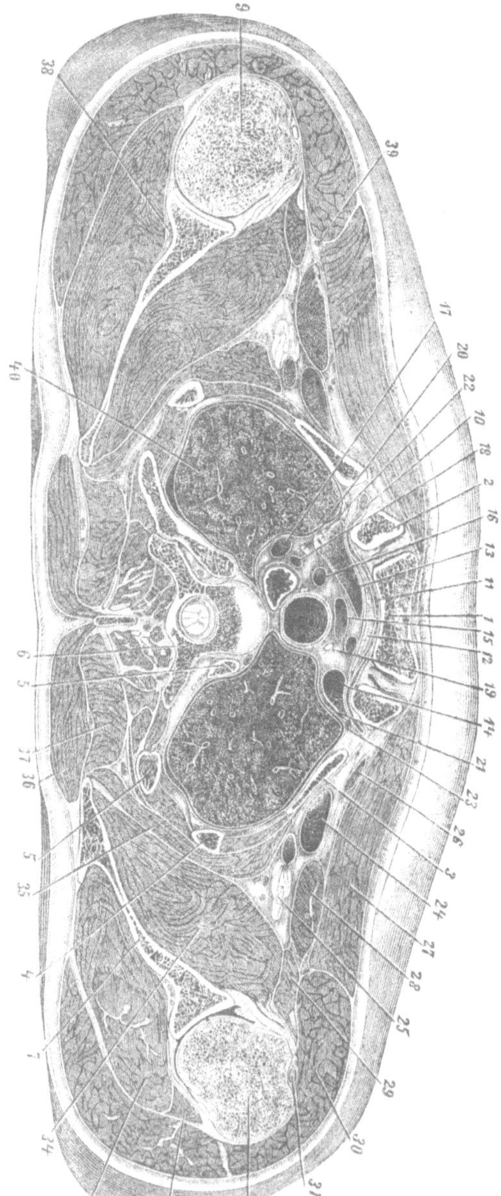

Truncus annonymus.

§ 20. Der Truncus anonymus ragt medianwärts etwas über das Sterno-Claviculargelenk resp. über das Sternum hinaus. Bei Kindern und jüngeren Individuen liegt er

Rande, der dritte Brustwirbel nahe seiner oberen Gränze, Sterno-Clavicular-gelenke etwa in der Mitte getroffen. — 1. Manubrium sterni, 2. Sternalende noch etwas höher und kann besonders bei zurückgebeugtem Kopfe sehr leicht über dem Manubrium sterni an den schräg von links unten nach rechts-oben laufenden Pulsationen erkannt werden. Bei Neugeborenen liegt vor den Gefässen, besonders links erst die Thymusdrüse.

Für die Unterbindung des Truncus anonymus ist ein bogenförmiger Hautschnitt zu empfehlen, welcher von dem linken Sterno-Claviculargelenke beginnend dem oberen Rande des Manubrium sterni folgt und an dem rechten Sterno-Claviculargelenk vorbei noch einige Centimeter am Innenrande des rechten Sterno-cleidomastoideus in die Höhe läuft. Nach Durchtrennung der hier zweiblättrigen oberflächlichen Halsfascie und Unterbindung der zwischen beiden Blättern liegenden Venen trifft man auf die Sternohyoidei und hinter diesen auf die Sternothyreoidei. Beide werden quer durchtrennt (oder man dringt in der Mittellinie zwischen den Muskeln in die Tiefe und drängt die rechtsseitigen zurück, was aber die Operation etwas erschwert). Dann spaltet man die mittlere Fascie, dringt in dem fett- und drüsenhaltigen Bindegewebe vom Mediastinum anticum einwärts vom rechten Sterno-Claviculargelenke in die Tiefe bis auf den Truncus, indem man die im Wege liegenden, nicht selten geschwollenen Lymphdrüsen entfernt. Die Vena anonyma dextra braucht man gar nicht zu Gesichte zu bekommen, da sie gewöhnlich zur Seite ganz hinter dem Sterno-Claviculargelenke von diesem verdeckt liegt. Da der Vagus zwischen der V. anonyma und der Abgangsstelle der Subclavia neben der rechten Seite des Truncus herabsteigt, so muss man, um ihn zu schonen, bei der Isolirung des Truncus besonders vorsichtig verfahren.

Kleine Supra-Claviculargrube.

§ 21. Am oberen Rande des Schlüsselbeins wird zwischen beiden Kopfnickeransätzen eine seichte Grube, die Fossa supra-clavicularis minor bemerkbar. Im Hintergrunde derselben liegt die V. jugularis interna, welche sich hier in der Tiefe hinter der Clavicula mit der V. subclavia vereinigt. Die bulbusartige Anschwellung der V. jugularis interna ist besonders rechterseits nicht selten in dieser Grube zu sehen. Im Bereiche dieser Grube liegen

der linken Clavicula, 3. erste Rippe, 4. zweite Rippe, 5. dritte Rippe, 6. dritter Brustwirbel, 7. rechte Scapula, 8. rechter Humeruskopf, 9. linker Humeruskopf, 10. Musculus sternohyoideus, 11. Musculus sternothyreoideus, 12. Thymusdrüse, 13. Vena anonyma sinistra, 14. Vena anonyma dextra, 15. Truncus anonymus, 16. Art. carotis sinistra, 17. Art. subclavia sinistra, 18. Art. Vertebralis sinistra, 19. rechter, 20. linker Vagus, 21. rechter, 22. linker Phrenicus, 23. Art. mammaria dextra, 24. Vena subclavia dextra (daneben Art. subclavia), 25. Plexus brachialis (unterhalb der Clavicula), 26. Musc. subclavius, 27. M. pectoralis major, 28. M. pectoralis minor, 29. M. coracobrachialis und kurzer Kopf des Biceps, 30. M. deltoideus, 31. Bicepssehne, 32. M. teres minor, 33. M. infraspinatus, 34. M. subscapularis (vorn unter der Sehne der subscapulare Schleimbeutel), 35. M. serratus major, 36. M. cucullaris, 37. M. rhomboideus, 38. Art. transversa scapulae sin., 39. Vena cephalica sin., 40. linke Lunge (oberer Lappen).

tiefer die Art. subclavia und Carotis. Doch können die Pulsationen dieser Gefässe hier meist nur undeutlich gefühlt, oder gesehen werden. Die Art. subclavia liegt hier noch einwärts vom Scalenus hinter dem Bulbus. Dagegen liegt die Carotis mehr medianwärts hinter dem Sternalansatze des Kopfnickers. Dementsprechend wird bei einer Unterbindung der Carotis an dieser Stelle nach Zang, nach welcher man zwischen beiden Köpfen eindringen soll, der Sternomastoideus nach der Mitte gezogen werden müssen. Doch kann hierbei die Vena jugularis, wenn sie wie gewöhnlich stark angefüllt ist, das Operationsfeld beträchtlich einengen und die Operation ungemein erschweren, so dass, wenn man diese Stelle für die Unterbindung der Carotis wählen muss, die Durchtrennung des Sternalansatzes und der dahinter liegenden Muskeln vorzuziehen sein dürfte. Aber wenn irgend thunlich wird man die Carotis höher oben unterbinden, wo sie der Oberfläche näher liegt und die Gefahr von Nebenverletzungen viel geringer ist. — Noch schwieriger und nach den bisherigen Erfahrungen höchst gefahrvoll ist die Unterbindung der Subclavia in der kleinen Supraclaviculargrube. Man müsste hierfür den Cleidomastoideus durchtrennen, die V. jugularis medianwärts zur Seite drängen, dann hinter der V. subclavia gegen die erste Rippe resp. gegen den Innenrand des Scalenus anticus vordringen (neben welchem der Phrenicus nach abwärts läuft) und median vom Scalenus die Arterie isoliren und unterbinden. Aber die Unterbindung an dieser Stelle ist ebenso wegen der sehr tiefen, ungünstigen Lage, wegen der schweren Zugänglichkeit, wie wegen der Nachbarschaft, wichtiger Venen und Nerven (links des Ductus thoracicus), deren Verletzung verhängnissvoll werden kann, gleichwohl aber gewiss recht schwer zu vermeiden ist, wie vorzüglich auch deshalb, weil hier von der Subclavia (von ihrem ersten Abschnitte) zahlreiche grosse Gefässstämme (Vertebralis, Truncus thyreocervicalis, Truncus costocervicalis, Mammaria interna) abgehen, womöglich gänzlich zu verlassen. Sie kann in den meisten Fällen durch die sowohl leichter auszuführende wie erfolgreichere Unterbindung nach aussen vom Scalenus ersetzt werden (— oder event. durch die des Truncus).

Die Subclavia wendet sich hier in einem rechts kürzeren, links längeren Bogen über den die erste Rippe überragenden Abschnitt des Pleurasackes, um hinter dem Scalenus anticus durch den zwischen diesem und dem Scalenus medius befindlichen Schlitz über die erste Rippe nach aussen zu treten. Die linke Subclavia und Carotis liegen etwas tiefer hinter dieser Gegend. Die anatomischen Beziehungen des Vagus zur Subclavia und V. anonyma rechts, wie zur Carotis, Subclavia und V. anonyma links sind schon vorher genannt. Die Phrenici steigen beiderseits gerade vor dem inneren Rande des Scalenus anticus über die A. subclavia zwischen ihr und der V. subclavia, ganz nahe der Verbindungsstelle dieser Vene mit der V. jugularis interna in die Brusthöhle. Sie werden also hier von vorn gedeckt durch die Clavicularportion des Kopfnickers, können aber mit einer mittleren Electrode erreicht werden, wenn dieselbe oberhalb der Clavicula dicht am äusseren Rande des Kopfnickers tief eingedrückt wird, ein Verfahren, welches bekanntlich von v. Ziemssen zur Hervorrufung kräftiger Inspirationsbewegungen (durch Contraction des Zwerchfells) behufs künstlicher Respiration empfohlen worden ist.

Lungenspitze.

§ 22. Ferner trifft man hinter diesem Theile des Schlüsselbeins unter den eben genannten Gefässen und Nerven und seitlich nach aussen hin von den Scalenis, von der Subclavia, sowie vom Plexus brachialis (zwischen den Scalenis) gedeckt die Lungenspitze. Dieselbe entspricht in dem breitesten die erste Rippe überragenden Abschnitte etwa dem innersten Viertel der Clavicula und erhebt sich meist beiderseits, regelmässig aber etwas mehr rechts, noch um fast zwei Querfingerbreiten über den oberen Rand der Clavicula. Sie wird somit zu äusserst grössten Theils durch die Clavicularportion des Kopfnickers verdeckt und vermag durch ihre grössere oder geringere Ausdehnung (neben einer entsprechenden Stellung der oberen Rippen) einen Einfluss auf die Form und Tiefe der oberhalb des Schlüsselbeins gelegenen Gruben auszuüben, welcher in seinen Extremen beim Emphysen der Lungen und bei den narbigen Einziehungen der Spitze nach abgelaufenen tuberculösen Processen besonders auffällig in Erscheinung tritt.

Die relativ am wenigsten geschützte Stelle der Lungenspitze befindet sich (Luschka) da, wo die V. jugularis interna und V. subclavia anastomosiren, also in der Nähe des inneren Randes des Musc. scalenus anticus. Diese Stelle liegt hinter der Clavicularportion des Kopfnickers. An der Leiche kann man nach meinen Versuchen hier auch die Lungenspitze ohne Gefässverletzung mit einer langen Nadel treffen, wenn man etwas nach aussen von der Mitte des inneren Drittels der Clavicula dicht über ihrem oberen Rande gerade nach hinten sticht. Die Nadel geht da durch den Cleidomastoideus dicht am Aussenrande der Vena jugularis interna, weiter zwischen dem Innenrande des Scalenus anticus und dem oberen der ersten Rippe unter dem Bogen der Subclavia hinweg in die Lunge. Aber ich glaube nicht, dass an der gleichen Stelle beim Lebenden (!), wo die Gefässe strotzend gefüllt sind und speciell die Vene einen sehr viel breiteren Raum deckt, eine Stichverletzung der Lungenspitze ohne gleichzeitige Verletzung der Gefässe möglich ist. Eine solche ist an der entsprechenden Stelle links schon an der Leiche viel schwerer zu vermeiden. Eher scheint auch am Lebenden eine isolirte Verletzung der Pleurahöhle durch einen Stich möglich zu sein, welcher über dem Sternalende der Clavicula dicht nach aussen von der Gelenklinie gerade nach hinten trifft. Er kann hier zwischen der V. jugularis interna und dem Truncus anonymus (resp. der Carotis links) hindurchgehen. Doch kann hierbei der Vagus gefährdet sein. Dagegen kann die Lungenspitze durch einen schräg von vorn aussen eindringenden Knochensplitter oder ein spitzes (äusseres) Bruchende der Clavicula sowohl an der oben genannten Stelle (mit oder ohne vorherige Durchbohrung des Scalenus anticus), wie dicht hinter dem Plexus durch den Scalenus medius hindurch oberhalb der ersten Rippe verletzt werden [1]). In solchen Fällen wird übrigens nicht bloss Zellgewebsemphysen, sondern event. auch eine Läsion des Phrenicus oder des Plexus (resp. der Gefässe) vorhanden sein können und diagnostisch verwerthet werden müssen.

§ 23. Die geschilderten anatomischen Beziehungen des Sternalendes der Clavicula zu den wichtigen benachbarten Organen des Halses resp. des Einganges der Brusthöhle lassen es denkbar erscheinen, dass überhaupt gelegentlich Verletzungen, Erkrankungen oder Operationen im Bereiche des Knochens mit Störungen der dahinter liegenden Gebilde verknüpft sein können. Thatsächlich sind besonders in einigen Fällen von Luxation der Clavicula nach hinten Stauung in den Venen, Athembeschwerden, sogar Erstickungserscheinungen beobachtet worden [2]). Auch bei Schussverletzungen sollen in Folge dislocirter Splitter ähnliche Beschwerden vorgekommen sein. Wichtiger sind die Schussverletzungen dieses Theiles der Clavicula durch die gleichzeitige Verletzung der dahinter liegenden Theile und dürften in Folge dieser Complication die Betroffenen wohl nur ausnahmsweise die Verletzung überlebt haben [3]).

Gefahren bei Operationen am Sternalende der Clavicula.

§ 24. Die Resection des Sterno-Claviculargelenkes wegen entzündlicher Processe bietet trotz der gefährlichen Nachbarschaft der genannten Organe keine besondere Schwierigkeiten, wenn sie, wie es meist möglich sein wird, subperiostal ausgeführt wird [4]). Ebenso leicht gelingt auch die blosse Decapitation des Sternalendes der Clavicula. Dagegen fordert im Falle einer Geschwulstbildung des Sternalendes der Clavicula die Entfernung dieses Knochens besonders wegen des dichten Anliegens der Vena anonyma, V. subclavia und V. jugularis interna zu einem äusserst vorsichtigen Vorgehen auf. Die Verletzung dieser grossen Venen ist hier nicht nur wegen der Blutung, sondern auch wegen des Lufteintrittes in die Blutbahn gefährlich. Aber auch die Unterbindung dieser Venen, welche, wenn sie mit dem Tumor verwachsen sind, nicht zu umgehen sein wird, kann Gefahren bringen. Die Vena jugularis interna allein kann allerdings, wie ich nach

---

[1]) Bardeleben bemerkt in seinem Lehrbuche der Chirurgie und Operationslehre (8. Aufl. Bd. II. S. 431), dass in einigen Fällen von Schussfracturen der Clavicula ein zackiges Bruchstück in den über die erste Rippe emporragenden Theil des Pleurasackes eingedrungen sei und die Lunge verletzt habe.

[2]) Davie (nach Fr. Ried, Resectionen. Nürnberg. 1847. S. 266) decapitirte in einem Falle das hinter das Brustbein getretene Gelenkende der Clavicula wegen der durch den Druck auf den Oesophagus bedingten Schlingbeschwerden.

[3]) Aus den bisher vorliegenden Kriegsberichten sind hierüber genaue Aufschlüsse leider nicht zu gewinnen.

[4]) Ich hatte Gelegenheit, mich hiervon bei einer von mir selber an einer 25jährigen Frau wegen Caries ausgeführten Resection dieses Gelenkes zu überzeugen.

eigenen Erfahrungen bestätigen kann, ohne besonderen Nachtheil unterbunden werden, da der Blutabfluss der entsprechenden Kopfhälfte auch dann noch hinlänglich frei erfolgt. Dagegen dürfte eine Unterbindung der Vena anonyma oder auch der Vena jugularis interna zugleich mit der Vena subclavia keineswegs ohne Bedenken sein, indem hiernach Brand der oberen Extremität zu befürchten ist, und wird man in solchen Fällen, wenn irgend möglich, die seitliche Venenligatur in Anwendung ziehen.

§ 25. Der Abfluss des venösen Blutes der betreffenden Extremität würde nach der Unterbindung der Vena anonyma, wie auch nach der Unterbindung der V. jugularis interna nebst der V. subclavia wesentlich nur durch die gewöhnlich (s. § 30) in die V. jugularis externa einmündenden Venen der Nacken- resp. Scapulargegend (V. transversa colli, V. transversa scapulae) vermittelt werden, welche ihrerseits mit den Venen der oberen Extremität aber nur durch sehr wenige Bahnen anastomosiren, während die V. jugularis externa das Blut erst durch die quer über den Hals ziehende V. subcutanea colli zur anderen Seite und von da zum Herzen führen kann (s. auch § 26).

b. Mittleres Schlüsselbeindrittel.

Infra-Claviculargrube.

§ 26. Das mittlere zwischen den einander zugekehrten Rändern des Cleidomastoideus und des Cucullaris befindliche Drittel des Schlüssbeins liegt bei ruhiger Haltung an normal gebauten Menschen gegenüber dem ersten Intercostalraume und der zweiten Rippe. Nach oben begränzt es mit jenen Muskeln die grosse Supraclaviculargrube. Unterhalb dieses Theiles der Clavicula, und zwar gegen das äussere Drittel hin, bemerkt man eine kleinere ungefähr dreieckige nach abwärts auslaufende Vertiefung der Haut, die Infraclaviculargrube („Mohrenheim'sche“ Grube), welche dem nur von der Fascie überbrückten Zwischenraume zwischen dem Deltoideus und Pectoralis major einerseits und dem von diesen Muskeln freigelassenen untern Rande der Clavicula anderseits entspricht. Bei abgemagerten Personen ist die Grube nicht nur mehr vertieft, sondern dehnt sich auch noch entlang dem unteren Rande der Clavicula weiter nach einwärts aus. Das Schlüsselbein springt dann eben theils in Folge der Atrophie des Pectoralis, theils in Folge grösserer Abflachung des Brustkorbes und mangelnden Fettpolsters stärker hervor. — Von unten und aussen läuft über den inneren Abschnitt des Deltoideus die V. cephalica nach dieser Grube, durchsetzt sie von aussen schräg nach oben und zieht dann am unteren Rande der Clavicula entlang hinter die Pectoralisinsertion, um hier oder höher oben hinter der Clavicula selber in die V. subclavia einzumünden. Sie vermittelt nach der Unterbindung oder Verschliessung der V. axillaris durch Tumoren den Blutabfluss aus dem Arm. — Fingerbreit nach auswärts von der Infra-Claviculargrube, also schon unter dem äusseren Drittel des Schlüsselbeins, fühlt man die Vorwölbung, welche gedeckt noch vom Deltoideus der Processus coracoideus scapulae macht, kann sie auch bei muskelschwachen mageren Menschen sehen (vergl. Fig. 1). Vom Proc. coracoideus ab nach einwärts ist unter dem mittleren Drittel des Schlüsselbeins und gegen dieses schräg aufsteigend ein sichelförmiger, fester Strang mit dem tastenden Finger zu verfolgen, welcher durch die Fascia coracoclavicularis[1]) gebildet wird. Der vordere bandartige Theil dieser Fascie, welche unter dem Pectoralisursprunge bis zur Sternalportion der Clavicula zieht, während sie zugleich den dicht hinter der Clavicula gelegenen M. subclavius umhüllt, überbrückt den oberen Theil der Mohrenheim-schen Grube und die in der Tiefe liegenden Nervenstämme und grossen Gefässe der oberen Extremität. Dieselben verlaufen in der Weise hinter dem mittleren Drittel des Schlüsselbeins hinweg, dass die Arteria subclavia genau unter der Mitte desselben getroffen wird, während die Vena subclavia einwärts neben und noch ein wenig vor ihr liegt, die Nerven aber an der Aussenseite der Arterie nach abwärts ziehen (vergl. Fig. 1). Unterhalb des Schlüsselbeins sind die beiden grossen Gefässe stets noch von der Clavicularportion des Pectoralis major gedeckt; weiter nach abwärts auch noch vom Pectoralis minor, welcher etwa fingerbreit unterhalb der Clavicula sich vom Brustkorbe über den grossen Gefäss- und Nervenstämmen hinweg zum Processus coracoideus begiebt. In dem Raume zwischen dem oberen Rande des Pectoralis minor und dem Schlüsselbeine spannt sich über den grossen Gefäss- und Nervenstämmen die tiefe Brustbinde aus, durch welche hoch oben, meist hinter der Clavicula die Vena cephalica in die Tiefe tritt, während unten dicht über dem Rande des Pectoralis minor die N. thoracici anteriores und Aeste der Art. thoracica prima und thoracico-acromialis austreten. Einige Zweige dieser Gefässe, welche gewöhnlich hinter dem Pectoralis minor aus der Arterie, also eigentlich aus der Axillaris entspringen, durchziehen das lockere fetthaltige Bindegewebe zwischen dieser tiefen und der oberflächlichen (Deltoideus und Pectoralis major deckenden) Brustbinde. Ausserdem liegen hier gewöhnlich noch einige Lymphdrüsen.

Die Art. subclavia in der Mohrenheim'schen Grube.

§ 27. In Folge dieser versteckten Lage der Art. subclavia sind die Pulsationen derselben unterhalb des Schlüsselbeins nur undeutlich zu sehen und zu fühlen, ist aber auch eine Unterbindung des Gefässes an dieser Stelle mit grossen Schwierigkeiten verknüpft.

Dagegen lässt sich die Subclavia hier sehr leicht durch das Schlüsselbein comprimiren. Wird nämlich die Schulter stark nach hinten gedrängt, so wird das Gefäss zwischen Schlüsselbein und Rippen zusammen geklemmt, so dass der Puls in der Radialis nicht mehr fühlbar

[1]) Lig. coraco-claviculare anticum nach Henle.

ist. Man kann dies (von Adelmann besonders studirte) Verfahren sehr wohl zur momentanen Blutstillung benutzen. Für eine längere dauernde Blutstillung ist es deshalb nicht zu verwerthen, weil es abgesehen von den Schmerzen durch den Druck auf den Plexus brachialis, stets auch eine Compression der Vene mit den entsprechenden Erscheinungen zur Folge hat.

Fig. 4.

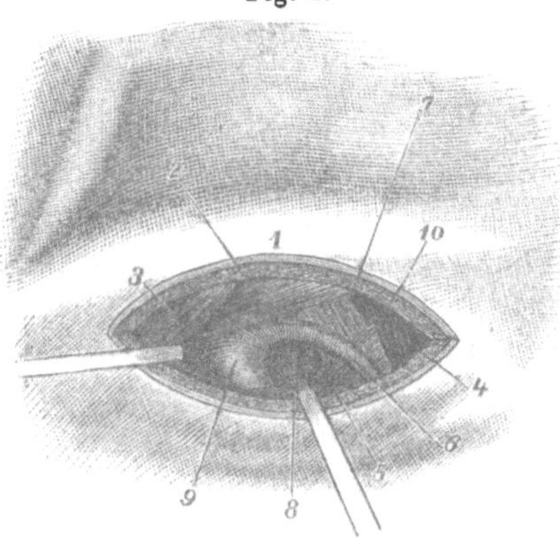

§ 28. Behufs der Unterbindung der Subclavia in der Mohrenheim'schen Grube (siehe Fig. 4)[1]) macht man einen kleinfingerbreit unterhalb des Schlüsselbeins und diesem parallel verlaufenden Hautschnitt, welcher zwei Finger breit nach einwärts vom Acromialende des Schlüsselbeins (resp. von dem Vorsprunge des Proc. coracoideus) beginnt und unterhalb des äusseren Endes des inneren Drittels der Clavicula endet. Man durchtrennt in gleicher Richtung die über das mittlere Drittel der Clavicula herabziehenden Fasern des Platysma myoides und die N. supraclaviculares. Die V. cephalica kann meist geschont werden, indem man sie nach aussen ziehen lässt. Sonst müsste sie doppelt unterbunden und zwischen den Unterbindungsfäden in der Richtung des Hautschnittes durchschnitten werden. Weiterhin durchtrennt man in gleicher Richtung die obere über den Deltoideus und Pectoralis major hinziehende Fascie und den Pectoralis major selber. Hierbei kommen regelmässig einige Zweige der Art. thoracico-acromialis unter das Messer, welche unterbunden werden müssen. Man fühlt jetzt oben die Fascia coraco-clavicularis, nach unten den oberen Rand des Pectoralis minor, zwischen welchem und der Clavicula man die Gefässe in der Tiefe zu suchen hat. Man durchtrennt und entfernt am besten das hier über den Gefässen liegende Fett- und Drüsenhaltige Zellgewebe, sucht zunächst die Vena subclavia auf, welche einwärts von der Arterie liegt und diese noch ein wenig von vornher deckt; übrigens zuweilen auch in zwei Stämmen vorhanden ist. Will man hierbei die in diesem Zellgewebe liegenden Aeste der Art. thoracicae möglichst schonen, was wegen des Collateralkreislaufes wünschenswerth ist, so wird das Vorgehen erheblich erschwert. Hat man die Vene erreicht, so drängt man sie vorsichtig nach einwärts von der Arterie ab, isolirt nun die Arterie und unterbindet sie oberhalb der Abgangsstelle der Art. thoracico-acromialis.

---

[1]) Fig. 4. Topographie der Unterbindungsstelle der linken Subclavia unterhalb der Clavicula. 1. Clavicula, 2. M. subclavius, 3. M. pectoralis major, 4. Deltoideus, 5. Pectoralis minor, 6. V. cephalica, 7. Plexus brachialis, 8. Art. subclavia, 9. V. subclavia, 10. Proc. coracoideus.

Um sich die Gefässe etwas näher zu rücken, wird es sich nach meinen Erfahrungen an der Leiche zweckmässig erweisen, wenn man ein schmales festes Kissen so hinter den Rücken schiebt, dass die Schultern hohl liegen und nach hinten zurücksinken.

§ 29. Wenn auch der Collateralkreislauf nach der Unterbindung der Subclavia an dieser Stelle durch die Verbindungen der Art. thoracico-acromialis mit der Art. transversa colli und durch diejenigen der Subscapularis mit der Transversa scapula hinlänglich sichergestellt ist, so ist diese Unterbindung im Allgemeinen doch theils wegen der Schwierigkeiten in der Bloslegung der Arterie, theils wegen des Abganges mehrerer grösserer Aeste dicht unter der Unterbindungsstelle, endlich auch wegen der grossen Gefahr einer Venenverletzung nicht sehr zu empfehlen, ist auch in den letzten Jahren nur ausnahmsweise zur Ausführung gekommen. An Leichtigkeit, Einfachheit und Sicherheit ist ihr jedenfalls überlegen die Unterbindung der Subclavia oberhalb der Clavicula. Nur bei Verletzungen der Subclavia in der Mohrenheim'schen Grube ist die Unterbindung an dieser Stelle trotz der grösseren Schwierigkeiten vorzuziehen, weil sie dann im Allgemeinen immer grössere Sicherheit gegen Nachblutungen gewährt, als die entfernte Continuitätsunterbindung.

Grosse Supraclaviculargrube.

§ 30. Oberhalb des mittleren Drittels der Clavicula bemerkt man die grosse Oberschlüsselbeingrube. Man sieht deutlich die Ränder des Cucullaris und Cleidomastoideus, welche im Verein mit dem Schlüsselbein die Grube umgränzen. Schräg über den Knopfnicker herab bis zu dem Winkel zwischen der Clavicula und dem hinteren Rande des Cleidomastoideus sieht man unter der Haut und dem Platysma die Vena jugularis externa, welche sich hier durch die über diesen Winkel ausgespannte sehr derbe oberflächliche Halsfascie in die Tiefe senkt, um entweder in dem von der Jugularis interna und Subclavia gebildeten, noch hinter dem Cleidomastoideus befindlichen Venenwinkel, oder häufiger mehr weniger auswärts von demselben in die Vena subclavia einzumünden. Letztere Vene liegt hier vollkommen gedeckt hinter der Clavicula resp. hinter dem sehnigen Ende des Subclavius, weiterhin zwischen dem Lig. costo-claviculare und dem sehnigen Ende des Scalenus anticus auf der ersten Rippe. Indem ihre Wandung mit diesen Gebilden, besonders aber mit der Fascie des M. subclavius in fester Verbindung steht, wird sie klaffend erhalten. Verletzungen der Vene unterhalb dieser Stelle sind daher wegen des hierdurch ermöglichten Lufteintrittes in die Vene sehr gefährlich. Parallel der Clavicula und dicht hinter ihr trifft man hiernach unmittelbar hinter der oberflächlichen Halsfascie auf die oft ziemlich starke, gewöhnlich in die Vena jugularis externa einmündende Vena transversa scapulae[1]) und in demselben lockeren Zellgewebe neben und unter ihr die Arteria transversa scapulae. Ausserdem liegen hier regelmässig noch einige kleine Drüschen. Auch diese Gefässe könnten bei Exstirpationen der Clavicula verletzt werden.

Fingerbreit oberhalb der Clavicula sieht und fühlt man nach aussen vom Rande des Cleidomastoideus die Pulsationen der Subclavia. Man kann mit dem tastenden Finger auch den Scalenusschlitz fühlen, durch welchen die Arterie über die erste Rippe heraustritt, um sich schräg nach abwärts unter die Mitte der Clavicula zu begeben[2]). Nach aussen von der Arterie und zugleich dicht neben ihr fühlt man die Stränge des Plexus brachialis und kann sie schräg nach abwärts bis zur Clavicula verfolgen. Sie treten bei den Bewegungen des Kopfes nach der entgegengesetzten Seite besonders deutlich und sichtbar hervor. Endlich bemerkt man dicht oberhalb der Stelle, an welcher die Pulsationen der Subclavia sichtbar sind, bei Schluckbewegungen den strangartig vorspringenden Omohyoideus. Derselbe hebt bei seiner Contraction die Haut in einer über dem Schlüsselbeine beginnenden und schräg gegen den Kopfnicker zu aufsteigenden Falte empor; spannt dabei bekanntlich auch die mittlere Halsfascie und die Scheide der grossen Halsgefässe.

Compression und Unterbindung der Art. subclavia in der Supraclaviculargrube.

§ 31. Drückt man an der oben bezeichneten Stelle, an welcher man also fingerbreit oberhalb der Clavicula und hinter dem Cleidomastoideus die Pulsationen der Subclavia sieht und fühlt, mit dem Finger auf die Arterie, so gelingt es sehr leicht, sie gegen den Knochen der ersten Rippe zu comprimiren und so den arteriellen Blutzufluss zur oberen Extremität zeitweilig zu unterbrechen.

Zu dieser Digitalcompression der Subclavia stellt man sich am besten hinter oder neben den Patienten und lässt den Kopf gerade oder ein wenig nach der Seite hingeneigt halten, auf welcher die Compression ausgeführt werden soll. Es genügt ein verhältnissmässig geringer Druck, um die Arterie für beliebige Zeit zu schliessen; nur muss man es vermeiden, etwa auch auf die Nerven zu drücken. Die Digitalcompression der Subclavia an dieser Stelle empfiehlt sich sowohl zur momentanen Blutstillung und zur Erleichterung der Unterbindung bei den Gefässverletzungen und bei allen grösseren Operationen im Bereiche der oberen Extremität, wie auch zur Behandlung von Aneurysmen.

[1]) Dieselbe kann nach der Unterbindung der V. subclavia oder V. anonyma den Blutabfluss aus der oberen Extremität vermitteln, dürfte aber, wie oben hervorgehoben, doch zuweilen unzulänglich hierfür sein (s. §§ 24 u. 25).

[2]) Ein kleines Höckerchen auf der ersten Rippe, welches dem Ansatze des Scalenus anticus entspricht, hat man seit Lisfranc als Wegweiser zur Auffindung der Arterie angesehen. Doch ist es keineswegs regelmässig deutlich ausgeprägt. Die Aufsuchung des Scalenusschlitzes über der ersten Rippe an der oben angegebenen Stelle ist jedenfalls sicherer als die jenes „Tuberculum Lisfrancii“.

§ 32. Die Arteria subclavia liegt hinter dem Scalenus anticus, vor welchem die Vena subclavia liegt. Die Arterie läuft zwischen Scalenus anticus und Scalenus medius über die äussere obere Fläche der ersten Rippe, während neben ihr nach aussen der Plexus brachialis zwischen den Scalenis austritt. Auf der Arterie und dem Plexus liegen in lockerem fetthaltigem Zellgewebe gewöhnlich nur einige Lymphdrüsen, welche nach oben mit den Hals- und Nackenlymphdrüsen, nach unten mit den infraclavicularen resp. axillaren Lymphdrüsen in Zusammenhang stehen. Das von dem Scalenusschlitz bis zur Mitte der Clavicula reichende Stück der Subclavia liegt demnach ziemlich frei und nahe unter der Haut und rückt dieser noch näher, wenn man die Schulter stark nach abwärts, den Kopf und Hals aber nach der entgegengesetzten Seite ziehen lässt.

§ 33. Zur Unterbindung der Subclavia über dem Schlüsselbeine (s. Fig. 5)[1]) macht man, während man den Patienten die oben bezeichnete Haltung innehalten lässt, einen Hautschnitt fingerbreit oberhalb des Schlüsselbeins und demselben parallel vom vorderen Rande des Cucullaris bis zum hinteren Rande des Cleidomastoideus, oder über diesen noch ein wenig nach einwärts reichend. Unter Schonung der leicht verschiebbaren V. jugularis externa[2]) durchtrennt man in der Richtung des Hautschnittes die N. supraclaviculares, das Platysma, die oberflächliche Halsfascie, das lockere fetthaltige Zellgewebe, entfernt im Wege liegende Drüsen, schiebt den äusseren Bauch des Omohyoideus, der nun sichtbar wird, je nachdem es bequemer ist, nach aussen oben oder nach unten. Ebenso vermeidet man die zuweilen quer über das Operationsfeld laufenden Gefässe, nämlich die Art. transversalis cervicis mit ihren Venen. Die A. und V. transversa scapulae bekommt man, da sie, wie schon angegeben, tiefer unten hinter der Clavicula liegt, in der Regel nicht zu Gesichte; wird sie aber, wenn das der Fall ist, am besten nach abwärts verschieben. Nun

Fig. 5.

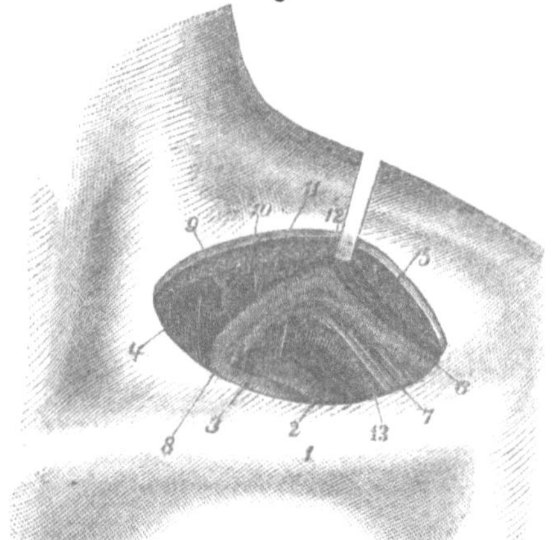

[1]) Fig. 5. Topographie der Unterbindungsstelle der linken Subclavia oberhalb der Clavicula. 1. Clavicula, 2. erste Rippe, 3. Scalenus anticus, 4. Sternocleidomastoideus, 5. Omohyoideus, 6. V. transversa scapulae (abnorm hoch einmündend), 7. Plexus brachialis, 8. V. subclavia, 9. Art. thyreoidea infer., 10. Art. cervicalis ascendens, 11. Phrenicus, 12. V. jugularis externa, 13. Art. subclavia. (Nach Esmarch, kriegschir. Technik.)

[2]) Diese liegt zwischen Platysma und Fascia superficialis colli.

sucht man mit dem Finger zunächst den Scalenusschlitz auf und fühlt einwärts von den Strängen des Plexus brachialis das elastische Arterienrohr. Ueber demselben trennt man parallel dem Innenrande des Plexus die tiefe Halsfascie, trifft hier gewöhnlich noch auf etwas Fettgewebe, welches entfernt werden muss, spaltet dann die Arterienscheide, isolirt die Arterie und unterbindet sie mit einem von unten her um dieselbe geführten Faden. Kommt die Art. transversa colli (sive dorsalis scapulae)[1]), welche bekanntlich nicht selten aus diesem Abschnitt der Subclavia entspringt, mit dieser aus dem Scalenusschlitze, so wird sie am zweckmässigsten gleichfalls isolirt unterbunden.

Die Vorzüge dieser Unterbindungsstelle der Subclavia vor allen übrigen (vor der unterhalb der Clavicula oder gar vor den hinter dem Scalenus und einwärts von demselben) sind allgemein anerkannt. Sie ergeben sich aus dem schon im § 21 Bemerkten und werden auch durch die Statistik bestätigt.

In einer Zusammenstellung von John A. Wyeth (Essays in surgical anatomy and surgery, New-York, Will. Wood. 1879) werden 283 Unterbindungen der Subclavia aufgeführt; davon betreffen das erste Drittel der Subclavia (einwärts vom Scalenus anticus) 19, welche sämmtlich tödtlich endeten (in 14 Fällen starke Nachblutungen). 13 betrafen das zweite Drittel der Subclavia (hinter dem Scalenus anticus), von welchen 9 zum Tode führten (5 mal Nachblutungen). 251 Unterbindungen betrafen den aussen vor den Scalenis gelegenen Abschnitt („äusseres Drittel") der Subclavia. Von diesen starben 134. Ueber 100 weitere Fälle von Unterbindungen der Subclavia an dieser Stelle mussten wegen ungenauer Notizen bei Seite gelassen werden.

Dehnung des Plexus brachialis.

§ 34. Dicht oberhalb des mittleren Drittels des Schlüsselbeins lassen sich auch die Stränge des Plexus brachialis behufs einer Dehnung leicht auffinden. Man führt nach aussen von der Arterie einen Schnitt gegen das äussere Ende des mittleren Drittels der Clavicula herab. Derselbe läuft ungefähr parallel mit den Nervensträngen.

c. Aeusseres Schlüsselbeindrittel.

Beziehungen zum Proc. coracoideus.

§ 35. Das äusere Drittel des Schlüsselbeins umfasst dasjenige Stück, an welches sich von oben der Cucullaris, von unten der Deltoideus ansetzt. Es erscheint im Gegensatze zu den beiden anderen Dritteln von oben nach unten flach gedrückt, spatelförmig und convex nach hinten gekrümmt. Es gehört vollständig der Schulter im engeren Sinne an und bildet mit dem Acromion das Dach des Schultergelenks. Nach aussen von der Infraclaviculargrube fühlt man fingerbreit unter diesem Theile der Clavicula den Processus coracoideus scapulae durch die Haut und die ihn unmittelbar bedeckende Muskelschicht des Deltoideus. Bei abgemagerten

---

[1]) Ich fand dies öfter. In diesen Fällen läuft das Anfangsstück der Transversa colli unmittelbar über der Arterie, auf eine kurze Strecke ihrer oberen Wand parallel.

Individuen springt dieser Fortsatz als rundlicher Höcker hervor (Fig. 1). Etwaige Verletzungen desselben können dann leicht durch die Palpation festgestellt werden. Bei denselben z. B. bei einem Bruch des Proc. coracoideus in Folge von heftiger Muskelcontraction wird übrigens auch die volle Action der an diesen Fortsatz angehefteten oder von ihm entspringenden Muskeln (Pectoralis minor, Coraco-brachialis, kurzer Kopf des Biceps) stets mehr weniger behindert oder vollständig aufgehoben sein, ein Moment, welches schon an sich auf die Diagnose der Verletzung dieses Fortsatzes hinführen muss.

Gerade da, wo die Clavicula über den Proc. coracoideus hinweggeht, sind beide durch einen sehr starken Bandapparat an einander befestigt, zwischen dessen eine nach innen und vorn offene Nische bildenden Abtheilungen (Lig. conoideum und Lig. trapezoideum) ein Schleimbeutel gefunden wird. Derselbe kann nach Verletzungen des Proc. coracoideus durch einen Bluterguss, oder bei Entzündungsprocessen des Knochens durch eine Eiteransammlung, oder auch in Folge einer chronischen Bursitis durch einen serösen Erguss zu einer cystischen Geschwulst ausgedehnt werden, welche aber wegen ihrer versteckten Lage nur schwer zu erkennen ist. Nur bei sehr starker Ausdehnung findet man eine Anschwellung oberhalb des Processus coracoideus. Doch sind Erkrankungen an diesem Schleimbeutel übrigens nur selten. — Auch auf der Spitze des Proc. coracoideus kommt nach Gruber öfter ein Schleimbeutel vor, welcher bei abnormer Anfüllung von aussen leicht nach dem Sitze der Anschwellung zu erkennen sein wird.

Ich beobachtete vor einigen Jahren in letzterer Bursa eine Eiterung im Anschluss an eine Caries des Proc. coracoideus bei einem 20jährigen jungen Manne.

Ausserdem kommen gelegentlich noch in der Umgebung des Processus coracoideus mehrere unregelmässige Schleimbeutel vor, welche Sitz von Erkrankungen werden können, und von welchen einer bisweilen mit dem Schultergelenke communicirt[1]).

Acromio-Claviculargelenk.

§ 36. Im Acromio-Claviculargelenke stehen beide Knochen durch fast plane elliptische Gelenkflächen in Berührung, zwischen welche selten noch ein Meniscus eingeschoben ist. In einigen Fällen findet sich nur ein Gelenkspalt zwischen den beiderseits vereinigten Knorpelrändern (Halbgelenk). Meist ist jedoch eine ausgebildete Synovialkapsel vorhanden. Diese setzt sich knapp an den Knorpelrändern an, zeigt aber, wie ich feststellen konnte, nicht selten eine schmale trichterförmige Ausstülpung nach unten und hinten gegen die Fossa supraspinata zu. Aeusserlich sind beide Knochen durch sehr festes sehniges Gewebe mit einander verbunden,

---

1) S. W. Heineke, Die Anatomie und Pathologie der Schleimbeutel und Sehnenscheiden. Erlangen. 1868 (siehe auch den Abschnitt „Schultergelenk").

welches besonders auf der oberen Fläche stark entwickelt ist und meist nur geringe Bewegungen im Gelenke (Vergrösserung oder Verkleinerung der Winkelstellung zwischen Scapula und Clavicula) gestattet. Ausnahmsweise fand ich sie jedoch bei mageren Individuen (fast wie bei einem Schlottergelenke) ziemlich ausgiebig. Ebenso sind sie in der Regel bei Ankylosen des Schultergelenkes grösser. — Bei den — übrigens sehr seltenen — Eiterungen des Acromio-Claviculargelenkes wird der Eiter am leichtesten in der Richtung der erwähnten Synovialausbuchtung nach hinten unten gegen die Fossa supraspinata durchbrechen können, an welcher Stelle die Kapsel unmittelbar das lockere Zellgewebe über dem Supraspinatus berührt. Es kann dadurch eine Eiterung in dem grossen Bindegewebsraum der Grätengruben (siehe S. 43 u. f.) veranlasst werden. Die Resection des Gelenkes und ebenso die des Acromialendes der Clavicula unterliegt in anatomischer Hinsicht keinen Schwierigkeiten.

§ 37. Das Acromialende der Clavicula ist nicht selten bei Männern ein wenig nach aufwärts umgebogen, so dass es mit einem kleinen Höcker über das Gelenk emporragt (s. Fig. 1). Dieser Höcker, welcher möglicherweise allmählich durch den Zug des Cucullaris bewirkt wird, darf nicht mit einer Luxation der Scapula unter die Clavicula verwechselt werden. Bei dieser Verrenkung, welche etwas häufiger als die der Scapula über die Clavicula ist, findet man allerdings auch einen durch das hervorragende Acromialende der Clavicula gebildeten Vorsprung, zugleich aber die Schulter mehr weniger abgeflacht und stets in der Richtung der Schlüsselbeinaxe verkürzt.

Bei den vollständigen Luxationen im Acromio-Claviculargelenke scheinen in der Regel auch die Bandverbindungen zwischen Clavicula und Processus coracoideus mehr weniger zerrissen zu sein. Bei Leichen wenigstens gelingen die Luxationen gewöhnlich erst nach der Trennung jener Bänder.

Fracturen der Clavicula.

§ 38. Indem das Schlüsselbein die Schulter und den Arm wie ein Strebepfeiler nach aussen vom Thorax hält, ist es nicht bloss den direct auf dasselbe, sondern auch allen auf die Schulter in der Richtung der Schlüsselbeinaxe oder durch Vermittlung des Armes senkrecht auf die Schlüsselbeinaxe einwirkenden Gewalten mehr weniger ausgesetzt, und bricht bekanntlich sehr häufig und zwar gewöhnlich im mittleren Drittel resp. nahe der Gränze zwischen dem mittleren und äusseren Drittel. Auf die Bevorzugung gerade dieser Stelle ist abgesehen von der Form des Knochens jedenfalls die Befestigungsweise des Schlüsselbeins von Einfluss. Der Knochen bricht bei einer indirecten Gewalteinwirkung natürlich am leichtesten zwischen seinen beiden stärksten Fixationsstellen am Proc. coracoideus und an der ersten Rippe. Die bei diesen Brüchen, wenn sie vollständig sind, regelmässig vorhandene charakterische Stellungsveränderung der Schulter ist sehr leicht zu erkennen und zu begreifen. Die Schulter ist nach abwärts gesunken, zugleich etwas näher gegen die Mittellinie des Körpers gerückt und etwas nach vorn einwärts gedreht. Ebenso augenfällig sind die bekannten Veränderungen der Form an der Bruchstelle, die Winkelstellung, die Verschiebung, das „Reiten" der Bruchstücke, ferner die Bewegungsstörungen (§ 56 und 57), u. a., was hier nur angedeutet werden soll. Bei den Infractionen des Schlüsselbeins ist die Stellungsveränderung und Bewegungsstörung der Schulter meist nur sehr wenig ausgesprochen dagegen die Knickung an der Bruchstelle immer nachweisbar. Ebensowenig kann die Erkennung der selteneren Brüche an anderen Stellen des Schlüsselbeines erhebliche Schwierigkeiten machen, da der Knochen in ganzer Ausdehnung oberflächlich liegt und selbst bei fehlender Stellungsabweichung leicht an der Bruchstelle ein streng localisirter Druckschmerz hervorgerufen werden kann, welcher diagnostisch zu verwerthen ist.

Bei den engen anatomischen Beziehungen der grossen Gefäss- und Nervenstämme des Armes zur Clavicula sollte man erwarten, dass dieselben bei Schlüsselbeinbrüchen[1]) öfter Verletzungen ausgesetzt sein würden. Solche können in der That auch bei Brüchen durch directe Gewalteinwirkung, bei Schussfracturen vorkommen.

Einen Fall von Schussfractur mit gleichzeitiger Verletzung der Subclavia, welcher zur Heilung gelangte, berichtet B. Beck aus dem französisch-deutschen Feldzuge 1870/71; einen anderen, welcher jedoch in Folge von Nachblutung nach Unterbindung der Subclavia tödtlich endete, berichtet Graf (siehe Schmid, zur Behandlung der mit Arterien-Verletzung complicirten Schussfracturen. Deutsche Militärärztl. Zeitschr. 1876. Heft 10 bis 12). Analoge tödtlich verlaufende Fälle, von denen zwei nach der Unterbindung starben, sind in „the medical and surgical history of the war of rebellion" berichtet; einen gleichfalls nach der Ligatur tödtlich endenden Fall beschreibt Demme (Militärchirurg. Studien II. S. 118). Siehe auch v. Bergmann, Die Schussverletzungen der Subclavia. St. Petersburg. 1877.

Bei den häufigen subcutanen Brüchen im mittleren Drittel, welche überwiegend in Folge einer indirecten Gewalteinwirkung entstehen, sind Gefässverletzungen selbst bei ausgesprochener Verschiebung der Bruchstücke nur ganz ausnahmsweise beobachtet worden. Augenscheinlich schützt schon die Richtung der Biegung des Knochens bei der Entstehung dieser Brüche, dann aber die typische Stellung der Bruststücke gegen einander in einem Winkel, dessen Scheitel nach hinten oben, dessen Oeffnung nach vorn unten gerichtet ist, die unter dem Schlüsselbeine liegenden grossen Gefäss- und Nervenstämme vor Verletzungen. Dagegen kann bei abnorm massiger Callusbildung der Druck auf diese Organe zu entsprechenden Störungen führen, welche jedoch mit der Resorption der Callusmassen wieder zu schwinden pflegen.

Auch diese Störungen sind Dank unserer Behandlungsweise selten.

---

[1]) Der Möglichkeit einer gleichzeitigen Verletzung der Lungenspitze wurde oben S. 23 gedacht.

Unter den sehr zahlreichen Schlüsselbeinbrüchen, welche theils frisch, theils mehr weniger lange Zeit nach erfolgter Verletzung in meine Behandlung kamen, habe ich nur einmal bei einer 67jährigen Frau neben einem mit sehr beträchtlicher Dislocation der Bruchstücke und starker Callusbildung geheilten Bruche im mittleren Drittel eine Parese und Schmerzen im Gebiete der Armnerven und Oedem des Armes beobachtet.

Muss eine sorgfältige Behandlung zur Verhütung solcher Störungen wesentlich die dauernde Ausgleichung der Verschiebung der Bruchstücke und die Feststellung in der normalen Verlaufsrichtung des Schlüsselbeins anstreben, so empfiehlt sich jedoch auch bei den Infractionen, welche in der Regel weder die benachbarten Organe in ihrer Function beeinträchtigen, noch die freie Beweglichkeit des Schlüsselbeins erheblich hemmen, aus Schönheitsrücksichten ein zur Ruhestellung des Schlüsselbeins geeigneter Verband. Denn je weniger die Extremität gleich nach der Verletzung bewegt wird, um so geringer fällt der Callus aus, um so weniger wird sich also eine entstellende Auftreibung bemerkbar machen.

Auslösung der ganzen Clavicula.

§ 39. Während die subperiostale Entfernung der ganzen Clavicula keinen besonderen Schwierigkeiten begegnet, erfordert dagegen die Entfernung der ganzen Clavicula wegen Geschwulstbildungen in Folge der Beziehungen zu den grossen Gefäss- und Nervenstämme natürlich die gleiche Vorsicht wie die Entfernung blos des sternalen oder des mittleren Drittels. Am besten wird die Auslösung im Acromio-Claviculargelenke begonnen und dann die Geschwulst Schritt für Schritt vorsichtig von den grossen Gefässen und Nerven abgelöst. Der Wegfall der ganzen Clavicula hat nach den bisherigen Erfahrungen, auch wenn sie wie nach totaler Exstirpation sich nicht wieder vom Perioste aus ersetzen konnte, keine Störungen im Gebrauche der oberen Extremität verursacht. Die Schulter sinkt etwas nach abwärts und rückt zugleich näher an den Thorax heran.

§ 40. Die gleiche Beobachtung hat man bei den sehr seltenen Fällen von angeborenem Defecte der Clavicula (Martin, Prochaska, Gegenbaur, Kappeller, Luschka) gemacht. So auffällig dabei die Formveränderung der Schultergegend war, so wenig war die Gebrauchsfähigkeit des Armes und der Schulter gestört. Die Muskeln ersetzen fast vollkommen die Function der Clavicula.

2. Schulterblattgegend.

Aeussere Form. Anatomische Untersuchung durch Besichtigung und Betastung.

§ 41. Wir verstehen unter der Schulterblattgegend wesentlich den vom Körper des Schulterblattes eingenommenen Abschnitt der oberen

Extremität. Bei gut genährten Erwachsenen lassen sich unter gewöhnlichen Verhältnissen nur die Conturen der Spina, des hinteren Randes und der unteren Ecke des Schulterblattes erkennen. Sie treten besonders bei Bewegungen der Schulter hervor. Die übrigen Theile des Knochens sind von Haut, Fett und Muskelmassen dermassen umhüllt, dass nur durch die Betastung die Form und die Gränzen einigermaassen festgestellt werden können. Von der durch eine mässige, von unten schräg nach oben aussen verlaufende, firstartige Hervorhebung — bei massiger Weichtheilentwicklung dagegen durch eine seichte Einsenkung — gekennzeichneten Spina scapulae ziehen sich nach aufwärts und abwärts mehr weniger ausgesprochene flachhügelige Hervorwölbungen, deren Form wesentlich durch die unterliegenden Muskeln bestimmt wird. Die oberhalb der Spina scapulae gelegene in den Nacken und Rücken sich fortsetzende Wölbung wird wesentlich durch den Cucullaris bedingt, dessen muskulöse und sehnige Ausbreitung im Bereiche der Schulterblattgegend beim Heben der Schulter besonders deutlich zu erkennen ist. Der unter dem Cucullaris in der Fossa supraspinata gelegene M. supraspinatus, welcher ebenfalls zur Rundung der Schulter beiträgt, wird äusserlich nicht bemerkbar. Abwärts von der Spina scapulae findet sich eine von hinten oben schräg nach unten aussen laufende Anschwellung, welche nach vorn continuirlich in die über dem Schultergelenke gelegene Wölbung übergeht und durch den Deltoideus (resp. seinen hinteren Rand) bedingt ist. Nach innen und unten von dieser und getrennt durch eine mehr weniger deutliche Furche liegt unterhalb der Spina eine andere Vorwölbung, welche durch den Infraspinatus, Teres minor, Teres major, Latissimus dorsi bedingt ist, deren Reliefs zuweilen schärfer ausgeprägt sind. Besonders findet man oft noch zwischen Teres minor und Teres major eine gegen den hinteren Deltoideusrand verlaufende Furche. Nach der Achselhöhle zu schliesst diese mehrfach gewölbte Fläche mit einem abgerundeten, schief ansteigenden dicken Randwulste ab, welchem das den Teres major umschlingende Ende des Latissimus dorsi zu Grunde liegt.

Bei abgemagerten Individuen treten dagegen die Conturen des Knochens sowie die Ober- und Untergrätengruben sehr scharf ausgeprägt zu Tage. Man kann dann den ganzen Knochen auch sehr genau von aussen durch die verdünnten Muskeln abtasten. Es gelingt sogar zuweilen unschwer, wenn man mit dem Finger von der Achselgrube aus zwischen die vordere Fläche des Schulterblattes und die Seitenwand des Thorax eindringt, die Knochenleisten der vorderen Schulterblattfläche zu fühlen, an welchen der M. subscapularis angeheftet ist. Ebenso vermag man bei solchen Individuen das Collum scapulae und den wulstigen Rand der Cavitas glenoidalis sehr leicht zu umgreifen, wenn man den Oberarm ein wenig nach aussen zieht und hinter dem Gelenkkopf die Weichtheile von aussen und von der Achselgrube her zusammendrückt. Den unteren Rand der Cavitas glenoidalis kann man übrigens stets von der Achselgrube aus betasten.

Diese Betastungsergebnisse können in geeigneten Fällen sehr wohl zur

Erkennung von Fracturen des Knochens benützt werden. Sie sind besonders bei den Brüchen des Körpers und der Spina wichtig, weil hier wegen der allseitigen Umlagerung des Knochens von Muskeln und Fascien in der Regel weder die Dislocation der Bruchstücke, noch die Functionsstörungen beträchtlich sind. Aber auch bei den Brüchen der übrigen Theile des Knochens (z. B. bei der Fractura colli scapulae), sowie bei Erkrankungen des Knochens sind die Betastungsergebnisse sehr wohl geeignet, die Diagnose zu ergänzen und zu sichern.

Die einzelnen Gebilde der Schulterblattgegend. Die vom Cucullaris bedeckten Theile.

§ 42. Die Haut über dem Schulterblatte ist sehr derb, reich an Talgdrüsen, oft Sitz von Furunkeln und über der Spina und dem hinteren Rande, wo sie dem Knochen dicht aufliegt, besonders leicht einem Decubitus ausgesetzt. Das subcutane Bindegewebe ist besonders ober- und unterhalb der Spina fettreich. Unter der Fascie trifft man oberhalb der Spina den Cucullaris. Indem dieser sich an den oberen Rand des äusseren Schlüsselbeindrittels, des Acromions und der Spina scapulae anheftet, von da mit einer dicken Muskellage zum Nacken emporsteigt, dann aber auch noch vom Rücken her über den oberen Theil des hinteren Scapularrandes hinwegzieht, deckt er von oben her nicht nur den winkligen Raum zwischen Schlüsselbein und Acromion, sondern auch die Obergrätengrube und den in dieser befindlichen M. supraspinatus vollständig. Nahe dem oberen Schulterblattwinkel liegen auf dem Cucullaris vereinzelte Drüschen, welche jedoch nur selten erkranken. Ich fand zuweilen bei syphilitischen und skrophulösen Kindern Abscesse, welche von diesen Drüsen ausgegangen waren.

Gerade da wo der Rückentheil des Cucullaris von unten her an den Schulterblattrand herantritt, geht er in eine platte dreieckig gestaltete Sehne über, welche schräg über das abgeflachte Anfangsstück der Spina nach aufwärts und auswärts läuft, um sich erst an den oberen Rand der Spina anzusetzen. Zwischen dieser Sehne und dem Knochen findet man zuweilen einen kleinen Schleimbeutel, regelmässig aber lockeres Bindegewebe, welches den Bewegungen zwischen Sehne und Knochen freien Spielraum gewährt.

Aehnlich lockeres, nur gewöhnlich in verschiedenem Grade fettreiches Bindegewebe setzt sich auch unter dem Schultertheile des Cucullaris fort. In demselben liegen über dem oberen Rande des Schulterblattes nahe dem Winkel zwischen Spina und Acromion einige Lymphdrüsen, welche mit den benachbarten des Halses, Nackens und der Achselhöhle in Verbindung stehen. Entfernt man dieselben, so sieht man den Omohyoideus, welcher von dem oberen Rande des Schulterblattes entspringt und schräg zur Clavicula zieht. Mit dem Muskel längs seines der Clavicula zugekehrten Randes spannt sich zwischen Scapula und Clavicula ein schmales fibröses Blatt aus, unter welchem der Nerv.

suprascapularis, die Art. und Vena transversa scapulae anzutreffen sind. (Bezüglich der Auffindung dieser zur localen Faradisirung des Nerven geeigneten Stelle siehe unten § 58.)

Weiter nach hinten (nach der Mittellinie des Rückens zu) trifft man den Levator anguli scapulae und in dem lockeren Bindegewebe über demselben, nahe dem oberen Schulterblattwinkel Aeste der Art. und Vena transversa colli, deren Hauptstämme mit dem N. dorsalis scapulae hinter dem resp. durch den Levator nach abwärts entlang des der Wirbelsäule zugewendeten inneren Randes des Schulterblattes verlaufen.

Der Bindegewebsraum unter dem Cucullaris.

§ 43. Das unter dem Cucullaris befindliche lockere Bindegewebe setzt sich nach dem Halse zu unmittelbar in das unter der sogenannten eigentlichen Halsfascie befindliche Bindegewebe bis an den Plexus brachialis und die Gefässscheide heran fort; anderseits steht es aber auch mit dem lockeren Bindegewebe der Achselhöhle in continuirlichem Zusammenhange und zwar durch eine zwischen dem Thorax, dem hinteren oberen Rande des Omohyoideus und dem oberen Schulterblattrande (also zwischen Levator anguli und Omohyoideus) gelegene Lücke. Durch dieselbe zieht es nach aussen von den Armnerven und diesen entlang nach der Achselhöhle.

Dies lässt sich an der Leiche leichter und übersichtlicher durch Injection wie durch Präparation nachweisen. Spritzt man unter die oben genannte dreieckige Sehne des Cucullaris über dem Anfangstheile der Spina Flüssigkeit (Wasser oder Gelatinelösung) ein[1]), so entsteht zunächst eine rundliche oder ovale pflaumengrosse Anschwellung an der Stelle, wo, wie oben angeführt wurde, zuweilen ein Schleimbeutel vorhanden ist. Bei weiteren Einspritzungen dringt die Flüssigkeit rasch unter dem Cucullaris nach dem Halse und weiterhin nach der Achselhöhle vor. Es entsteht eine vorwiegend die Schulterblatt- und Rückengegend, sowie die untere Halsgegend einnehmende Anschwellung (Fig. 6)[2]), eine geringere ist in der Achselgrube wahrzunehmen. Bei der Präparation findet man, dass die Flüssigkeit das Bindegewebe in der vorher bezeichneten Ausdehnung infiltrirt hat. Der Cucullaris ist im Zusammenhang mit der Halsfascie bis an die

---

[1]) Zur Darstellung der Bindegewebsräume in ihren Beziehnungen zu den chirurgisch wichtigen pathologischen Anfüllungen (durch Blut, Eiter —, wuchernde Geschwülste!) ist die directe Injection durch Einstichkanülen dem von W. Henke zur Demonstration des Bindegewebes am Halse und am Becken eingeschlagenen Verfahren, welches durch Injection von einer Arterie aus ein künstliches Oedem setzt (siehe seine Beiträge zur Anatomie des Menschen mit Beziehung auf Bewegung. I. Leipzig und Heidelberg 1872), wohl vorzuziehen, weil es die characteristischen Formveränderungen besser hervortreten lässt.

[2]) Fig. 6. Injection des unter dem Cucullaris gelegenen Bindegewebsraumes; typisches Bild nach der Leiche eines kräftigen Knaben.

Gefässscheide heran hinter dem Sternocleidomastoideus abgehoben, einerseits vom Infraspinatus und Supraspinatus, vom Rhomboideus, vom Levator anguli scapulae, anderseits von den Scalenis resp. von den diese Muskeln bedeckenden fascienartigen Bindegewebslagen. Weiterhin lässt sich das Flüssigkeitgetränkte Bindegewebe durch die obengenannte Lücke hinter dem Omohyoideus entlang der Aussenseite des Plexus brachialis zwischen Subscapularis und Serraticus anticus nach der Achselhöhle zu verfolgen.

An das dreieckige Sehnenblatt des Cucullaris schliesst sich nach aussen vorn dünnes plattes Bindegewebe, welches nach vorn über dem Deltoideus wegzieht. Dieses wird daher bei der Injection unter dem Cucullaris gleichfalls mit angefüllt und abgehoben.

Ausserdem steht dieser grosse Bindegewebsraum unter Vermittlung des die Art. transversa scapulae begleitenden Bindegewebes noch mit den Bindegewebsräumen der Ober- und Untergrätengrube in Verbindung. Jedoch gelingt es, was leicht begreiflich ist, meist nicht, dieses durch die eben angegebene Injection nachzuweisen, wohl aber durch eine solche von der Obergrätengrube ausgehende.

Natürlich setzt sich das Bindegewebe in gleicher Weise längs der Gefässäste auch in die Scheide der grossen Halsgefässe, wie in den Raum der Brustapertur, wie endlich von der Achselhöhle aus zwischen die beiden Brustmuskeln etc. fort. Wenn sich diese Communicationsräume auch nicht von dem unter dem Cucullaris gelegenen grossen Bindegewebsraume aus injiciren lassen, so ist doch leicht begreiflich, dass Entzündungen und Eiterungen unschwer auch diese Wege einschlagen können.

Fig. 6.

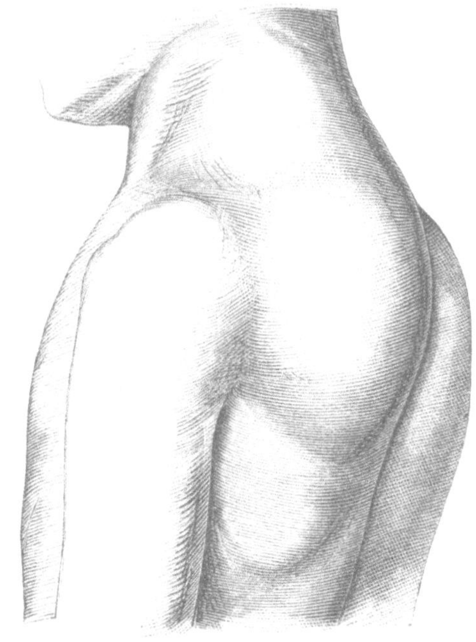

§ 44. Es ist klar, dass Blutergüsse unter dem Cucullaris, Eiteransammlungen oder phlegmonöse Prozesse, welche beispielsweise von den in diesem Bindegewebe liegenden Lymphdrüsen ausgehen können, die gleichen durch dieses weitmaschige Bindegewebe gegebenen Wege einschlagen, ungehemmt sich sowohl hinter dem Cucullaris in der Schulterblattgegend wie nach dem Halse und nach der Achselhöhle zu ausbreiten können. — In der That sieht man auch zuweilen die gleichen Formveränderungen der Schulterblattnackengegend, wie sie aus der Abbildung Figur 6 (künstliche Injection) hervorgehen.

Und man ist wohl berechtigt zu vermuthen, dass, wo man dieses Bild vor sich hat, eine pathologische Ausdehnung des Bindegewebsraumes unter dem Cucullaris vorliegt. — Die Stellen für die nothwendigen Incisionen sind leicht aufzufinden. Unter allen Umständen wird eine Eröffnung am vorderen Rande des Cucullaris unterhalb seiner Sehne practisch sein.

Die Organe der Ober- und Untergrätengruben.

§ 45. Ueber der Ober- und Untergrätengrube trifft man unter dem Bindegewebsraume des Cucullaris zunächst derbe Fascien, und unter diesen die Muskeln der Ober- und Untergrätengrube, den Supraspinatus, den Infraspinatus und Teres minor. Die Sehnen dieser Muskeln convergiren nach dem Schultergelenke zu, laufen über die fibröse Gelenkkapsel hinweg, wobei sie zum Theil mit derselben verwachsen, dieselben jedenfalls von oben aussen beträchtlich verstärken, und setzen sich dann an die drei Facetten des Tuberculum majus.

Unter den Muskeln der Grätengruben liegen die Gefässe und Nerven. Der N. suprascapularis tritt in die Obergrätengrube durch die Incissura semilunaris, durch welche gewöhnlich die Vena transversa scapulae jene Grube verlässt. Neben beiden, aber oberhalb des die Incissura semilunaris überbrückenden Ligamentes verläuft die Art. transversa scapulae (Fig. 7)[1]. Diese Gefässe und Nerven versorgen die Ober- und Untergrätengrube. Sie ziehen so dicht hinter der Basis des Processus coracoideus und über das Collum scapulae hinweg, dass sie bei Brüchen des Collum chirurgicum scapulae gefährdet sind (s. Fig. 3 und Fig. 7). Jedenfalls muss man an eine aus diesen nahen anatomischen Beziehungen erklärliche Verletzung (Quetschung oder Zerrung, Zerreissung) des N. suprascapularis denken, wenn nach einem Schulterblatt-

Fig. 7.

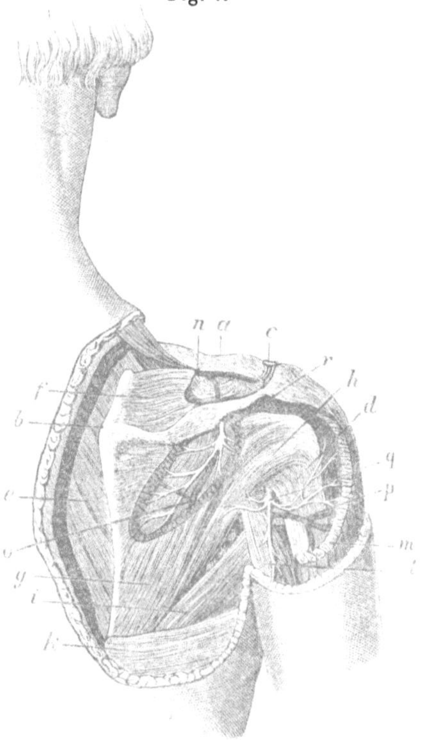

[1]) Fig. 7. Hintere Seite der rechten Schultergegend.
a. Clavicula, b. Scapula, c. Acromio-Claviculargelenk, d. Humerus, e. M. rhom-

halsbruche eine längerdauernde Lähmung der Muskeln der Grätengruben, besonders des Supraspinatus bemerkbar wird.

Verletzung und Unterbindung der Grätengrubenarterien.

§ 46. In der Untergrätengrube anastomosirt die Art. transversa scapulae mit der Art. circumflexa. Diese Anastomose vermag bei Unterbindungen der Subclavia die Circulation zwischen dem jenseits von der Unterbindungsstelle gelegenen Gefässabschnitte und der Axillaris zu vermitteln. Beiläufig bemerkt wird die Circumflexa auch bei Fracturen des Schulterblattkörpers leicht einer Verletzung ausgesetzt sein, da sie unmittelbar dem Perioste aufliegt. Bei Schussfracturen des Schulterblattes kann sie, wie ich es selber in einem Falle beobachtete, Anlass zu sehr gefährlichen Blutungen geben. In solchen Fällen wird es immer zweckmässig sein, die blutenden Aeste am Orte der Verletzung aufzusuchen, zu unterbinden, oder, was wegen der Lage der Gefässe auf dem Knochen leichter und sicherer ausführbar sein wird, zu umstechen. Eine Continuitätsunterbindung des zuführenden Hauptstammes würde, wenn sie nützen sollte, hier nur oberhalb des Abgangs der Transversa scapulae, also an der ungünstigsten Stelle der Subclavia gemacht werden müssen.

Die Unterbindung der Circumflexa und Transversa scapulae an einer von der Verletzung entfernteren Stelle dürfte zwar wegen der zahlreichen Anastomosen dieser Gefässe mit benachbarten, wie z. B. mit der Thoracico-acromialis, mit der Dorsalis scapulae (Transversa colli) nicht ganz sicher sein, würde aber, da diese Gefässe leicht aufzusuchen sind, in einem Falle, in welchem die Umstechung am Orte der Verletzung nicht zum Ziele führt, zu versuchen sein, bevor man sich zur Continuitätsunterbindung des Hauptstammes (der Subclavia) entschliesst. Die Art. transversa scapulae trifft man entsprechend dem vorderen Rande des Cucullaris dicht hinter dem oberen Rande der Clavicula unter dem unteren Bauche des Omohyoideus und kann sie hier unterbinden. — Der Stamm der Circumflexa ist leicht zu treffen, wenn man zwei Finger breit oberhalb des freien Latissimusrandes Haut und Fascien längs des hinteren Deltoideusrandes trennt, dann den Deltoideus nach aussen vorn schiebt bis man den hinteren Rand des Anconaeus longus sieht, und nun neben diesem in den Zwischenraum zwischen Teres minor und Teres major gegen den äusseren Schulterblattrand vordringt. Hier tritt die Arterie durch einen Schlitz der die Muskeln der Untergrätengrube bedeckende Fascie dicht am Knochen unter den Teres minor und kann hier leicht umstochen oder unterbunden werden.

---

boideus, f. M. supraspinatus, g. M. infraspinatus, h. Teres minor, i. Teres major, k. Latissimus dorsi, l. Anconaeus longus, m. Deltoideus, n. Art. transversa scapulae, o. Ramus circumflexus der Art. subscapularis, p. Art. circumflexa humeri post., q. Nerv. axillaris, r. Nerv. suprascapularis. Zwischen Teres major i. und Teres minor h. einige kleine Lymphdrüsen.

Noch bequemer lässt sich nach meinen Untersuchungen die Stelle finden, wenn man (siehe Fig. 8)[1]) den Arm über den Kopf zurücklagern

Fig. 8.

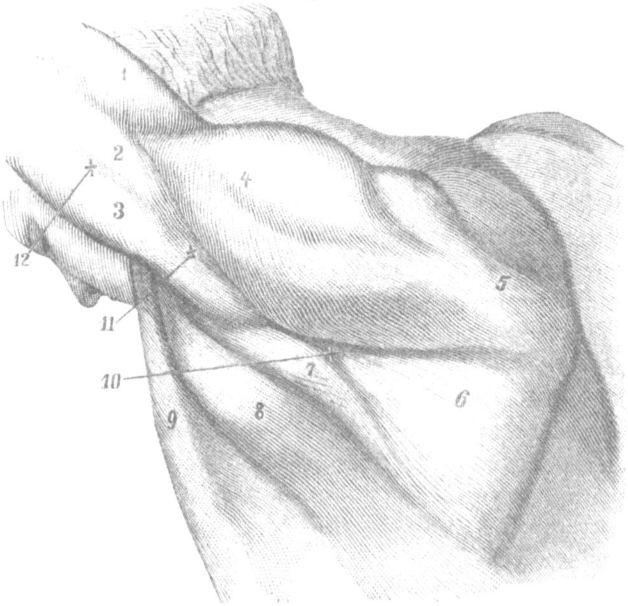

lässt. Dann schiebt sich der hintere Deltoideusrand nach vorn oben, während der Anfang des Anconaeus longus und zwischen diesen Muskeln wie zwischen den Reliefs des Latissimus und der Teretes Furchen deutlich werden. Man braucht nun nur dicht hinter dem Deltoideusrande und unter dem Anconaeus longus in dem durch eine Furche gekennzeichneten Zwischenraum zwischen Teres major und minor einzuschneiden, um die

---

[1]) Fig. 8. Hintere linke Schulterblattgegend eines muskelkräftigen jungen Mannes (nach dem Leben mit scharfer Ausprägung der Muskelreliefs gezeichnet). Lagerung auf der rechten Seite; linker Arm über den Kopf zurückgelegt. Man sieht deutlich die Umrisse des Acromion, der Spina scapulae, des Körpers der Scapula, des Biceps, des Deltoideus, des Infraspinatus und Teres minor, einen schmalen Streifen vom Teres major, den vorderen Abschnitt des Latissimus dorsi, den Anconaeus longus. Unterhalb des Reliefs der Sehne des letzteren befindet sich in der Furche zwischen dem Teres minor und Teres major die Stelle, an welcher die Art. circumflexa in die Untergrätengrube tritt, durch die Haut fühlbar und leicht für die Unterbindung aufzufinden ist. Weiter vorn gerade da, wo die längliche Furche zwischen den Tricepsköpfen (Anconaeus longus und Anconaeus externus) am Deltoideusrande beginnt, ist in der Tiefe der Nerv. axillaris und die Art. circumflexa humeri posterior, noch weiter nach vorn gegen das Ende jener longitudinalen Tricepsfurche der N. radialis anzutreffen.

1. Biceps. 2. Anconaeus externus. 3. Anconaeus longus. 4. Deltoideus. 5. Spina scapulae. 6. Infraspinatus und Teres minor. 7. Teres major. 8. Latissimus. 9. Pectoralis major. 10. Stelle, hinter welcher man die Art. circumflexa scapulae am vorderen äusseren Rande der Scapula unterhalb der Sehne des Ancon. longus trifft. 11. Stelle für den N. axillaris. 12. Stelle für den N. radialis.

Arterie zu treffen. Bei mageren Menschen und solchen mit dünner Haut kann man die Arterie hier durch die Haut hindurch fühlen, wenn man dem Arme eine entsprechende Stellung giebt, bei welcher die Theile nicht zu straff gespannt sind.

Ebenso lässt sich hier nur ein wenig mehr nach abwärts der zur Dorsalis scapulae gehende Communicationsast der Circumflexa unterbinden. Endlich kann man auch noch eine fernere Anastomose zwischen diesen Gefässen und einem Aste der Transversa scapulae (von dem letzteren oder von einem besonderen kleinen Hautschnitte aus) daumenbreit nach oben vom unteren Schulterblattwinkel durch die Muskeln hindurch ziemlich sicher umstechen.

Die Bindegewebsräume der Grätengruben.

§ 47. Eine besondere Berücksichtigung verdient vom chirurgisch-anatomischen Standpunkte aus das Verhalten der Fascien über den Grätengruben und der von denselben eingeschlossenen Bindegewebsräume. Diese Fascien entspringen beiderseits vom oberen und unteren Rande der Spina, ferner vom inneren, oberen und äusseren Rande des Schulterblattes und ergänzen die Grätengruben zu nach hinten innen allseitig umschlossenen, nur nach vorn und aussen mit anderen in offener Verbindung stehenden „Hohlräumen", in welchen die jeder Grätengrube angehörigen Muskeln, Gefässe und Nerven liegen. Nach den Schulterblatträndern zu sind die Fascien fest mit den unter ihnen liegenden Muskeln verwachsen, welche zum Theil von ihnen entspringen. Nach aussen und vorn befindet sich ein mehr weniger reichlich entwickeltes lockeres Bindegewebe zwischen Muskeln und Fascie, sowie auch zwischen den sehnigen Enden der Muskeln und der Schultergelenkskapsel. Zuweilen trifft man hier sogar kleine Schleimbeutel eingeschoben[1]). Die Fascia supraspinata setzt sich nach vorn und aussen an die untere Fläche des Acromion und des Acromio-Claviculargelenkes sowie an das Lig. coraco-acromiale und coraco-claviculare an, bildet auf diese Weise mit der Gelenkkapsel eine Pforte, durch welche das den Supraspinatus an seinem sehnigen Ende umgebende lockere Bindegewebe in continuirlicher Verbindung mit dem subdeltoidealen Bindegewebe steht resp. sowohl mit dem unter dem Deltoideus wie mit dem unter dem Acromion befindlichen Schleimbeutel, und weiterhin mit dem Bindegewebe der Achselhöhle. — Die Fascia infraspinata spaltet sich am hinteren Rande des Deltoideus und giebt ein Blatt für die

[1]) Ich traf sowohl unter der Infraspinatussehne, wie unter der Supraspinatussehne, zwischen dieser und der Kapsel, Schleimbeutel an. Von diesen ist bislang nur der zuerst von Arnold beschriebene unter der Infraspinatussehne bekannt. Den anscheinend bislang noch nicht beschriebenen Schleimbeutel unter der Supraspinatussehne fand ich schon bei kleinen Knaben ausgebildet, von der Grösse eines Zehnpfennigstückes und darüber, bei Erwachsenen etwas grösser. Er ist übrigens ebensowenig constant wie der Infraspinatusschleimbeutel, jedoch keineswegs selten.

Aussenfläche des Deltoideus ab, während das Hauptblatt zwischen den Muskeln der Untergrätengrube und dem Deltoideus mit letzteren mehrfach durch straffe Fasern verbunden nach vorn geht, um sich an das Acromion und an das Lig. coraco-acromiale anzuheften. Somit steht auch hier das zwischen den Muskeln und der Fascie der Untergrätengrube befindliche feinmaschige Bindegewebe in directer Verbindung mit dem subdeltoidealen Bindegewebe. Der Bindegewebsraum der Untergrätengrube erfährt überdies noch eine längs der unteren Fläche der Spina scapulae verlaufende Fortsetzung, indem meist hier zwischen dem Infraspinatus und der untern Fläche der Spina ein lockeres Bindegewebe eingeschoben ist, während an der oberen Fläche der Spina der Supraspinatus in ganzer Ausdehnung mit dem Perioste verwachsen ist. Ausserdem stehen aber die Bindegewebsräume beider Grätengruben nicht nur miteinander in Verbindung durch das Bindegewebe, welches die Art. und Vena transversa scapulae, sowie den N. suprascapularis (am Collum scapulae) durch den Ausschnitt der Spina aus einer Grube zur anderen begleitet, sondern hängen auch durch die Gefässpforten der Fascien mit benachbarten Bindegewebsräumen zusammen; nämlich die Obergrätengrube mit dem grossen vom Cucullaris nach der Achselhöhle zu führenden Bindegewebsraume, sowie dicht hinter der Basis des Proc. coracoideus mit dem zwischen dem Subscapularis und dem Schulterblatthalse befindlichen kleinen Bindegewebsraume, in welchen auch die als Bursa subscapularis bekannte Ausstülpung der Schultergelenkkapsel hereinreicht,

Fig. 9.

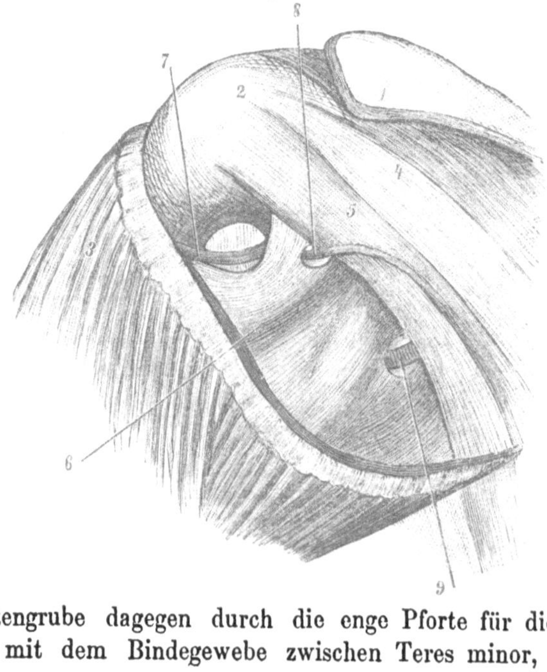

die Untergrätengrube dagegen durch die enge Pforte für die Circumflexa (siehe oben) mit dem Bindegewebe zwischen Teres minor, Teres major,

Anconaeus longus resp. mit dem Bindegewebe der Achselhöhle und des Oberarmes (s. u.). Endlich führt lockeres Bindegewebe aus dem Raume unter der Untergrätenfascie auch noch vor dem Ansatze des Ancon. longus nach der Achselhöhle zunächst durch das kleine Fascienloch für den zum Teres minor gehenden Zweig des N. axillaris, dann durch die grössere dicht am Humerus zwischen diesem, dem Anconaeus longus und dem unteren Rande des Teres minor, dem oberen Rande des Teres major befindliche Lücke, durch welche sich der N. axillaris selber mit der Circumflexa humeri posterior um den Humerus unter den Deltoideus begiebt (siehe Fig. 9)[1]).

Entzündungen und Eiterungen innerhalb der Grätengruben.

§ 48. Es ist leicht zu begreifen, dass Entzündungsprocesse und Eiterungen innerhalb der Grätengruben, wie sie z. B. von subfascialen oder intramuskulären Blutergüssen ausgehen können, bei ihrer Ausdehnung im Wesentlichen diesen anatomisch vorgezeichneten Bahnen des lockeren Bindegewebes folgen werden. Die starre Fascie verhindert es, dass sie auf dem kürzesten Wege nach aussen vordringen, zwingt sie vielmehr, sich innerhalb der Bindegewebsräume auszubreiten. Je nach den besonderen Verhältnissen dringen sie von ihrem Ursprungsheerde aus in nur einzelne oder in sämmtliche Bindegewebsräume und werden zuletzt in der Achselgrube, oder am Oberarme bemerkbar. Vergegenwärtigt man sich die anatomische Anordnung dieser mit den Grätengruben zusammenhängenden Bindegewebsräume, so wird man im Einzelfalle nicht nur die Ausbreitung solcher Entzündungen und Eiterungen leicht verstehen, sondern auch leicht diejenigen Stellen auffinden, an welchen am zweckmässigsten die nothwendigen Incisionen auszuführen sind. Alle die verschiedenen im Einzelfalle zu wählenden Incisionsstellen anzugeben, würde zu weit führen. Ich will nur hervorheben, dass bei den ausgedehnten Processen die Stellen dicht unterhalb der Spina, am hinteren und vorderen Rande des Deltoideus, zwischen Teres minor und major, in der Achselhöhle nach hinten von den Gefäss- und Nervenstämmen sich zu Incisionen besonders nützlich erweisen werden. Wo Fascien über den bezeichneten Stellen liegen, müssen diese natürlich durchtrennt werden.

---

[1]) Fig. 9. Linke Schulter einer 60jährigen Frau. Deltoideus (3) abgetrennt und abwärts verschoben. Untergrätenfascie (6) abgetrennt und zurückgeschlagen, um die Lücken für die in die Untergrätengrube eintretende Art. circumflexa scapulae (9) und den Nervenzweig für den Teres minor (8) zu zeigen. Durch die Fascie hindurch sieht man (zwischen 8 und 9) den Relief des Anconaeus longus. Oben unter dem Humeruskopfe ist die Lücke für den N. axillaris zu bemerken.

1. Acromion, vor demselben das Lig. coraco-acromiale. 2. Humeruskopf resp. Schultergelenk. 3. Deltoideus. 4. Infraspinatus. 5. Teres minor. 6. Fascia infraspinata. 7. N. axillaris. 8. Zweig desselben für den Teres minor. 9. Art. circumflexa scapulae.

Künstliche Anfüllung der Bindegewebsräume der Grätengruben.

§ 49. Ein annäherndes Bild von den Formen und dem Gange dieser subfascialen Entzündungen resp. Eiterungen kann man sich durch künstliche Wasser-Injectionen dieser Bindegewebsräume von verschiedenen Stellen aus machen, was jedoch insofern keine ganz vollständige Vorstellung von den Verbreitungsbahnen des mit den Grätengruben im Zusammenhang stehenden Bindegewebes giebt, als in der Regel nur die durch relativ breite Bahnen mit einander in Verbindung stehenden Bindegewebsräume leicht gefüllt werden, während es seltener gelingt, die Flüssigkeit auch durch die engen Communicationsöffnungen hindurch zu pressen. Doch ergänzen die Ergebnisse dieser Injectionen immerhin die durch die Präparation gewonnene Einsicht in den Zusammenhang und die Anordnung der Bindegewebsräume und erleichtern die Vorstellung von dem Gang der Eiterungen in ihnen. Regelmässig füllt sich bei der Einspritzung von Flüssigkeit in die eine Grätengrube auch die andere. Man bemerkt entsprechende Vorwölbungen besonders in den nach dem Gelenke zu gelegenen Partien der Grätengruben; in der Untergrätengrube läuft zugleich (inconstant) eine Anschwellung dem unteren Rande der Spina entlang. An dieser Stelle kann beiläufig bemerkt ohne Gefahr erheblicher Nebenverletzungen incidirt werden. Hier liegt zwar auch der entsprechende Zweig des N. suprascapularis, aber tief unten auf dem Boden der Untergrätengrube. Bei Einspritzungen unter die Fascia infraspinata wird regelmässig sehr rasch auch der Deltoideus in seiner hinteren Hälfte vorgewölbt, weiterhin füllt sich das Zellgewebe der Achselgrube. Bei Einspritzungen unter die Fascia supraspinata dringt die Flüssigkeit besonders rasch unter dem Acromion hervor und wölbt den Deltoideus wesentlich in seinen oberen und vorderen Partien empor, weiter dringt die Flüssigkeit auf den früher bezeichneten Bahnen nach der Achselgrube und kann auch nach dem Halse zu in den (früher beschriebenen) Bindegewebsraum dringen, welcher mit demjenigen unter dem Cucullaris zusammenhängt. An all diesen Stellen tritt eine rasch wachsende Anschwellung auf. Gelingt es auch noch, was allerdings seltener der Fall ist, die Flüssigkeit durch die schmalen Communicationsstellen zu treiben, so kann man zuweilen auch den hier befindlichen Bindegewebsräumen entsprechende Anschwellungen beobachten, so z. B. in dem Raume zwischen Teres minor und major. Von diesem letzteren Raume aus lassen sich übrigens gewöhnlich sehr leicht die Bindegewebsräume der Ober- und Untergrätengrube füllen.

Formdifferenzen bei Anschwellungen der verschiedenen Bindegewebsräume.

§ 50. Diese Injectionsergebnisse erläutern aber zugleich in ganz anschaulicher Weise die Formdifferenzen, welche pathologische Anfüllung des unter dem Cucullaris befindlichen Bindegewebsraumes und derjenigen der Grätengruben darbietet. Während bei jener die Anschwellung über der oberen Grätengrube nach dem Nacken, Hals und Rücken zu sich ausdehnt und zugleich gewöhnlich noch etwas über die Spina nach abwärts läuft, so dass dieselbe undeutlich und verdeckt wird, sahen wir bei letzterer die Anschwellung wesentlich zu beiden Seiten der Spina, dann nach vorn unter der oberen und hinteren Partie des Deltoideus (siehe Fig. 10)[1]). Die Spina liegt also bei den pathologischen Anfüllungen der supra- und infraspinalen Bindegewebsräume zwischen den Grätengruben entsprechenden Anschwellungen, in einer Einsenkung, aber deutlich fühlbar. Hierdurch kann die Diagnose schon auf den ersten Blick geleitet werden. Aber auch für den oft räthselhaften Gang solcher Entzündungsprocesse und Eiterungen geben die Injectionen einfache Aufschlüsse.

Fig. 10.

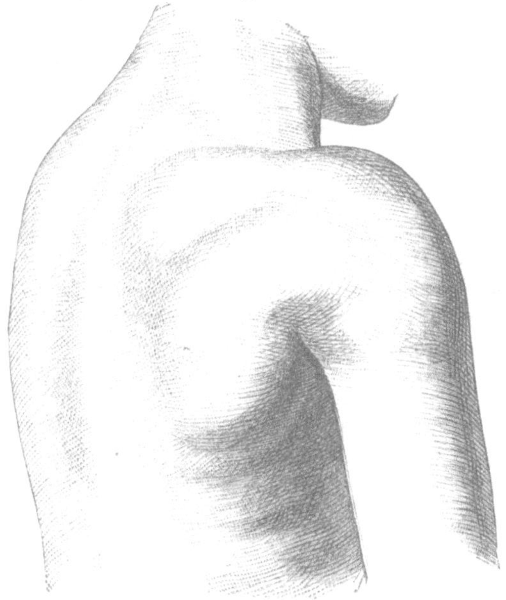

§ 51. Wie aus dieser Darstellung erhellt, werden alle die aus den Grätengruben kommenden Eiterungen nicht nur nach der Achselgrube zustreben, sondern auch nach der Schultergelenkgegend. Doch ist es deshalb noch nicht nothwendig, dass sie in das Schultergelenk selber einbrechen. Dahin werden mit Nothwendigkeit regelmässig nur die subperiostalen Eiterungen der Scapula gelangen müssen, wenn sie nicht frühzeitig durch Incisionen entleert werden, welche entsprechend der ersten Ausgangsstelle und dem Sitze der Eiterung (am besten längs der Spina oder eines der Schulterblattränder) bis auf den Knochen zu machen sind. Die von den supra- oder infraspinösen Bindegewebsräumen (resp. von den Muskeln, Blutergüssen) ausgehende Eiterungen haben, wenn sie in die Gelenkgegend kommen, zunächst noch die Gelenkkapsel unter sich. Sie werden viel eher in die relativ grossen Schleimbeutel unter dem Acromion und unter dem Deltoideus einbrechen, diese in Mitleidenschaft ziehen, ebenso wie sie leicht nach der Achselhöhle zu vordringen. Gleichwohl gewährt die Gelenkkapsel keinen absolut sicheren Schutz gegen das Eindringen auch dieser Eiterungen in das Gelenk. Die Kapsel ist zu-

[1]) Fig. 10. Injection der Bindegewebsräume der Grätengruben (jugendliche Leiche).

weilen besonders hinter der Suprascapularissehne sehr dünn, so dass einige Male sogar bei den Injectionen unter die Fascia suprascapularis Flüssigkeit auch in die Gelenkhöhlen selber eindrang, eine Thatsache, welche ebenfalls die Nothwendigkeit möglichst früher Incisionen der subfascialen Eiterungen lehrt. Anderseits darf schon hier daran erinnert werden, dass, wenn bei Eiterungen des Gelenkes ein Durchbruch in die subfascialen Bindegewebsräume der Grätengruben erfolgt, der Eiter im weiteren Verlaufe auch nach den Communicationsräumen vordringen kann, dass ferner bei dem Durchbruch einer Gelenkeiterung in einen kleinen Nebenraum — wie z. B. in den kleinen unter dem Subscapularis befindlichen Bindegewebsraum — von da aus der Eiter auch nach den grösseren Bindegewebsräumen, speciell auch nach denen in den Grätengruben und der Achselhöhle vordringen kann und dann die entsprechenden Anschwellungen erzeugt. (Siehe auch § 66 und 81.)

Nach meinen Beobachtungen über den Verlauf von Schultergelenkschüssen im letzten deutsch-französischen Feldzuge scheinen gar nicht selten Gelenkeiterungen in diesen Bindegewebsraum der Grätengruben durchzubrechen. Ich sah überhaupt bei Schussverletzten öfter dieselben typischen Bilder, wie sie künstliche Injectionen dieser Räume ergeben.

Uebrige Organe der Schulterblattgegend.

§ 52. An den unteren Schulterblattwinkel legt sich der Latissimus dorsi mit seinem oberen Rande an, um vereint mit dem Teres major zum Humerus an die Spina tuberculi minoris zu gehen, wo sich zwischen der Sehne und dem Knochen constant ein Schleimbeutel befindet. Zwischen Teres major und minor trifft man stets einige kleine Lymphdrüsen (siehe Abbildung Fig. 7 auf S. 40). Unter dem Cucullaris liegen noch der zum oberen Schulterblattwinkel gehende Levator anguli scapulae und die zum hinteren (inneren) Rand des Schulterblattes gehenden Rhomboidei. Die vordere dem Thorax zugewendete Fläche der Scapula nimmt der Subscapularis ein, welcher dem Knochen in grösster Ausdehnung fest anhaftet, in der Nähe des Schulterblatthalses aber vom Knochen durch lockeres Bindegewebe getrennt ist, in welches eine Ausstülpung der Synovialkapsel hereinreicht. Die sich am Tuberculum minus humeri inserirende Endsehne des Subscapularis ist, während sie über der Gelenkkapsel verläuft, innig mit derselben verwebt. Indem die von den Rändern des Schulterblattes entspringende dünne Fascie des Subscapularis unter dem Proc. coracoideus mit der Fascia supraspinata zusammenfliesst, steht auch das subfasciale Bindegewebe in directem Zusammenhange mit den früher beschriebenen Bindegewebsräumen, wie es schon oben angegeben wurde. — Ueber das vordere Ende des Muskels laufen die grossen Gefässe und Nerven der Achselhöhle. Die den Subscapularis versorgenden gleichnamigen Gefässe und Nerven treten auf der Achselhöhlenfläche in ihn ein. — Eiterungen unter der Fascia subscapularis können ebenso wie subperiosteale Eiterungen dieser Schulterblattfläche von der Achselhöhle aus eröffnet werden. Doch ist dies auch am hinteren Deltoideusrande nach Spaltung der Fascie zwischen Teres major und minor, ferner am hinteren Scapula-Rande etwas über dem unteren Schulterblattwinkel dicht oberhalb des Latissimus.

Der innerste Schulterblattmuskel, der Serratus anticus magnus, ist vom Subscapularis durch lockeres Bindegewebe getrennt, welches die unmittelbare Fortsetzung des Achselhöhlenbindegewebes ist. Von der vorderen, der Brustwand aufsitzenden Masse des Muskels sind die oberen Portionen vollständig verdeckt durch die Pectoralmuskeln; dagegen ist die unterste zum grossen Theile nur von Haut und Fascie bedeckt. Man erkennt besonders an muskelkräftigen Individuen die schräg nach unten laufenden Zacken sehr deutlich. Ueber seine der Achselhöhle zugewendete Fläche zieht von oben nach unten der für den Muskel bestimmte Nerv. thoracicus lateralis. Zwischen den Anheftungsstellen des Serratus und des Rhomboideus am hinteren Schulterblattrande läuft die Arteria und der N. dorsalis scapulae nach abwärts.

Der Schleimbeutel resp. Bindegewebsraum unter dem Serratus.

§ 53. Hinter dem Serratus liegt zwischen ihm und der Fascia thoracica ein vielblättriges Bindegewebe, welches sich nach aufwärts unter dem Rhomboideus und auch unter dem Latissimus dorsi nach abwärts fortsetzt. Dasselbe ist zuweilen in einen grossen Schleimbeutel umgewandelt, welcher sich von der dritten bis zur siebenten Rippe erstrecken kann. Spritzt man Flüssigkeit in dieses hinter dem Serratus gelegene Bindegewebe, so entsteht eine oft über Kindskopf grosse Anschwellung zwischen den eben genannten Muskeln und der Scapula einerseits, der Brustwand anderseits. Durch dieselbe wird der untere Schulterblattwinkel vom Thorax abgehoben (s. Fig. 11)[1]). Dieser grosse Bindegewebsraum unter dem Serratus hat regelmässig eine schmale Communication mit dem Bindegewebe der Achselhöhle, nämlich durch den Spalt zwischen der obersten und mittleren Portion des Serratus. Es gelingt zwar gewöhn-

Fig. 11.

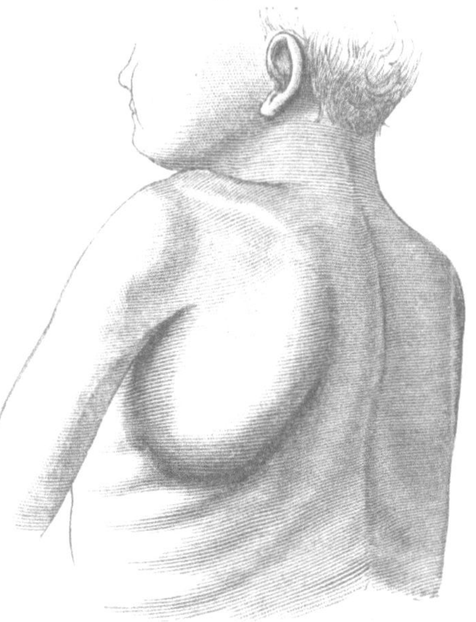

[1]) Fig. 11. Injection des grossen Bindegewebsraumes unter dem Serratus anticus major. (Knabenleiche.)

lich nicht, bei den Injectionen Flüssigkeit durch diese Oeffnung zu treiben; aber es ist leicht begreiflich, dass Entzündungen und Eiterungen sehr wohl diesen Weg von einem Bindegewebsraume zum andern einschlagen können.

Pathologische Anfüllungen (durch Eiter, Blut) des Bindegewebsraumes unter dem Serratus oder des entsprechenden Schleimbeutels pflegen, wie ich in einigen Fällen selber beobachten konnte, ganz ähnliche Formveränderungen zu machen (wie in Fig. 10). Zur Entleerung derselben incidirt man am zweckmässigsten dicht hinter und ein wenig nach oben von dem unteren Schulterblattwinkel. Hier kann man, besonders wenn der Arm abducirt gehalten wird, ohne erhebliche Verletzung zwischen Latissimus und Cucullaris in den Bindegewebsraum unter dem Serratus eindringen.

§ 54. Scapularkrachen. Nach Verletzungen oder geringgradigen Entzündungen kann man zuweilen ein rauhes Reibegeräusch bei den Serratusbewegungen, „Scapularkrachen" bemerken, welches ebenfalls in diesem Bindegewebsraume resp. in dem Schleimbeutel daselbst seinen Sitz hat. Aehnliche Geräusche können bei stark abgemagerten Individuen durch die Bewegung der Scapula auf der Thoraxwand entstehen u. s. f. Alle diese Geräusche dürfen übrigens nicht verwechselt werden mit dem krachenden Geräusch, welches sehr häufig bei ganz gesunden, normal gebauten Menschen während der Schulterbewegungen gehört wird und wohl wesentlich durch die Reibung bei der Contraction der Muskeln erzeugt wird.

Wirkung der Schultermuskeln auf die Schulterblattbewegungen.

§ 55. Die zahlreichen Muskeln des Schulterblattes haben ebenso die Aufgabe, das Schulterblatt an Rumpf und Hals zu befestigen und den ganzen schweren am Schulterblatte aufgehängten Arm tragen zu helfen, wie die Bewegungen des Schulterblattes und der oberen Extremität zu vermitteln. Ohne die wesentliche Mithülfe der Muskeln würde das Acromio-Claviculargelenk gewiss nicht im Stande sein, den ganzen Arm zu tragen. Die Muskeln sichern in der Ruhe wie in der Bewegung die richtige Stellung des Schulterblattes und ermöglichen durch ihre Anordnung eine grosse freie Beweglichkeit des Knochens.

Der Cucullaris zieht das Schulterblatt nach oben und gegen die Wirbelsäule. Dabei wird zugleich der untere Winkel ein wenig vom Brustkorb abgehoben. Mit der unteren Rückenportion vermag er unter einer entsprechenden Drehung des Schulterblattes den unteren Schulterblattwinkel sehr kräftig nach auswärts oben zu schieben. Durch letztere Wirkung unterstützt der Cucullaris den Deltoideus bei der Hebung des Armes. Der Rhomboideus zieht das Schulterblatt gegen die Wirbelsäule und zugleich ein wenig nach oben, so dass der untere Scapularwinkel nach hinten und etwas nach oben gegen die Mittellinie zugedreht wird. Der Levator anguli scapulae hebt den inneren

Winkel der Scapula nach oben und etwas nach vorn, während der untere Scapulawinkel ein wenig medianwärts verschoben und zugleich etwas vom Brustkorbe abgehoben wird. Der Serratus anticus major drückt den inneren Rand der Scapula gegen den Brustkorb fest und schiebt die Schulter nach vorn und aussen von der Wirbelsäule weit ab. Dabei dreht sich der Acromialtheil nach oben und vertieft sich wegen der Verschiebung des ganzen Schulterwinkels nach oben und vorn die Supra-Claviculargrube. Er vermag mit seiner untersten Portion allein die Scapula zu drehen, indem er den unteren Winkel nach vorn zieht. Er unterstützt somit in mancher Beziehung den Cucullaris, während in anderer Hinsicht beide wie Antagonisten wirken. Der sich an den Proc. coracoideus anheftende Pectoralis minor zieht das Schulterblatt gegen die Vorderfläche des Brustkorbes an und hebt zugleich, indem er vorzugsweise den Schultergelenktheil und vorderen (äusseren Rand) der Scapula nach vorn zieht und gegen die Vorderfläche des Brustkorbes presst, den hinteren Rand, besonders aber den unteren Winkel des Schulterblattes ein wenig von der Hinterfläche des Brustkorbes ab. Die Muskeln der Ober- und Untergrätengrube abduciren den Arm und rotiren ihn nach aussen. Der Subscapularis rotirt den Arm nach einwärts. Ebenso ist die wesentliche Aufgabe des Deltoideus, den Arm zu bewegen (er vermag den Arm zu abduciren, zu erheben, vorwärts, rückwärts zu ziehen, zu rotiren, s. u.). Bei feststehendem resp. festgehaltenem Arme können jedoch die Grätengrubenmuskeln ebenso wie der Deltoideus auch derart drehend auf das Schulterblatt einwirken, dass sich der oberste hintere Winkel des Schulterblattes nach oben auswärts stellt. Bei gewissen Positionen wie z. B. beim Aufstemmen der Arme in hockender Position, oder beim Hängenlassen der Brust zwischen den aufgestemmten Armen dreht der Deltoideus ebenfalls das Schulterblatt mehr weniger nach vorn abwärts und hebt zugleich den hinteren inneren Rand ein wenig ab. Latissimus dorsi und Teres major ziehen den Arm gegen den Brustkorb und nach hinten, rotiren ihn zugleich nach einwärts. Der Teres major vermag jedoch auch den unteren Schulterblattwinkel gegen den Arm zu ziehen, wobei zugleich eine Drehung nach oben aussen bewirkt wird. Indirect wirkt jedoch auch der Latissimus dorsi auf das Schulterblatt, indem er die Schulter senkt. Dabei dreht sich das Gelenkende des Schulterblattes nach abwärts, während der Scapulakörper unter mässiger Abhebung des hinteren inneren Randes gegen die Medianlinie geschoben wird. Indirect betheiligt sich ferner auch der Pectoralis major, der Adductor des Armes, an den Bewegungen des Schulterblattes, indem er die Schulter nach vorn einwärts, nach oben einwärts, bei gewissen Haltungen auch nach abwärts vorn ziehen kann. Der Anconaeus longus kann bei seiner isolirten Contraction die Scapula mit ihrem unteren Winkel ein wenig gegen den Arm anziehen. Seine hauptsächlichste Function gehört den Bewegungen des Armes an (Adduction und Senkung des Armes, Streckung des Vorderarmes, s. u.).

Bei den Bewegungen des Schulterblattes sind wie bei den Bewegungen der ganzen Schulter, resp. des Schultergürtels, mit welchen sie ohnehin grösstentheils zusammenfallen (s. u.), in der Regel mehrere, bald im gleichen, bald im mehr weniger entgegengesetzten Sinne bewegende Muskeln zugleich thätig. Der Bewegungseffect resultirt aus der Componente der verschiedenen Zugrichtungen. Da hier nun sehr zahlreiche Combinationen möglich sind, so ergiebt sich eine relativ grosse Mannigfaltigkeit der Bewegungen, welche sich jedoch nach einigen Hauptformen gruppiren lassen (siehe den folgenden §).

Die Bewegungen des Schultergürtels resp. Schulterwinkels.

§ 56. Die Bewegungen des Schulterblattes erfolgen unter normalen Verhältnissen mehr weniger unter Mitbetheiligung des Schlüsselbeins und werden daher zweckmässig mit denen des Schlüsselbeins zusammen als Bewegungen des Schultergürtels oder genauer des Schulterwinkels betrachtet. Im Acromio-Claviculargelenke werden in der Regel nur geringe und im Allgemeinen nur solche Bewegungen ausgeführt, welche den von Clavicula und Scapula gebildeten Schulterwinkel, den „Tangentenwinkel“ (nach H. von Meyer)[1]) vergrössern oder verkleinern, wobei derselbe im ersteren Falle dem Thorax näher rückt, während sich die Schulter nach hinten und das Schulterblatt mehr nach innen schiebt, im anderen Falle unter Entfernung des Schulterwinkels vom Thorax die Schulter nach vorn, das Schulterblatt nach aussen rückt. Hierbei findet natürlich ebenfalls stets eine Mitbewegung der Clavicula (im Sterno-Claviculargelenke) statt. Wird die Clavicula unbeweglich fixirt, so ist zwar noch eine geringe Vorwärts- und Rückwärtsbewegung des Schulterblattes im Acromio-Claviculargelenke möglich. Aber dieselbe ist in der That eine Art „Wackelbewegung“ und kommt unter normalen Verhältnissen kaum zur Geltung.

Ein anderes Verhalten zeigt das Acromio-Claviculargelenk unter manchen pathologischen Verhältnissen. Besonders bei Ankylosen des Schultergelenkes und Sterno-Claviculargelenkes, auch zuweilen nach difform geheilten Claviculabrüchen, nicht reponirten Claviculaluxationen entwickelt sich nämlich nicht selten eine grosse Schlaffheit der Kapsel und eine weit ausgiebigere Bewegung in dem Acromio-Claviculargelenke, augenscheinlich in Folge der mehr als normal auf diese Gelenkverbindung concentrirten Bewegungen.

Die meisten, die ausgiebigsten und wichtigsten Bewegungen des Schulterblattes erfolgen unter Vermittlung des Schlüsselbeins im Sterno-Claviculargelenke. Nach C. Hueter[2]), welcher sich bemüht, die Bewegungen des Schulterwinkels nach dem Schema derjenigen der Extremitätengelenke zu construiren, verläuft die Axe für die „ausgiebigste“ Bewegung des Schulterwinkels von der Mitte des Sterno-Clavicular-

---

[1]) H. von Meyer, Die Statik und Mechanik des menschlichen Knochengerüstes. Leipzig. 1873.

[2]) C. Hueter, Klinik der Gelenkkrankheiten. III. S. 226.

gelenkes schräg nach der Mitte der Scapula. Er bezeichnet die Bewegung um diese Axe als Abduction mit mässiger Flexion. Nach demselben Schema kann man sehr wohl mit Henke[1]) die Bewegungen um die sagittale Axe des Sterno-Claviculargelenkes (Hebung und Senkung der Schulter) als Abduction und Adduction des Schulterwinkels bezeichnen. Dagegen kostet es einige Anstrengung, die Bewegungen des Schulterwinkels um die perpendiculäre Axe, nämlich Rückwärts- und Vorwärtsbewegungen der Schulter, mit Hueter als Rotationsbewegungen, und die Bewegungen um die horizontale Axe als Flexion und Extension aufzufassen. Es scheint mir für die Bedürfnisse der Praxis zweckmässiger zu sein, jene einfach Vorwärts- und Rückwärtsbewegungen des Schulterwinkels zu nennen, letztere Drehbewegungen oder Pronations- und Supinationsbewegungen zu bezeichnen. Denn diesen entsprechen sie am meisten. Die horizontale Axe vertritt hier ungefähr die Function der perpendiculären Axe der Extremitätengelenke. Thatsächlich findet nämlich bei der Bewegung des Schulterwinkels um die horizontale Axe keine reine Rotation, sondern mehr eine Kegelmantelbewegung statt. Davon kann man sich auch an der Leiche überzeugen. Als Pronation des Schulterwinkels bezeichne ich demnach die Drehung der Schulter nach vorn abwärts, wobei sich der Schultergelenktheil der Scapula unter entsprechender Drehung der Clavicula im Sterno-Claviculargelenke nach vorn abwärts und etwas nach einwärts senkt, während sich der untere Scapulawinkel nach hinten aufwärts dreht. Als Supination eine Drehung in entgegengesetzter Richtung, wobei der Schultergelenktheil nach aufwärts bewegt wird und der untere Scapulawinkel nach aussen vorn und abwärts gleitet. — Ausserdem vermag aber das Schlüsselbein und damit der Schulterwinkel noch weit grössere rotatorische Excursionen in Form sehr ausgiebiger Kegelmantelbewegungen zu machen, welche etwa zu vergleichen sind den rotatorischen Schleuderbewegungen des Armes im Schultergelenke. Nach Albert[2]) kann das Schlüsselbein durch seine Bewegungen im Sterno-Claviculargelenke einen Kegel mit einem Oeffnungswinkel von 60° umschreiben, dessen Axe etwa 25° über dem Horizont und ebensoviel aus der Frontalebene nach hinten gerichtet ist.

Die Hemmung der Bewegungen im Sterno-Claviculargelenke ist wesentlich durch die Bänder, in zweiter Linie durch die Schulterblattmuskulatur gegeben. Nur an der Leiche vermag man es zuweilen (bei grosser Schlaffheit der Verbindungen des Acromio-Claviculargelenkes) bei gewissen Stellungen zu bewerkstelligen, dass sich die Scapula mit ihrem hinteren Rande auf dem Thorax aufstemmt; am Lebenden scheint dies unter normalen Verhältnissen nicht vorzukommen. Eine Knochenhemmung, welche von Einigen auf der ersten Rippe, von anderen auf den Querfort-

---

[1]) Henke, Handb. der Anatomie und Mechanik der Gelenke. Leipzig. 1863.

[2]) Siehe sein Lehrb. der Chirurgie II. Bd. und seine Abhandlung in den Wiener Med. Jahrb. II. 1877.

sätzen der Halswirbelsäule angenommen worden ist, habe ich, wie schon oben[1]) angegeben, nach meinen Versuchen an der Leiche nicht bestätigen können. Unter normalen Verhältnissen ist eine Knochenhemmung nicht vorhanden. In Folge dessen sind auch, wie ebenfalls schon oben hervorgehoben, die Verhältnisse für die Luxation der Clavicula nicht günstig, um so günstiger aber für Knochenbrüche, welche abgesehen von der Abknickung beim Fall auf die Schulter oder auf den ausgestreckten Arm, sicher auch aus einer eigentlich zur Luxation tendirenden Gewalteinwirkung hervorgehen können[2]).

Welche Muskeln sich an den verschiedenen Bewegungen des Schultergürtels betheiligen, und in welcher Weise sie das thun, erhellt aus den Angaben des vorigen Paragraphen und lässt sich danach unschwer für jede Einzelbewegung der Schulter construiren. Die Schulterbewegungen dienen für sich verschiedenen Aufgaben. Wir benützen sie beim Heben und Tragen, beim kraftvollen Vorwärtsschieben von Lasten, zum Stossen beim Ringen u. s. f. Anderseits dienen sie vorzugsweise zur Erweiterung der Bewegungsexcursionen des Schultergelenkes. Manche Bewegungen des Armes, wie z. B. die Hebung desselben über die Horizontalebene hinaus, können gar nicht ohne Mitbewegung des Schulterwinkels ausgeführt werden. Durch die bei einer bestimmten Armstellung eintretende Mitbewegung des Schulterwinkels können die Armbewegungen in einem erheblich grösseren Umfange, zum Theil auch mit grösserer Kraft ausgeführt werden. Die grosse Beweglichkeit des Schulterwinkels vermag sogar bis zu einem gewissen Grade die Bewegungen des Schultergelenkes bei Erkrankungen desselben zu ersetzen (s. u.). Umgekehrt erfahren die Armbewegungen eine merkbare, sofort auffällige Einschränkung, wenn durch irgendwelche Störungen die Beweglichkeit des Schulterwinkels gelitten hat, oder gar aufgehoben ist. — Augenscheinlich sind sowohl die Skelettheile wie die Muskeln, gerade weil wir die Schulter bei den kraftvollsten Armbewegungen und überhaupt bei den grössten Kraftleistungen brauchen, verhältnissmässig häufig Verletzungen ausgesetzt.

Aenderung der Stellung und Bewegungen des Schulterblattes durch Läsionen des Schulterwinkels und Lähmungen der Muskeln.

§ 57. Verletzungen und Erkrankungen der Clavicula und Scapula, besonders die mit Dislocation verbundenen Brüche dieser Knochen, sowie Verletzungen und Erkrankungen der Gelenke des Schulterwinkels, ausserdem aber vorzüglich Verletzungen und Lähmungen der Muskeln bedingen nicht nur mehr oder minder beträchtliche Störungen in den normalen Bewegungen des Schulterblattes und der Schulter, sondern

[1]) § 16 bei meinen Versuchen über die Claviculaluxationen.

[2]) Nur bei rachitischen Kindern mit sehr schlaffen Gelenkbändern ist eine Hemmung der Claviculabewegungen durch die erste Rippe möglich. Hier bedingt jedoch die grosse Brüchigkeit der Knochen das überwiegende Vorkommen der Fracturen.

meist auch eine Aenderung in der normalen Stellung des Schulterblattes und der Schulter.

Bei den Verletzungen und Erkrankungen des Skeletes des Schulterwinkels tritt die diagnostische Bedeutung der consecutiven Bewegungsstörungen gegenüber der functionellen mehr in den Hintergrund, indem die Bewegungen nur mehr weniger im Ganzen gehemmt sind. Die Stellung des Schulterblattes ist weniger auffällig, wie vielmehr die Stellung der ganzen Schulter. Diese ist mehr nach einwärts verschoben, abwärts oder rückwärts gesunken oder weicht sonstwie von der Stellung unter normalen Verhältnissen ab, wie des Näheren schon bei den genannten Verletzungen angegeben wurde.

Dagegen sind bei den Läsionen und Lähmungen einzelner Schulterblattmuskeln, welchen dieselben in Folge der kraftvollen Anstrengungen, zu welchen wir sie benutzen, öfter ausgesetzt sind, besonders die Bewegungsstörungen ebenso wie die Aenderungen der normalen Schulterblattstellung in der Ruhe und in der Bewegung höchst charakteristische, diagnostisch interessante und wichtige. Es lässt sich das a priori verstehen. Sowie ein Muskel in seiner Wirkung gestört, oder ausser Thätigkeit gesetzt ist, so gewinnen die Antagonisten das Uebergewicht. Da nun schon die normale Ruhelage der Scapula, resp. des Schulterwinkels bei ungezwungener ruhiger Haltung bedingt wird durch die gleichmässige tonische Spannung sämmtlicher zur Scapula direct oder indirect in Beziehung stehenden Muskeln, deren einfache elastische Kräfte sich hierbei gewissermaassen im Gleichgewichte befinden, so wird jede einseitige zugvermindernde oder zugvermehrende Einwirkung von Seiten eines der betheiligten Muskeln das Gleichgewicht stören, die normale Stellung des Schulterblattes in der Ruhe ändern müssen. Nicht weniger wird sich eine Muskelläsion oder -Lähmung störend auf die Mechanik der Bewegung des Schulterblattes bemerklich machen, da diese normaliter gebunden ist ebenso an das gleichmässige Zusammenwirken des oder der Antagonisten wie an die normale Action des momentan thätigen resp. contrahirten Muskels (siehe den vorigen §). So haben oft schon relativ geringfügige Verletzungen (Quetschungen, Dehnungen etc.), noch mehr natürlich Lähmungen eines Muskels oder des dazugehörigen Nerven characteristische Aenderungen in den Bewegungen und in der Schulterblattstellung zur Folge, welche bei genauer Beobachtung diagnostisch zur Erkennung des Sitzes der Verletzung oder Lähmung verwerthet werden können. Diese Aenderungen sind besonders bei manchen Muskeln resp. Nerven thatsächlich so höchst characteristische und typische, dass aus ihnen allein die Diagnose auf den ersten Blick gestellt werden kann.

Die Bewegungsstörungen und Abweichungen von der normalen Haltung des Schulterblattes sind wohl am meisten characteristisch bei der Serratuslähmung. Wir begnügen uns, diese hier kurz anzuführen. Hierbei steht in der Ruhelage der oberen Extremität der untere Schulterblattwinkel ein wenig höher, näher der Wirbelsäule und ist zugleich etwas mehr abgehoben vom Brustkorbe als auf der gesunden Seite, indem das Schulterblatt nunmehr dem überwiegenden Zuge des Cucullaris, Levator, Rhomboideus, Pectoralis minor folgt. Bei der Erhebung des Armes rückt das Schulterblatt noch mehr nach der Mittlellinie zu, während der untere Winkel noch mehr hervortritt. Ueber die Horizontale kann der Arm bei Serratuslähmung überhaupt nicht erhoben werden, da die hierbei nothwendige vom Serratus bewirkte Drehung des Schulterblattes, bei welcher sich nämlich der untere Winkel nach aussen, die Cavitas glenoidalis nach aufwärts und medianwärts bewegt, unmöglich geworden ist[1]). Lässt man den Arm in der Horizontalen nach vorn führen, so wird das Schulterblatt flügelförmig vom Brustkorbe abgehoben, indem neben den schon genannten Muskeln sicher nun noch der Deltoideus, vielleicht auch der Infraspinatus und die Teretes zu einer Einwirkung auf das Schulterblatt gelangen.

Noch auffälliger und bei jeder Haltung des Armes zu beobachten ist das flügelförmige Abstehen des Schulterblattes, wenn gleichzeitig neben dem Serratus anticus auch der Cucullaris, Levator anguli scapulae und Rhomboideus gelähmt sind, was vielleicht noch häufiger vorkommt, als die isolirte Serratuslähmuug.

Umgekehrt wird bei alleiniger Cucullarislähmung wesentlich die Serratuswirkung auf die Haltung des Schulterblattes zur Geltung kommen. Ebenso leicht lassen sich auch die, wenn auch geringeren, Abweichungen der normalen Schulterblatthaltung und Schulterblattbewegungen bei den Lähmungen der übrigen Muskeln leicht analysiren[2]).

Anatomische Punkte für die locale Faradisirung.

§ 58. Da bei vielen dieser Lähmungen die localisirte Faradisirung in Frage kommt, so wollen wir kurz angeben, an welchen Stellen diese am besten ausgeführt werden kann.

Beiläufig bemerkt empfiehlt sich die localisirte Faradisirung nicht blos bei Lähmungen, sondern kann, was ich durch vielfache eigene Erfahrung begründen kann, mit Nutzen auch bei der nicht selten nach einer heftigen Bewegung ganz plötzlich auftretenden und oft recht lange andauernden Schmerzhaftigkeit und lähmungsartigen Schwäche eines oder mehrerer Muskeln verwendet werden, welche wohl meist auf eine Zerrung, Quetschung oder auf das Einreissen einiger Muskelbündel verbunden mit kleinen Blutergüssen in dem Muskel zurückzuführen ist, aber wegen der begleitenden Schmerzen und Bewegungsstörungen gewöhnlich unter die Categorie „Muskelrheumatismus“ fällt. Die localisirte Faradisirung unterstützt hier in sehr wirksamer Weise die Massage. Beide befördern nicht nur die rasche Aufnahme des ergossenen Blutes in die Lymphbahnen, sondern auch die Ernährung des Muskels, beseitigen sehr schnell den Schmerz und die Schwäche der betroffenen Muskeln.

Die Muskeln sind mit wenigen Ausnahmen für die Elektrode leicht zugänglich. — Von den die Muskeln innervirenden Nervenstämmen trifft

---

[1]) In einem von Bäumler beschriebenen Falle wurde jedoch die Abduction des Armes durch eine stärkere compensatorische Action des Infraspinatus ermöglicht.

[2]) Siehe u. a. Duchenne's Physiologie des Mouvements. Paris. 1867.

man den für den Cucullaris bestimmten Endast des Accessorius Willisii mit der Elektrode am besten am vorderen Rande des Cucullaris ungefähr in der Mitte desselben[1]). Dicht unter dieser Stelle kann man am Rande des Cucullaris den aus dem vierten Cervicalnerven stammenden Ast für den Levator anguli scapulae isolirt faradisiren. Ein wenig tiefer wird ebendaselbst der zuoberst aus dem Plexus brachialis kommende N. dorsalis scapulae für den Rhomboideus getroffen. Der die Grätenmuskeln versorgende N. suprascapularis ist nur ausnahmsweise mit der Elektrode isolirt zu erreichen, wenn dieselbe in dem Winkel zwischen dem Insertionsrande des Cucullaris und dem Schlüsselbeine tief eingedrückt wird. Der Ast des Nerven für den Infraspinatus lässt sich zuweilen faradisiren, wenn man die Elektrode dicht unterhalb der Mitte der Spina (wo der Muskel noch von einer dünnen Schicht des Deltoideus bedeckt ist) tief eindrückt. Neben dem Cucullarisrande oberhalb der Clavicula kann auch noch in manchen Fällen der N. axillaris isolirt faradisirt werden, da, wo derselbe dem Aussenrande des Armnervenbündels anliegt. Dagegen kann man entsprechend dem Innenrande des Armnervenbündels, also etwas nach aussen vom äusseren Rande des Cleidomastoideus, dicht oberhalb des Schlüsselbeins, zuweilen den für die Pectorales bestimmten N. thoracicus anterior faradisiren. Besser wählt man hierzu die entsprechende Stelle unterhalb des Schlüsselbeins. Der N. axillaris ist ausserdem noch, aber auch verhältnissmässig selten sicher zu erreichen, wenn man die Elektrode neben dem Latissimus tief nach oben und hinten in die Achselhöhle einsenkt. (Siehe übrigens § 64.) Besser gelingt dies, wenn man den Arm rechtwinklig gebeugt über den Kopf legen lässt und die Elektrode dann am hinteren Rande des Deltoideus in die bei dieser Armhaltung oft sehr deutlich markirte grubige Einsenkung vor dem Anfangsstücke des Anconaeus longus gegen den Humeruskopf eindrückt. Hier geht der Nerv bekanntlich von der Achsel her durch die zwischen Anconaeus longus, Teres major resp. Latissimus und Oberarm befindliche mit lockerem Bindegewebe gefüllte Lücke unter den Deltoideus, verästelt sich in demselben, giebt aber auch an den Triceps einige Zweige ab und schickt einen Hautnerven über den Deltoideus. In dem bei gewissen Schulterhaltungen grubig vertieften Raum zwischen Teres major und minor kann man den N. thoracico-dorsalis (marginalis scapulae), einen Ast des Subscapularis, treffen, welcher den Latissimus dorsi und Teres major innervirt. Dieser lässt sich auch ebenso wie einige der übrigen Zweige des N. subscapularis, aber weniger sicher, von der Achselhöhle aus treffen, wenn man die Elektrode gegen die Axillarfläche des Schulterblattes schiebt. Endlich kann in der Achselgrube der für den Serratus bestimmte N. thoracicus lateralis faradisirt werden, da er hier ungefähr in der

---

[1]) Höher oben und zugleich näher dem Kopfnicker bewirkt die Faradisirung des Accessorius zugleich schmerzhafte Reizung des (sensiblen) Auricularis magnus, übrigens gewöhnlich auch gleichzeitig Contraction des Kopfnickers.

Richtung der Linea axillaris auf der Vorderfläche des Serratus herabsteigt. Man schiebt die Elektrode in der Mitte zwischen Pectoralis major und Latissimus etwas schräg nach hinten gegen den Brustkorb, etwa bis zur dritten Rippe oder zum zweiten Intercostalraum. Dicht oberhalb der Clavicula neben dem Cucullarisrande kann der Nerv ebenfalls — aber nur selten isolirt getroffen werden, da er nach seinem Durchtritte durch den Scalenus medius dem Bündel der Armnerven sehr nahe, in der Regel dicht hinter demselben unter dem Schlüsselbeine nach abwärts läuft. Jedoch kann er in diesem Bezirke Quetschungen durch schwere auf der Schulter getragene Lasten ausgesetzt sein[1]).

Aenderung der Schulterblatt-Stellung und Bewegungen bei Verletzungen und Erkrankungen des Schultergelenks.

§ 59. Dass auch Entzündungen des Schultergelenkes, Luxationen und manche Fracturen im Bereiche desselben mehr weniger ändernd auf die Haltung und Beweglichkeit des Schulterblattes einzuwirken vermögen, ist leicht ersichtlich. Besonders typisch ist die Stellung der Scapula bei den verschiedenen Formen von „Omarthrocace“, worauf vor Jahren schon Esmarch hingewiesen hat. Das Schulterblatt ist dabei regelmässig so gedreht, dass sein unterer Winkel näher der Mittellinie steht[2]), und folgt schon bei den mittleren Bewegungsexcursionen des Armes mit, oder macht überhaupt jede Bewegung des Armes mit. Dasselbe findet dauernd statt, wenn sich eine Ankylose im Schultergelenke gebildet hat. Dann ermöglicht die grosse Excursionsfähigkeit des Schulterblattes sehr wesentlich die Gebrauchsfähigkeit des Armes. Gewöhnlich kann man in solchen Fällen eine compensirende erheblich gesteigerte Beweglichkeit im Sterno-Claviculargelenke und im Acromio-Claviculargelenke bemerken, welche durch eine Dehnung und consecutive Ausweitung der Gelenkkapseln und Erschlaffung der Bänder bedingt ist, und ihrerseits natürlich die Beweglichkeit des Schultergürtels erhöht.

Fracturen der Scapula.

§ 60. Die feste Verwachsung der eigentlichen Schulterblattmuskeln mit dem Perioste, sowie die Anheftung derber Fascien an den Knochenrändern des Schulterblattes hindert im Allgemeinen bei Fracturen des Schulterblattkörpers das Eintreten erheblicher Dislocationen. Solche kommen in der Regel nur bei gleichzeitiger Zerreissung der festen Fascien und relativ häufiger bei Brüchen der Winkel vor, wobei auch der elastische Zug der Muskeln eher zur Geltung kommen kann. Fehlt eine äusserlich merkbare Dislocation, so wird man die Diagnose der Fractur doch in den meisten Fällen noch durch eine sorgfältige Betastung, durch die Berück-

---

[1]) Bezüglich der localisirten Faradisirung siehe auch von Ziemssen, Die Elektricität in der Medicin. 4. Aufl.

[2]) Ueber die Ursachen dieser Stellung siehe unten § 99.

sichtigung der vorhandenen Functionsstörungen, des Blutergusses, der Crepitation bei gelegentlichen oder passiven Bewegungen feststellen können. Für die Behandlung der meisten Fracturen des Schulterblattkörpers reicht eine zweckmässige Ruhigstellung und Fixation des Armes aus.

Anders verhält es sich mit den Fracturen des Schulterblatthalses, bei welchen (nach Gurlt)[1]) entweder der Gelenktheil mit dem Proc. coracoideus resp. hinter demselben und unterhalb des Tuberculum infraglenoidale — in einer Linie, welche man auch als Collum chirurgicum scapulae bezeichnet — abbricht, oder nur der Gelenktheil unterhalb des Tub. infraglenoidale, wobei die Bruchlinie oben noch theilweise durch die Gelenkfläche verlaufen kann. Bei jenen Brüchen sinkt das vordere Bruckstück dem Zuge der an ihn angehefteten Muskeln (Pectoralis minor, Coracobrachialis, Biceps, Anconaeus longus) und der Kapsel, sowie der grossen am Humerus sich inserirenden Muskeln der Brustwand folgend mit dem Humeruskopfe etwas nach abwärts und einwärts gegen den Thorax zu, wird ganz in den Raum der Achselhöhle versenkt. In Folge dessen springt das Acromion stärker hervor, flacht sich der Deltoideus ab, und bietet diese Verletzung eine äussere Stellung und Formveränderung der Schultergegend dar, welche an die Luxation des Humerus nach einwärts erinnert, aber bei einer genaueren Untersuchung (Palpation, Prüfung der Beweglichkeit) leicht von dieser zu unterscheiden ist. Man kann in der Achselgrube das bewegliche mit dem Humerus verschiebbare Bruchstück der Scapula fühlen, ebenso die Bruchfläche des Scapulakörpers; bei mageren Individuen gelingt dies auch, wenn man von aussen her hinter dem Kopfe durchgreift. Der Processus coracoideus kann ganz in die Achselhöhle versenkt, von aussen unsichtbar und nur schwer fühlbar sein. Der Scapulakörper ist, wenn der Bruch im Collum chirurgicum erfolgte, ausserordentlich leicht hin und her zu schieben. Ob die Bruchlinie ausser dem Bereiche des Proc. coracoideus (vor demselben) oder hinter demselben verläuft, lässt sich theils durch das Ergebniss der Betastung, theils nach der Verschieblichkeit oder Unbeweglichkeit des Proc. coracoideus bestimmen, u. s. f. Auf die gelegentliche Mitverletzung der Gefässe und Nerven der Schulterblattgruben ist schon oben (§ 45) hingewiesen worden. — Hier machen die anatomischen Verhältnisse eine besonders sorgfältige Reposition und Fixation durch entsprechende Verbände erforderlich.

Fracturen der Spina und des Acromion[2]) bieten kein besonderes chirurgisch-anatomisches Interesse. Nur will ich darauf hindeuten, dass bei den Fracturen der Spina ebenfalls der Nervenast des Suprascapularis für den Infraspinatus (§ 58) verletzt werden kann, sowie dass bei denselben der

[1]) Gurlt, Handbuch der Lehre von den Knochenbrüchen II. 1864.

[2]) Hier sei noch Folgendes erwähnt: Im Acromion kann es durch Nichtverschmelzung der Epiphysenkerne zu Spaltgelenken zwischen den Knochenstücken kommen, welche eine geringe Verschiebung zulassen. Diesen „Acromialknochen" wird man aber gewiss nicht mit einer Fractur verwechseln können.

Bindegewebsraum der Grätengruben (§ 47), bei der Fractur des Acromion der auf demselben (§ 12) oder der unter demselben gelegene Schleimbeutel (siehe unten Schultergelenk § 77) durch einen Bluterguss angefüllt werden kann, und dementsprechende Anschwellungen entstehen.

Zur Resection und Exstirpation der Scapula.

§ 61. Die Resection des Körpers der Scapula wie die Totalentfernung des Knochens mit Wegnahme des Gelenktheils wird bei subperiostalen Eiterungen und Nekrosen am einfachsten von den am leichtesten fühlbaren Knochenkanten ausgehen, also von der Spina und von dem hinteren Rande aus, da hier das Messer leicht ohne erhebliche Nebenverletzungen auf dem kürzesten Wege gegen den Knochen vordringen kann. Bemerkenswerth ist die nach solchen subperiostalen Operationen eintretende rasche und vollständige Regeneration der Scapula[1]). Bei Geschwulstbildungen bestimmen sich die Schnitte für die Totalexstirpation nach der Ausdehnung und Form der Geschwulst. Hierbei muss man auf sehr zahlreiche Gefäss-Unterbindungen gefasst sein. Merkwürdig ist, dass, trotzdem in solchen Fällen nach partieller oder totaler Entfernung auf eine Regeneration der Scapula nicht gerechnet werden kann, weil natürlich das Periost mitgenommen werden muss, die Functionen des Armes doch relativ gut bleiben, wenn nur wenigstens noch das Acromion zurückgelassen werden konnte, — augenscheinlich, indem dann noch Cucullaris und Deltoideus einen festen Halt haben. Muss auch das Acromion, Proc. coracoideus, ein Stück der Clavicula mit entfernt werden, auch der Humeruskopf resecirt werden, so verliert der Arm jeden sicheren Halt, kann aber, wie einige Beobachtungen lehrten, dann gleichwohl noch mit Hülfe eines die Schulter gewissermaassen ersetzenden Fixations- oder Stützapparates gebraucht werden, weshalb man in jedem solchen Fall, wenn es irgend angeht, den Arm zu erhalten suchen wird. Freilich giebt es Fälle, bei welchen auch der Arm mit entfernt werden muss. Hierbei wird man zweckmässig mit der Unterbindung der grossen Gefässe beginnen.

3. Achselhöhlengegend.

Gränzbestimmung der Achselhöhle.

§ 62. Unter Achselhöhle verstehen wir wesentlich den mit lockerem, fetthaltigem Bindegewebe ausgefüllten, zwischen der Brustwand und dem Schultergelenke und Anfangstheile des Oberarmes befindlichen Raum,

---

[1]) Siehe u. A. den von J. Mikulicz („subperiostale Exstirpation der ganzen Scapula. Vollständige Regeneration" in von Langenbeck's Arch. f. klin. Chir. Bd. 24) aus der Billroth'schen Klinik veröffentlichten Fall.

[2]) Bezüglich der Resection des Gelenktheiles der Scapula bei Schussverletzungen siehe unten den Abschnitt „Schultergelenk". § 101.

durch welchen die grossen Gefäss- und Nervenstämme der oberen Extremität, umlagert von zahlreichen Lymphdrüsen, verlaufen. Dieser Raum wird einwärts von einem Theile der seitlichen, hier von den obersten Zacken des Serratus bedeckten Brustwand begränzt, nach vorn oben vom kurzen Kopf des Biceps und Coracobrachialis, weiter von den äusseren Abschnitten der beiden Pectoralmuskeln, soweit sie sich von der Brustwand abheben, um sich der Pectoralis minor am Proc. coracoideus, der Pectoralis major an der Spina tuberculi majoris des Oberarms anzuheften. Streng genommen bezeichnet der obere Rand des Pectoralis minor auch die obere Eingangspforte der Achselhöhle. Nach aussen wird der Achselhöhlenraum vom Schultergelenke und dem Anfangstheile des Oberarmes und von den diesen Skelettheilen aufliegenden resp. an ihnen vorüberziehenden Theilen des Subscapularis, des Coracobrachialis und kurzen Bicepskopfes, nach abwärts von den in einem Winkel zusammentreffenden Sehnen des Pectoralis major und Latissimus abgegränzt; nach hinten vom Schulterblatte mit dem aufliegenden Subscapularis, von den die Brustwand überschreitenden Abschnitte des Teres major und Latissimus dorsi, sowie von der Ursprungssehne des Anconaeus longus. Dieser an der Brustwand relativ breite, gegen das Gelenk und den Oberarm hin entsprechend der Convergenz der vorderen und hinteren Muskelmasse sich verschmälernde, übrigens sehr unregelmässig gestaltete Raum steht nach oben und nach den Seiten vielfach mit benachbarten Bindegewebsräumen in Verbindung, während er nach unten, wo er am breitesten ist, durch die Haut, subcutanes Bindegewebe und die vom Pectoralis zum Latissimus ziehende Fascie abgeschlossen wird.

Achselgrube.

§ 63. Die Haut liegt den nach unten vorspringenden Rändern des Pectoralis major und Latissimus dorsi, sowie den zwischen beiden Muskelwülsten befindlichen Theilen der Brustwand und des Oberarmes dicht an und erzeugt somit eine grubige Einsenkung, die Achselgrube. Die Achselgrube bietet je nach der Stellung des Oberarmes sehr wechselnde Form-, Grössen- und Tiefenverhältnisse, während zugleich die Haut derselben eine grössere oder geringere Spannung über den unter ihr liegenden Bestandtheilen der Achselhöhle erfährt. Dementsprechend vermag die Armstellung die in der Achselhöhle nothwendigen diagnostischen und operativen Maassnahmen in sehr verschiedener Weise zu beeinflussen, bald zu erleichtern, bald zu erschweren. Man wird daher in jedem Einzelfalle diejenige Armstellung einnehmen lassen, welche den Eingriff am meisten erleichtert.

Topographische Oberflächen-Untersuchung der Achselgrube.

§ 64. Lässt man den Arm hoch erheben und über den Kopf zurücklagern, so verflacht sich die Achselgrube (siehe Fig. 12)[1]) und

[1]) Fig. 12. Achselgrube bei stark zurückgelagertem Arme (nach der Leiche eines

wird die Haut derselben gespannt, aber es treten zugleich die Reliefs der unterliegenden Theile sehr deutlich hervor. Diese Armhaltung eignet sich daher auch ganz besonders für solche operativen Eingriffe, bei welchen es auf eine genaue topographische Orientirung der in der Tiefe der Achselhöhle liegenden Theile ankommt. Man erkennt dabei die von der Vorder- und Hinterfläche des Brustkorbes gegen den Oberarm zu verlaufenden Längswülste des Pectoralis major und Latissimus dorsi. Zwischen beiden Muskeln befindet sich eine breite grubige Einsenkung, welche sich einerseits unter allmählicher Verflachung in die seitliche Brustwand verliert,

Fig. 12.

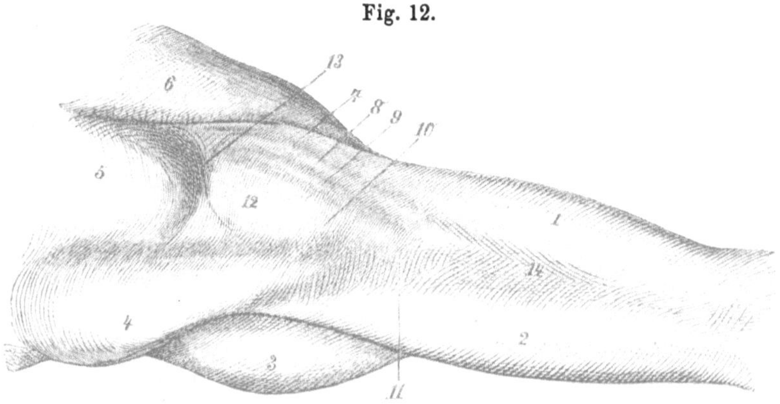

nach dem Oberarm zu dagegen allmählich in die innere Längsfurche zwischen Biceps und Triceps (sulcus bicipitalis internus) übergeht, nachdem sie vorher von der rundlichen Anschwellung des Caput humeri unterbrochen wird. Dasselbe liegt gerade zwischen den äusseren Enden der beiden Muskeln. Dicht dahinter befindet sich die tiefste Stelle der Achselgrube. Derselben würde bei dieser Armhaltung des Collum scapulae mit dem Endtheile des Subscapularis und weiterhin die zwischen Subscapularis und Serratus major befindliche Spalte entsprechen. Je nach der Entwicklung der Muskulatur und des Fettpolsters ist die Vorwölbung des Caput humeri bald stärker, bald geringer ausgeprägt, meist aber wenigstens hinlänglich angedeutet, um zur Orientirung zu dienen. — Da, wo die Achselgrube flacher wird, bemerkt man durch die Haut einige Zacken des Serratus anticus, welche nach unten beim Uebergang der Achselgrube in den seitlichen Brustumfang noch deutlicher hervortreten. Nahe dem sehnigen Ende

mageren, aber gut gebauten, sehr kräftigen Knaben gezeichnet). — 1. Biceps. 2. Triceps. 3. Deltoideus. 4. Latissimus. 5. Brustwand. 6. Pectoralis major. 7. Coracobrachialis und kurzer Kopf des Biceps. 8. 9. Gefäss-Nervenstrang der Achselhöhle (8. Medianus). 10. Stelle für den N. axillaris. 11. Stelle für den N. radialis. 12. Caput humeri, etwas stark hervorgehoben; am Lebenden ist die Wölbung gewöhnlich geringer. 13. Fühlbarer Rand einer grösseren Lücke in der Fascie der Achselgrube. 14. Sulcus bicipitalis internus. (Die Reliefs der Organe und die Furchen sind absichtlich etwas schärfer markirt).

des Pectoralis major kommt der Coracobrachialis und kurze Kopf des Biceps hervor. Beide ziehen in Form eines schmalen länglichen Wulstes knapp neben dem Pectoralis nach dem Oberarm und verlieren sich hier in die bauchige Anschwellung des Biceps. In der Furche zwischen Pectoralis und Coracobrachialis ist da, wo die Pectoralissehne sich eben unter dem Deltoideus verliert, der Nerv. perforans an seiner Durchtrittsstelle zu finden und kann z. B. wegen einer Lähmung der von ihm versorgten Muskeln (Coracobrachialis, Biceps, Brachialis internus) hier isolirt faradisirt werden. — Unmittelbar neben dem Coracobrachialis, nach hinten von diesem, verlaufen die Gefäss- und Nervenstränge. Dieselben ziehen über die entsprechende Hälfte der sicht- und fühlbaren Vorwölbung des hier von der Endsehne des Subscapularis bedeckten Humeruskopfes und gehen entlang dem hinteren Rande des Coracobrachialis zur inneren Oberarmfurche. Neben ihnen sind zuweilen auch Lymphdrüsen zu fühlen, welche hier regelmässig liegen. (Das Nähere folgt unten.)

Hinter dem Latissimuswulste trifft man den spindelförmig verschmälerten Wulst des Anconaeus longus. Die Endsehne dieses Muskels geht hinter dem sehnigen Ende des Latissimus hinweg, um sich unter dem Randwulste der Cavitas glenoidea der Scapula anzuheften. Gerade in dem seichten Winkel, welchen bei dieser Armhaltung die Latissimussehne mit der Vorwölbung des Caput humeri nach vorn gegen die innere Oberarmfurche zu bildet, trifft man den N. axillaris. Derselbe läuft über die hintere Hälfte der Vorwölbung des Humeruskopfes durch die von den Sehnen des Latissimus resp. Teres major und des Anconaeus longus sowie dem unteren Umfange des Schultergelenkes begränzte, (mit Bindegewebe ausgefüllte) Lücke, welche sich gerade unter der bezeichneten Einbuchtung der Haut befindet, um den Humerushals herum zur Unterfläche des Deltoideus und kann zuweilen an dieser Stelle faradisirt werden. Da, wo die Furche zwischen der Latissimussehne und dem Triceps in die innere Oberarmfurche übergeht, kann man den N. radialis, welcher sich hier hinter dem Anconaeus longus zwischen dem Anconaeus externus und internus um den Humerus begiebt, finden und zuweilen auch bequem isolirt faradisiren.

So zweckmässig auch die bisher angegebene Armhaltung für die topographische Untersuchung der Achselhöhle, und für manche operative Eingriffe (z. B. für die Unterbindung der Gefässe, Exstirpation von Geschwülsten, Eröffnung mancher Abscesse) ist, so ist doch eine gesenkte oder nur mässig abducirte Haltung des Armes, bei welcher die Haut der Achselgrube erschlafft, die Muskulatur entspannt wird und auch die grossen Gefäss- und Nervenstränge mehr verschieblich werden, übrigens zugleich weiter ab medianwärts vom Schultergelenke zu liegen kommen, für manche Untersuchungen vorzuziehen. Bei herabhängendem Arme lässt sich z. B. die Unterfläche des Schultergelenkes bequemer abtasten; man kann dann wesentlich leichter kleine geschwollene Drüsen auffinden, deren Nachweis zuweilen (z. B. bei Brustdrüsencarcinom) sehr wichtig ist; die oben genannten Nerven können in der Regel auch besser bei nur horizontal abducirtem Arme faradisirt werden, da hierbei die Elektrode leichter zwischen die Muskeln geschoben werden kann. Auch die Pulsationen der Axillaris lassen sich leichter constatiren. Dagegen kann bei sehr stark überstrecktem Arme die Achselarterie vollkommen plattgedrückt werden, so dass der Puls in der Radialis verschwindet.

Haut, Fascien, Muskeln.

§ 65. Die Haut der Achselgrube ist behaart, sehr reich an Talgdrüsen, besonders aber an Schweissdrüsen. In Folge dessen ist sie nicht nur häufig Sitz von Furunkeln, sondern kann, wenn die Achselgrube auf längere Zeit geschlossen gehalten wird, wie z. B. bei Fixation des Armes in festen Verbänden, wegen der starken Schweissabsonderung leicht macerirt und erodirt werden. Daher empfiehlt es sich, in solchen Fällen zweckentsprechende Vorkehrungen zu treffen. — Die Haut der Achselgrube wird innervirt durch den vom zweiten und dritten Intercostalnerven kommenden N. thoracico-brachialis.

Hinter dem meist nicht erheblichem Fettpolster der Haut liegt die Fascie der Achselgrube. Dieselbe entsteht aus dem Zusammenflusse der Fascien des Pectoralis major, Latissimus, Serratus und Pectoralis minor. Sie hat an mehreren Stellen Lücken, in welchen Lymphdrüsen liegen oder kleinere Gefässe ein- oder austreten. Diese Lücken und die derben Stränge zwischen jenen sind zuweilen von aussen durchzufühlen. Durch die grösseren Lücken können hinter der Fascie gelegene Eiteransammlungen aus der Achselhöhle unter der Haut hervortreten.

Die den Pectoralis major deckende Fascie (nach Luschka F. thoracica externa superficialis) zieht oben am Rande der Clavicula über die Infra-Claviculargrube und ebenso über den Deltoideus hinweg, geht weiterhin in die Oberarmfascie über. Am unteren Rande des Pectoralis major vereinigt sie sich mit der den Pectoralis minor umscheidenden Fascie (F. thoracica externa profunda). Letztere Fascie, deren obersten Abschnitt, die Fascia coracoclavicularis, wir oben (§ 26) schon beschrieben haben, ist bekanntlich mit dem unteren Rande der Clavicula, mit dem Proc. coracoideus, mit dem Lig. costo- und coraco-claviculare, sowie mit der Aussenseite des Knorpels der vier oberen Rippen verwachsen, überbrückt oben die Fossa infraclavicularis, umkleidet den Pectoralis minor und verliert sich nach aussen unter dem Deltoideus.

Der Bindegewebsraum des Pectoralis major und der Achselhöhlen-Bindegewebsraum.

§ 66. Zwischen der oberflächlichen und tiefen Fascia thoracica externa, resp. zwischen dem Pectoralis major und der den Pectoralis minor umscheidenden Fascia thoracica externa profunda wird ein von lockerem Bindegewebe erfüllter Raum gebildet, welcher vorn nur oben in der Fossa infraclavicularis durch eine Lücke, durch welche die

Thoracoacromialgefässe aus- und eintreten, mit dem grösseren Bindegewebsraume der Achselhöhle communicirt, nach abwärts dagegen bis zum unteren Rande des Pectoralis major und dann entlang der Sehne desselben, weiterhin aber neben dem kurzen Kopfe des Biceps und neben dem Coracobrachialis unter die Oberarmfascie führt. — Dieselben Wege können Eiterungen einschlagen. Besonders aber ist zu betonen, dass Eiterungen zwischen beiden Brustmuskeln unter die Oberarmfascie gelangen können, ohne nothwendigerweise die Achselhöhle selber passiren zu müssen.

Der grosse Bindegewebsraum der Achselhöhle, welcher also hinter der den Pectoralis minor einscheidenden Fascie (Fascia thoracica ext. profunda) und zwischen den schon oben genannten Skelettheilen und Muskeln gelegen ist, führt längs der grossen Gefäss- und Nervenstränge unter die Oberarmfascie neben der entsprechenden Abtheilung des vorigen Bindegewebsraumes. Das Achselhöhlenbindegewebe steht aber auch durch die schon oben beschriebenen Lücken in der Fascia axillaris direct mit dem subcutanen Bindegewebe in Verbindung. Ausserdem setzt es sich sowohl von vorn her, wie mit dem N. axillaris von hinten her in das lockere Bindegewebe unter dem Deltoideus fort. Durch den letzteren Weg steht die Achselhöhle, wie schon früher angeführt, mit den Bindegewebsräumen der Grätengruben in Verbindung. Ferner schliesst sich die Achselhöhle unmittelbar an das Bindegewebe zwischen Subclavius und Serratus an, nach abwärts auch an das unter dem Latissimus gelegene, während sie nach oben unter der Clavicula in den grossen Bindegewebsraum des Halses übergeht. Aus diesen vielfachen Verbindungen erklären sich die wunderbaren Wege, welche zuweilen Entzündungen und Eiterungen sowohl von der Achselhöhle aus, wie nach ihr hin einschlagen. In der Regel dringen aber, wie leicht verständlich ist, solche Processe nach der Richtung vor, in welcher sich ihnen die geringsten Hemmnisse in den Weg legen. So senken sich z. B. die Eiteransammlungen innerhalb der Achselhöhle sehr oft direct durch eine der grösseren Fascienlücken bis auf die Haut der Achselgrube herab. — Für die operative Eröffnung solcher Eitersenkungen bieten sich in der Regel keine Schwierigkeiten, da sie, selbst wenn sie neben den Gefäss- und Nervensträngen am Oberarm hervortreten, sehr nahe, und oft unmittelbar hinter der Haut liegen.

Spritzt man Flüssigkeit in den Bindegewebsraum unter dem Pectoralis major, so entsteht eine Anschwellung unter diesem Muskel, welche an dem unteren freien Rande des Muskels mit einem diesem entlang laufenden breiten Wulste abgegränzt wird, dann in der Richtung des Coracobrachialis und kurzen Bicepskopfes mit einem schmäleren Wulste auf den Oberarm übergeht (siehe Fig. 13)[1]). In die Achselhöhle[2]) drang bei

[1]) Fig. 13. Injection des Bindegewebes unter dem Pectoralis major an der Leiche (magerer kräftiger Mann).

[2]) Dahin hätte die Flüssigkeit durch die Lücke in der tiefen Fascie am

diesen Injectionsversuchen anscheinend nichts. — Spritzt man dagegen Flüssigkeit unter die tiefe, den Pectoralis minor umscheidende Fascie, so füllt sich die ganze Achselhöhle und von dieser aus die grösseren Nebenräume, während sich die Flüssigkeit durch die engeren Verbindungspforten in der Regel nur bei einem directen manuellen Drucke auf die Hauptanschwellung treiben lässt. Damit kann man zuweilen auch Flüssigkeit längs der Gefässe nach dem Oberarm zu herabdrängen.

Fig. 13.

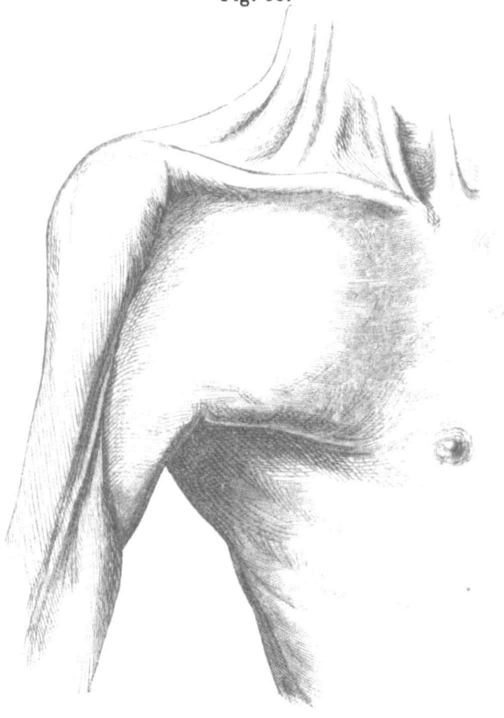

Injectionen der Achselhöhle von der Achselgrube aus ergeben meist noch eine viel schnellere Füllung. Bei allen Flüssigkeitseinspritzungen in das Achselhöhlenbindegewebe entsteht stets zunächst eine allmählich wachsende rundliche Vorwölbung der Achselgrube zwischen den Rändern des Pectoralis major und Latissimus, welche sich schon auf den ersten Blick von der Füllung des zwischen beiden Pectorales gelegenen Bindegewebsraumes unterscheiden lässt. Drängt sich die Flüssigkeit in die Nachbarräume der Achselhöhle, so entstehen dann entsprechende Verwölbungen, so z. B. über der Clavicula beim Eindringen in das Halsbindegewebe, u. s. f.

Aehnliche Anschwellungen der besprochenen Bindegewebsräume können durch Blutergüsse bewirkt werden. Wird aber durch eine Wunde der Bindegewebsraum der Achselhöhle geöffnet, so kann bei den Bewegungen Luft eindringen und denselben, sowie die communicirenden Räume anfüllen, und somit ausgedehnte Anschwellungen dieser Gegend hervorrufen (Zellgewebsemphysen). — Ferner können Geschwülste, welche sich innerhalb der Bindegewebsräume des Pectoralis und der Achselhöhle entwickeln, zuweilen Anschwellungen erzeugen, wie sie eben beschrieben wurden. Doch halten sich speciell die Sarcome und Carcinome, wie begreiflich, nur für

---

oberen Rande des Pectoralis minor (in der Tiefe der Fossa infraclavicularis) dringen können.

einige Zeit an diese Räume gebunden, gehen im Weiteren auf die Muskulatur über und machen diffuse Anschwellungen der ganzen Pectoralis- und Achselhöhlengegend. — Aneurysmen der Axillaris ändern oft in gleicher Weise die Form der Achselgrube, dehnen bei ihrer Entwicklung vordere und untere Wand der Achselhöhle aus, drängen das Schulterblatt ab und können bei grösster Ausdehnung auch den Latissimus abheben. — Die diagnostische Unterscheidung der verschiedenen formverändernden Schwellungen innerhalb der Achselhöhle ergiebt sich unschwer aus der Art ihrer Entwicklung, aus dem Ergebnisse der Betastung und aus den begleitenden Erscheinungen von Seiten der Gefäss- und Nervenstämme der Achselhöhle.

Die Gefäss- und Nervenstämme der Achselhöhle.

§ 67. Die grossen Gefäss- und Nervenstämme laufen, zunächst der Brustwand resp. den zwei obersten Zacken des Serratus anticus maj., dann dem vorderen Ende des Subscapularis, endlich dem Coracobrachialis anliegend, schräg von innen nach aussen durch die Achselhöhle. Während dieses Verlaufes liegen sie hinter dem tiefen Blatte der Fascia thoracica externa und hinter den äusseren Abschnitten des Pectoralis minor und major. Oberhalb des Pectoralis minor nimmt, wie schon oben (§ 26) angegeben, die Art. subclavia die Mitte ein, der Plexus liegt nach aussen von ihr, die V. subclavia einwärts und noch ein wenig vor ihr. Hinter dem Pectoralis minor tritt die Arterie, von hier ab als Axillaris, durch eine Nervenschlinge, welche aus dem Zerfall des Plexus entsteht und deren Schenkel sich nach abwärts zum Medianus vereinigen („Medianusgabel"). Nach aussen geht von dem einen Schenkel dieser Schlinge der N. perforans Casseri ab, nach innen der Ulnaris und die beiden Nerv. cutanei brachii interni. Hinter der Arterie kommt der N. radialis und N. axillaris zu liegen. Die V. axillaris liegt nach hinten neben dem Ulnaris über dem Radialis und N. axillaris. Bis gegen den Oberarm hin liegt der Medianus auf der Arterie. Die Vene tritt gegen das Ende der Achselhöhle zu an die innere Seite der Arterie. Der N. cutaneus int. major zieht hier über der Vene nach abwärts, seitwärts davon nach innen der Cutaneus internus minor. Der Ulnaris geht hinter der Vene nach ihrer inneren Seite, während noch weiter nach hinten von ihr der Radialis verläuft. Der N. axillaris wendet sich schon hoch oben von den Gefäss- und Nervenstämmen ab schräg über die vom Subclavius bedeckte Innenfläche des Schultergelenkes, um an der schon früher bezeichneten Stelle um den Humerushals zu ziehen. Hinten neben dem Axillaris gehen ebenfalls hoch oben die wesentlich für den M. subscapularis bestimmten N. subscapulares unter der V. axillaris weg schräg nach unten und hinten über den Subscapularis. Dagegen geht der N. thoracicus lateralis schon an der ersten Rippe vom Plexus ab und steigt hinter ihm auf dem Serratus anticus nach abwärts. Er liegt somit in seiner ganzen Länge der inneren

Fig. 14[1]).

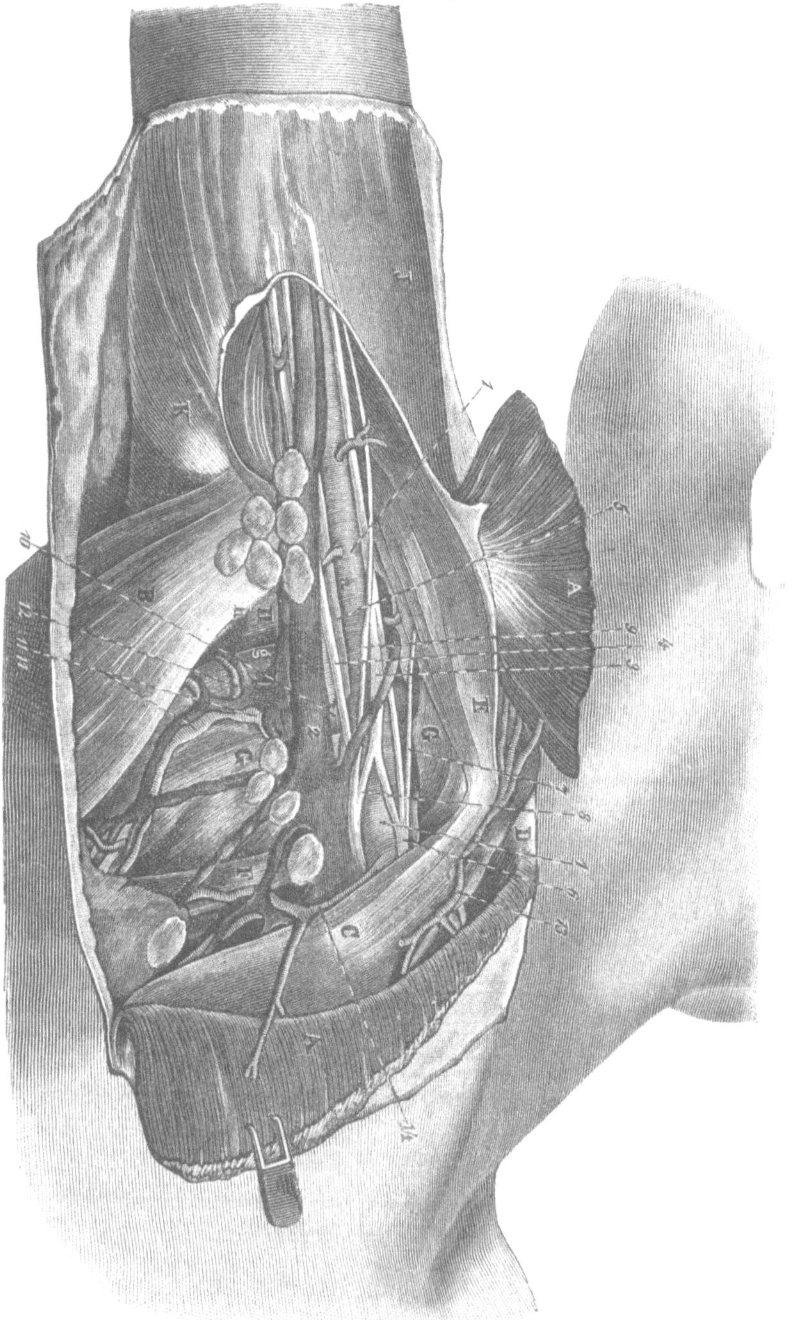

[1]) Fig. 14. Achselhöhle (nach Pirogoff's chirurg. Anatomie der Arterienstämme und Fascien). A A. Pectoralis major durchschnitten und zurückgeschlagen. B. die gemein-

seitlichen Achselhöhlenwand an und kann in der Linea axillaris von aussen gefunden werden.

Die Aeste der Axillaris und ihre Bedeutung für den Collateralkreislauf.

§ 68. Aus der Art. subclavia resp. axillaris treten oben am Rande des Pectoralis minor die Art. thoracicae aus, von denen die zweite (Art. thoracico-acromialis) dadurch wichtig wird, dass ihre Anastomosen mit der Art. transversa colli nach der Unterbindung der Subclavia, speciell nach der unterhalb des Schlüsselbeins den Collateralkreislauf vermitteln Dass übrigens eben bei dieser Unterbindung leicht Aeste derselben durchschnitten werden können, wurde schon oben (§ 28) bemerkt. Die erste verbreitet sich zwischen Pectoralis major und minor, die dritte (a. thoracica longa) geht wesentlich auf dem Serratus anticus nach abwärts und ist besonders durch ihre Beziehungen zur Brustdrüse wichtig, welcher sie neben der Mammaria interna Blut zuführt. Mit dieser Arterie communicirt sie vielfach. Ausserdem anastomosiren übrigens beide Thoracicae mit den Intercostalarterien, können somit durch diese Bahnen ebenfalls zum Collateralkreislaufe beitragen. Meist genau am unteren Rande des Subscapularis giebt die Art. axillaris die Art. subscapularis ab, deren Ram. descendens, welcher übrigens auch mit der vorigen Arterie (Thoracica longa) Anastomosen eingeht, am vorderen Schulterblattrande entlang, dann zwischen Serratus und Latissimus nach abwärts läuft, während ihr anderer Ast, die A. circumflexa scapulae unterhalb der Sehne des Anconaeus longus durch den Raum zwischen Subscapularis und Teres major nach hinten verläuft, hier zunächst einige Aeste abgiebt, dann unterhalb der Sehne des Anconaeus durch eine Oeffnung der Fascia infraspinata (siehe Fig. 9) in die Untergrätengrube eintritt, um mit der Art. transversa scapulae, sowie mit der A. dorsalis scapulae zu anastomosiren (siehe oben § 46)[1]).

Wollte man die Subscapularis selber unterbinden, so würde man sie am besten in der Achselhöhle aufsuchen. Man kann sie treffen,

schaftliche Sehne des Teres major und Latissimus dorsi. C. Pectoralis minor. D. V. cephalica in der Mohrenheim'schen Grube. E. M. Coracobrachialis und kurzer Kopf des Biceps. F. Aeussere Thoraxwand mit dem nicht präparirten Serratus ant. major. GG. M. subscapularis. H. Sehne des Anconaeus longus. J. Biceps und K. Triceps, beide noch von der Fascie bedeckt. 1. Art. axillaris. 2. V. axillaris. 3. N. medianus. 4. N. ulnaris. 5. N. radialis. 6. Vordere Wurzel des Medianus. 7. N. perforans Casseri. 8. Hintere Wurzel des Medianus. 9. N. cutan. int. major (im Bilde zu weit nach vorn verschoben). 10. Stamm der Art. subscapularis, mit welchem hier die Circumflexa humeri abging. 11. Aeste der Subscapularis. 12. Art. circumflexa scapulae. 13. Art. thoracico-acromialis. 14. Art. thoracica longa. a. Gewöhnlich gewählte Unterbindungsstelle der Art. axillaris. gh. Raum zwischen der Sehne des Ancon. longus, Teres major, Subscapularis, in welchem die Art. circumflexa von der Achselhöhle aus gefunden wird. Wichtigste Lymphdrüsen halbschematisch eingezeichnet.

[1]) Oben ist auch schon (S. 42) angegeben, an welcher Stelle die Arterie von aussen leicht zu fühlen und zu finden ist.

wenn man bei erhobenem Arme längs der Furche zwischen Latissimus und der Vorwölbung des Caput humeri (etwas hinter der oben § 64 für den N. axillaris angegebenen Stelle) Haut und Fascie einschneidet. Ebenda lässt sich auch die Circumflexa unterbinden.

Nahe über dem oberen Rande der Sehne des Latissimus gehen die beiden Circumflexae humeri von der Axillaris ab, von denen die hintere stärkere mit dem N. axillaris um den Humerushals und von hinten her unter den Deltoideus, die vordere unter dem Coraco-brachialis und kurzen Kopf des Biceps über die lange Sehne des Biceps nach vorn um den Humerushals läuft. Beide versorgen theils die eben genannten Muskeln, theils das Periost und die Schultergelenkskapsel. — Auch die Circumflexa humeri posterior kann nach Unterbindungen der Axillaris oder Subclavia zur Herstellung eines Collateralkreislaufes beitragen durch einen kleinen Ast, welcher nach meinen Untersuchungen ziemlich constant am hinteren Umfange des Oberarmhalses vom Gefässe zur Untergrätengrube abgeht, um hier mit der Transversa scapulae in Verbindung zu treten.

Ausnahmsweise gehen die Circumflexae humeri aus der Subscapularis, oder mit dieser aus einem gemeinschaftlichen kurzen Stamme von der Axillaris ab. Noch seltener ist es, dass die Circumflexa humeri posterior von der Brachialis profunda abgeht, was in diesen gewiss seltenen Fällen nicht ohne Bedeutung für die Herstellung des Collateralkreislaufes nach der Ligatur der Axillaris ist (siehe auch u. § 72)

Die Lymphdrüsen der Achselhöhle.

§ 69. Neben den Gefäss- und Nervenstämmen finden sich in der Achselhöhle zahlreiche Lymphdrüsen vor (siehe Fig. 14)[1]). Sie lassen sich nach einigen Hauptzügen betrachten, welche sich sämmtlich in der Achselhöhle treffen. Ein Lymphdrüsenzug geht längs des Randes des Pectoralis major und unter demselben in die Achselhöhle. Er sammelt die Lymphgefässe der vorderen und seitlichen Brustwand und diejenigen der Brustdrüse. Man findet dieselben besonders regelmässig bei Entzündungen und noch häufiger bei carcinomatöser Erkrankung der Brustdrüse, aber nach meinen eigenen zahlreichen Erfahrungen ohne immer sicher nachweisbare Localerkrankung auch sehr häufig bei Skrophulose vergrössert und kann sie oft leicht durch die Haut hindurch fühlen. Bei Mammacarcinomen muss man ganz besonders sorgfältig nach ihnen suchen und ist es durchaus gerechtfertigt, zu diesem Zwecke in jedem Falle von Mammaamputation die Achselhöhle durch einen Schnitt blosszulegen, um auch die sehr kleinen infiltrirten Knötchen, welche durch die Haut hindurch noch nicht zu palpiren sind, zu entfernen. — Bei der Vergrösserung dieser Drüsen fliessen gewöhnlich mehrere zu Gruppen zusammen. Von diesen fallen gleich im Beginne der Erkrankung einige regelmässig besonders leicht in die Augen. Eine findet man am Pectoralisrande, eine auf der Brustwand, resp. auf dem Serratus, eine andere liegt unmittelbar dem grossen Gefäss-

[1]) Hier sind nur einige Gruppen angedeutet.

Nervenpackete der Achselhöhle an. Jene können wie alle mehr abseits von den grossen Gefäss-Nervensträngen liegenden Lymphdrüsen ohne irgend welche Bedenken incidirt oder exstirpirt werden. Diese dagegen fordert wegen ihrer nahen Anlagerung an der Vena axillaris zu grösserer Vorsicht auf, weil sie besonders bei carcinomatöser Erkrankung nicht selten mit der Venenwand verwachsen ist (s. u.).

Ein anderer Zug von Lymphdrüsen läuft in der Axillarlinie von der seitlichen Brustwand her gegen die Achselhöhle. Derselbe ist keineswegs regelmässig entwickelt; aber besonders bei skrophulösen und syphilitischen Kindern gewöhnlich deutlich ausgeprägt vorhanden und giebt zuweilen Anlass zur Bildung von Abscessen und käsigen Tumoren. Die Incision und die Entfernung dieser Drüsen hat natürlich gar keine Schwierigkeiten.

Eine lose Reihe von kleinen Drüschen folgt den Axillarisästen, besonders aber den Verzweigungen der Subscapularis. Dieselben liegen auf den Verzweigungen der Subscapularis nur vereinzelt, sind dagegen gewöhnlich um die Abgangsstelle dieser Arterie, resp. besonders um die entsprechende Vene reichlicher angehäuft. Einige kleinere hierzu gehörige Drüsen trifft man ziemlich regelmässig in dem Zwischenraume zwischen Teres major und minor dicht unter der Haut der Schultergegend (siehe Fig. 7). Bei Abscessbildung an dieser Stelle wird man also sich dieser Drüschen zu erinnern haben. — In dem lockeren Bindegewebe zwischen Subscapularis und Serratus finden sich in gleicher Weise regelmässig Lymphdrüsen verstreut, welche mit denen zur Seite der grossn Gefäss- und Nervenstämme der Achselhöhle in Verbindung stehen.

Die neben diesen letzteren liegenden Lymphdrüsen ziehen besonders längs der Vena axillaris, an ihrer inneren Seite, bis in die Infraclaviculargrube und treten weiterhin mit den Lymphdrüsen der Supraclaviculargrube in Verbindung. Sie nehmen nicht blos die aus den ebengenannten Drüsen kommenden Lymphbahnen auf, sondern sammeln vor allen Dingen auch die gesammten Lymphgefässe der Hand, des Vorderarmes und Oberarmes. Dem entsprechend findet man schon unmittelbar über der Haut der Achselgrube, eingebettet in Lücken der Fascie, bis zu den Gefäss- und Nervenstämmen, mehrere Lymphdrüsen, einzeln oder in Gruppen vereinigt, welche gewöhnlich bei Entzündungen im Bereiche der Finger, der Hand, des Vorderarmes, des Oberarmes anschwellen. Da nur einige Lymphgefässe der Rückenfläche der Finger, der Hand und des Vorderarmes, sowie einige aus der Tiefe des Vorderarmes erst die Cubitaldrüsen passiren, die Hauptmasse der Lymphgefässe aber zu mehreren Strängen vereinigt in der inneren Oberarmfurche direct zur Achselhöhle zieht, so erklärt es sich, dass die Achseldrüsen weit häufiger bei Entzündungen in den peripheren Theilen der oberen Extremität erkranken, als jene dem Sitze der Erkrankung näher gelegenen Cubitaldrüsen.

Bei allen durch Entzündung, Vereiterung, Geschwulstbildung bedingten

Schwellungen der über der Achselgrube gelegenen Lymphdrüsen wird die Haut der Grube mehr weniger stark nach abwärts vorgewölbt. Ebenso werden die Bewegungen des Armes mehr weniger gestört. Endlich können durch den Druck der Lymphdrüsenpackete auf die Gefässe und Nerven. Circulationsstörungen, venöse Stauung, Oedem im Bereiche des Armes, neben Schmerzen in der Achselhöhle auch Schmerzen oder Lähmungserscheinungen in dem Bezirke der etwa gedrückten oder durchwachsenen Nerven entstehen. Alle diese Erscheinungen können diagnostisch verwerthet werden, theils indem sie die Aufmerksamkeit des Arztes direct auf diese Organe der Achselhöhle lenken, theils indem sie zur richtigen Unterscheidung der verschiedenen Formen von Lymphdrüsenschwellungen führen. Für die Diagnose wie für die Therapie ist es übrigens wichtig, bei solchen axillaren Drüsenschwellungen niemals zu versäumen, die peripheren Lymphgefäss-Bezirke dieser Drüsen, wie wir sie oben skizzirt haben, auf etwa da noch vorhandene Krankheitsheerde zu untersuchen. Solche müssen bei der Behandlung stets mit berücksichtigt werden, da sonst von ihnen aus immer neue Drüsenerkrankungen veranlasst werden.

In operativer Beziehung ergeben sich bei der Vereiterung der Lymphdrüsen in der Regel keine besonderen Schwierigkeiten. Nur ist eine frühe Eröffnung auch bei den Vereiterungen der tiefer gelegenen Drüsen anzurathen, da beim Durchbruch des Eiters in das lockere Achselhöhlenbindegewebe eine phlegmonöse Eiterung von der Achselhöhle aus in die benachbarten Bindegewebsräume eindringen, und so ein ursprünglich einfacher Process leicht eine ungeahnte Ausdehnung und Schwere gewinnen kann[1]). — Die Exstirpation der Drüsen kann dagegen eben wegen der hervorgehobenen vielfachen Beziehungen zu den Gefässen und Nerven zu einer sehr schwierigen Operation werden. Relativ leichter ist sie bei skrophulösen käsigen Drüsen, da hierbei seltener feste Verwachsungen der Drüsenkapsel mit der Umgebung stattfinden. Sehr viel schwieriger dagegen bei carcinomatösen Drüsen, bei welchen solche Verwachsungen mit den Gefässen und Nerven der Achselhöhle in der Regel bei jeder grösseren Ausdehnung der Drüsengeschwülste vorkommen. Zweckmässig ist es, in allen Fällen, bei welchen im Voraus eine Verwachsung zu erwarten ist, von Langenbeck's weisen Rath zu beherzigen, immer zuerst gegen die Gefässe und Nerven vorzugehen und mit der Isolirung dieser die Exstirpation zu beginnen. Die Ablösung der Drüsen von den grösseren Arterien- und Nervenstämmen pflegt im Allgemeinen etwas leichter zu sein, wie die von grösseren Venenstämmen. Ist die Lymphdrüsenkapsel mit der Wand der grossen Axillarvene verlöthet, so muss man bei der Exstirpation besonders behutsam vorgehen, um bei der Ablösung der Drüse die Vene nicht zu verletzen. Zieht man nämlich eine mit der Venenwand verwachsene Drüse zu stark an, so plattet sich die Vene ab, wird blutleer. Da sie hierdurch

[1]) Man erinnere sich der obigen Darstellung dieser Nachbarbindegewebsräume.

das Aussehen eines platten derben Bindegewebsstranges annimmt, so kann sie leicht übersehen und angeschnitten werden. Lässt nun der die Vene abplattende Zug nach, so stürzt dunkles Blut aus der Oeffnung hervor. Dann muss man sofort oberhalb comprimiren, um den Lufteintritt in das centrale Ende zn verhüten, oberhalb und unterhalb der Oeffnung die Vene mit Klemmpincetten fassen, zwischen diesen die Venenwand vollends durchschneiden und die Enden über resp. unter den Pincettenspitzen unterbinden. In manchen Fällen, besonders bei der Verwachsung carcinomatöser Drüsen mit der Vene ist es jedoch zweckmässiger, nach vorheriger Unterbindung der Vene ober- und unterhalb der Verwachsungsstelle das entsprechende Stück des Venenrohres mit der Lymphdrüsengeschwulst zu entfernen. So verfährt man bei jeder mit einer Vene eng verwachsenen carcinomatösen Drüse. Bei dieser Gelegenheit soll nochmals hervorgehoben werden, dass die V. axillaris ohne Bedenken für die Circulation des Armes unterbunden werden kann, so lange noch durch die V. cephalica und durch die Anastomosen der Axillarisvenen-Aeste mit den Schulterblattvenen der Weg für den Abfluss des venösen Blutes aus dem Arme frei ist. Sind auch diese ebengenannten Venen von der Drüsengeschwulst comprimirt oder umwachsen, wie es gerade bei Carcinom vorkommen kann, indem hierbei gewöhnlich nicht nur eine Drüsengruppe nach der anderen ergriffen wird, sondern auch die Muskeln vom Carcinom diffus durchwachsen sind, so ist nach der Ligatur der V. axillaris der Brand des ganzen Armes zu befürchten. Ich sah dies thatsächlich einmal nach einer ausgedehnten und gleichwohl nicht vollständig ausführbaren Drüsenexstirpation eintreten. In einem solchen Falle wird daher in der Regel mit der Auslösung der Geschwulstmassen aus dem Raume der Achselhöhle die Exarticulation des ganzen Armes zu verbinden sein; oder man wird, wenn man im Voraus die allseitige Verwachsung der genannten wichtigsten venösen Bahnen durch carcinomatöse Drüsentumoren vermuthen kann, und überhaupt operativ eingreifen will, gleich mit der Auslösung des Armes beginnen.

Chirurgisch-anatomische Untersuchungen und Bemerkungen über die Stich- resp. Schussverletzungen der grossen Achselhöhlen-Gefässe und Nerven.

§ 70. Abgesehen von den bisweilen nicht zu umgehenden Verletzungen eines Gefäss- oder Nervenstammes bei Exstirpationen von Geschwülsten der Achselhöhle sind die grossen Gefäss- und Nervenstämme trotz ihrer anscheinend versteckten und geschützten Lage innerhalb der Achselhöhle doch auch nicht selten den Verletzungen durch stechende Instrumente und Schusswaffen ausgesetzt. Welche Gebilde dabei vorzugsweise betroffen werden, ist keineswegs blos von der Richtung des Stosses oder der einschlagenden Kugel abhängig, sondern wird abgesehen von der verschiedenen Elasticität und Fähigkeit der einzelnen Theile auszuweichen, wesentlich auch von der anatomischen Lagerung der Theile je nach den verschiedenen Armhaltungen und Schulterstellungen bestimmt. Darüber lassen sich nach meinen Untersuchungen experimentelle Aufschlüsse an der Leiche besonders leicht und bequem mit stiletartigen Instrumenten gewinnen, mit welchen man die Schulter resp. Achselhöhlengegend durchbohrt.

Fig. 15.

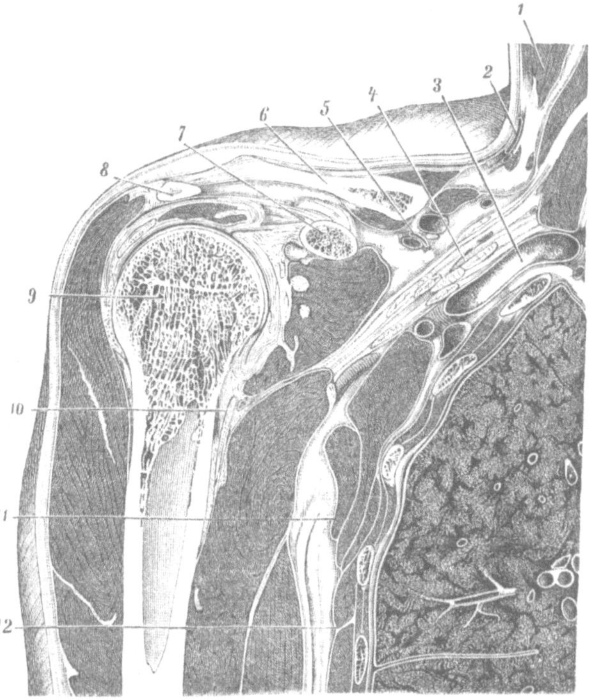

Bei gerade herabhängendem Oberarme (siehe Fig. 15)[1]) liegt der Gefäss-Nervenstrang der Achselhöhle dicht unterhalb des Processus coracoideus stets soweit medianwärts vom Schultergelenke, dass zwischen beiden sowohl ein schmales Messer, wie eine Kugel gerade von vorn nach hinten durchdringen kann, ohne den Gefäss-

[1]) Frontalschnitt der rechten Schulter durch die Mitte des Oberarmes (nach Braune). 1. M. sternocleidomastoideus. 2. V. jugularis externa. 3. A. subclavia; darunter Vena subclavia. 4. Plexus brachialis. 5. Art. und Vena transversa scapulae. 6. Clavicula. 7. Processus coracoideus; darunter der M. subscapularis. 8. Acromion. 9. Rechter Humeruskopf. 10. Latissimussehne, neben derselben nach einwärts Coracobrachialis mit dem kurzen Bicepskopf. 11. M. pectoralis major, einwärts daneben der Pector. minor. 12. M. serratus anticus major. Andeutung der Bursa subdeltoidea. Der Arm war bei der Leiche etwas nach aussen rotirt, und die Schulter ein wenig nach innen geschoben. Doch ändert dies nicht viel an den Verhältnissen, auf welche es hier ankommt.

Nervenstrang[1]) zu verletzen. Eine Kugel wird aber hierbei den Schulterblatthals nahe am Gelenke durchschlagen oder gerade auf den Gelenkspalt zwischen Humeruskopf und Cavitas glenoidea treffen. Die Kugel kann dabei das Gefässnetz der Hinterfläche des Schulterblattes durchbrechen und so zu Blutungen Veranlassung geben, welche wegen der Eintrittsstelle der Kugel leicht zur Verwechselung mit Blutungen aus einem der grossen Achselgefässstämme verführen können. Eine sorgfältige Untersuchung unter gleichzeitiger Berücksichtigung der Armhaltung im Momente der Verletzung wird aber einen Irrthum unschwer ausschliessen lassen. Ein Messerstich oder eine Kugel, welche an der oben bezeichneten Stelle statt gerade von vorn nach hinten ein wenig schräg nach hinten und aussen geht, oder auch von vorn etwas unterhalb und nach aussen vom Proc. coracoideus durchgeht, muss nothwendiger Weise das Gelenk ebenfalls verletzen. Thatsächlich treten im Felde die meisten Schüsse des Schultergelenks (speciell des rechten) an dieser Stelle ein (von Langenbeck).

Eine Kugel, welche die Gefäss-Nervenstämme gerade von vorn her bei gesenkter Haltung des Armes verletzt hat, muss in der Höhe des Proc. coracoideus etwas einwärts von demselben eingedrungen sein. Sie wird dabei, wenn sie den Plexus getroffen hat, den Schulterblattkörper, wenn sie Arterie oder Vene getroffen hat, auch den Brustkorb mehr weniger lädirt haben. Verletzt sie den Gefäss-Nervenstrang schräg von vorn nach einwärts, so muss sie bei genügender Kraft nothwendiger Weise auch in den Brustkorb fahren; dringt sie dagegen von vorn schräg nach aussen durch den Gefäss-Nervenstrang, so wird sie auch das Schultergelenk, speciell die Cavitas glenoidea verletzen müssen. Nur wenn sie bei gleicher Haltung dicht unter der Clavicula eintritt und schräg nach aussen dringt, kann sie durch den Gefäss-Nervenstrang und oberhalb des Schulterblattes nach hinten durchgehen, ohne letzteres oder das Gelenk zu verletzen. Hier kann übrigens nach aussen vom Plexus eine Kugel unter der Clavicula schräg nach hinten und aussen durchschlagen, ohne den Gefäss-Nervenstrang und einen Skelettheil zu verletzen; häufiger dürfte sie dabei wenigstens die Clavicula zerschmettern. Gewiss aber könnte in dieser Richtung ein Messerstich geführt werden, welchem nur die A. und V. transversa scapulae nebst dem entsprechenden Nerven nicht entgehen würden.

Tiefer unten (resp. noch mehr unterhalb des Proc. coracoideus) kann eine die Arterie gerade von vorn treffende Kugel zugleich in das Schulterblatt dringen. Dagegen kann man auch hier noch etwa zwei Finger breit gerade nach abwärts vom Proc. coracoideus zwischen dem Gefäss-Nervenstrange und dicht unter dem Gelenke ein Stilet gerade nach hinten stossen, ohne eins von beiden zu verletzen. Ein

---

[1]) Nur der N. axillaris kann bei tiefer Einstichs- resp. Eintrittsstelle in Gefahr kommen.

schmales Geschoss vermag vielleicht dasselbe an dieser Stelle, wird aber wohl leicht die Kapsel streifen. Dafür sprechen mir einige eigene Beobachtungen aus dem letzten französisch-deutschen Feldzuge. Ueber der Achselgrube endlich, wo der Gefäss-Nervenstrang dem Oberarmknochen anliegt, vermag man (bei herabhängendem Arme) ein Stilet ebenso medianwärts von dem Gefäss-Nervenstrange von vorn nach hinten durch die Achselhöhle durchzustossen, ohne jenen und das Schulterblatt zu verletzen. An den gleichen Stellen kann wohl auch ein schmales Geschoss ohne Verletzung des Gefäss-Nervenstrangs und des Gelenks durchschlagen.

Wird dagegen der Arm abducirt und erhoben, so nähert sich mit steigender Erhebung der Gefäss-Nervenstrang mehr und mehr dem Gelenke, bis er diesem in überstreckter Armstellung hart anliegt. Damit verändern sich nothwendiger Weise die Bedingungen für die Verletzung beider. Dann kann der Gefäss-Nervenstrang durch eine Kugel oder ein Messer an der Stelle verletzt werden, an welcher er bei herabhängendem Arme unverletzt geblieben sein würde. Dann wird aber auch viel leichter mit dem Gefäss-Nervenstrange zugleich das Schultergelenk verletzt, besonders bei Schüssen, welche das Gelenk von der Rückenfläche aus treffen. Dagegen kann auch bei einem abducirten, im Anschlage (zum Schiessen) befindlichen Arme eine Kugel von vorn dicht unter dem Gefäss-Nervenstrange durch die Scapula dringen, welche an derselben Stelle bei herabhängendem Arme voraussichtlich beide verletzen würde. Bei allen den Humeruskopf und besonders den Humerushals treffenden Schüssen sind übrigens der N. axillaris und die Circumflexae mehr weniger Läsionen ausgesetzt.

Endlich können bei horizontal gehaltenem Oberarme die Achsel- und Armgefässe und -Nerven von der Rückseite aus bis etwa drei Finger oberhalb des Ellbogengelenkes durch einen Stich verletzt werden (siehe Fig. 26 und 27 unten). Also schützt bei dieser Haltung der Knochen keineswegs die Arterie; dieselbe liegt vielmehr noch ein wenig einwärts neben dem Knochen (siehe auch unten §§ 109—113).

Für alle die angeführten Möglichkeiten würden sich zahlreiche Beispiele aus der kriegschirurgischen und civilchirurgischen Literatur anführen lassen, wenn überall genau die Haltung, bei welcher die Verletzung erfolgte, angegeben wäre (man vergl. übrigens die Arbeit von Schmid l. c.). — Bei den Gefäss-Nervenverletzungen neben Schussfracturen ist noch daran zu erinnern, dass auch losgerissene Knochensplitter Gefässe und Nerven treffen können, selbst wenn dieselben nicht unmittelbar in der der Schusslinie liegen.

Anderweitige Verletzungen der Achselhöhlen-Gefässe und -Nervenstämme.

§ 71. Auch bei Claviculafracturen, bei hochsitzenden Humerusfracturen können die Achselgefässe und Nerven verletzt werden. Bei den Schultergelenkluxationen werden im Momente stärkster

Hyperabduction die Gefässe stets durch den vordrängenden Kopf abgeplattet, die Nerven gezerrt; dann aber gleiten Gefässe und Nerven seitlich nach einwärts und bleiben da auch nach vollendeter Luxation liegen. Gefässzerreissungen sind dabei nur ganz ausnahmsweise vorgekommen; häufiger aber wird eine vorübergehende Parese sämmtlicher Armnerven oder nur einzelner Nerven, noch öfter aber eine Lähmung des Axillaris nach der Luxation beobachtet. Von dieser thatsächlichen, mehr weniger starken Dehnung der Nerven bei der Luxation kann man sich sehr leicht durch Leichenexperimente überzeugen. Es ist unerfindlich, warum Albert in seinem Lehrbuche der Chirurgie (2. Aufl. Bd. II. S. 311) angeben kann, dass man nicht wisse, woher diese Lähmungen entstünden, da der Plexus bei keiner Form der Schulterluxation vom Kopfe direct berührt, geschweige denn gequetscht würde. Ebensowenig hat Malgaigne Recht, wenn er (Chirurg. Anatomie II. S. 327—328) meint, dass der Axillaris bei der Schultergelenkluxation unbetroffen bliebe. Er wird allerdings nicht zwischen den Knochen gequetscht werden, kann auch thatsächlich ausweichen, wird aber ebenso häufig im Momente stärkster Hyperabduction gedehnt und kann dann auch noch beim Durchtreten des Kopfes durch die Kapsel verletzt (sogar zerrissen) werden. Denn er läuft gewöhnlich gerade über die höchste Prominenz des sich heraushebelnden Kopfes. Bei diesem Acte erfahren übrigens auch die Subscapulargefässe stets eine sehr beträchtliche Zerrung und mögen wohl auch (besonders die Venen) zuweilen zerreissen.

Weiterhin kann der Gefäss-Nervenstrang aber auch nach vollzogener Luxation zuweilen noch einem mehr weniger starken Drucke durch den weiter einwärts stehenden Kopf ausgesetzt sein und kann endlich auch bei ungeschickten Repositionsversuchen erneute Quetschungen erfahren; daher oft Oedeme und Lähmungen. Auch Gefässzerreissungen sind dabei vorgekommen.

Hamilton sammelte 19 Fälle von auf diese Weise entstandener Zerreissung der Art. axillaris, 2 von Zerreissung der Vene, 2 von Zerreissung der Arterie und Vene. Flaubert fand in einem Falle die vier letzten Wurzeln des Plexus brachialis aus dem Rückenmarke ausgerissen.

Die nach Verletzungen der Art. axillaris entstehenden Aneurysmen machen nicht nur eine mehr weniger beträchtliche Anschwellung der Achselhöhlengegend, sondern bewirken durch den Druck auf die Nerven Schmerzen und Lähmungen, durch den Druck auf die Venen beträchtliche Circulationsstörungen, welche sogar zum Brand des Armes führen können. — Bei Verletzungen der Vena axillaris durch eine offene Wunde kann wie bei der V. subclavia Lufteintritt erfolgen, und zwar um so leichter, je höher oben die Verletzung stattfindet. — Die nahe Lage der Vene neben der Arterie gestattet die gleichzeitige Verletzung beider, und in Folge dessen auch die Entwicklung eines Aneurysma arterioso-venosum[1]).

[1]) Zwei solcher Fälle von Aneurysma arterioso-venosum nach Schussverletzungen

Chirurgisch-anatomische Bemerkungen zur Unterbindung der Axillaris.

§ 72. Bei den Verletzungen der Axillaris ist womöglich stets am Orte der Verletzung die Arterie ober- und unterhalb der Verletzung zu unterbinden, da dieses Verfahren erfahrungsgemäss sicherer gegen Nachblutungen schützt als die Continuitätsunterbindung der Subclavia. Für den Collateralkreislauf ist in den oberen Abschnitten der Axillaris durch die zahlreichen mit einander anastomosirenden Aeste der Subclavia und Axillaris in ergiebiger Weise gesorgt, wie schon oben § 46 und § 68 angegeben, jedoch nicht in gleichem Maasse im letzten Abschnitte der Axillaris (s. u.).

Bei Aneurysmen der Axillaris gewährt die blosse Unterbindung der Subclavia (im äusseren Drittel) wegen der zahlreichen Anastomosen keine absolute Sicherheit. Man wird hier event. noch die in den Sack mündenden Aeste und das periphere Arterienrohr unterbinden müssen[1]).

Soll die Axillaris unter der Abgangsstelle der Thoracicae unterbunden werden, so kann nach Hueter[2]) der Pectoralis major durchtrennt werden und die Arterie von hier aus hinter dem unteren Rande des Pectoralis minor aufgesucht werden. Hier wird das Gefäss zwischen den Thoracicae und der Subscapularis unterbunden. Man kann zu dieser Stelle, wenngleich schwieriger, auch von der Achselgrube aus gelangen, wenn man bei stark zurückgelagertem Arme oberhalb des fühlbaren Caput humeri längs des Pectoralisrandes und dann neben dem Coracobrachialiswulste einschneidet und den Pectoralis soweit nach vorn ziehen lässt, bis man den unteren Rand des Pectoralis minor sieht. Unterhalb desselben trifft man die Arterie noch oberhalb der Abgangsstelle der Subscapularis zwischen den Nerven des Plexus. — Leichter kommt man zu den tieferen Stellen der Axillaris von der Achselgrube aus (siehe Fig. 16)[3]). Man sucht hier am stark abducirten Arme den schmalen Wulst des Coracobrachialis auf, durchschneidet längs seines hinteren Achselhöhlenrandes die Haut und Fascie, trifft oben die Spitze der Medianusgabel und unter derselben die Arterie, von welcher an dieser Stelle die Subscapularis abgeht. Weiter nach abwärts liegt die Arterie hinter dem Medianus. Hier gehen gewöhnlich etwas tiefer als die Subscapularis, nämlich am oberen Rande der Latissimussehne, von ihr die Circumflexae humeri ab, von welchen übrigens die vordere nicht selten, die hintere

---

während des letzten deutsch-französischen Feldzuges sind in den Berliner Dissertationen von K. Bardeleben und Knaak beschrieben.

[1]) Siehe u. a. auch Wyeth (l. c.).

[2]) Hueter, Grundriss der Chirurgie II. Hälfte. S. 760. 1882.

[3]) Fig. 16. Unterbindung der Axillaris in der rechten Achselgrube. 1. Pectoralis major. 2. Art. axillaris. 3. N. medianus und cutaneus int. major. 4. M. coracobrachialis. 5. Art. circumflexa humeri. 6. V. axillaris. 7. Art. subscapularis. 8. N. axillaris. 9. N. radialis. 10. N. ulnaris.

dagegen nur ausnahmsweise aus der Subscapularis entspringt. — Gewöhnlich wird aber die Axillaris noch tiefer d. h. unterhalb der Abgangsstelle der Circumflexa humeri unterbunden, wo sie ebenfalls neben dem Coracobrachialis unter dem Medianus gefunden wird, während nach hinten und neben ihr der N. cutaneus, weiter die Vena axillaris liegt (siehe übrigens § 67, Fig. 14 a. und Fig. 16).

Fig. 16.

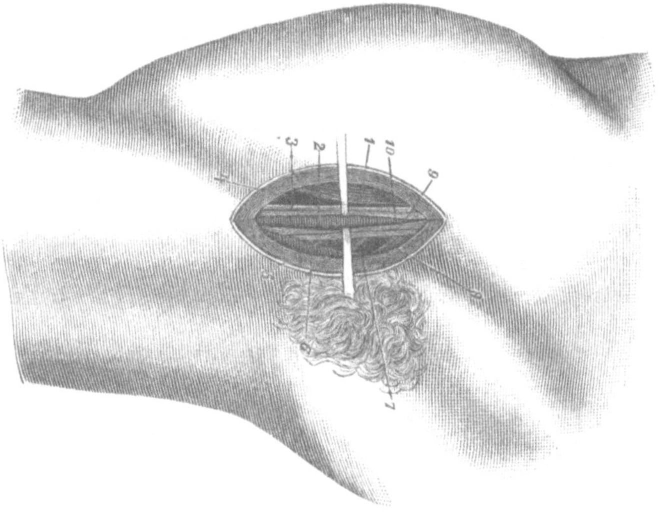

Während nun die Subscapularis vermittelst der Circumflexa scapulae zahlreiche Anastomosen mit den aus der Subclavia kommenden Schulterblattarterien eingeht, und auch die Circumflexae humeri theils mit Aesten der Transversa scapulae, theils besonders mit der Thoracico-acromialis anastomosiren, steht das unterhalb der Abgangsstelle der Circumflexae humeri befindliche Arterienstück nur durch sehr schwache und nicht einmal regelmässige Anastomosen (mit der Thoracica longa) mit dem oberhalb gelegenen Arterienstücke in Verbindung. Ebenso wenig sind stärkere Verbindungen zwischen der Brachialis und den oberhalb der Circumflexae humeri befindlichen Gefässen vorhanden.

Unterbindet man an der Leiche die Axillaris an verschiedenen Stellen oberhalb der Subscapularis oder der Circumflexae humeri, durchschneidet dicht unterhalb der Ligatur und spritzt von der Subclavia (dicht vom Truncus anonymus aus) Flüssigkeit ein, so kommt dieselbe auf dem Wege der zahlreichen breiten Anastomosen fast unmittelbar danach aus dem offenen Arterienstücke unterhalb der Unterbindung. Unterbindet man dagegen das Gefäss unterhalb der Abgangsstelle der Circumflexae humeri, durchtrennt unterhalb der Unterbindung und wiederholt man die Einspritzung von der Subclavia aus, so dauert es nun geraume, oft sehr lange Zeit, ehe die Flüssigkeit aus dem offenen (peripheren) Arterienstücke kommt. In wenigen Fällen kam überhaupt so gut wie nichts oder höchstens ausserordentlich spät sehr wenig Flüssigkeit aus dem unteren Ende. Nur ausnahmsweise entleerte sich bald nach der Injection die Flüssigkeit aus dem peripheren Arterienstücke.

Hieraus ergiebt sich, dass jene oberhalb des Abganges der Circumflexae humeri gelegenen Unterbindungsstellen der Axillaris für die Entwicklung des Collateralkreislaufes günstiger sind als die unterhalb gelegene. Aber letztere Unterbindungsstelle (unterhalb des Abganges der Circumflexae humeri) dürfte sich gerade wegen der viel langsameren Entwicklung des Collateralkreislaufes für die Continuitätsunterbindung gegen Blutungen im Bereiche des Vorderarmes und der Hand empfehlen, falls diese nach der stets zuerst vorzunehmenden Unterbindung am Orte der Verletzung (s. u.) nicht stehen sollten. Denn es ist zu erwarten, dass um so mehr nach der Continuitätsunterbindung an dieser Stelle ein fester Thrombusverschluss am entlegenen Orte der Verletzung zu Stande kommen wird, welcher die Quelle der Blutung verstopft, und dass auch seltener Nachblutungen eintreten, als selbst bei tieferer Brachialis-Unterbindung.

Operationen an den Nerven der Achselhöhle.

§ 73. Operationen an den Nerven der Achselhöhle (Nervennaht, Geschwulstexstirpation, etc.) sind nach den klaren anatomischen Verhältnissen nicht schwer auszuführen. Für die Nervendehnungen ist aber die Achselhöhle nicht zu empfehlen. Für die Dehnung des Plexus eignet sich besser die Supraclaviculargegend, weil daselbst das Nervenbündel mehr ein geschlossenes Ganze bildet als in der Achselhöhle, wo die Nerven weiter auseinander und durch die Gefässe von einander getrennt liegen; für die Dehnung der einzelnen Armnerven sind die betreffenden Stellen des Oberarmes vorzuziehen, wo sie bequemer isolirt zu erreichen sind.

4. Schultergelenk.

Die Skelettheile.

§ 74. Von den das Schultergelenk zusammensetzenden Skeletheilen hat der mit einer leichten Einschnürung vom Körper der Scapula sich absetzende Schultergelenktheil der Scapula eine mit der Spitze nach aufwärts gekehrte ovale Gelenkfläche, Cavitas glenoidalis. Obwohl der Rand derselben noch durch einen faserknorpligen Ring erhöht wird, ist die Höhlung der Gelenkpfanne sehr flach und überdies wesentlich kleiner als der Gelenkkopf des Humerus. Dieser hat eine mehr ellipsoide wie kuglige Gestalt. Er entspricht etwa einer Halbkugel von nicht ganz 1'' Radius mit von vorn innen nach hinten aussen zusammengedrückten Randpartien. Er sitzt schräg auf dem Schafte auf, ist oben und nach den Seiten durch eine deutliche Furche von den Tuberkeln abgegränzt, während sein unterer

Umfang auf einer sanft aufsteigenden seitlichen Fortsetzung des Schaftes (dem Analogon des Schenkelhalses nach C. Hueter) ruht. Von der oberen Querfurche steigt senkrecht zwischen beiden Tuberkeln nach abwärts die Rinne für die Sehne des Biceps. Unterhalb der Tuberkel verjüngt sich der Schaft sehr rasch, was diese Stelle, welche im Gegensatz zu dem in die Furche zwischen dem Caput und den Tuberkelhöckern verlegten Collum anatomicum Collum chirurgicum bezeichnet wird, besonders geeignet macht für die Entstehung eines Bruches bei einer entsprechenden Gewalteinwirkung.

Lage. Aeussere topographische Untersuchung.

§ 75. Das Schultergelenk wird nach oben vom Acromion überdacht und von vorn und seitlich vollständig vom Deltoideus verhüllt, ausserdem noch von den sehnigen Enden des Supraspinatus und Infraspinatus und Teres minor bedeckt, liegt hier somit in einer je nach der Mächtigkeit der Muskulatur und des Unterhautfettpolsters verschiedenen Tiefe unter der Hautoberfläche. Doch lässt sich in der rundlichen Hervorwölbung unter dem Acromion das breite, die Tuberkel und den Gelenkkopf tragende Oberarmende erkennen.

Die grösste, fast halbkuglige Prominenz dieser Vorwölbung ragt bei ruhig hängendem Arme wesentlich nach vorn und ein klein wenig nach einwärts unter dem Acromio-Claviculargelenke hervor (Fig. 1). Diese Hauptwölbung der Schultergelenkgegend schliesst sich besonders bei muskelkräftigen Individuen so unmittelbar an die ungefähr trapezoide flache Vertiefung an, in welcher das Acromion liegt, dass man hier nur die über das Acromion sich erhebende kurze Auftreibung wahrnimmt, welche das ein wenig nach aufwärts umgebogene Acromialende der Clavicula macht, den vorderen Rand und die vordere Ecke des Acromion selber dagegen durch die Haut gewöhnlich nicht oder nicht deutlich sehen, sondern nur fühlen kann. Einwärts vom Acromio-Claviculargelenke sieht man vor dem nach rückwärts ausgebogenen Abschnitte des äusseren Schlüsselbeindrittels eine kleine, nach abwärts in eine seichte Furche auslaufende Vertiefung, welche die grosse über dem Gelenkkopfe gelegene Wölbung trennt von der kleinen höckerigen, bei muskelkräftigen Individuen flachhügligen Vorwölbung über dem Proc. coracoideus (s. Fig. 1), unmittelbar neben welcher dann weiter nach einwärts sich die schon früher beschriebene Mohrenheim'sche Grube befindet.

In der Ruhelage der Schulter liegt jene rundliche Wölbung über dem Schultergelenktheile des Humerus unter normalen Verhältnissen stets nach aussen und vorn von der kleinen, häufig auch bei muskulösen Leuten wie eben beschrieben sichtbaren, bei allen Individuen aber leicht fühlbaren Vorwölbung über dem Proc. coracoideus. Die Beziehungen beider sind ganz constante. Abweichungen von diesen gesetzmässigen topographischen Verhältnissen lassen sofort auf eine Störung der normalen

Beziehungen der zu Grunde liegenden Skelettheile zu einander schliessen, mag dieselbe nun durch Verletzungen (speciell durch Fracturen und Luxationen) oder durch Erkrankungen bedingt sein. Die Formabweichungen haben, wenn sie, wie gewöhnlich, sich wesentlich auf das Gelenkende des Humerus beziehen, besonders für die traumatischen oder pathologischen Veränderungen des Schultergelenkes eine grosse diagnostische Bedeutung.

An der äusseren Seite wölben sich die Theile über dem Humerusgelenkende ebenfalls noch unter dem Acromion hervor, weiter nach hinten hebt sich dagegen das Acromion mehr und mehr von der unter ihm gelegenen Wölbung ab, welche sich im Weiteren in die auf der Rückenfläche des Schulterblattes gelegene Wölbung fortsetzt. Am meisten springt stets gerade vor dem Uebergange in die Spina scapulae die hintere Ecke des Acromion hervor, so dass selbst bei muskelkräftigen Männern (am ruhig herabhängenden Arme) unter derselben die Haut und der Deltoideus eine mässige, sich bald verflachende Einsenkung darbietet. Dementsprechend ist diese hintere Ecke des Acromion auch unter allen Verhältnissen deutlicher zu fühlen, als die vordere Partie des Acromion und deshalb ganz besonders geeignet als Ausgangspunkt für Messungen am Oberarme.

Bei mageren Individuen, bei welchen die gesammten Skelettheile weit schärfer ausgeprägt in der Haut hervortreten, pflegt auch die ebengenannte Vertiefung unter der hinteren Acromionecke weit tiefer zu sein, während die seitlich und vorn unter dem Acromion gelegene Wölbung des oberen Gelenktheiles des Humerus um so stärker auffällt. Dagegen ist jede weitere Vergrösserung der Eintiefung nach vorn zu, und besonders die Abflachung der normalen Wölbung unter dem seitlichen und vorderen Abschnitte des Acromion, ebenso wie jede Vorwölbung an Stelle der normalen Abflachung resp. Vertiefung unter der hinteren Acromionecke als pathologisch aufzufassen. Sie deutet auf gewisse Verletzungen oder Erkrankungen dieses Gelenkes hin (s. u.).

Bei der Erhebung und Abduction des Armes verwischen sich in Folge der Contraction des Deltoideus die eben geschilderten Contouren. Das ganze Acromion und Acromio-Claviculargelenk, sowie das äussere Drittel des Schlüsselbeins sinken zurück hinter den mächtigen Wülsten des contrahirten Deltoideus. Die Wölbung des Humerusgelenkendes wird undeutlich, verschwindet unter der dicken Muskelmasse. Der Proc. coracoideus tritt in Folge der seitlichen Verschiebung der ihn bedeckenden dünnen Muskellage bei der Deltoideuscontraction fast ganz in die dreieckige Vertiefung der Mohrenheim'schen Grube zurück.

Die geschilderten plastischen Verhältnisse der Schultergelenkgegend sind im Wesentlichen ähnlich bei Kindern und Frauen; nur treten hier die Reliefs der Knochen und Muskeln aus leicht begreiflichen, schon öfter angegebenen Gründen nicht so scharf ausgeprägt hervor, wie bei muskelkräftigen mageren Männern.

Bei der gewöhnlichen ruhig herabhängenden Haltung des Armes sieht die Gelenkpfanne des Schulterblattes nach vorn und aussen und zugleich ein wenig nach unten. Der Humeruskopf sieht dementsprechend nach hinten einwärts. Da sein Umfang erheblich grösser ist als die Pfanne, so ragt er bei dieser Haltung des Armes stets im ganzen Umkreise über den Rand der Pfanne hinaus. Gleichwohl ist der Gelenkkopf und die ihn bedeckende Gelenkkapsel nur an einigen Stellen der Betastung mit dem Finger zugänglich. Ein etwa fingerbreites Stück der Gelenkfläche des Kopfes, welches oben zwischen dem Acromion und dem oberen Rande des Tuberculum majus gelegen ist, kann wegen der Spannung und Dicke der bedeckenden Schichten in der Regel nicht gefühlt werden. Wird der Arm gehoben, so gleitet das betreffende Segment des Kopfes hinter das Acromialdach und entzieht sich vollends dem tastenden Finger. Es ist aber daran zu erinnern, dass bei herabhängendem Arme an dieser Stelle das Gelenk z. B. durch einen zwischen Acromion und dem Tuberculum majus eindringenden Stich verletzt werden kann.

Dagegen lassen sich vorn durch den Deltoideus hindurch einige Theile genau nachweisen, welche in vielfacher naher Beziehung zum Gelenke stehen, nämlich das Tuberculum majus, Tuberculum minus und die Intertubercularrinne. Das Tuberculum majus liegt bei der gewöhnlichen Ruhehaltung des herabhängenden Armes gerade vorn etwa fingerbreit unter dem fühlbaren Rande des Acromion. Das Tuberculum minus liegt dagegen mehr nach hinten innen, nach aussen vom Proc. coracoideus. Es sieht mehr nach einwärts gegen die seitliche Fläche des Brustkorbes. Man muss, um es sicher zu fühlen, den Arm etwas nach aussen rotiren. Dabei wird auch die zwischen beiden Tuberkeln befindliche Intertubercularrinne, in welcher die Sehne des langen Bicepskopfes liegt, deutlich tastbar.

Greift man ferner nach aussen vom Proc. coracoideus dicht neben demselben und ebenso unter der hinteren Ecke des Acromion durch den Deltoideus hindurch, so kann man, besonders wenn man den Oberarm ein wenig hebt und zugleich etwas nach rückwärts führt, sowie wenn man während der Untersuchung Rotationsbewegungen am Arme macht, auch die seitlichen Theile des Kopfes mit einiger Deutlichkeit betasten, welche oft genug hinreicht, um ergänzende Aufschlüsse über etwaige Erkrankungen des Kopfes, der Gelenkkapsel, sowie über Abweichungen des Gelenkhöhleninhaltes zu geben. Besonders Flüssigkeitsansammlungen in der Gelenkhöhle kann man gut an diesen beiden über den Seitentheilen des Gelenkes befindlichen Stellen nachweisen, ausserdem aber auch noch in der Achselgrube.

Am leichtesten und besten gelingt es, den Kopf an seinem unteren resp. unteren inneren Umfange von der Achselgrube aus zu befühlen. In der Achselgrube liegt das Gelenk der Haut näher, indem es hier wesentlich nur von dem verdünnten Ende des Subscapularis und dem Gefäss-Nervenstrange bedeckt ist. Nach aussen und hinten vom Gefäss-Nervenstrange, zwischen diesem und den Enden des Teres major und Latissimus ist immer ein Theil des Humeruskopfes relativ frei und leicht durch die Bedeckungen hindurch zu fühlen. Der untere Abschnitt des Kopfes hebt sich an und für sich stärker vom Schafte ab, drängt sich besonders bei der Erhebung des Armes noch mehr gegen die Bedeckungen, und kann überdies bei überstreckter Haltung des Oberarmes regelmässig an einer entsprechenden Vorwölbung in der Achselgrube erkannt werden (siehe Fig. 12 auf S. 62). Wenn man bei mässig abgehobenem (abducirtem) Arme von aussen her mit einer Hand in die Achselgrube greift, so dass die Pulpa der Finger gegen den Oberarm gewendet ist, so kann man sehr bequem ein relativ grosses Stück vom unteren und inneren Umfang des Kopfes betasten. Zweckmässig sind auch hier leichte passive Bewegungen am Oberarme, wodurch die einzelnen Theile des Kopfes am Finger vorbei geführt werden.

Vom Pfannenrande resp. vom Gelenktheile der Scapula ist in der Achselgrube nicht überall deutlich, leicht gewöhnlich nur bei mageren Individuen ein kleiner Abschnitt hinter der Prominenz des Kopfes zu fühlen. Bei mageren Leuten kann man, jedoch ebenfalls nur undeutlich, auch noch von aussen unter der äusseren Ecke des Acromion hinter der Vorwölbung des Kopfes durch den Deltoideus und den Infraspinatus hindurch einen entsprechenden Abschnitt des Schulterblattgelenktheiles betasten und hierdurch wenigstens manche gröbere Veränderungen (wie z. B. bei Fracturen) erkennen.

Die diagnostische Untersuchung bei Verletzungen und Erkrankungen des Gelenks.

§ 76. Für die Diagnose von Verletzungen und Erkrankungen des Gelenks giebt schon die Besichtigung der Schultergelenkgegend wichtige Aufschlüsse. Da die äussere Form der Schultergelenkgegend sehr wesentlich durch die typischen Beziehungen der knöchernen Gelenktheile zu einander, durch die normale Stellung des Humerus zum Acromion, zum Proc. coracoideus, sowie überhaupt durch die normale Beschaffenheit des Gelenkes und der Schultergelenkmuskeln bestimmt wird, so markiren sich Abweichungen und Störungen durch Verletzungen und Erkrankungen der Gelenktheile leicht auch in der Oberflächengestaltung. Will man diese aber richtig beurtheilen lernen, so ist vor allen Dingen wiederholte Besichtigung unter normalen Verhältnissen zu empfehlen. Man lernt es sehr bald, in der äusseren Form die knöchernen Bestandtheile des Gelenks zu sehen, ihr gesetzmässiges normales Verhalten zu einander, ihre Beziehungen zur typischen Gestaltung der äusseren Oberfläche zu erkennen.

Eine nicht geringere diagnostische Bedeutung hat die Prüfung der activen und passiven Bewegungen. Doch muss hierbei stets nicht blos Umfang und Form der Schultergelenk-Bewegungen, sondern auch die Bewegung des Schultergürtels berücksichtigt werden, weil ganz regelmässig bei Bewegungsstörungen des Schultergelenks die Bewegungen des Schultergürtels ergänzend eintreten. Aber eben dies frühe Eintreten der Schulterbewegungen, oder die ausschliessliche Bewegung im Schultergürtel bei gehemmter oder aufgehobener Bewegung im Schultergelenke muss den Untersucher auf dieses Gelenk selber hinweisen.

Ganz besonders aber ist die **Betastung** des Gelenkes an den genannten Stellen von Wichtigkeit für die Diagnose. Fast alle Veränderungen der Form und Stellung des Gelenkkopfes, sowie viele merkbare Veränderungen der Gelenkkapsel und des Gelenkinhaltes lassen sich hierdurch mehr weniger deutlich nachweisen. Man kann abgesehen von den gröberen Veränderungen bei Fracturen und Luxationen leicht auch weniger auffällige pathologische Veränderungen (wie Schwellungen, Verdickungen, Unebenheiten, etc.) an den einzelnen Bestandtheilen des Gelenkes durch die Betastung nachweisen, wie sie z. B. durch manche chronische Entzündungen an der Kapsel, durch frühere Verletzungen, durch Arthritis deformans, durch tuberculöse Gelenkprocesse u. s. f. besonders an den Rändern der überknorpelten Gelenktheile erzeugt werden. Man kann mit dem untersuchenden Finger eine abnorme Anfüllung der Gelenkkapsel, selbst umschriebene Formveränderungen im Bereiche der Tuberkel, der Intertubercularrinne, am oberen Humerusende, schwieriger am Gelenktheile des Schulterblattes erkennen. Die während der Bewegung bei Verletzungen, Blutergüssen, vielen acuten und chronischen entzündlichen Processen im Gelenke erzeugten Reibegeräusche lassen sich an eben den obengenannten Stellen bei der Palpation in der Regel so klar wahrnehmen, dass es nicht schwer fällt, aus dem Character derselben im Vereine mit den übrigen objectiven Symptomen ein richtiges Urtheil über die Art der krankhaften Veränderungen im Gelenke zu gewinnen. Endlich kann auch der mehr oder weniger umschriebene Druckschmerz diagnostisch verwerthet werden, wie z. B. ein am unteren Umfang der Gelenkkapsel localisirter Druckschmerz nach einer vorausgegangenen Distorsion daselbst einen Kapselriss vermuthen lässt u. s. f. Manche der durch die Digitaluntersuchung gewonnenen Befunde sind so characteristisch, dass sie unmittelbar eine vollkommene sichere Diagnose gestatten.

Alle drei Untersuchungsformen werden am raschesten zu sicheren Ergebnissen führen, wenn bei der Untersuchung stets **beide Arme verglichen** werden. Die Ergebnisse der Besichtigung, der Prüfung der Bewegungen und der Betastung des Gelenkes bei gleichzeitigen passiven Bewegungen ergänzen sich gegenseitig. Durch ihre Combination gelingt es, in vielen Fällen von Verletzungen und Erkrankungen des Gelenkes eine sichere Vorstellung über Sitz, Ausdehnung und Wesen der krankhaften Vorgänge im Gelenke zu gewinnen, somit eine hinlänglich localisirte scharfe Diagnose zu stellen. — Meiner Ueberzeugung nach beruht ein grosser Theil der grösseren oder geringeren Sicherheit in der Diagnose der Gelenkleiden auf dem grösseren oder geringeren Geschicke in dieser genau localisirenden Untersuchung der anatomischen Verhältnisse des Gelenkes selber, eine Geschicklichkeit, welche von jedem durch einsichtsvolle Uebung gewonnen werden kann, für welche aber die gleiche genaue Untersuchung unter normalen Verhältnissen erst die Grundlage giebt.

Deckende Schichten. Das Verhalten der Gelenkkapsel und der periarticulären Schleimbeutel.

§ 77. Die das Schultergelenk von vorn deckenden Schichten sind die Haut, das Unterhautzellgewebe, die den Deltoideus deckende Fascie, der Deltoideus selber, die aus dem Zusammenflusse der Untergrätenfascie und der Fascia thoracica externa profunda entstandene, mit der Hinterfläche des Deltoideus verwachsene Fascie. Darunter befindet sich ein lockeres Bindegewebe, welches sich über dem Gelenke nach oben und nach beiden Seiten und über den Oberarm nach abwärts ausbreitet und mit den früher beschriebenen Bindegewebsräumen, speciell mit denjenigen der Grätengruben, in unmittelbarem Zusammenhange steht. In demselben trifft man mit grosser Regelmässigkeit zwischen dem Tuberculum majus und dem Deltoideus einen grossen Schleimbeutel etwa von der Grösse der Patella, die Bursa subdeltoidea, dann unter dem Acromion zwischen diesem, dem Proc. coracoideus, dem Lig. coraco-acromiale und der Sehne des Supraspinatus die Bursa subacromialis. Beide Schleimbeutel gehen häufig in einander über, stehen aber regelmässig mit der Gelenkhöhle in keiner offenen Verbindung[1]). Mit der B. subacromialis communicirt bisweilen auch noch die zwischen dem Ursprunge des Coracobrachialis und kurzen Bicepskopf und dem Subscapularis unter dem Proc. coracoideus gelegene B. subcoracoidea[2]). Ueber dem Gelenke zieht von der Spitze des Acromion nach einwärts das breite Lig. coraco-acromiale, und vervollständigt somit nach einwärts das durch das Acromion gebildete Dach oder Gewölbe über dem Gelenke.

Die fibröse Gelenkkapsel wird durch die über dieselbe hinweglaufenden, zum Theil mit ihr verwachsenen Sehnen des Supraspinatus, Infraspinatus und Teres minor, sowie des Subscapularis verdeckt. Von oben her kommt unter dem Acromion und dem Ligam. coraco-acromiale das Ende des Supraspinatus hervor, von hinten und aussen zieht über das Gelenk das sehnige Ende des Infraspinatus und Teres minor, von innen und hinten die Subscapularissehne. Jene drei Sehnen setzen sich an das Tuberculum majus, diese an das Tuberculum minus an, alle gehen aber über dem Gelenke in einander über und sind besonders, je näher sie ihren knöchernen Ansatzstellen kommen, um so inniger mit der Gelenkkapsel verwachsen, während sich vorher zwischen Sehne und Kapsel lockeres Bindegewebe, oder auch Schleimbeutel befinden, wie unter der Supra- und Infraspinatussehne. Alle diese Muskeln tragen sehr wesentlich zum festen Schlusse des Gelenkes bei, verstärken aber vorzugsweise die fibröse Gelenkkapsel, welche an einigen

---

[1]) Eine Communication mit der Gelenkhöhle wurde nur ganz ausnahmsweise bei der B. subacromialis beobachtet. (W. Heineke, Schleimbeutel und Sehnenscheiden. Erlangen 1868, S. 54.)

[2]) Bezüglich der übrigen am Proc. coracoideus vorkommenden Schleimbeutel siehe oben § 35.

Stellen so dünn ist, dass hier den Sehnen jener Muskeln die Synovialis fast unmittelbar anliegt, so besonders an den entsprechenden Stellen des Infraspinatus und Subscapularis. Die Kapsel wird ausserdem noch verstärkt durch Fasern von den Sehnen des Anconaeus longus, Latissimus dorsi, Pectoralis major, vor allen Dingen aber oben durch die besonders starken, von der Wurzel des Processus coracoideus zum Kopfe resp. zum Tuberculum majus und minus herüberziehenden Bandfasern des Lig. coraco-humerale. Die die fibröse Kapsel auskleidende Synovialis entspringt am Knorpelrande der Cavitas glenoidalis der Scapula und zwar oben hinter dem Rande, unten genau am scharfen Rande selber, setzt sich oben in der Rinne über den Tuberkeln an der Gränze des überknorpelten Gelenkkopfes (im Collum anatonicum) fest, an den übrigen Stellen dagegen geht sie von der Umrandung des überknorpelten Gelenkkopfes noch mehr weniger weit am Humerus nach abwärts, um sich dann erst umzuschlagen. An den Umschlagsstellen sowie nächst dem Knorpelsaume trägt die Synovialis nicht selten schon normal kleine Zotten oder Fältchen (Duplicaturen), welche bei manchen Entzündungen des Gelenks die ersten Erkrankungsstellen sind und durch ihre Anschwellung die Bewegungen des Gelenks stören können.

Hängt der Arm ruhig herab, bei welcher Haltung ein Theil der Unterfläche des Caput humeri mit der Gelenkfläche des Schulterblattes in Berührung ist, so liegt die Kapsel der oberen Hälfte des Kopfes straff an, ist dagegen an der Unterfläche des Gelenkes relativ schlaff, gefaltet, bildet zuweilen besonders gegenüber der Anconaeussehne eine Art Tasche, welche von 1,3 bis zu 2 Ctm. vom unteren Rande der Cavitas glenoidea nach abwärts reicht. Wird dagegen der Arm erhoben, so verlässt, während allmählich mehr und mehr die obere Partie des überknorpelten Gelenkkopfes in Berührung mit der Cavitas glenoidea tritt, die untere Partie des Kopfes dieselbe, rotirt im gleichen Maasse nach unten und entfaltet den unteren, vorher schlaffen Abschnitt der Gelenkkapsel. Stemmt sich schliesslich das Tuberculum majus am oberen Rande der Cavitas glenoidea an, was bei einer Erhebung des Armes bis zur Horizontalen eintritt, so liegt nun die Kapsel dem Gelenkkopfe an seinem untersten Abschnitte straff an, erscheint dagegen oben hinter dem Tuberculum majus relativ schlaff, gefaltet. Nach diesem Verhalten der Gelenkkapsel bei gesenktem und bei erhobenem Arme muss man die Möglichkeit zugeben, dass ein und derselbe Schuss oder Stich (an den bezeichneten Faltungsstellen) die Gelenkkapsel je nach der Armhaltung bald eröffnen, bald intact lassen kann. Dafür schienen mir auch einige Beobachtungen aus dem letzten deutsch-französischen Felgzuge zu sprechen (siehe übrigens oben § 70).

Zur Festigkeit des Gelenkes trägt wesentlich auch die Bicepssehne (Caput longum bicipitis) bei, welche vom Tuberculum supraglenoidale und vom oberen Rande der Cavitas glenoidea breit entspringt und dem Humeruskopfe eng anliegend durch die Gelenkhöhle zur Intertubercularrinne zieht.

In dieser wird sie theils durch sehr feste derbe Fasern festgehalten, welche als Fortsetzung der fibrösen Gelenkkapsel den oberen Abschnitt der Rinne überbrücken, sowie auch weiter nach abwärts noch durch eine sehr feste Scheide, welche die breiten Endsehnen des Pectoralis major und Latissimus dorsi hier um die Bicepssehne bilden. Die Bicepssehne, welche bekanntlich in einer sehr frühen fötalen Periode extracapsulär, nachher aber stets intracapsulär liegt, ist an ihrem freien, das Gelenk durchsetzenden Abschnitte von dünner Synovialis bedeckt. Aber die Synovialis folgt der Sehne auch noch nach aussen in der Intertubercularrinne bis etwa zwei Finger breit unterhalb der Spitze der Tubercula, um dann hier zur Wandung umzubiegen und so eine cylinderförmige Ausstülpung der Synovialhöhle zu bilden. Eine zweite Ausstülpung erfährt die Synovialkapsel neben dem inneren oberen Rande der Cavitas glenoidea. Dieselbe liegt hinter dem obersten Abschnitte der Subscapularissehne dicht unter dem Processus coracoideus, stellt einen mehr weniger grossen Beutel dar und communicirt regelmässig mit der Gelenkhöhle durch eine scharfrandige runde oder schlitzförmige, zuweilen von einem dicken fibrösen Ringe umsäumte Oeffnung. Hinter dieser Ausstülpung liegt zwischen dem Subscapularis und dem Schulterblatthalse gewöhnlich noch ein geschlossener Schleimbeutel.

Dieser Schleimbeutel, die eigentliche Bursa mucosa subscapularis[1]), welcher nicht mit der eben beschriebenen subscapularen Synovialausstülpung des Gelenkes verwechselt werden darf, kann isolirt erkranken, und wird dann eine übrigens nur schwer oder nicht diagnosticirbare Anschwellung an der bezeichneten Stelle machen. Häufiger dürfte er an den Erkrankungen des Gelenkes theilnehmen. Besonders scheint bei Gelenkeiterungen der Eiter nach dem im allgemeinen häufigen Durchbruche durch die Synovialausstülpung unter dem Subscapularis gewöhnlich auch in den genannten Schleimbeutel einzubrechen. Es kann das um so leichter geschehen, als die an einander anliegenden Wandungen beider zuweilen ausserordentlich dünn sind. Bei einer Leiche fand ich sogar eine feine Communicationsöffnung zwischen der Synovialausstülpung und diesem hier übrigens reichlich fingerlangen Schleimbeutel.

Entsprechend dem grossen Raume, welchen der Kopf bei den Gelenkbewegungen erfordert, ist die Kapsel relativ weit und schlaff. Der Kopf wird (nach Henke und Aeby) durch den äusseren Luftdruck in der Pfanne angepresst erhalten, während die der Kapsel dicht anliegenden, zum Theil mit ihr verwachsenen Muskeln verhindern, dass sich die weite Kapsel bei den Bewegungen zwischen Kopf und Pfanne einklemmt. Durchschneidet man diese Muskeln unter Schonung der Kapsel, so kann man in der That bemerken, dass sich die Kapsel bei den Gelenkbewegungen in die

[1]) Von Anderen wird die eben beschriebene Ausstülpung der Gelenkkapsel — aber wohl nicht mit Recht — als B. subscapularis bezeichnet.

Gelenkspalte einstülpt. Auch durch pathologische Flüssigkeitsansammlungen kommt der Kopf leicht ausser Contact mit der Pfanne (siehe unten). Ebenso machen zuweilen vorausgehende chronische Gelenkentzündungen die Kapsel so schlaff, dass der Kopf leicht hin und her geschoben und von der Pfanne abgezogen werden kann und besonders beim Erheben des Armes eine förmliche Subluxation des Kopfes nach einwärts von der Pfanne entstehen kann[1]).

Dass übrigens die Muskeln auch sehr wesentlich am festen Schlusse des Gelenkes betheiligt sind, kann man nicht bloss daraus erschliessen, dass nach der Durchschneidung der Musculatur ein leichter Zug genügt, um innerhalb der Kapsel den Kopf von der Pfanne abzuziehen, sondern auch aus den Beobachtungen bei Lähmungen und Verletzungen der das Schultergelenk umgebenden Muskeln (siehe unten § 87).

Die unnachgiebigste, festeste Partie der Kapsel ist die obere, durch das Lig. coracohumerale verstärkte. Doch finden sich auch hier unter der Supraspinatus- und Infraspinatussehne einige auffallend dünne Stellen (s. oben S. 48 u. 87). Die dünnste Partie der Kapsel entspricht, abgesehen von den beiden Synovialausstülpungen (Recessus bicipitalis und suprascapularis) der weiten schlaffen Wand im unteren und inneren Umfange des Gelenkes, gegen welche die stärkste Vorwölbung des Kopfes bei der Erhebung des Armes andrängt. Schon aus diesen Verhältnissen ergiebt sich, dass bei Luxationen der Kopf am häufigsten und leichtesten hier austritt. Die Partie der Kapsel unterhalb der Sehne des Subscapularis zwischen dieser, der Latissimussehne und dem inneren Rande der Sehne des Anconaeus liegt der Haut am nächsten. Hier kann auch die Gelenkkapsel am leichtesten gefühlt und ihre Verdickung, Schmerzhaftigkeit etc. bei Erkrankungen constatirt werden.

Die Gelenknerven. Ihre Beziehungen und ihre Bedeutung.

§ 78. Die Gelenkkapsel wird vom N. axillaris und vom N. suprascapularis mit Nervenzweigen versorgt[2]). Die Gelenknerven vom N. axillaris treten wesentlich in zwei Zweigen theils an die innere von der Subscapularissehne bedeckte, theils an die untere Wand der Gelenkkapsel. Vom N. suprascapularis verzweigt sich ein in der Fossa supraspinata abgehender Ast in der oberen unter dem Lig. coracoacromiale resp. unter dem M. supraspinatus gelegenen Kapselpartie; ein anderer in der Fossa infraspinata abgehender Ast verzweigt sich in dem unter dem Infraspinatus und Teres minor gelegenen Kapselabschnitte. Diese Gelenknerven vermitteln wesentlich die Schmerzempfindungen im Gelenke

---

[1]) Ausnahmsweise beobachtete ich ein analoges Verhalten bei sonst ganz normalen nur mit beträchtlich grosser subscapularer Synovialausstülpung versehenen Gelenken.

[2]) N. Rüdinger, Die Gelenknerven des menschlichen Körpers. Mit sechs lithographirten Tafeln. Erlangen F. Enke. 1875. S. 10—12.

bei Verletzungen und Entzündungen und besitzen in der That eine grosse Empfindlichkeit für alle selbst minimalen Störungen des Contactes der Gelenkflächen und der Integrität des Gelenkes. Gleichwohl ist die Empfindlichkeit dieses Gelenkes etwas geringer resp. es werden Störungen etwas weniger wahrgenommen, als z. B. die des Ellenbogengelenkes und Kniegelenkes, vielleicht deshalb, weil bei allen mit Schmerz verbundenen Störungen im Schultergelenke die Bewegungen unwillkürlich sofort zum grössten Theile compensatorisch von dem Schultergürtel übernommen werden. — Die anatomischen Beziehungen der Gelenknerven des Schultergelenks zu dem N. axillaris und N. suprascapularis lassen übrigens auch die Vermuthung berechtigt erscheinen, welche ich hier aussprechen möchte, dass sie auch in einer engen physiologischen Beziehung zu diesen motorischen Hauptstämmen stehen, derart, dass sich von den sensiblen Gelenknerven aufgenommene Reize durch Vermittlung von Ganglien im Centralorgan auf jene motorischen Nerven übertragen und dementsprechend sei es Contracturen, sei es Lähmungen der von den Nerven versorgten Muskeln, des Deltoideus, Supraspinatus, Infraspinatus, Teres minor hervorgerufen werden. Es würde sich damit die Feststellung des Gelenkes und noch genauer die in der That nicht selten zu beobachtende Parese der betreffenden Muskeln nach manchen relativ einfachen Verletzungen und mehr noch nach den verschiedenen Entzündungen des Gelenkes erklären.

Flüssigkeitsanfüllung der Gelenkhöhle an der Leiche.

§ 79. Wird die Gelenkhöhle mit Flüssigkeit angefüllt, so wird der Arm (siehe Fig. 17)[1]) ein wenig erhoben, abducirt und etwas nach einwärts rotirt, indem das Gelenk bei dieser Haltung unter normalen Verhältnissen die relativ grösste Capacität darbietet. Die Flüssigkeit drängt den Kopf bis einen Centimeter weit von der Cavitas glenoidea ab (wie nach der Injection mit erstarrenden Massen an Durchschnitten constatirt werden kann), zugleich aber ein wenig nach einwärts, was in manchen Fällen auch bei abnormer Flüssigkeitsfüllung am Lebenden erkannt werden kann. Da die oberen Kapselpartien straffer und kürzer sind als die unteren, werden letztere vorzugsweise ausgedehnt und stellt sich dementsprechend der Arm in Abduction oder es wird die Scapula pronirt, mit dem Acromion nach vorn abwärts, mit dem unteren Winkel nach hinten aufwärts gedreht. Die durch die Flüssigkeitsanfüllung bedingte Anschwellung der Gelenkgegend wird vorzugsweise zu beiden Seiten des Humeruskopfes bemerkbar, hinten unter der hinteren Ecke des Acromion, vorn dicht unter und auswärts vom Processus coracoideus. Ausserdem lässt sich auch von der

[1]) Fig. 17. Injection des Schultergelenks bei der Leiche eines etwa 13jährigen Knaben. Ansicht von aussen. Humeruskopf nach unten und einwärts gedrängt (durch die punctirte Linie angedeutet).

Achselgrube her über der Gelenklinie eine mässige Anschwellung nachweisen. Die Fluctuation ist am besten an den bezeichneten Stellen zu beiden Seiten des Kopfes zu fühlen. Gerade vorn über dem Tuberculum majus ist eine Anschwellung nicht, und zwar begreiflich deshalb nicht zu constatiren, weil der hier am herabhängenden Arme unter normalen Verhältnissen erreichbare kleine Abschnitt der Gelenkkapsel bei der durch starke Füllung bewirkten Erhebung des Armes vollends unter das Acromion versenkt wird. Dagegen kann nicht selten in der Intertubercularrinne eine umschriebene mässige Anschwellung durch die bedeckenden Schichten gefühlt werden. Dieselbe entspricht der Synovialausstülpung, welche die lange Bicepssehne (Fig. 18 f.) begleitet. Bei einer Flüssigkeits-Injection der Gelenkkapsel wird stets auch die Synovialausstülpung neben der Subscapularissehne prall gefüllt (siehe die Abbildung Fig. 18 g. h.)[1]. Jedoch ist die hierdurch bedingte Anschwellung nur undeutlich fühlbar, wenn man von der Achselgrube aus den Schulterblatthals unter dem Proc. coracoideus betastet.

Fig. 17.

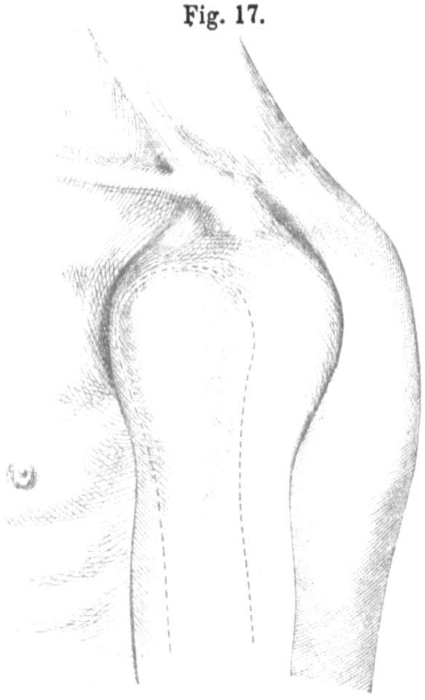

Fig. 18.

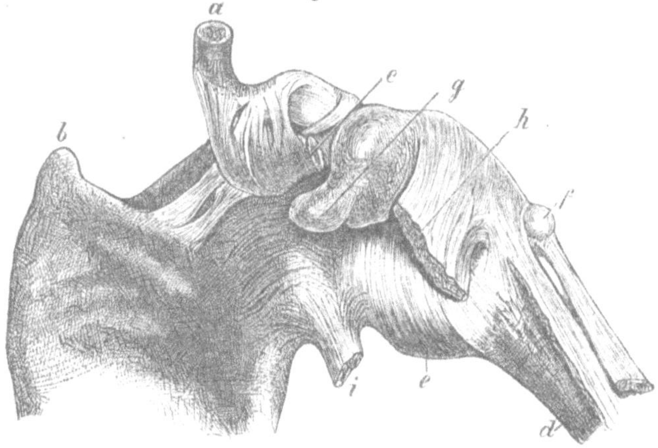

[1] Fig. 18. Injection des linken Schultergelenkes bei einem Erwachsenen mit erstarrenden Massen.

a. Clavicula (abgesägt). b. Scapula. c. Proc. coracoideus, dessen Spitze abgesägt. d. Humerusschaft. e. Kapsel über dem Humeruskopf. f. Kapselausstülpung längs der

Flüssigkeitsanfüllung der periarticulären Schleimbeutel. Diagnostische Bedeutung der Formenunterschiede.

§ 80. Die Formveränderungen der Schulterumrisse sind wesentlich andere bei der Füllung der vor dem Gelenke liegenden grossen Schleimbeutel, der Bursa subdeltoidea und B. acromialis. Injicirt man die B. subdeltoidea, so entsteht eine gerade vorn auf dem Tuberculum majus gelegene Anschwellung, welche die äussere Partie des Deltoideus kuglig hervorwölbt (siehe Fig. 19). Bei Füllung der Bursa acromialis wird mehr die oberste Partie des Deltoideus dicht unter dem Acromion hervorgewölbt durch eine dicht unter dem äusseren und vorderen Abschnitte des Acromion befindliche, schräg nach dem Processus coracoideus herüberreichende Anschwellung. Da beide Schleimbeutel nicht selten mit einander communiciren, so entsteht bei der Injection nicht selten eine dem Sitze und der Ausdehnung beider entsprechende Anschwellung.

Die diagnostische Unterscheidung der Schleimbeutelanfüllung von der Anfüllung des Schultergelenkes ist somit eine sehr einfache und die Diagnose bei den entsprechenden pathologischen Anfüllungen auf den ersten Blick zu machen. Während bei der Anfüllung des Gelenkes die Anschwellung, wenn überhaupt nur zu beiden Seiten des Caput humeri, unter der hinteren Ecke des Acromion und unter dem Processus coracoideus, sowie in der Achselgrube nachzuweisen ist, niemals aber die mittlere Partie des Deltoideus über dem Tuberculum majus emporgewölbt wird, ist eine mehr weniger kugelige Anschwellung dieser letzteren Gegend characteristisch für die Füllung der Bursa subdeltoidea (siehe Fig. 19)[1], — eine ausschliessliche Emporwölbung der an den vorderen Acromialrand anstossenden Deltoideuspartie für die Füllung der Bursa subacromialis. Die Beachtung dieser einfachen physikalischen Zeichen ist deshalb besonders

Fig. 19.

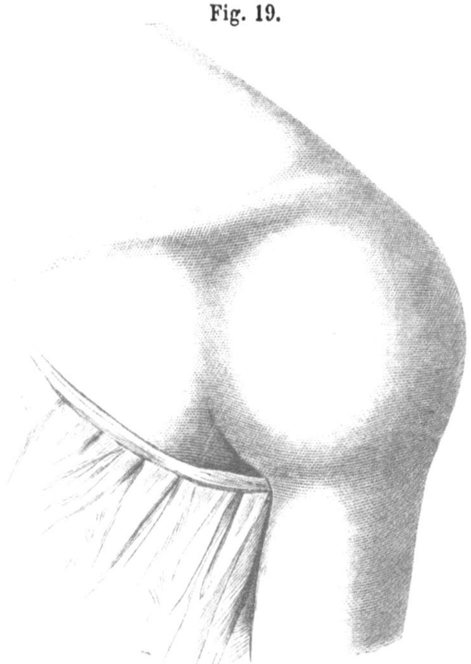

Bicepssehne in der Intertubercularrinne. g. Kapselausstülpung unter dem Subscapularis (h.). i. Sehne des Anconaeus longus.

[1]) Fig. 19. Ausgedehntes Hygrom der Bursa subdeltoidea. (Nach Fr. Tuszewski, „Das Hygrom der B. subdeltoidea“. Inaug.-Dissert. Greifsw. 1878.)

werthvoll für die Diagnose der pathologischen Schleimbeutelanfüllung, weil die übrigen Erscheinungen, wie z. B. die Bewegungsstörungen, Schmerzen, viel weniger characteristisch sind und ihrerseits weit eher zu Verwechselungen und Irrungen Anlass geben können, als jene physikalischen Veränderungen.

Umschriebene Anschwellungen dieser Schleimbeutel (durch blutige, seröse, eitrige Ergüsse, durch einfache, skrophulöse, syphilitische Entzündungen), welche nach Traumen der Weichtheile und Skelettheile dieser Gegend, nach entsprechenden Entzündungen des unterliegenden Knochens, besonders bei gleichzeitigen Erkrankungen im Bereiche des Epiphysenknorpels, u. s. f. vorkommen, machen thatsächlich dieselben resp. analoge physikalische Erscheinungen wie künstliche Injectionen. — Einer etwaigen operativen Behandlung stehen in anatomischer Beziehung besondere Schwierigkeiten nicht entgegen.

Pathologische Flüssigkeitsansammlungen des Gelenkes.

§ 81. Was die von Verletzungen und Krankheiten herrührende Flüssigkeitsanfüllung des Schultergelenkes (durch blutige, seröse, eitrige Ergüsse) anlangt, so sind die Formveränderungen nur sehr selten ähnlich auffällige, wie bei der künstlichen Anfüllung. Blutergüsse in die Schultergelenkhöhle, welche durch Contusionen, Distorsionen des Gelenkes, durch Brüche der knöchernen Bestandtheile des Gelenkes — Fracturen der Tuberkel, des Collum anatonicum humeri, des Collum scapulae — bewirkt werden können, übrigens auch oft genug vorkommen, sind entweder an und für sich nicht erheblich, so dass die Kapsel nur wenig ausgedehnt wird; oder sie sind, wenn sie bedeutend sind (wie z. B. bei Fracturen), gewöhnlich mit einer so weit verbreiteten blutigen Infiltration der das Schultergelenk umgebenden Weichtheile verbunden, dass dadurch die Gelenkanfüllung verdunkelt oder vollständig unerkennbar wird. — Acute oder chronische, seröse resp. eiterige Ergüsse aber kommen gerade am Schultergelenke sehr selten in solcher Ausdehnung vor, dass sie das Bild einer künstlichen Injection wiedergeben. Wenn aber einmal die Anfüllung des Gelenkes durch seröse Flüssigkeit oder Eiter beträchtlicher ist, dann vermisst man niemals die oben geschilderten Formveränderungen. In solchen Fällen ist auch der Flüssigkeitserguss, und speciell die Fluctuation an den früher angegebenen Stellen deutlich nachweisbar. Der Gelenkkopf ist in Folge der Abdrängung von der Cavitas durch die Flüssigkeit leichter hin und her zu bewegen, kann seitlich verschoben werden. — Die geringeren Ergüsse im Schultergelenke lassen sich zuweilen noch bei einer sorgfältigen Betastung der Gelenkkapsel von der Achselgrube aus an der Schwellung erkennen.

Ausserdem pflegen übrigens bei den Flüssigkeitsansammlungen, und gerade bei den geringeren häufiger, gewöhnlich noch von Blut- oder Fibringerinnseln Zottenbildungen der Synovialis, Structurveränderungen der Knorpelsäume, der Gelenkflächen herrührende Reibegeräusche während der Bewegungen bemerkbar zu werden, welche, beiläufig bemerkt, auch für die Diagnose der Art der Flüssigkeitsansammlung benützt werden können.

Die für die künstliche Anfüllung des Schultergelenks characteristische Abductionsstellung des Oberarmes (mit leichter Einwärtsrollung) ist bei den stärkeren pathologischen Kapselanfüllungen am Lebenden gewiss auch meist vorhanden; aber sie tritt deshalb nicht in Erscheinung, weil der Arm unter compensatorischer Drehung des Schulterblattes parallel am Thorax herabhängend gehalten wird. Dementsprechend findet man den unteren Schulterblattwinkel gehoben, der Wirbelsäule genähert, das Schultergewölbe dagegen ein wenig nach vorn unten gesenkt. Lässt man absichtlich das Schulterblatt die normale Stellung einnehmen, oder bringt man es in dieselbe, so erhebt sich auch der Arm in ähnlicher Weise, wie bei der künstlichen Anfüllung der Gelenkkapsel, eine Haltung, welche aber begreiflich auf längere Zeit nicht ertragen werden kann. Der Arm wird vielmehr sehr bald wieder gesenkt unter entsprechender Rotation (Pronation) des Schulterblattes.

Durchbruchstellen bei Gelenkeiterungen. Differentielle Diagnostik der dem Durchbruche folgenden Anschwellungen.

§ 82. Bei Gelenkeiterungen erfolgt der Durchbruch gewöhnlich durch die beiden Synovialausstülpungen der Kapsel längs der Bicepssehne und unter dem Subscapularis. Der Eiter dringt dann also unter den Deltoideus und in die Achselhöhle. Bei dem Durchbruche durch die Bicepsausstülpung der Synovialis kann der Eiter auch zunächst die hier befindlichen Schleimbeutel füllen und erst dann eine diffuse Ausbreitung nehmen. Ausserdem geschieht aber auch sehr häufig ein Kapseldurchbruch unter den Sehnen des Supraspinatus und Infraspinatus entsprechend einigen hier sehr dünnen Stellen der Gelenkkapsel (siehe S. 48 u. 87) und dringt der Eiter dann in das lockere Bindegewebe der Ober- und Untergrätengrube.

Derartige Beobachtungen habe ich öfter bei Schussverletzungen des Schultergelenkes während des deutsch-französischen Feldzuges 1870/71 gemacht. — Einmal fand ich bei einem Patienten der Greifswalder chir. Poliklinik im Gefolge einer croupösen Pneumonie eine fluctuirende Anschwellung der Bursa subdeltoidea und bei der Spaltung nicht nur diese, sondern auch das Schultergelenk vereitert. Beide communicirten durch eine relativ enge Oeffnung neben der Bicepssehne. In Folge dieses Verhaltens liess ich sofort die Resection des Humeruskopfes nachfolgen und erzielte ein vorzügliches Resultat.

Hat nach dem Durchbruch des Schultergelenks der Eiter eine diffuse Ausbreitung genommen, dann ist die Entscheidung, ob man es nur mit einer Eiterung der Grätengruben oder mit einer gleichzeitigen Eiterung des Gelenkes zu thun hat, zwar schwer, aber theils aus der Anamnese, aus der Aufeinanderfolge und Ausbreitung der Anschwellungen, theils aus der Localuntersuchung von der Achselgrube aus zu treffen, indem nämlich bei blossen Eiterungen im Bindegewebe der Grätengruben die Deltoideusanschwellung sehr früh, beim Durchbruch einer Gelenkeiterung spät, erst nach vorausgehender Anschwellung des Gelenkes auftritt; bei jenen das Gelenk in der Achselgrube schmerzlos und frei erscheint, während bei Gelenkeiterungen daselbst stets etwas Schwellung und auf Druck und bei Bewegungen Schmerz nachzuweisen ist u. s. f.

Wenn man in ähnlicher Weise die Entwicklung, die Ausgangsstellen, den Sitz der grössten Anschwellung berücksichtigt, so sind auch die bei Vereiterung der Schleimbeutel unter dem Acromion und unter dem Deltoideus nach einem Durchbruche des Eiters entstehenden diffusen Anschwellungen in der Deltoideusgegend unschwer sicher zu diagnosticiren.

Die Epiphysenknorpelscheiben und ihre Beziehungen zu Verletzungen und Erkrankungen des Gelenks und der Schleimbeutel.

§ 83. Für manche chirurgische Erkrankungen, ebenso wie für manche Verletzungen, ist es besonders wichtig, die Lage der Epiphysenknorpel und ihre Beziehungen zur Gelenkkapsel zu kennen. — An der Scapula geht der Epiphysenknorpel der Cavitas glenoidea continuirlich über in die Epiphysenknorpelscheibe, welche den Proc. coracoideus von der Scapula trennt. Im frühen Alter kann daher der Proc. coracoideus im Zusammenhange mit dem Gelenkknorpel der Cavitas glenoidea abgelöst werden. Hierbei würde, da sich die Gelenkkapsel überall am Rande des Gelenkknorpels der Cavitas glenoidea ansetzt und also mit der abgetrennten „Chondroepiphysis condyloideo-coracoidea", wie sie Uffelmann (siehe oben l. c.) nennt, im Zusammenhange bleibt, die Gelenkhöhle nicht eröffnet werden. — In dem Winkel, wo die Epiphysenknorpelscheibe des Proc. coracoideus mit dem Epiphysenknorpel der Cavitas glenoidea zusammentrifft, entwickelt sich ein besonderer Knochenkern, von welchem, resp. von der entsprechenden Randstelle der Cavitas glenoidea und des Tub. supraglenoidale die lange Bicepssehne entspringt (Fig. 20 eb.)[1]. Wird dieses Stück etwa durch einen forcirten Zug des Biceps herausgerissen, so muss nothwendigerweise

Fig. 20.

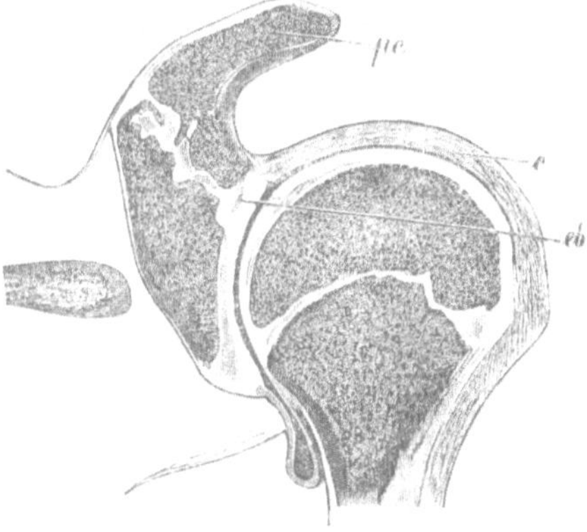

[1]) Fig. 20. Schrägschnitt durch das rechte Schultergelenk eines 16 jährigen Individuums bei stark zurückgestelltem Oberarme zur Demonstration des Verhaltens der Epiphysenknorpel und der Kapsel (nach von Brunn).

pc. Proc. coracoideus; Spina scapulae schräg abgeschnitten; c. Kapsel: eb. Osteoepiphysis bicipitalis.

die Trennungslinie in das Gelenk fallen. Erkrankungen im Bereiche dieses Knochenkernes werden ebenso relativ frühzeitig auf das Gelenk übergreifen können. Bricht der Proc. coracoideus allein oberhalb seiner Epiphysenknorpelgränze ab, so braucht das Gelenk dabei nicht verletzt zu sein. Bricht er aber im Epiphysenknorpel selber ab, so muss die Bruchlinie in das Gelenk fallen. Erkrankungen in der Nähe des Epiphysenknorpels der Cav. glenoidea können aus dem schon früher angeführten Grunde ohne Mitbetheiligung des Gelenkes verlaufen. Dagegen können sich anderseits ebenso solche im Bereiche der Epiphysenknorpelscheibe des Proc. coracoideus wegen der angegebenen engen Beziehungen auch auf das Gelenk selber fortsetzen. — Im Allgemeinen sind aber sowohl traumatische wie entzündliche Ablösungen, wie überhaupt Erkrankungen im Bereiche der zur Cavitas glenoidea in Beziehung stehenden Epiphysenknorpel ausserordentlich selten.

Am oberen Humerusende entwickelt sich sowohl im Kopfe wie im Tuberculum majus und minus je ein besonderer Knochenkern, welche aber schon zwischen dem vierten und fünften Lebensjahre mit einander verschmelzen, so dass von da ab die obere Humerusepiphyse ein Ganzes darstellt. Dieselbe hat noch bis zum 16. Lebensjahr über den Tuberkeln und unterhalb des Kopfes Knorpelbelage und verschmilzt erst im 20. bis 22. Lebensjahre knöchern mit der Diaphyse. Die Epiphysenknorpelscheibe, welche obere Humerusepipyse und Schaft verbindet, ist nach oben stark gewölbt. Sie liegt, so weit sich die Tuberkel erstrecken, unter denselben und somit ausser dem Bereiche der Gelenkkapsel, mit dem übrigen Umfange dagegen sieht sie gegen den Gelenkraum, da hier die vom Rande der Epiphysenknorpelscheibe entspringende Gelenkkapsel, wie schon oben angegeben, noch eine Strecke weit an der Diaphyse herabsteigt und sich dann erst zum unteren Rande der Cavitas glenoidea umschlägt. Hingegen stösst der Epiphysenknorpel vorn an die Bursa subdeltoidea, welche dem vorderen Umfange der Epiphysenknorpelscheibe ebenso wie dem Knochen unmittelbar aufliegt. Durch diese engen anatomischen Beziehungen zum Schleimbeutel und zur Gelenkkapsel erklärt es sich auch, dass bei Erkrankungen im Bereiche des Epiphysenknorpels jene beiden Höhlen in Mitleidenschaft gezogen werden können. — Verhältnissmässig häufig pflegt besonders der subdeltoideale Schleimbeutel an den Erkrankungen des Epiphysenknorpels Theil zu nehmen. Gewisse Formen von Schleimbeutelentzündung, speciell die tuberculösen und skrophulösen, sind nach meinen Erfahrungen geradezu diagnostisch wichtig — pathognomonisch — für entsprechende Erkrankungen im Bereiche des Epiphysenknorpels. Man sollte in solchen Fällen nicht vergessen, nach Eröffnung der Bursa den darunter liegenden Knochen im Bereiche des Epiphysenknorpels nachzusehen, um den daselbst befindlichen ursprünglichen Krankheitsheerd in Angriff zu nehmen.

Solche streng auf die Epiphysenlinie beschränkte Krankheitsheerde können, da von vorn und aussen der Epiphysenknorpel ganz ausser Beziehung zur Gelenkkapsel steht hier (durch den Deltoideus hindurch) stets ohne Gefahr direct angegriffen werden (durch Auslöffelung, Ausmeisselung etc.). Man sollte dies auch niemals versäumen, da durch eine frühe Beseitigung solcher Heerde gewiss in manchen Fällen die sonst fast regelmässig erfolgende spätere Erkrankung des Gelenkes vermieden werden kann.

Obwohl eine solche Betheiligung des Gelenkes durch die nahe anatomische Beziehung des hinteren inneren Umfanges der Epiphysenknorpelscheibe zu demselben nicht bloss bei tuberculösen und syphilitischen, sondern auch bei manchen acut verlaufenden Entzündungsprocessen (z. B. bei acuter infectiöser Osteomyelitis) statthaben kann, so ist sie jedoch keineswegs, selbst bei den mit Ablösung der Epiphyse einhergehenden Entzündungen und Eiterungen eine nothwendige Folge. Da nämlich die Gelenkkapsel rings am Rande des überknorpelten Gelenkkopfes, resp. hinten und innen vom Umfange des Epiphysenknorpels selber entspringt (siehe Fig. 21)[1]) und an dieser Stelle wie

Fig. 21 a.

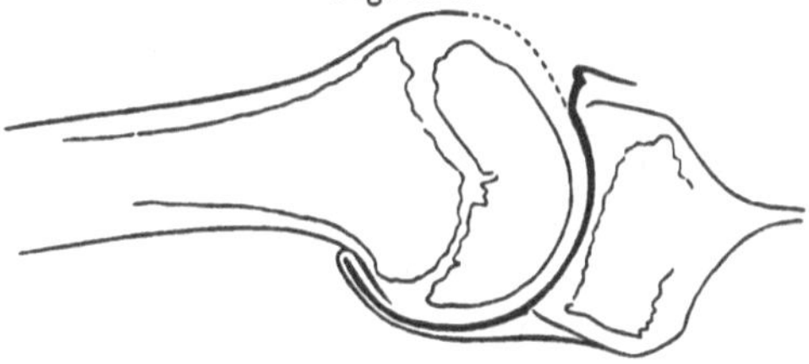

Fig. 21 b.

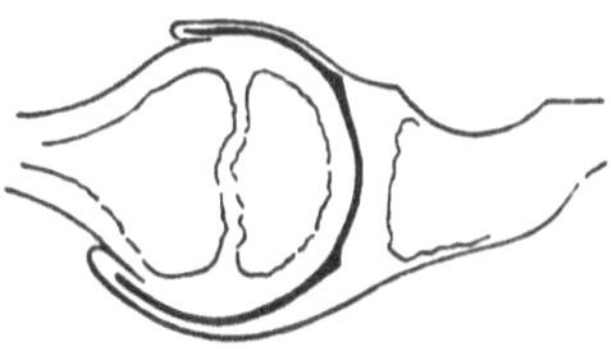

nach abwärts davon mit dem Perioste des Knochens verbunden ist, so kann auch nach eiteriger Lösung des Diaphysenendes vom Perioste und vom Epiphysenknorpel das Periost und die Kapsel im Zusammenhange mit der Epiphyse bleiben und wird somit der Eiter vollständig vom Gelenke abgeschlossen. Wird nun der subperiostale Eiter früh nach aussen entleert, oder bricht er spontan nach aussen durch, so entwickelt sich sehr bald am abgelösten Perioste eine oft sehr starke Knochenschale, welche natürlich in ebenso fester Verbindung mit der Epiphyse bleibt und mit dieser bei eintretender Nekrose des oberen Diaphysenendes eine feste Knochenlade bildet, aus welcher später der Sequester ohne Gefährdung des Gelenkes entfernt werden kann.

Die Verletzungen im Bereiche der Humerus-Epiphyse.

§ 84. Bei traumatischer Absprengung der oberen Humerusepiphyse bleibt gewöhnlich (aber nicht regelmässig) die Epiphysenknorpelscheibe an der

---

[1]) Fig. 21 a. und b. Zur Demonstration des Kapselursprunges an der Epiphyse (nach v. Brunn). a. Frontalschnitt durch das rechte Schultergelenk eines 8jähr. Knaben bei horizontal abgehobenem Arme.

b. Horizontalschnitt durch das linke Schultergelenk desselben Knaben bei horizontal erhobenem Arme.

Epiphyse haften[1]), und meist auch das Gelenk intact, indem die über die Epiphyse herabreichende Kapselpartie und zugleich das Periost im Zusammenhange mit dem Epiphysenknorpel von dem Diaphysenende abgelöst wird. In anderen Fällen dagegen wird die hintere innere Kapselpartie zerrissen. Dann weist in der Regel auch ein Bluterguss im Gelenke auf die Verletzung des Gelenkes hin.

Ist die traumatische Epiphysenablösung mit einer beträchtlicheren Zerreissung des Periostes verbunden, so weicht regelmässig das Schaftstück nach einwärts, stellt sich unter den Proc. coracoideus und kann somit die Erscheinungen der entsprechenden Luxation (oder einer Fract. colli humeri) vortäuschen[2]). Eine genaue Betastung, der Nachweis des Kopfes unter dem Acromion, die eigenthümliche Form des Schaftendes, die vergleichende Messung wird neben anderen Erscheinungen unschwer die Unterscheidung sowohl von der Luxation wie von der Fractur des Humerushalses ermöglichen. Ist die Diagnose gestellt, so muss natürlich auch die entsprechende Behandlung eintreten.

Die Trennung der Epiphyse von der Diaphyse erfolgt nach den Berichten und Experimenten der Autoren sowie nach meinen eigenen zahlreichen Untersuchungen an Leichen verschieden alter Kinder nicht immer ganz genau an der Gränze zwischen Epiphysenknorpel und Diaphysenknochen, sondern es haften besonders bei älteren Kindern nicht selten Knochentheile vom Diaphysenschafte der Epiphyse mit an, seltener umgekehrt Theile des Epiphysenknorpels in grösserer oder geringerer Ausdehnung am Diaphysenschaft. — Nach Küstner können besonders auch bei dem Acte der „Armlösung" durch den Geburtshelfer leicht Epiphysentrennungen am oberen Humerusende erzeugt werden. Auf diese muss daher in jedem Falle von manueller Extraction des Kindes nachgesucht werden, um, falls sie vorgefunden werden, gleich durch einen geeigneten Verband schlimmeren Folgen des Missgeschickes vorzubeugen. Dass nach der Epiphysentrennung einigemal eine sehr beträchtliche Hemmung des Längen-Wachsthums des Humerus beobachtet wurde, ist schon oben (§§ 5 u. 6) angegeben.

Esmarch hat früher darauf aufmerksam gemacht, dass der Epiphysenknorpel bei Schüssen durch die benachbarten Abschnitte der Diaphyse gegen das Vordringen der Sprünge in die Epiphyse resp. bis in das Gelenk schützt, während auch bei anscheinend reinen Lochschüssen - durch die Epiphyse selber regelmässig Sprünge bis in den Gelenkknorpel vordringen, und dass in letzteren Fällen meist eine Gelenkeiterung auftritt, welche bei den erstgenannten Schüssen in der Regel ausbleibt. Diese Angabe ist, wenn auch für die heutigen Geschosse nicht allgemeingültig, doch auch im letzten Kriege vielfach beglaubigt worden und wurde auch in einigen von mir selber beobachteten Fällen bestätigt. Diese Thatsache hat zwar heutigen Tages nicht mehr die grosse practische resp.

---

[1]) Siehe Uffelmann (l. c.). P. Bruns, Die allgem. Lehre von den Knochenbrüchen. Erlangen 1882. [2]) Siehe auch § 98.

prognostische Bedeutung, wie mit Recht früher (wo je nach dem Sitze des Schusses in der That die Prognose dieser Verletzungen resp. auch der etwa nothwendige operative Eingriff, z. B. die Resection, im Voraus bestimmt werden konnte), weil wir heute bei streng aseptischer Behandlung auch Schussverletzungen der Epiphyse mit Sprüngen bis in das Gelenk erfolgreich conservativ behandeln können. Immerhin behält sie für nicht aseptische Fälle auch heute noch ihre Geltung, und erklärt bei solchen z. B. auch das späte Eintreten von Gelenkentzündungen oder -Eiterungen nach Epiphysenschüssen. Bei dieser Gelegenheit möchte ich noch besonders betonen, dass bei Epiphysenschüssen, welche aseptisch und conservativ behandelt werden sollen, wegen der eben genannten Beziehungen zum Gelenke alle Sondirungen zu unterlassen sind, da nach Sondirungen erfahrungsgemäss trotz aller Cautelen leicht eine Gelenkentzündung eintreten kann.

Die Bicepssehne in der Intertubercularrinne.

§ 85. Eine genaue locale Untersuchung gestattet es in vielen Fällen, auch Verletzungen und Erkrankungen der Bicepssehne in der Intertubercularrinne zu erkennen. Man vermag nicht nur die abnorme Anfüllung der hier liegenden Kapselausstülpung durch den Deltoideus hindurch zufühlen, sondern kann auch geringere Blutergüsse oder fibrinöse Ausscheidungen in derselben nachweisen, welche nach meinen Erfahrungen gar nicht selten bei Traumen der Schultergegend, vorzugsweise aber bei Distorsionen, bei abnormer Kraftanstrengung, bei Tuberkelfracturen, u. s. f. vorkommen. Augenscheinlich handelt es sich hierbei um eine Verletzung (Zerrung, Einriss) der Synovialausstülpung, zuweilen auch um das Abreissen eines Knochenstückes der Rinnenwände. In solchen Fällen ist ein Reibegeräusch, ein weiches oder rauheres Knirschen bei den Bewegungen des Biceps wahrzunehmen. Diese selber sind sehr schmerzhaft, ebenso auch directer Druck auf den Verlauf der Bicepssehne und die Intertubercularrinne. Besonders schmerzhaft und mehr weniger behindert ist jede Action des Biceps und das Zurückführen des Armes nach hinten, letzteres augenscheinlich theils wegen der Zerrung an der Sehnenscheide durch die Action des Latissimus, theils vielleicht wegen der stärkeren Spannung der Sehne über dem nach vorn tretenden Oberarmkopf.

Man spricht noch hier und da von einer „Luxation der Bicepssehne“ und versteht dies weniger so, dass die Bicepssehne dauernd aus der Intertubercularrinne dislocirt ist, als dass die Sehne nur bei gewissen Bewegungen aus der Intertubercularrinne heraustritt und über das Tuberculum majus oder minus herübergleitet. Bedenkt man aber, dass gerade der festeste, durch die kräftigsten Bänder verstärkte Theil der fibrösen Gelenkkapsel sich an den Vorsprüngen des Tuberculum majus und minus zu beiden Seiten der Intertubercularrinne festsetzt, ausserdem aber auch über dieser selber hinabsteigend die Bicepssehne mit sehr starken Fasern überbrückt, dass ferner selbst bei den ausgiebigsten Bewegungen die Bicepssehne dem

Kopfe und der Rinne dicht anliegt, so lässt sich a priori voraussetzen, dass die Bedingungen für das Zustandekommen einer Luxation oder Subluxation der Bicepssehne jedenfalls nicht günstig sind. Bei darauf gerichteten Versuchen an der Leiche vermochte ich nur durch wiederholtes heftiges Aufwärtsziehen der Sehne die Fortsetzung der fibrösen Gelenkkapsel über der Intertubercularrinne in der Längsrichtung auf eine kleine, einige Millimeter lange Strecke einzureissen. Aber auch, wenn dieses Aufschlitzen der Kapsel über der Sehne in grösserer Ausdehnung erfolgt, bleibt die Sehne gleichwohl bei den Bewegungen des Biceps in der Rinne. Nur bei Rotationsbewegungen des Armes kann sie dann vorübergehend seitlich herausgleiten. Eo ipso wäre überhaupt zu erwarten, dass forcirte Rotationsbewegungen des Armes am ehesten eine Luxation der Sehne herbeiführen würden. Nach meinen Versuchen riss jedoch besonders bei der forcirten Rotation des im Ellenbogen gebeugten Armes nach auswärts viel eher die Sehne vom Rande der Cavitas glenoidea ab. Eine Luxation der Sehne wurde hierbei nicht beobachtet. Beim Lebenben wird ein solches Einreissen der Fortsetzung der fibrösen Kapsel über der Intertubercularrinne (in der Längsrichtung) wohl kaum anders als bei einer Distorsion resp. Luxation des Schultergelenkes möglich sein. Ein seitliches Abreissen der Bandmassen von den Tuberkeln dürfte aber wohl nur mit einer Fractur dieser vorkommen. Nach einer Rissfractur eines der Tuberkel wird dann allerdings eine Luxation resp. ein Herausgleiten der Sehne aus der Rinne eintreten können. In der That beziehen sich auch die wenigen überzeugenden Beobachtungen von einer solchen Verschiebung der Bicepssehne auf vorausgegangene Luxationen des Schultergelenks, bei welchen ja nicht selten das Tuberculum majus abgesprengt wird. — Gewiss werden manche Fälle von vermeintlicher Sehnenluxation auf diagnostische Irrungen zurückgeführt werden müssen. Es muss in dieser Beziehung noch daran erinnert werden, dass bisweilen selbständige Fascienstränge über der Intertubercularrinne, oder Unebenheiten in dieser selber zu solchen Irrthümern führen können.

Bewegungen und bewegende Muskeln des Schultergelenkes.

§ 86. Die anatomische Einrichtung des Schultergelenkes ermöglicht eine sehr freie Beweglichkeit des Humerus. Die normalen Bewegungen des Schultergelenkes können um die unendlich zahlreichen Durchmesser des Oberarmkopfes als ebenso zahlreiche Drehungsaxen in jeder Richtung ausgeführt werden. Dieselben lassen sich am besten nach den Bewegungen um drei (in der Ruhelage des Armes) durch den Oberarmkopf gelegte Axen, nämlich um die frontale, um die sagittale und um die perpendiculäre übersichtlich ordnen (C. Hueter). Am ausgiebigsten ist die Bewegung um die sagittale Axe, die Ab- und Adduction im Schultergelenke (Entfernung des Oberarmes vom Rumpfe gerade auswärts nach der Seite und Annäherung an den Rumpf in gleicher Ebene). Sie beträgt ungefähr 90°. Die Bewegung des Armes im Schultergelenke um die frontale Axe, „Beugung und Streckung" resp. die Hebung des Oberarmes gerade nach vorn und gerade nach rückwärts hinten ist beschränkter. Sie beträgt nur etwa 60°; und zwar kann der herabhängende Arm gerade nach vorn oben ungefähr um 45°, gerade nach hinten nur um etwa 15° geführt werden. Die Bewegungen des Oberarmes um die perpendiculäre Axe, die Rotationen, betragen nahezu 90°. Hierzu kommen noch solche Bewegungen, Schleuderbewegungen, bei welchen die Axen fortwährend gewechselt werden. Nach jeder Richtung können die Bewegungen bis zur knöchernen Hemmung getrieben werden, indem sich das Labrum cartilagineum der Cavitas glenoidalis in die Rinne des Collum anatomicum humeri stellt. Doch treten an den Gränzen der Bewegungsexcursionen regelmässig auch Hemmungen ein durch Spannung der das Gelenk umgebenden Sehnen und Muskeln, sowie auch des Lig. coraco-humerale. Letztere Hemmungen machen sich wesentlich geltend bei den Rotationsbewegungen. — Die auf den Arm übertragenen Bewegungen des Schultergelenkes gewinnen aber erheblich an Excursionsbreite durch die ergänzende Theilnahme der Bewegungen des Schultergürtels (siehe § 56), welche besonders dann regelmässig eintreten, sowie die Bewegungen des Schultergelenkes an der demselben eigenthümlichen Sehnen-, Muskel- oder Knochenhemmung angelangt sind. Dies ist z. B. der Fall bei der Hebung des Armes bis zur Horizontalen. Soll der Arm über diese hinaus gehoben werden, so ist dies nur möglich durch eine entsprechende Aufwärtsdrehung des Schulterblattes. Durch die entsprechende Mitbewegung des Schultergürtels können die sämmtlichen Bewegungen des Schultergelenkes weit ausgiebiger gemacht werden, vorzüglich aber die Bewegungen um die horizontale und um die sagittale Axe, sowie die Schleuderbewegungen; bei gewissen Haltungen des Armes aber auch die Bewegungen um die perpendiculäre Axe. Fallen diese ergänzenden Bewegungen des Schulterblattes weg, so erfahren auch die Schultergelenkbewegungen eine entsprechende Einschränkung (siehe auch §§ 56 und 57).

Die das Schultergelenk bewegenden Muskeln sind so um das Gelenk angeordnet, dass sie fast sämmtlich sich an mehreren Bewegungen betheiligen. So wirkt der Deltoideus mit seiner Hauptmasse wesentlich abducirend auf den Oberarm, vermag jedoch mit seinen vorderen und hinteren Massen auch den Arm gerade nach vorn und gerade nach rückwärts zu bewegen oder bei gerade herabhängendem Arme auch die Rotatoren zu unterstützen. Der Pectoralis major adducirt, kann aber den auswärts gedrehten Arm auch etwas nach einwärts rotiren. Genau ebenso wirken Latissimus dorsi und Teres major. Dieselben können aber den Arm auch gerade nach hinten führen. Der Coraco-brachialis und kurze Kopf des Biceps adduciren den Arm, können ihn aber auch nach vorn hoch heben. Wesentlich letztere Wirkung übt der Biceps mittelst seines langen Kopfes auf den Oberarm aus. Der Triceps dagegen vermag den Arm dem Rumpfe zu nähern resp. auch etwas nach hinten zu führen. Der Subscapularis rotirt den Oberarm nach innen, Infraspinatus und Teres minor nach aussen. Der Supraspinatus vermag, die Wirkung der Oberarmheber nach vorn zu unterstützen, in geringerem Grade auch den Oberarm nach auswärts zu rotiren.

Verletzung und Lähmung der das Schultergelenk bewegenden Muskeln.

§ 87. Da die Muskeln am Schultergelenke mehr als an anderen Gelenken zur sicheren Befestigung des Kopfes in der Cavitas glenoidea beitragen, anderseits aber die Gelenkkapsel sehr weit, der Kopf sehr frei beweglich ist, so entstehen, wenn der eine oder der andere dieser das Schultergelenk umgebenden Muskeln gelähmt oder sonst wie (z. B. in Folge von Traumen) ausser Function gesetzt wird, nicht bloss entsprechende Störungen in den Bewegungen, sondern können in Folge der dann überwiegenden Einwirkung der noch functionirenden Muskeln auch leicht Abweichungen in der Haltung und Stellung des Oberarmkopfes, in der Form der Schultergelenksgegend und auch leicht Störungen im festen Schlusse des Gelenkes eintreten.

Am auffälligsten sind die Erscheinungen bei Lähmungen des Deltoideus, welche am häufigsten durch Traumen, directe Contusionen des Muskels, Zerrung und anderweitige Verletzung des N. axillaris (nach Luxationen, Fracturen, auch in Folge der „Armlösung“ der Geburtshelfer etc.) entstehen. Der Arm kann dann nicht abducirt und erhoben werden. Er ist nach abwärts gesunken, nicht selten stellt sich aber der Kopf zugleich ein wenig nach einwärts (ist adducirt und einwärts rotirt), in Folge des Uebergewichtes der Adductoren. Die Schulterwölbung erscheint abgeflacht und zwar um so mehr, je grösser die der Lähmung folgende Atrophie des Muskels ist. In hochgradigen Fällen entsteht ein förmliches Schlottergelenk. Der Kopf ist leicht hin und her zu bewegen und steht weit ab von der Cavitas glenoidea, so dass über ihm unter dem Acromion eine tiefe Einsenkung deutlich sichtbar ist. Ebenso tritt der Proc. coracoideus sehr scharf hervor. Dergleichen beobachtet man auch zuweilen nach vorausgegangenen hydropischen Ergüssen in das Gelenk.

Ebenfalls sehr characteristisch sind die Veränderungen der Form, Stellung und Bewegung des Schultergelenkes bei Lähmungen der am Tuberculum majus sich inserirenden Muskeln der Grätengruben, wie sie nach directen Traumen der Muskeln, nach Verletzungen und Lähmungen des N. suprascapularis[1]) u. s. f. beobachtet werden können. Dann rotirt der Oberarmkopf nach einwärts und wird theils der Schwere, theils dem elastischen Zuge der grossen Adductoren folgend dem Rumpfe genähert und zugleich aber gegen den Processus coracoideus gezogen. In Folge dessen tritt das Acromion etwas stärker heraus, darunter ist die Schulter etwas abgeflacht, der Oberarmkopf steht medianwärts dicht neben

[1]) Siehe oben § 45, und auch § 98 (Tuberkelfracturen).

und unter dem Processus coracoideus und ist hier oft sehr deutlich zu sehen. Der Arm kann weniger oder nicht auswärts rotirt werden.

Auch manche, vielleicht sämmtliche bis jetzt bekannte Fälle von sogen. „angeborener Verrenkung des Oberarms“ scheinen hierher zu gehören, da man bei ihnen meist eine Lähmung der Schultermuskeln, Atrophie des Gelenkkopfes, abnorme Schlaffheit und Weite der Kapsel d. h. ein sogenanntes „Schlottergelenk“ neben einer entsprechenden Verstellung oder grossen Verschieblichkeit des Oberarmkopfes fand.

Die Luxationen des Schultergelenkes. Allgemeines.

§ 88. Von den Verletzungen der Skelettheile des Schultergelenkes machen ganz typische Formveränderungen der Schultergelenkgegend sowie characteristische Bewegungsstörungen vor allen die Luxationen und manche Fracturen im Bereiche des Gelenkes sowie im obersten Abschnitte des Oberarmschaftes.

Was die Luxationen anlangt, so schaffen die anatomischen Verhältnisse, der grosse Gelenkkopf und die kleine flache Pfanne, die sehr ungleich vertheilte Festigkeit der einzelnen Kapselabschnitte, speciell die ausserordentlich grosse Festigkeit der oberen von dem Lig. coracohumerale verstärkten Kapselpartie und die dünne Beschaffenheit und relativ leichte Zerreisslichkeit der unteren Kapselpartie, gegen welche überdies bei gewissen Bewegungen die grösste Wölbung des Kopfes andrängt, ferner die leicht mögliche Bildung eines festen Hypomochlion neben grosser freier Beweglichkeit des Kopfes im Gelenke, der lange Hebelarm, welchen der Humerus bildet u. s. f., im Schultergelenke besonders günstige Bedingungen für die erfolgreiche Einwirkung luxirender Gewalten. Diesen anatomischen Bedingungen entspricht es, dass die Schultergelenkluxationen die absolut häufigsten Verrenkungen sind, indem sie nach älteren und neueren Statistiken etwa die Hälfte aller Gelenkluxationen ausmachen. — Der Oberarmkopf kann nach vorn einwärts, nach unten, nach hinten luxirt werden.

Der Entstehungsvorgang der Schultergelenkluxationen nach vorn resp. unten.

§ 89. Der Entstehungsmechanismus der Schultergelenkluxationen nach vorn resp. unten lässt sich am leichtesten bei denjenigen verfolgen, welche aus einer Hyperabduction des Armes hervorgehen. Die Verrenkungen nach vorn einwärts von der Cavitas glenoidea sind die gewöhnlichen, jene nach unten die selteneren Formen. Erstere sind auch an der Leiche am leichtesten durch Hyperabduction des Armes während gleichzeitiger Fixation der Scapula zu erzeugen. Bei der Hyperabduction des Armes drängt sich der Oberarmkopf gerade gegen den relativ schwächsten Abschnitt der Gelenkkapsel, den unteren und inneren, während sich der oberste Theil des Tuberculum majus gegen den oberen Rand der Cavitas glenoidalis, das Collum chirurgicum humeri gegen das Acromion anstemmt.

Wirkt bei dieser Stellung des Armes eine Gewalt noch weiter hyperabducirend ein, so hebelt sich der Schulterkopf von der Cavitas glenoidea (um das in ihrem oberen Rande gelegene Hypomochlion) — an der Leiche mehr um das Acromion — ab, sprengt die Kapsel an ihrer tiefsten, am meisten gespannten Stelle und tritt durch den Kapselriss in die Achselhöhle. In diesem Momente pendelt der Oberarm gewissermaassen wie ein zweiarmiger Hebel an den nicht zerrissenen Kapselpartien. Wenn nun, wie gewöhnlich, die luxirende Kraft erschöpft ist, so können nun die Schwere des Armes und die elastische Spannung der Muskeln sowie des Kapselrestes als bewegende Kräfte zur Geltung kommen. Während der Arm in Adductionsbewegung nach abwärts sinkt, schiebt sich der Kopf neben dem inneren Rande der Cavitas glenoidea gegen den Processus coracoideus in die Höhe. Damit ist die Luxationsstellung erreicht, welche für die häufigste Luxationsform des Schultergelenks, für die Luxatio subcoracoidea characteristisch ist. — Der Kopf kann aber auch gewissermaassen auf halbem Wege stehen bleiben und bei der secundären Bewegung unterhalb der Cavitas glenoidea oder auf ihrem inneren Rande stehen bleiben — Luxatio axillaris —, oder es kann bei der Hyperabductionsluxation die secundäre Bewegung ganz ausbleiben, indem der Kopf sofort nach dem Durchbruch der Kapsel festgehalten wird (Lux. erecta).

Doch entstehen diese Schultergelenkluxationen, welche sämmtlich leicht an der Leiche herzustellen sind, am Lebenden keineswegs ausschliesslich, ja vielleicht nicht einmal am häufigsten durch Hyperabduction, sondern sie kommen, wie ich nach eigenen Erfahrungen bestätigen kann, auch bei nur mässig abducirtem Oberarme zu Stande, während ein Stoss beim Fallen, oder ein Schlag gegen den Epicondylus internus humeri (resp. gegen die Innenfläche des Ellenbogens) einwirkt, oder ein kräftiger Zug am Arme diesen nach aufwärts führt. Während hierbei der Oberarm noch etwas weiter abducirt und somit der Kopf gegen die untere Kapselwand angedrängt wird, ziehen sich die Adductoren unwillkürlich kraftvoll zusammen. Indem somit der Humerus einerseits an der sehr festen unnachgiebigen oberen Kapselpartie (Lig. coraco-humerale), anderseits an der Insertionsstelle der Adductoren fixirt wird, bildet sich gewissermaassen zwischen beiden Punkten ein Hypomochlion, um welches der abducirende Stoss gegen den Ellenbogen den Kopf aus dem Gelenke hebelt. So wenigstens lässt sich der Vorgang am Lebenden vermuthen; und gelang es mir auch, in annähernd ähnlicher Weise die Luxation an der Leiche zu reproduciren, indem nämlich die Adductoren-Contraction durch den Zug eines entsprechend einwirkenden Bindenzügels nachgeahmt wurde, während kraftvolle Stösse gegen den nur mässig abducirten Arm (am Ellenbogen) ausgeführt wurden. Danach entstand einige Male eine Lux. axillaris s. infraglenoidea, welche durch entsprechendes Emporschieben in eine Lux. subcoracoidea übergeführt werden konnte.

Bei den seltenen Luxationen, welche durch reine Muskelaction beim Werfen, Schleudern oder beim kraftvollen Heben entstanden, dürfte vielleicht in annähernd ähnlicher Weise ein Hypomochlion zwischen den Insertionsstellen des Deltoideus und der Adductoren gebildet werden. Der Deltoideus zieht den Arm nach aufwärts, während die Adductoren (Pectoralis, Latissimus) den Oberarmhals stark nach abwärts ziehen. Somit pendelt der Oberarm um einen zwischen den Insertionsstellen dieser Muskeln gelegenen Punkt und wird hierbei der Kopf luxirt.

Ausserdem kann aber am Lebenden der Oberarm auch noch durch einen direct gegen den Oberarmkopf gerichteten Stoss oder Schlag, oder durch einen Fall auf die Aussenseite des Gelenkes nach unten resp. vorn einwärts verrenkt werden. An der Leiche vermochte ich ebenfalls durch direct gegen die Aussenseite geführte Schläge hin und wieder die Luxation (übrigens meist nur eine unvollständige) zu erzeugen, aber nur dann, wenn gleichzeitig der Arm etwas horizontal oder etwas nach hinten abducirt gehalten wurde. Wahrscheinlich wird am Lebenden, wenn bei dieser Art der Gewalteinwirkung der Arm adducirt gehalten wird, der Gelenktheil des Schulterblattes entsprechend tief nach abwärts gesenkt, während der Stoss auf den Gelenktheil des Oberarmes einwirkt. Der Stoss überträgt sich auch hier auf die schwächsten Kapselpartien an der unteren und inneren Seite des Gelenkes.

Rotirt man den im Ellenbogengelenke gebeugten, im Schultergelenke bis zum rechten Winkel abducirt gehaltenen Arm mit Gewalt nach auswärts, während das Schulterblatt fixirt wird, so kann man nach meinen Versuchen ebenfalls in manchen Fällen den Oberarmkopf nach einwärts luxiren. In solchen Fällen war die Bicepssehne vom Rande der Pfanne ein- oder ganz abgerissen, der obere (festeste!) und innere Abschnitt der Kapsel oder die ganze Kapsel in vollster Ausdehnung mit dem faserknorpligen Ringe von der Gelenkpfanne abgetrennt, der Supraspinatus losgerissen, der Subscapularis vom Kopfe weit hin unterwühlt und zerrissen. Der Kopf liess sich nach einwärts vom Proc. coracoideus bis gegen die Clavicula drängen. Die Luxation würde demnach zu den atypischen zu rechnen sein. Der Kopf lässt sich leicht in die Pfanne bringen, aber die dem Kopfe haubenartig anliegende Kapsel schwer zurückschieben, würde also, interponirt, ein Repositionshinderniss abgeben. Bei der seltenen Lux. infraclavicularis am Lebenden darf eine ähnliche ausgedehnte Zerreissung der Kapsel und Abreissung des Lig. coraco-brachiale vorausgesetzt werden. Ob übrigens die Luxatio infraclavicularis, für welche gewöhnlich ähnliche, nur stärkere Gewalteinwirkungen und Bewegungen geltend gemacht werden, wie für die typischen Luxationen nach vorn, am Lebenden auch durch forcirte Auswärtsrotation des abducirten Armes (wie von uns an der Leiche erzeugt) entstand, ist mit Sicherheit aus den veröffentlichten Fällen nicht zu entnehmen, lässt sich aber nach einigen Schilderungen vermuthen.

Für die Luxation über den oberen Rand der Cavitas glenoidea

sind, wie leicht begreiflich ist, die anatomischen und mechanischen Verhältnisse des Schultergelenkes am ungünstigsten. Sie würde nicht nur eine vollständige Zerreissung der Kapsel am oberen Umfange des Gelenkes und die Abtrennung (oder Luxation) der Bicepssehne voraussetzen, sondern wohl auch nicht ohne gleichzeitigen Bruch des Acromion resp. Proc. coracoideus, oder nicht ohne Zerreissung des Deltoideus denkbar sein, in welchem letzteren Falle der Kopf des schief nach hinten gerichteten Armes am Acromion vorbei nach oben geschoben sein könnte. Derartige Fälle sind meines Wissens bislang nicht beobachtet worden.

Bei allen Luxationen des Schultergelenkes, welche durch einen Eall auf den Arm erfolgen, wird übrigens auch der Rumpf des Fallenden theils durch das Gewicht, die Schwere (durch die Wucht seiner Masse), theils durch seine Bewegung um den momentan fest auf dem Boden aufgestemmten Arm am Zustandekommen der Luxation betheiligt sein, sei es indem durch entprechende Neigung der Scapula eine Hypomochlionbildung begünstigt wird, sei es indem die Kapselspannung gegenüber der Wölbung des Kopfes vermehrt wird u. s. f. In dieser Beziehung kann besonders eine entsprechende Drehung des Rumpfes eine nur mässige Abduction oder eine andere Stellung des Armes soweit unterstützen, dass die typische Luxation erfolgt. Eine entsprechende Neigung des Rumpfes kann bei einem Fall auf den nur einfach abducirten Arm gewiss auch eine Hyperabduction des Gelenkes erzeugen, welche zur Luxation führt, so dass also manche dieser Luxationen thatsächlich zu den Hyperabductionsluxationen gehört.

Die äusseren Erscheinungen und traumatischen Veränderungen des Gelenkes bei den typischen vorderen Schultergelenk-Luxationen.

§ 90. Die äusseren Erscheinungen der typischen Lux. subcoracoidea sind so auffällige und characteristische, dass die Verletzung von dem geübten Chirurgen leicht bei dem ersten Blicke erkannt werden kann. Der Arm erscheint unter der Schulter wie eingeknickt. Er wird im Ellenbogengelenk gebeugt und mehr weniger weit vom Rumpfe abstehend gehalten und lässt sich nur unter Ueberwindung einigen Widerstandes adduciren. Die Oberarmaxe läuft thatsächlich nicht gegen die Cavitas glenoidea, sondern einwärts von derselben. Der Kopf befindet sich einwärts neben der Cavitas glenoidea.

Die Abductionsstellung ist wesentlich bedingt durch die Spannung der unzerrissenen Kapselpartien, besonders des durch das Lig. coraco-humerale verstärkten oberen Theiles. Da der luxirte Kopf relativ weiter ab vom oberen Pfannenrande steht, als die Länge jenes wenig nachgiebigen oberen Kapselabschnittes (incl. Lig. coraco-humerale) gestattet, so muss dieser nicht bloss auf das Aeusserste gespannt sein, sondern nothwendigerweise den Arm auch in Abduction erhalten und eine weitere Annäherung desselben an den Brustkorb verhindern. Einen Antheil daran hat aber gewiss auch die Muskelspannung. Denn durchtrennt man an frischen Leichen die äussere Schultermuskulatur (speciell den Deltoideus und Coracobrachialis) eines verrenkten Oberarmes, so sinkt er regelmässig noch mehr gegen den Thorax hin[1]). Es verringert sich somit die Abductionsstellung um soviel als der Antheil der Muskelspannung daran betrug. Am Lebenden ist gewiss dieser Antheil insofern noch etwas grösser, weil hier zur elastischen Spannung noch die durch active Contraction hinzukommt, welche letztere allerdings durch das Chloroform überwunden werden kann. Die Spannung der Muskulatur des Biceps bedingt es, dass auch das Ellenbogengelenk gewöhnlich in Beugung steht.

Das Acromion tritt scharf hervor. Unterhalb desselben ist statt der normalen Wölbung eine Abflachung oder oder auch eine grubige Einsenkung zu bemerken, indem sich der Deltoideus direct gegen die Cavitas glenoidea drängt. Diese selber ist in der Regel nur undeutlich zu fühlen, da sie ausser von dem Deltoideus noch von den straffen Sehnen der Grätengrubenmuskeln und der Kapsel bedeckt ist. Unter dem Proc. coracoideus sieht man entsprechend dem hier stehenden Kopfe eine leichte Vorwölbung, welche stärker hervortritt, wenn der Ellenbogen ein wenig nach hinten geführt wird. Der Gelenkkopf ist aber in jedem Falle sowohl von vorn durch den Pectoralis, wie von der Achselgrube aus einwärts von der Cavitas glenoidea (zwischen dieser und der äusseren Thoraxwand) zu fühlen. Alle activen Bewegungen des Schultergelenkes sind unmöglich. Passiv ist die Adduction und Rotation in Folge der Kapselspannung beträchtlich erschwert, dagegen die Abduction und Elevation und in der abducirten Haltung auch die Rotation relativ leicht möglich, weil dabei die Spannung des Kapselrestes und der Muskeln mehr gelockert wird.

Der Kopf durchbricht die Kapsel nahe dem unteren Rande des Subscapularis und drängt den Muskel im Weiteren, ihn mehr weniger einreissend, vor sich her. Die Kapsel kann bald an der Umrandung der Pfanne, bald mehr weniger nahe dem unteren Umfange des Kopfes zerreissen. Gewöhnlich ist der Kapselriss bei dieser Luxation ausgedehnt genug, um ohne Schwierigkeit den Kopf durchtreten zu lassen. Zuweilen findet sich jedoch eine enge schlitzartige Oeffnung nahe dem Collum humeri [wie ich es in Fig. 22 nach einer Luxation an der Leiche gezeichnet habe], durch welche der Kopf wie durch einen Gummiring geschlüpft ist.

---

[1]) Diese meine Versuchsergebnisse stehen im Widerspruche mit denen ähnlicher Versuche von W. Busch und Tillaux, welche keine Aenderung der Abductionsstellung nach der Durchschneidung der Muskulatur fanden. — Die Verminderung der Abductionsstellung ist zwar nach meinen Versuchen nicht immer beträchtlich, aber thatsächlich stets vorhanden, war hin und wieder sogar schon nach blosser Durchschneidung des Deltoideus ziemlich bedeutend. Sollen diese Versuche aber richtige Aufschlüsse ergeben, so ist absolut nothwendig, dass noch hinlänglich frische Leichen zu denselben gewählt werden, bei welchen die Muskeln noch nicht ihre natürliche Elasticität und Festigkeit eingebüsst haben. Nur bei solchen gelingen sie.

Der Kapselschlitz liegt am luxirten Kopfe oben dicht dem Collum anatomicum an, während die übrige Kapsel zwischen Kopf und Pfannenrand eingefaltet liegt und somit ein Repositionshinderniss abgeben kann.

Fig. 22.[1])

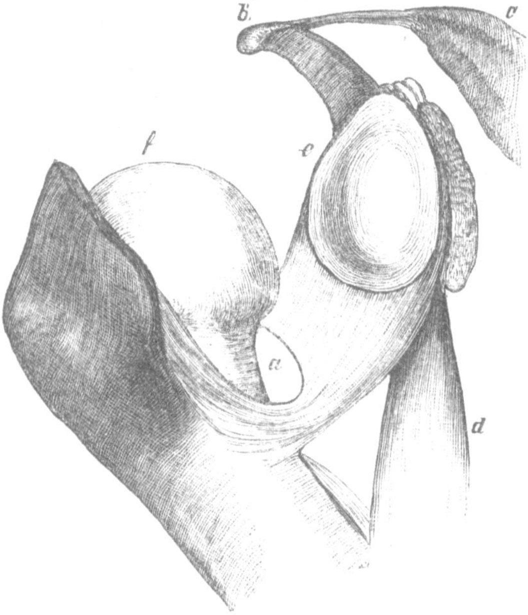

Mit seiner überknorpelten Fläche sieht der Kopf gegen den Raum zwischen Scapula und Thoraxwand. Die übrige unzerrissen gebliebene Kapselwand zieht sammt den Sehnen der Grätengrubenmuskeln straff gespannt vor der Cavitas glenoidea vorbei schräg nach einwärts abwärts zu dem Oberarmkopfe. Die Grätengrubenmuskelnsind übrigens nicht selten eingerissen, das Tuberculum majus abgesprengt resp. abgerissen. Dies erklärt sich aus dem Entstehungsvorgange der Luxation. Indem sich das Tuberc. majus am oberen Rande der Cavitas glenoidea anstemmt, wird es bei der kraftvollen Abheblung der Gelenkflächen abgesprengt. Oder es wird durch den Zug der Kapsel und gespannten Muskeln abgerissen; so vielleicht besonders bei den am nur wenig abducirten Arme erfolgenden Luxationen u. s. f. Auch Stückchen vom (inneren, unteren) Rande der Cavitas glenoida können bei der Abhebelung der Gelenkflächen abgesprengt werden[2]). (Ich sah das auch öfter bei Leichenversuchen.) Die Bicepssehne und der Deltoideus sowie Coracobrachialis und kurzer Kopf des Biceps sind ebenfalls straff gespannt. Die Bicepssehne ist zuweilen mehr weniger aus der Intertuberkularrinne herausgerissen oder läuft, wie ich an mehreren Präparaten sah, durch die Bruchspalte des abgesprengten Tuberculum majus. Dagegen habe ich eine Zwischenlagerung oder Einklemmung der Sehne zwischen dem überknorpelten Gelenkkopf und dem

---

[1]) Fig. 22. Linkes Schultergelenk von vorn. Verhalten des Kapselrisses (a.) nach einer an der Leiche erzeugten, aber wieder reponirten Luxatio subcoracoidea sinistra. Der erhalten gebliebene Kapselabschnitt durchtrennt und der Kopf von der Pfanne abgezogen, um den hier relativ kleinen Kapselriss a. zu zeigen. b. Processus coracoideus. c. Acromion mit einem Reste von Deltoideusfasern. d. Anconaeus longus. e. Cavitas glenoidea. f. Caput humeri.

[2]) Dies kann eine Prädisposition zu habituellen Luxationen schaffen.

Pfannenrande nicht beobachtet; sie lässt sich auch bei dieser Luxation nach den anatomischen Verhältnissen nicht gut annehmen.

Der Verschiebung und eventuellen Compression der Achselgefässe und Nerven, der häufigen Verletzung des N. axillaris bei dieser Luxation ist schon oben (§ 71) gedacht worden. Der Druck des Kopfes auf das Oberarmgeflecht macht sich dem Patienten gewöhnlich gleich nach der Verletzung durch das Auftreten von Kribbeln, Taubsein, Schmerz im Bereiche der peripheren Verzweigungen bemerklich; der Druck auf die Vene bedingt zuweilen venöse Stauung im Arme etc.

Bei der Lux. axillaris (infraglenoidea), bei welcher sich der Kopf unter der Cavitas glenoidea oder häufiger auf ihrem inneren unteren Rande mit seinem anatomischen Halse aufstemmt, somit tiefer wie bei der L. subcoracoidea steht, sind die Formveränderungen im Allgemeinen ähnliche; nur ist zuweilen die Abduction in Folge stärkerer Spannung der Kapsel ein wenig grösser. Der Kopf steht vorn tiefer unter dem Processus coracoideus, und wird leicht von der Achselgrube aus an der bezeichneten Stelle gefunden. Der Kapselriss erstreckt sich in querer Richtung vom unteren Rande des Subscapularis bis zu den Teresmuskeln. Die Kapsel reisst hier nicht selten am unteren Umfange des Kopfes (wie in Fig. 22) ab und legt sich zusammengefaltet zwischen Kopf und Pfanne.

Die anatomischen Bedingungen der Reposition. Anatomische Repositionsverfahren bei der Lux. subcoracoidea.

§ 91. Was die Reposition anlangt, so kann es hier nicht unsere Aufgabe sein, die ungemein zahlreichen Repositionsmethoden, welche seit alten Zeiten für diese Luxation angegeben sind, im Einzelnen auf ihren Werth zu prüfen. In dieser Beziehung muss auf die in allen Händen befindlichen Lehrbücher verwiesen werden. Hier beschränken wir uns darauf, festzustellen, was nach den anatomischen Verhältnissen für die Reposition erforderlich ist.

Man muss sich in erster Linie vergegenwärtigen, dass der luxirte Kopf nicht bloss einwärts neben der Pfanne, sondern auch tiefer steht als normal, und an der anomalen Stelle durch die straff gespannte Kapsel, speciell durch das Lig. coraco-humerale fixirt wird. Während dieses unter normalen Verhältnissen von innen ein wenig nach aussen und vorn in fast horizontaler Richtung zieht, läuft es nach der Luxation von aussen schräg nach einwärts abwärts und ist somit auf das äusserste gespannt (siehe Fig. 23). Ein einfacher Zug am Arme gerade nach abwärts erweist sich hiernach als unzweckmässig. Hierdurch wird nur die Kapselspannung vermehrt, und da der Zug am Arme den Winkel, welchen das schräg von aussen nach einwärts laufende Lig. coraco-humerale mit der Axe des luxirten Oberarmes bildet, etwas streckt, der Kopf im anatomischen Halse nur noch stärker an den inneren Pfannenrand gepresst, während die überknorpelte Wölbung selber hinten resp. neben dem Pfannenrande bleibt. Eine Reposition kann auf diesem Wege nicht erfolgen.

Fig. 23.[1])

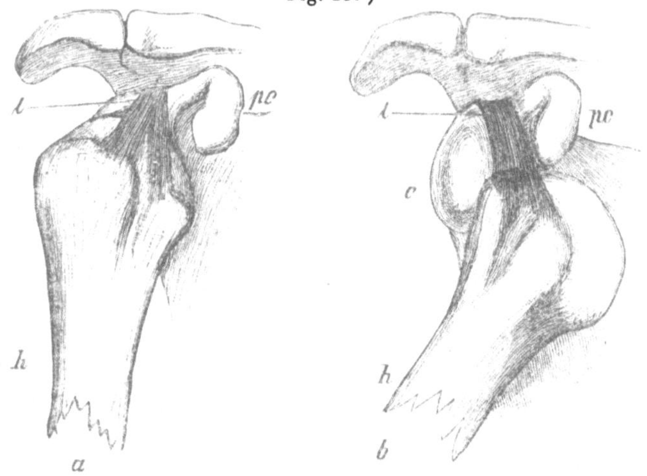

Zur Vorbereitung für die Reposition ist es vielmehr erforderlich, den Kopf aus der Umschlingung des Subscapularis zu lüften und die Kapsel resp. das Ligam. coraco-brachiale zu entspannen, oder den Kopf direct über das Niveau der Pfanne zu bringen, so dass er dann durch eine weitere entsprechende Bewegung in die Pfanne gebracht werden kann. Ersteres erreicht man schon durch eine mässige Erhebung resp. Abduction des Armes. Man kann sich vorstellen, dass der erhobene luxirte Arm gewissermaassen an dem Bande und dem unzerrissenen oberen Kapselabschnitte hängt resp. pendelt. In dieser Haltung bedarf es nun nur einer geringen weiteren Bewegung, um in vielen Fällen die Reposition zu vollbringen. Ein direct gegen den Kopf gerichteter Druck von vorn nach hinten und aussen, noch besser ein Druck auf den Kopf nach aussen von der Achselgrube aus kann ihn in die Pfanne zurückführen (vergl. Fig. 23b.). Man kann dabei zugleich den abducirten Arm mässig nach einwärts drängen. Jede Bewegung am Oberarmende führt den Kopf nach der entgegengesetzten Richtung, also hier nach auswärts. Oder man zieht den abducirten Arm ein wenig an, während man den Kopf durch directen Druck in die Pfanne drängt. Thatsächlich wird bei diesen Bewegungen der Kopf um das Lig. coraco-brachiale als Unterstützungspunkt in die Pfanne gehebelt. — Ausserdem kann aber die Reposition noch in der Weise durch bimanuelle Hebelung bewirkt werden, dass man am mässig

[1]) Fig. 23. Halbschematische Darstellung des Verlaufes des Lig. coraco-humerale sive brachiale a. am normalen Gelenke, b. am luxirten Gelenke. pc. Proc. coracoideus. c. Cavitas glenoidea. h. Humerus. e. Das genannte Verstärkungsband der Kapsel.

abducirten Arme mit der einen Hand den Ellenbogen nach einwärts und zugleich etwas nach vorn gegen den Oberkörper drängt, während man mit der anderen Hand das obere Drittel des Oberarmes nach aussen und hinten zieht. Dadurch wird der Kopf über den Pfannenrand nach aussen gehoben und gleitet beim Nachlassen der Bewegung in die Pfanne. Hierbei wirkt die Hand unterhalb des Kopfes theils als bewegende Kraft, theils als Hypomochlion, über welchem der Kopf in die Pfanne gehebelt wird. — Der Kopf kann aber auch von einer mässig elevirten und abducirten Armhaltung aus in die Pfanne rotirt werden. Jede Rotation am Oberarm als langen Hebelarm dreht den Kopf als kurzen Hebelarm resp. die Hauptwölbung des Kopfes um den unverletzten Kapseltheil nach der entgegengesetzten Seite. Demnach wird hier die Rotation des Armes nach einwärts als die entsprechende Bewegung zu erwarten sein. Thatsächlich vermag auch nach meinen Versuchen die Rotation des elevirten resp. abducirten Oberarmes nach einwärts für sich allein die Reposition zu bewirken. Doch ist es zweckmässig, hierbei den Arm ein wenig anzuziehen und nach einwärts zu drängen. Ausserdem kann jedoch auch eine Auswärtsdrehung denselben Erfolg haben, wenn die nach einwärts liegenden Kapseltheile speciell die Subscapularissehne noch hinlänglich erhalten sind, um hierbei in eine solche Spannung versetzt werden zu können, dass sie den Kopf in die Pfanne drängen resp. drücken.

Bei allen diesen Manipulationen ist es zwar keineswegs immer nöthig, in der Regel aber zweckmässig, das Schulterblatt zu fixiren, weil seine Mitbewegungen den Effect der Repositionsbewegungen schwächen.

Eine Erhebung der Wölbung des Kopfes über das Niveau der Pfanne wird thatsächlich auch durch die schon oben angegebene Abhebelung zwischen zwei Händen bewirkt, wird aber vollkommener noch durch Hyperabduction des Armes erreicht. Wird der Arm, während das Schulterblatt fixirt wird, über die Horizontale hinaus abducirt, so tritt die Wölbung des luxirten Kopfes hinter dem Pfannenrande hervor über das Niveau desselben. Da aber der Kopf noch einwärts vom Gelenkbette steht, muss er entweder durch einen Zug am abducirten Arme oder durch einen direct gegen den Kopf gerichteten Druck nach aussen gebracht werden, was sich nun relativ leicht ausführen lässt, da die erhaltenen Kapseltheile bei der Hyperabduction entspannt werden. Hierauf folgende Adduction des Armes vollendet die Reposition. Kann sich hierbei das Tuberculum majus auf den oberen Pfannenrand aufstemmen, so genügt eine einfache Adduction zur Reposition. Da dasselbe jedoch nicht selten abgesprengt ist, so ist es zweckmässig, während der Adductionsbewegung entweder durch fortdauernden Zug am Arme oder durch fortdauernden Druck auf den Kopf in der Achsel den Kopf im Bereiche der Pfanne zu erhalten, weil er sonst bei der Adduction wieder nach einwärts gleitet. Diese Manipulation ist dann besonders nothwendig, wenn, was übrigens im Allgemeinen nicht erforderlich und nicht zu empfehlen ist, die Hyperabduction soweit getrieben war, dass der Kopf auf dem Acromion von der Gelenkpfanne weit abgehebelt wird.

Practische Verwendung der Repositionsverfahren bei Lux. subcoracoidea am Lebenden. Kapselinterposition.

§ 92. Die eben von mir angegebenen Repositionsverfahren sind sämmtlich rationell auf die Praxis am Lebenden übertragbar, — zum Theil von mir auch schon am Lebenden erprobt. Thatsächlich lassen sich die meisten der in praxi gebräuchlichen Repositionsmethoden auf diese einfachen, aus den anatomischen Verhältnissen abgeleiteten Verfahren zurückführen. Welches von denselben das zweckmässigste ist, ist nicht schlechthin zu entscheiden. Meines Erachtens ist es überhaupt unberechtigt, nur ein bestimmtes Verfahren als das einzig rationelle für alle Luxationen unter den Proc. coracoideus zu bezeichnen. Jedes einzelne der von mir anatomisch begründeten Verfahren ist rationell und im Einzelfalle am Platze. Wer in der Praxis viel Luxationen zu reponiren hat, wird, wenn er auch vorzugsweise mit einem Verfahren auskommt, gelegentlich auf Fälle stossen, bei welchen das sonst bewährte, an sich durchaus rationelle Verfahren versagt und erst ein anderes oder ein drittes zum Ziele führt. Dies gilt durchaus auch für die neuerdings von Kocher[1]) besonders warm empfohlene (auch von mir öfter erprobte) sogenannte „Elevations-Rotationsmethode".

Ein derartiges Vorkommniss, das Versagen eines sicheren bewährten Repositionsverfahrens kann in sehr verschiedenen Umständen seinen Grund haben. Ich erwähne beispielsweise, dass manche complicirende Tuberkelbrüche eine solche Lockerung der oberen Kapselpartien bedingen können, dass das Rotationsverfahren im Stiche lassen wird. In solchen Fällen kann vielleicht hin und wieder die Einlagerung der Bicepssehne in der Bruchspalte Schwierigkeiten bereiten, welche zur Durchprüfung verschiedener Verfahren veranlassen. Von anderweitigen seltneren Complicationen sehe ich ab. Gewiss werden aber nicht selten geringere oder grössere Verschiedenheiten in der Ausdehnung der Verletzung der Kapsel und Umgebung des Gelenkes, im Sitze des Kapselrisses, im Verhalten der unteren Kapselpartien zu den luxirten Gelenktheilen, wie ich sie oft genug

[1]) Siehe das Nähere in Kocher, „Die Analogien von Schulter- und Hüftgelenk-Luxationen und ihre Repositionsmethoden". Volkmann's Sammlung klin. Vorträge No. 83. — Auf eine Kritik des Kocher'schen Verfahrens und auf seine Begründung, welche uns mehrfach nicht den natürlichen Verhältnissen zu entsprechen scheint, kann hier nicht eingegangen werden.

Die Zufügung des Wortes „Elevation" zur Bezeichnung des Kocher'schen Verfahrens ist insofern überflüssig, als die Elevation resp. Abduction nach meinen Auseinandersetzungen für die zweckmässige Anwendung nicht nur der Rotationsverfahren, sondern auch des sogen. directen Repositionsverfahrens, sowie des bimanuellen Hebelverfahrens stets eine nothwendige Voraussetzung ist.

schon an der Leiche bei äusserlich anscheinend ganz gleichen Fällen gesehen habe und wie sie noch häufiger am Lebenden vorkommen dürften, von Einfluss darauf sein, dass bald das eine, bald das andere Repositionsverfahren bequemer zum Ziele führt.

In dieser Beziehung will ich besonders auf die bislang wenig beachtete und anscheinend vor mir in ähnlicher Form überhaupt noch nicht direct beobachtete Interposition der Kapsel hinweisen. Ich fand sie besonders bei sehr engem, nahe dem unteren Umfange der Wölbung des Kopfes sitzenden Kapselrisse (vergl. oben Fig. 22 S. 108). Während der Kopf durch diesen engen Schlitz schlüpft, zieht sich die Kapsel über seine Wölbung bis an die Rinne über den Tuberkeln zurück, bedeckt somit mit ihrer Aussenfläche den Kopf und liegt nach vollendeter Luxation eingefaltet zwischen Kopf und Pfanne. Dieses Verhalten kann die Reposition sehr beträchtlich erschweren. Zu der Zwischenlagerung der Kapsel kommt hier der ungünstige Sitz und die relative Enge des Kapselrisses. — Sowohl bei den directen Repositionsversuchen am mässig abducirten Arme, wie auch bei den verschiedenen Rotationsverfahren treibt der Kopf die interponirte Kapsel vor sich her. Dieselbe hindert die Reposition. Nur hin und wieder glitt dabei die Kapsel über die überknorpelte Fläche des Kopfes zurück und kam somit der Kopf wieder in den Bereich der Gelenkhöhle. Regelmässig und leicht tritt dies jedoch bei Anwendung des von mir oben angegebenen bimanuellen Hebelverfahrens ein, wie auch bei der Reposition durch Hyperabduction dann, wenn während der Adduction der Kopf von der Achselgrube aus mit der Hand nach aussen gedrängt resp. über der Pfanne fixirt wird.

Wahrscheinlich bildet das eben geschilderte Vorkommniss auch am Lebenden relativ häufig ein Einrenkungshinderniss, und war vielleicht z. B. in jenen nicht allzu seltenen Fällen thatsächlich vorhanden, bei welchen nach vergeblichen Versuchen mit verschiedenen anderen Verfahren schliesslich durch ein unserem oben beschriebenen Hyperabductionsverfahren ähnliches Manöver die Reposition leicht erzielt wurde. Jedenfalls wird man in der Folge sich dieses von mir an der Leiche genau studirten Vorganges der Kapselinterposition unter den angegebenen Verhältnissen erinnern.

Die als Repositionshinderniss von Einigen statuirte Interposition eines blossen Kapselfetzen dürfte nach den anatomischen Verhältnissen an und für sich seltener sein und dann doch nicht die gleichen Schwierigkeiten für die Reposition darbieten, wie die von mir beschriebene Form der Kapselinterposition.

Ist der Kapselriss, wie gewöhnlich, relativ weit und überdies zugleich mehr nach einwärts als gerade nach unten neben dem Pfannenrande gelegen, so findet in der Regel eine störende Zwischenlagerung der Kapsel überhaupt nicht statt und kann, selbst wo sie vorhanden ist, jedenfalls leicht bei der Reposition beseitigt werden. In solchen günstigen Fällen, welche in der That die Mehrheit aller Schulterluxationen ausmachen, kann wie ich nach zahlreichen eigenen Erfahrungen am Lebenden sagen darf, jedes der von mir oben angegebenen Repositionsverfahren leicht und ohne Narkose zur Reposition führen[1]). Man wird aber in der Regel mit einem der einfacheren Verfahren auskommen und für gewöhnlich von dem umständlicheren Hyperabductionsverfahren Abstand nehmen.

Anatomische Repositionsverfahren bei der Luxatio axillaris.

§ 93. Steht dagegen der luxirte Kopf unterhalb der Cavitas glenoidea resp. auf ihrem unteren inneren Rande, wie bei der Lux. infraglenoidea sive axillaris, so braucht man nur die Wölbung des Kopfes über den Pfannenrand zu heben, um die Reposition zu vollenden. Hierzu können mit geringen Modificationen die oben genannten Verfahren dienen. — Es scheint übrigens, dass bei dieser Luxation relativ häufiger der Kapselriss die in Fig. 22 angegebene Form und das von demselben im Texte ausgeführte Verhalten zum Kopfe zeigt, nämlich sich über denselben zurückzieht, so dass der luxirte Kopf fast vollständig von der Aussenfläche der unteren Kapselpartie bedeckt ist. Aber die Schwierigkeiten für die Reposition sind hier in diesen Fällen deshalb weit geringer (wie in den analogen der Lux. subcoracoidea), weil der Kopf nicht weiter nach einwärts neben und hinter den Pfannenrand geglitten ist. Es führen deshalb hier auch die einfacheren Verfahren zum Ziele, und kann in der Regel das Hyperabductionsverfahren entbehrt werden. Nach den anatomischen Verhältnissen erscheint besonders zweckmässig ein directer Druck gegen den Kopf von der Achselgrube aus bei mässig abducirter Haltung des Armes, ferner das bimanuelle Hebelverfahren, besser noch eine geringe Modification desselben, wobei man, während die untere Hand den Ellenbogen nach einwärts drängt, mit der oben liegenden Hand den Kopf mehr nach oben aussen als gerade nach aussen zieht. Oder man stemmt statt der oberen Hand das Knie (oder wie A. Cooper die Ferse) in die Achselgrube und reponirt darüber den Kopf durch Einwärtsdrängen des Ellenbogens.

Mit diesen beiden Verfahren bin ich in allen meinen eigenen Fällen von Axillarluxationen ausgekommen. Ich habe sie stets ohne Narkose und ohne jede Assistenz allein reponiren können.

Kocher hat auch hierfür ein „Elevations-Rotationsverfahren" wie folgt empfohlen: Abduction, Zug in der Abductionsrichtung oder „gleichwerthiger Druck von unten auf den Kopf", Auswärtsrotation, Senkung des Armes. — Nach meinen Leichenversuchen kann auch mässige Abduction, Zug, Rotation nach einwärts zur Reposition führen. — Aber weitaus am einfachsten und den anatomischen Verhältnissen am meisten entsprechend, scheinen mir für die Axillarluxation die beiden oben angegebenen Verfahren zu sein, bei welchen auch eine etwaige Kapselinterposition leicht ausgeglichen wird.

---

[1]) Ich habe meine sämmtlichen, zahlreichen Schultergelenkluxationen nach den verschiedenen oben von mir angegebenen Grundverfahren, meistentheils ohne Narkose und nicht selten auch ohne jede Assistenz reponirt.

Anatomische Bedingungen der habituellen Luxationen.

§ 94. Den sogen. „habituellen" Luxationen scheint (nach den Untersuchungen Jössel's) meist eine nicht erfolgte Heilung der bei der ersten Luxation zerrissenen Muskeln (Supra- und Infraspinatus) zu Grunde zu liegen. Diese Muskeln hatten sich retrahirt und die Kapsel mitgezogen. Die Kapsel war in Folge dessen so geräumig, dass ohne Zerreissung derselben eine neue Luxation des Humeruskopfes unter den Proc. coracoideus stattfinden konnte. — Vielleicht disponirt dazu ferner auch eine Absprengung des Pfannenrandes oder einer entsprechenden Partie des Limbus, welche dann im Zusammenhange mit der zerrissenen Kapsel bleibt — wie ich es gar nicht selten bei meinen Leichenversuchen sah —, dann nämlich, wenn dieser Theil nicht wieder mit der Pfanne verwächst. — Dass, wie schon Roser angegeben hat, eine abnorm starke Entwicklung der Synovialausstülpung unter dem Subscapularis ebenfalls zu einer habituellen (wenn auch unvollständigen) Luxation disponiren kann, lehrte mich eine entsprechende Beobachtung an der Leiche eines 36jährigen Mannes, bei welchem sich ausserordentlich leicht an beiden Armen ohne Kapselverletzung eine Subluxation des Oberarmkopfes nach vorn erzeugen liess.

Der Entstehungsmechanismus der Schultergelenkluxation nach hinten.

§ 95. Dass im Gegensatz zu den Luxationen nach vorn der Oberarmkopf nach hinten auf die hintere Fläche des Schulterblattes nur ganz ausnahmsweise verrenkt wird, hat augenscheinlich nicht zum Geringsten ebenso in den anatomischen Verhältnissen, wie in den physiologischen Bewegungsexcursionen des Gelenkes seine Begründung. Durch forcirte Adduction wird der Kopf allerdings gegen die äussere Partie der Kapsel gedrängt, aber so gut wie niemals eine Luxation erzeugt, weil die adducirende Bewegung viel früher durch die Thoraxwand gehemmt wird, ehe die Kapsel die für das Zerreissen nothwendige Spannung erreicht hat. Ausserdem ist gerade der äussere Kapselabschnitt durch die mit ihm verwachsenen Sehnen sehr viel stärker, als der untere. Endlich ist das seitliche Segment des Kopfes, welches sich bei der Adduction gegen die Kapsel drängt, viel niedriger, kleiner, als das hintere untere, welches bei der Abduction und noch mehr bei der Hyperabduction gegen die unterste und zugleich dünnste Partie der Kapsel andrängt.

Hat aber der Kopf in Folge von Hyperabduction die Kapsel durchbrochen, so folgt er naturgemäss bei der secundären Bewegung dem Zuge der Adductoren nach einwärts gegen den Thorax zu, während der Arm nach aussen fällt. Nach auswärts kann er aus der Hyperabduction nach dem Kapseldurchbruche nur dann treten, wenn die luxirende Gewalt den Arm direct nach einwärts, somit den Kopf nach auswärts (also entgegen der natürlichen secundären Bewegung) treibt, und wenn dieselbe zugleich kraftvoll genug ist, die starke Untergrätengrubenfascie und event. auch die betreffenden Muskeln zu zerreissen. Das ist in der That möglich. Aber es ist begreiflich, dass ein solcher Vorgang nur ganz ausnahmsweise statt hat. Auch eine direct von vorn innen einwirkende Gewalt kann den Kopf nach auswärts treiben. Endlich kann eine heftige Einwärtsdrehung (Rotation) des rechtwinklig emporgehobenen Armes den Arm nach aussen luxiren, ein Mechanismus, welcher bislang am Lebenden selten constatirt ist, beispielsweise aber beim forcirten activen wie passiven Herumschleudern des abducirten Armes, beim Emporziehen eines fallenden Menschen oder beim Ringen, oder bei einem Fall auf den abducirten Ellenbogen unter gleichzeitiger Rotation des Rumpfes in Kraft treten kann.

Die „starke Adduction", welche Hueter[1]), augenscheinlich aber nicht nach den Ergebnissen von Leichenexperimenten, als wesentlichste oder einzige Entstehungsbewegung der hinteren Luxation angiebt, blieb bei meinen Leichenversuchen stets erfolglos aus dem schon oben angegebenen Grunde. — Dagegen gelang es mir zuweilen, wenn bei starker Hyperabduction der untere Kapselabschnitt gesprengt war, bei einer nun rasch darauf folgenden energischen Adduction des Ellenbogens über das Gesicht hinweg nach abwärts unter gleichzeitigem festen Anstemmen den Oberarmkopf vom unteren Rande der Cavitas glenoidea zum äusseren zu führen, so dass er schliesslich in der Untergrätengrube feststand. Dabei war der Teres minor theilweise eingerissen und nach oben geschoben. Der Kapselriss befand sich an dem unteren äusseren Abschnitte. — Viel leichter gelingt es aber, bei Leichen die Kapsel an ihrem äusseren Abschnitte zu zersprengen, wenn man an dem im Ellenbogen rechtwinklich gebeugten, horizontal erhobenen Oberarme eine kräftige Einwärtsdrehung ausführt. Dabei reissen ausser der Kapsel auch nicht selten die Muskeln der Untergrätengrube, gewöhnlich auch der Subscapularis ein; der Kopf tritt aus dem Gelenke und stellt sich auf den äusseren Rand der Cavitas glenoidea. Drängt man nun den Oberarmkopf noch kräftig nach aussen, so rückt er nicht selten noch vollständig nach aussen neben den äusseren Rand der Cavitas glenoidea.

Veränderungen und Repositionsverfahren bei der Luxation nach hinten.

§ 96. Bei der Schultergelenkluxation nach hinten finden sich folgende Veränderungen: die ganze Schulter erscheint von vorn verbreitert, der Arm einwärts rotirt und adducirt. Proc. coracoideus und vordere Ecke des Acromion, sowie das dieselben verbindende Lig. coraco-acromiale springen deutlich sichtbar hervor. Darunter sieht man an Stelle der Wölbung des Deltoideus über dem Kopfe eine tiefe grubige Einsenkung, in deren Grunde die Cavitas glenoidea zu fühlen ist. Das Caput humeri ist

---

[1]) Hueter, Klinik der Gelenkkrankheiten. 2. Auflage 1877. II. Theil, S. 602.

nach aussen und hinten in die Fossa infraspinata gerückt und steht entweder dicht unter der hinteren Ecke des Acromion und dem Anfangsstücke der Spina, oder tiefer hinter dem äusseren unteren Rande der Cavitas glenoidea. — Die meist sehr beträchtliche Verletzung der Kapsel dürfte wohl auch am Lebenden entsprechend dem verschiedenen Entstehungsvorgange einmal mehr gerade an der hinteren Partie, bald an der hinteren unteren sitzen, von Muskeln bald der Infraspinatus, bald der Teres minor mehr betroffen sein. — Auch bei dieser Luxation kann zuweilen der N. axillaris gezerrt, lädirt werden, häufiger werden jedoch, wie leicht begreiflich ist, die Aeste des N. suprascapularis betroffen werden. Der grosse Gefäss-Nervenstrang der Achselhöhle bleibt natürlich bei dieser Luxation in der Regel unbetroffen[1]). — Dagegen kann auch hier zuweilen das Tub. majus oder minus abgerissen resp. abgequetscht sein, was sich leicht aus dem Entstehungsvorgange der Luxation erklärt.

Die Reposition ist ebenso an der Leiche wie auch am Lebenden ausserordentlich leicht. Wie ich nach einigen eigenen Fällen bestätigen kann, genügt meist nur ein einfacher Druck gegen den Kopf von hinten nach vorn mit oder ohne Rückwärtsführung des Ellenbogens; oder eine Auswärtsdrehung bei mässig erhobenem Arme; zuweilen auch ein adducirendes Anziehen des mässig erhobenen Armes.

Kocher will hier der Auswärtsrotation erst „eine kräftige Einwärtsrotation in der gegebenen Flexionsstellung des Armes zur Erschlaffung der Kapselreste, dann einen Zug in dieser Richtung" vorausgehen lassen. Doch ist dies nach den anatomischen Verhältnissen, wie nach den practischen Erfahrungen wohl überflüssig.

Seltenheit der Schultergelenkluxationen bei Kindern.

§ 97. Dass die bei Erwachsenen so häufigen Luxationen des Schultergelenkes bei Kindern so gut wie gar nicht und selbst noch vom 15. bis 20. Lebensjahre selten beobachtet werden, liegt abgesehen davon, dass Erwachsene wohl überhaupt häufiger luxirenden Gewalteinwirkungen ausgesetzt sind, wesentlich daran, dass solche Gewalteinwirkungen bei Kindern leichter zur Abreissung der Epiphyse oder wohl noch häufiger zu Brüchen im oberen Diaphysenende führen. So fand ich es auch bei meinen darauf hin gerichteten Versuchen an Kinderleichen. Bei Kindern ist die Kapsel relativ straffer, kürzer und überdies stärker, als die Verbindung der Epiphyse mit der Diaphyse, sind endlich auch die Knochen überhaupt viel brüchiger resp. biegsamer wie bei Erwachsenen. Alles dies zusammen macht die Verhältnisse für die Entstehung der Schultergelenkluxationen bei Kindern wesentlich ungünstiger als bei Erwachsenen. — Nur wenn durch entzündliche Veränderungen die Kapsel erweicht ist, kann es auch bei Kindern relativ leicht zu Schultergelenkluxationen kommen.

---

[1]) Eine Ausnahme können nur die etwa aus einer anfänglichen Hyperabduction hervorgehenden Luxationen machen (siehe § 95).

So werden solche „pathologische“ oder „spontane“ Luxationen bekanntlich zuweilen nach acuten Infectionskrankheiten beobachtet.

Die Fracturen des oberen Gelenkendes des Humerus.

§ 98. Die Brüche im Bereiche des den Gelenkkopf tragenden Humerusstückes entstehen nicht selten gleichfalls durch direct wie indirect zur Luxation tendirende Gewalteinwirkungen, und zwar wie leicht begreiflich ist, bei relativ grösserer Festigkeit der Kapsel und grösserer Brüchigkeit des Knochens, demnach relativ häufiger bei Kindern und älteren Leuten. Die Veränderungen der Form und Bewegungen bei solchen Knochenbrüchen des oberen Humerusabschnittes verdienen aus mehrfachen Gründen eine specielle Berücksichtigung, besonders aber, weil einige Brüche zur Verwechselung sowohl mit der Luxation nach vorn[1]) wie mit anderen Verletzungen resp. Erkrankungen der Schultergelenkgegend Anlass geben können.

So können genau die gleichen Erscheinungen, wie bei der Lähmung der Grätengrubenmuskeln (siehe § 87), allerdings nicht in jedem Falle gleich deutlich ausgeprägt, aber, wie einige eigene Erfahrungen lehrten, zuweilen sogar noch prägnanter erzeugt werden durch einen Bruch des Tuberculum majus, augenscheinlich indem hierdurch die Grätenmuskeln und der Teres minor ihren Einfluss auf den Oberarmkopf verlieren. In diesen Fällen wird der Arm überdies gewöhnlich etwas abducirt und im Ellenbogengelenk gebeugt gehalten und gewöhnlich mit der anderen Hand unterstützt, um jede Zerrung an der Bruchstelle, wie sie beim Herabhängen eintreten kann, zu vermeiden. Der ganze Symptomencomplex kann dann bei flüchtiger Betrachtung den Eindruck einer vorderen Luxation des Humerus machen, von welcher aber natürlich die Verletzung bei sorgfältiger Untersuchung sehr leicht unterschieden werden kann. In dieser Beziehung ist hervorzuheben, dass man bei der Tuberkelfractur auch durch die Digitaluntersuchung den charakteristischen Bruchschmerz, eine Anschwellung in der Umgebung des Knochens, zuweilen auch ein dislocirtes Bruchstück nachweisen kann. — Uebrigens kommt bekanntlich die Mehrzahl der Tuberkelbrüche gleichzeitig mit einer Humerusluxation vor (siehe oben). — Aber auch ohne Luxation habe ich Tuberkelfracturen beobachtet und vermuthe, dass manche derselben auf eine intendirte Luxation (Distorsion) des Schultergelenkes zurückzuführen ist. Das Tuberculum mag dabei theils abgesprengt, theils abgerissen werden. Gewiss werden aber manche Brüche dieses Knochenvorsprunges ausschliesslich durch eine plötzliche kraftvolle Zusammenziehung der Grätengrubenmuskeln erzeugt, wie z. B. beim Schleudern (reine „Rissbrüche“).

Man muss die Möglichkeit zugeben, dass der Zug der Kapsel sowie

---

[1]) Bezüglich der sehr ähnlichen Erscheinungen bei der Fractura colli scapulae siehe oben § 60 S. 59, wo dieselben zugleich mit den Fracturen des Schulterblattes besprochen worden sind.

auch der Grätengrubenmuskeln bei den Gelenkbewegungen dislocirend oder doch bis zu einem gewissen Grade bewegend auf das Bruchstück des Tuberculum majus einwirken und indirect eine stärkere Callusbildung veranlassen kann, welche den Gebrauch des Gelenkes mehr weniger beträchtlich einschränken wird. In einem von mir beobachteten Falle von isolirter Tuberkelfractur bei einem 19jährigen Mädchen erschien das Bruchstück gewissermaassen aufgerichtet, von unten nach oben umgelegt, drängte sich gegen den Deltoideus und war von einer reichlichen Callusproduction umgeben. Die hierdurch hervorgerufene bedeutende Gebrauchsstörung veranlasste uns zur Resection der vorspringenden Knochenmasse, welche auch den erwünschten Erfolg hatte. — Eben wegen dieser möglichen Störungen der Schultergelenksbewegungen verlangen die Fracturen des Tuberculum majus immer, auch wenn sie ohne Dislocation bleiben, eine sorgfältige Behandlung. — Eine solche erfordern auch die weit seltneren und viel weniger auffälligen Fracturen des Tuberculum minus. Dieselben kommen wohl nur mit Luxationen vor. Ich sah sie zuweilen bei den Leichenluxationen.

Die durch die Fracturen des Oberarmkopfes und Oberarmhalses bedingten Formveränderungen der Schultergegend sind bei denjenigen Fracturen, bei welchen sich die Bruchstücke in einander einkeilen, nicht so sehr auffällige. Hier wird man nur eine mässige Verbreiterung an der Bruchstelle, bei den intracapsulären Brüchen zugleich einen Bluterguss in das Gelenk constatiren. Wesentliche Aufschlüsse vermag aber dabei die Palpation und die Messung zu ergeben. Jene wird die Verbreiterung resp. Deformirung an der Bruchstelle selber, sowie einen localisirten Schmerz daselbst, diese eine Verkürzung nachweisen lassen. Dagegen sind die Formveränderungen bei den mit Verschiebung der Bruchstücke einhergehenden Brüchen in ihrer äusseren Erscheinung denen der Luxation nach innen ähnlich, weil das untere Bruchstück stets durch die Adductoren nach einwärts und aufwärts gegen den Processus coracoideus gezogen wird. In Folge dessen entsteht eine Abknickung der äusseren Oberarmconturlinie; der Arm wird abducirt gehalten, die Oberarmaxe läuft einwärts gegen den Proc. coracoideus. Unter dem Acromion sieht und fühlt man aber noch das Gelenkende in Verbindung mit der Cavitas glenoidea. Die jenem entsprechende Wölbung der Schulter ist erhalten. Das untere einwärts gezogene Bruchstück zeigt dagegen mehr eine Stabform. Endlich ist stets eine Verkürzung der betreffenden Extremität (resp. der Linie vom Acromion bis zum Epicondylus externus humeri) nachzuweisen[1]).

Ebenso dürfte es nicht schwer fallen, diese Humerusfracturen von den

---

[1]) Bezüglich der Methodik der Messung siehe oben § 3. — Bei der Luxation ist eine Verkürzung nicht vorhanden, im Gegentheil nicht selten sogar eine Verlängerung. Siehe unter Anderem meinen Aufsatz: „Ein einfaches Hülfsmittel zur Differentialdiagnose zwischen der Fractura colli humeri und der Luxatio humeri subcoracoidea“ in der Berliner klinischen Wochenschrift 1876 Nr. 37. — Bezüglich der Erscheinungen bei Epiphysenfracturen siehe § 84.

seltenen Schulterblatthalsfracturen zu unterscheiden, welche, wie oben schon (§ 60) näher ausgeführt wurde, äusserlich gleichfalls der Luxation sehr ähnliche Erscheinungen darbieten. Auch hier wird eine sorgfältige Prüfung der Formveränderung, eine genau localisirende Palpation, die Beobachtung der Bewegungsstörungen leicht einen sicheren Aufschluss geben. Es darf in dieser Beziehung auch hier auf die Mittheilungen nicht bloss von § 60, sondern auch auf die von §§ 75 und 76 über die topographische Untersuchung der Schultergelenkgegend verwiesen werden.

Auch die diagnostischen Schwierigkeiten, welche zuweilen die seltenen Fracturen des Collum anatomicum mit Luxation des Kopfes machen, können durch eine genaue Localuntersuchung der anatomischen Bestandtheile in Verbindung mit der Messung unschwer überwunden werden. Ich fand in einem solchen Falle den Kopf leicht verschieblich in der Achselhöhle neben dem unteren, einwärts verschobenen unteren Bruchstücke.

Form- und Stellungsänderungen bei Schultergelenksentzündungen, und ihre Ursachen.

§ 99. Die Formveränderungen der Schultergelenksgegend in Folge von entzündlichen Prozessen des Gelenkes sind, wenn wir von denjenigen eiteriger und seröser Ergüsse absehen, welche schon oben (§ 81) beschrieben wurden, im Allgemeinen nicht erheblich. Man ist hier in Betreff der Diagnose wesentlich auf die Bewegungsstörungen, auf die bei den Bewegungen mit dem aufgelegten Finger oder auch mit dem Ohre[1]) wahrnehmbaren Geräusche, auf die genaue Betastung der Gelenktheile an den am leichtesten zugänglichen [schon oben (§ 75 und § 76) angegebenen] Stellen angewiesen. Man kann auf diese Weise, wie ich nach eigener verhältnissmässig reicher Erfahrung behaupten darf, nicht bloss bei der Arthritis deformans, bei welcher die auffällige Deformirung des Kopfes in der Achselgrube leicht zu fühlen ist, sondern auch bei den acuten, subacuten und bei den übrigen chronischen Erkrankungen des Schultergelenkes leicht exacte Localdiagnosen stellen.

Nur die schon oben § 59 angegebene Stellungsabweichung des Schulterblattes findet man sehr häufig bei manchen acuten und subacuten Erkrankungen des Schultergelenkes, auch wenn sie, wie es überdies die Regel ist, ohne Flüssigkeitserguss bestehen. Es ist dabei nämlich die Scapula in Folge einer Drehung des Acromialtheiles nach vorn unten mit ihrem untersten Winkel etwas höher und näher gegen die Wirbelsäule zu gerückt. In dieser Stellung, welche einer Abductions- resp. Elevationsstellung des Gelenkes entspricht und unwillkürlich eingenommen wird, wird gewöhnlich das Gelenk für die Dauer der Entzündung fixirt, augenscheinlich, weil dabei nicht nur die Capacität der Gelenkhöhle erhöht,

---

[1]) Besonders unter Zuhülfenahme des Stethokopes oder des Hueter'schen „Dermatophons“.

sondern am besten die normaliter ungleich vertheilte Spannung der Gelenkkapsel ausgeglichen wird. Indem das Gelenk in dieser Stellung fixirt wird, erfolgen nun die Bewegungen des Armes nur vermittelst des Schultergürtels, sind also dementsprechend eingeschränkt. Die Scapula folgt den Bewegungen des Armes (siehe § 56). Am ausgeprägtesten und regelmässig zu beobachten ist dies bei den skrophulösen resp. tuberculösen Processen des Schultergelenkes. Bei dem unter der Bezeichnung Caries sicca bekannten Processe ist überdies der Oberarmkopf gewöhnlich auch nach einwärts rotirt, nach dem Processus coracoideus gerückt, was um so deutlicher hervortritt, je mehr der Deltoideus atrophirt ist. Gerade diese eigenthümliche Stellung ist ebenso wie die vorher genannte Stellung des Schulterblattes bis zu einem gewissen Grade pathognomonisch für die erwähnte Gelenkentzündung und kann im Vereine mit den Ergebnissen der Palpation und der Bewegungsprüfung zur Diagnose führen.

Zur Erklärung dieser Erscheinungen kann man bei diesen Gelenkleiden die Stellung des Gelenkes bei abnormer Flüssigkeitsanfüllung nicht heranziehen, sondern sie ist wahrscheinlicher eine Folge früher Parese der dem Gelenke unmittelbar anliegenden Muskeln und überwiegender Einwirkung der übrigen, besonders der beiden Pectorales und des Coracobrachialis. Gerade bei skrophulösen Gelenkleiden kann man nach meinen Erfahrungen auffallend früh eine Abnahme der electrischen Contractilität bestimmter, gewöhnlich der dem Gelenke und den erkrankten Theilen zunächst liegenden Muskeln beobachten, resp. vorzugsweise derjenigen Muskeln, welche von den die Gelenknerven abgebenden Nerven innervirt werden, das sind hier also Deltoideus, Supra- und Infraspinatus. Ob dies nur auf einen reflectorischen Vorgang (Innervationsstörung) oder auf eine fortgeleitete Nervenerkrankung zurückzuführen ist, bleibt fernerer Untersuchung vorbehalten.

Drainage, breite Eröffnung, Resection des Schultergelenkes.

§ 100. Für etwaige operative Eingriffe ist das Gelenk am besten von vorn zugänglich. Denn von der Achselgrube aus ist der Weg durch die grossen Gefässe und Nerven verlegt oder doch erschwert, an der hinteren Seite durch den N. axillaris. Letzterer lässt sich allerdings leicht vermeiden, wenn es sich nur darum handelt, eine Oeffnung für ein Drainrohr anzulegen. Wenn die Drainlegung, wie gewöhnlich nach der Resection des Gelenkes ausgeführt werden soll, sticht man am besten dicht am unteren Rande der Cavitas glenoidea zwischen Teres minor und Anconaeus longus nach hinten durch. Sonst würde man am besten von aussen unter und hinter der hinteren Ecke des Acromion durch den Deltoideus und den Infraspinatus einstechen.

Bei der operativen Inangriffnahme irreponibler Luxationen wird allgemein gerathen, auf den fühlbaren Kopf einzuschneiden. Das ist gewiss auch zweckmässig, wenn man die Resection des luxirten Kopfes folgen lassen will. Würde man jedoch nur das Repositionshinderniss beheben wollen, um dann den Kopf zurückzubringen, — was in jedem relativ frischen Falle anzustreben ist, und unter antiseptischen Maassregeln auch ohne Gefahr ausgeführt werden kann —, so wird es nach den anatomischen Verhältnissen zweckmässiger sein, unter Spaltung des Deltoideus entsprechend seinem Faserverlaufe und unter Spaltung der vorliegenden Kapselpartien direct gegen die leere Pfanne vorzugehen. Hierauf wird man sich unter entsprechender Erhebung des Armes leicht einen Einblick in das verletzte Gelenk verschaffen, und das Repositionshinderniss beseitigen können, z. B. die interponirte Kapsel (siehe oben) vom Kopfe lüften oder spalten können, u. s. f.

Für die Resection ist dagegen nach den anatomischen Verhältnissen nur der vordere Längsschnitt nach von Langenbeck zu empfehlen, welcher nach aussen neben dem Proc. coracoideus vorbei vom Acromion gerade nach abwärts geführt wird. Derselbe folgt ungefähr der Verlaufsrichtung der Deltoideusfaserung und führt unmittelbar auf den äusseren Rand der Intertubercularrinne. Man spaltet die Kapsel über der Bicepssehne und löst sie dann im Zusammenhange mit dem Perioste von den Tuberkeln und von der unteren Circumferenz des Kopfes ab. Da die Ablösung von den Tuberkeln schwer ist, so kann man event. die obersten Knochenlamellen absprengen und an dem Periostkapselcylinder lassen. Der N. axillaris und die A. circumflexae werden nur in ihren Endzweigen durchschnitten.

Dieser Schnitt gestattet in der That am besten, die Resection subperiostal mit möglichster Schonung der das Gelenk umgebenden Sehnen und Muskeln auszuführen, was nicht nur für die Neubildung des Gelenkes, sondern mehr noch für die spätere Gebrauchsfähigkeit des Armes von grösster Wichtigkeit ist. Denn wenn auch wie bei allen Resectionen der sorgfältigen Nachbehandlung ein sehr grosser Antheil an dem Umfange der späteren Gebrauchsfähigkeit zuzuschreiben ist, so hat es sich durch die Erfahrung hinlänglich bestätigt, dass doch die Gebrauchsfähigkeit um so schneller wiederkehrt und um so grösser ist, je schonender bei der Operation verfahren wurde.

Die Verschiebung des Oberarmstumpfes gegen den Proc. coracoideus hin, welche nicht selten nach der Resection beobachtet wird, kann in ähnlicher Weise, wie oben für die nach der Fractura colli humeri angegeben, erklärt werden. Sie wird um so geringer ausfallen, je schonender und conservativer bei der Resection verfahren wurde, und je vollständiger die Wiederbildung eines Caput humeri erfolgt. Man wird der natürlichen, in den anatomischen Verhältnissen begründeten Neigung zu dieser Verschiebung des Oberarmes aber auch gleich nach der Resection durch eine entsprechende Fixation des Oberarmes über einer in die Achselgrube eingelegten Polsterung entgegenzuarbeiten suchen.

Resection des Gelenktheiles der Scapula.

§ 101. Bei alleiniger Schussverletzung des Scapulagelenkkörpers kann man sich nach Esmarch (Handbuch der kriegschirurg. Tecknik. Hann. 1877. S. 261) durch einen den hinteren Rand des Acromion umkreisenden Schnitt, der zugleich die entsprechenden Fasern des Deltoideus abtrennt, den Weg zum Gelenke bahnen. Man spaltet die Kapsel zwischen den Sehnen des Supra- und Infraspinatus bis auf die Mitte des Tuberculum majus und in gleicher Richtung auch noch Haut und Deltoideus. Dann wird die Bicepssehne vom Rande der Cavitas glenoidea, und die Gelenkkapsel in Verbindung mit dem Perioste des Scapulahalses abgelöst, endlich mit der Stichsäge der Gelenkkörper abgetragen resp. das Bruckstück des zerschmetterten Knochens entfernt.

Zur Exarticulation des Oberarmes.

§ 102. Bei der Exarticulation der Schulter bietet die Durchführung der Blutstillung auch trotz der Compression der Subclavia wegen der zahlreichen oberhalb resp. centralwärts von der Compressionsstelle abgehenden Anastomosen mit der Axillaris die wesentlichste Schwierigkeit. Es ist daher in der Regel ein solches Verfahren zu wählen, bei welchem die grossen Gefässtämme erst im letzten Momente nach der Auslösung des Kopfes durchschnitten werden, wenn man nicht an dessen Stelle die hohe Amputation mit nachfolgender Auslösung des Gelenkkopfes setzen will. Doch dürfte wohl nur ausnahmsweise dieses von Esmarch empfohlene Verfahren berechtigt sein, da man es, wenn man dasselbe noch ausführen kann, dann doch gewiss besser bei der blossen hohen Amputation bewenden lassen wird. — Für die Exarticulation empfiehlt sich der Ovalärschnitt und noch mehr der vordere Lappenschnitt.

II. Oberarm.

Aeussere Form. Topographische Oberflächen-Untersuchung.

§ 103. Der bei gut genährten Kindern und Frauen fast cylindrisch gebildete Oberarm erscheint bei muskelkräftigen Männern in der Form eines mit dem schmäleren Theile nach dem Ellenbogengelenke gerichteten Kegels, dessen Wandungen von vorn und aussen, sowie von innen hinten etwas abgeplattet sind. An der vorderen und hinteren durch die Randwülste des Pectoralis major und Latissimus dorsi gegebenen Begränzung der Achselgrube setzt sich der Oberarm besonders in ruhig hängender Haltung scharf von den der Schulter angehörigen Theilen ab. Im Uebrigen findet dagegen ein ganz allmählicher Uebergang sowohl von der Schultergelenkgegend wie von der Achselhöhlengegend zum Oberarme statt. Man kann die Oberarmgegend nach oben mit einer in der Höhe der beiden genannten Muskelränder durch die Extremität gelegten Ebene, nach unten mit einer etwas über Daumen breit oder fast zwei Finger breit oberhalb der Epicondylen des cubitalen Gelenkendes durch den Oberarm gelegten Ebene abgränzen. Der hierdurch abgegränzten Oberarmgegend liegt das Schaftstück des Oberarmknochens vom chirurgischen Halse bis etwa daumenbreit über der cubitalen Gelenkrolle und der diesen Abschnitt des Humerus umgebende Weichtheilcylinder zu Grunde. Doch werden wir uns im Folgenden aus praktischen Gründen nicht streng an diese imaginären Gränzebenen binden.

Zwischen den beiden Achselhöhlenrändern setzt sich von der Schulter her die dreieckige Deltoideusanschwellung in die Oberarmgegend fort, um etwas oberhalb der Mitte derselben, resp. gerade der Mitte des Oberarmknochens entsprechend, mit spitzwinkliger Begränzungslinie zu enden. Vorn einwärts läuft vor dem Humerusschafte eine mehr spindelförmige Anschwellung herab, welcher der Biceps, der darunter befindliche Brachialis internus und der von der Achselgrube hinter dem Pectoralisrande mit einem schmalen, fingerbreiten Wulste beginnende Coracobrachialis zu Grunde liegt. Nach hinten aussen läuft vom hinteren Deltoideusrande beginnend hinter dem Knochenschafte nach abwärts eine mehr gleichmässige platte oder plattcylindrische Anschwellung, welche durch die drei Bäuche des Triceps gebildet wird. Zwischen diesen beiden länglichen Hauptanschwellungen bemerkt man aussen eine flachere Furche, welche oben die die Deltoideusanschwellung begränzenden Furchen aufnimmt, innen eine tiefere Furche, welche oben aus der äusseren Wand der Achselgrube hervorgeht. Dieselben (Bicipitalfurchen) laufen zu beiden Seiten des Biceps entlang und gehen dann unter vorheriger Verflachung convergirend in die Grube der Ellenbeuge über. Von der Aussenseite der Ellenbogengegend schiebt sich ein spindelförmiger, durch den Supinator longus und Extensor manus longus radialis gebildeter Muskelwulst über dem Epicondylus externus bis in den unteren Bereich des Oberarmes empor, so dass hier wieder eine seitliche Verbreiterung des Armes eintritt (siehe das Nähere im folgenden Abschnitt).

Wenngleich die äussere Form des Oberarmes keine besonders auffällige ist, so ist sie doch so typisch, und sind überdies die den Oberarm zusammensetzenden Theile auf einen verhältnissmässig beschränkten Raum so dicht zusammengedrängt, dass sehr leicht in Folge pathologischer oder traumatischer Einwirkungen merkbare Abweichungen der Form hervorgerufen werden, welche, wie z. B. bei den Fracturen, bei Entzündungsprocessen am Knochen, bei Eiterungen innerhalb der Weichtheile, bei Neuromen, bei Aneurysmen, Geschwülsten etc. schon für sich zur Diagnose hinführen können, noch mehr aber, wenn die vergleichende Besichtigung mit der Betastung verbunden wird.

Die meisten der einzelnen zum Oberarme gehörigen Gebilde können durch die Haut hindurch theils gesehen, theils vermittelst der Betastung festgestellt werden, besonders wenn die Haltung des Armes in entsprechender Weise geändert wird, oder wenn entsprechende Bewegungen eingeleitet werden.

An der Beugeseite ist besonders ausgeprägt der Biceps. Man erkennt deutlich seinen spindelförmigen Bauch, welcher nach oben vorn vom Rande des Deltoideus, und weiter nach einwärts vom sehnigen Ende des Pectoralis major bedeckt ist. In der Achselhöhle sieht und fühlt man neben dem Biceps den strangförmigen Bauch des Coracobrachialis. Nach der Ellen beuge zu lässt sich der Uebergang des Biceps in seine Sehne erkennen, welche sich in die Tiefe der Ellenbeuge zur Tuberositas radii begiebt. Regelmässig ist auch der aponeurotische Schenkel derselben zu fühlen, welcher die Mitte der Fossa cubitalis überbrückend ulnarwärts in die Vorderarmfascie übergeht. Der unter dem Biceps gelegene, die unteren zwei Drittel des Humerus von vorn umfassende Brachialis internus, welcher wesentlich die Rundung der Vorderseite des Armes unmittelbar über der Ellenbeuge bewirkt, indem er von hier mit seinem dicken, breiten Bauche über das Gelenk an die Basis des Kronenfortsatzes der Ulna geht, hebt sich auch bei der Beugung nur selten scharf hervor. Dagegen tritt höher oben neben dem Aussenrande des Biceps bis herauf zur Insertionsstelle des Deltoideus ein schmaler Wulst vom Brachialis zu Tage. Derselbe springt besonders bei der Beugung des Vorderarmes deutlich sichtbar aus der äusseren Längsfurche des Oberarmes heraus. Dort kann der Muskel, ebenso wie auch zu beiden Seiten der Bicepssehne betastet werden. Ueber der Ellenbeuge liegt radialwärts neben ihm der Supinator longus, und unter diesem der Extensor carpi rad. longus, welche beide von der äusseren fühlbaren Kante des Humerus über dem Epicond. extern. entspringen und den auf der Aussenseite liegenden, vom Vorderarm bis nahe zum mittleren Drittel des Humers heraufreichenden spindelförmigen Wulst machen. Der ulnarwärts neben dem Brachialis liegende Muskelwulst des Pronator teres und der Vorderarm-Flexoren gehört schon ganz dem Bereiche der Ellenbeuge an.

Die ganze Streckseite des Oberarmes nimmt der Triceps ein, welcher die hintere Fläche des Knochens in ähnlicher Weise, zugleich aber noch in grösserer Ausdehnung umfasst wie der Brachialis die vordere. Man kann den grössten Theil seiner Muskelmasse, wie seine Endsehne, welche sich an das Olecranon ansetzt, erkennen und betasten. Oben ist der Muskel von dem hinteren Abschnitte des Deltoideus bedeckt, zwischen dessen Rande und dem Triceps besonders bei den Bewegungen des Armes eine flache, dem hinteren Deltoideusrande entlang verlaufende Furche bemerkbar wird. Bei gewissen Bewegungeu und besonders auch, wenn der Arm lose über den Kopf gelegt wird, hebt sich der unterhalb der Cavitas glenoidea vom äusseren Rande der Scapula entspringende lange Kopf des Triceps von dem vom Humerus und vom Lig. intermusculare externum entspringenden äusseren Kopfe desselben Muskels etwas ab und vertieft sich die Haut zwischen beiden Köpfen zu einer kurzen Furche, welche in der Längsaxe des Oberarmes gegen die Furche am hinteren Deltoideusrande verläuft[1]). Da, wo sie mit dieser in spitzem Winkel zusammentrifft, liegt in der Tiefe der N. axillaris, welcher hier durch den von den Sehnen des Caput longum tric. resp. Anconaeus longus und Latissimus dorsi (resp. Teres major), sowie von der Unterfläche des Schultergelenkes begränzten Raum unter den Deltoideus tritt (siehe oben S. 44 Fig. 9). Dagegen ist hinter dem unteren Ende der bezeichneten Furche zwischen den Anconaeis der Radialis anzutreffen, welcher, nachdem er unterhalb der Latissimussehne die Achselhöhle verlassen hat, sich ebenda zwischen dem Anconaeus externus und internus an die hintere Fläche des Humerus begiebt. An eben dieser Stelle kann der Radialis übrigens nur ausnahmsweise bei sehr abgemagerten Individuen gefühlt, sehr wohl aber für die locale Faradisation zugänglich gemacht werden. Dagegen ist dieser Nerv regelmässig als kurzer, ein wenig verschieblicher Strang etwas weiter nach unten und aussen zu fühlen, nämlich genau in der Mitte zwischen dem Ansatze des Deltoideus und dem Epicondylus externus humeri, wo er, nachdem er die Hinterfläche des Humerus spiralig umzogen hat, nun nach vorn tritt, um sich knapp über die äussere Kante des Knochens zwischen dem Aussenrande des Brachialis internus und dem Supinator longus in die Tiefe nach abwärts zu versenken. Die beiderseits von der Tricepssehne bemerkbaren Vertiefungen, hinter deren tieferer ulnarer der N. ulnaris angetroffen wird, werden beim Ellenbogengelenke genauer beschrieben.

Entlang der äusseren flacheren, zwischen dem Aussenrande des Biceps und der äusseren freien Portion des Brachialis internus gelegenen Hautfurche, Sulcus bicipitalis externus, oder nach vorn neben ihr auf dem Bicepsbauche sieht man die V. cephalica von der Ellenbeuge aus nach aufwärts ziehen, welche sich dann oben schräg über den Bauch des Biceps hinweg, entlang dem vorderen Rande des Deltoideus zur Mohrenheim'schen Grube begiebt.

Die tiefere, am Innenrande des Biceps gelegene Furche, Sulcus bicipitalis internus, wird in der Mitte des Armes nach hinten durch den vorspringenden Muskelwulst des Triceps begränzt, während die innersten Portionen des Brachialis internus den Grund der Furche bilden. Auf dem Grunde dieser Furche verlaufen unter der Oberarmfläche die Gefässe und Nerven des Oberarmes. Man kann sehr leicht die Pulsationen der Art. brachialis im ganzen Verlaufe dieser Furche fühlen und zwar in den vorderen, dem Bicepsrande näheren Theile derselben. Ebenda lässt sich auch stets der Medianus in Form eines festen Stranges fühlen. Die übrigen Gefässe und Nerven sind in der Regel nur ausnahmsweise, bei sehr abgemagerten Personen, durch die Haut zu erkennen. Dagegen sieht man gewöhnlich im unteren Drittel der Furche noch die von der Ellenbeuge

[1]) Vergl. oben Fig. 8 S. 42.

kommende Vena basilica, welche sich ungefähr vier Finger breit oberhalb des Epicondylus internus aus dem subcutanen Bindegewebe zu den unter der Fascie gelegenen Gefäss- und Nervenstämmen begiebt.

Diese Furchen vertiefen sich bei den Bewegungen des Armes, und wird besonders die innere Bicepsfurche bei der Zusammenziehung des Biceps in dem Maasse tiefer, als der Bicepsbauch mehr hervorspringt. Für die Digitaluntersuchung der hinter der inneren Bicipitalfurche gelegenen Organe wie der übrigen fühlbaren Nerven und Gefässe ist jedoch diese straffe Haltung des Armes theils wegen der gleichzeitig stattfindenden Anspannung der Fascien, theils wegen der Unnachgiebigkeit der contrahirten Muskeln nicht zu empfehlen, sondern vielmehr eine Stellung des Armes, bei welcher die Muskeln und Fascien möglichst erschlafft sind. Man kann hierzu z. B. den Arm in mittlerer Beugestellung auf einer festen Unterlage lagern, oder man unterstützt ihn in dieser Stellung mit der einen Hand, während man mit der anderen Hand untersucht.

Vom Knochen lassen sich unter normalen Verhältnissen nur die Epicondylen seines cubitalen Gelenkendes durch die Haut erkennen. Doch kann man bei loser Haltung des Armes resp. bei erschlaffter Muskulatur leicht die von da nach dem Schafte zu laufenden Knochenfirste, besonders den auf der radialen Seite, und ebenso den Schaft selber am inneren und äusseren Rande des Triceps, sowie in der unmittelbaren Umgebung der Deltoideusinsertion durchfühlen. Gegen den Knochen gerichtete operative Eingriffe sind am zweckmässigsten in der Umgebung der Insertionsstelle des Deltoideus, sowie im Beginne der Furche am vorderen Deltoideusrande, und längs des äusseren Tricepsrandes vorzunehmen, wobei nur in letzterer Gegend unter Berücksichtigung der obigen Angaben der Radialis zu vermeiden ist.

Die normale Haltung und Lage des Oberarmes und ihre practische Bedeutung.

§ 104. In der Ruhelage liegt der Oberarm mit dem Ellenbogentheile sowohl, wenn der Vorderarm lose herabhängt, wie wenn er gebeugt gehalten wird, niemals dicht am Rumpfe an, sondern steht stets ein wenig von ihm ab. Der Epicondylus externus humeri sieht dabei nach aussen und vorn, der Epicondylus internus nach innen und hinten. Dementsprechend ist auch die äussere Bicepsfurche nach aussen und vorn, die innere nach innen und hinten, dagegen die freie Fläche des Biceps nach vorn und einwärts, die des Triceps nach hinten und auswärts gerichtet.

Die Ruhelage des im Ellenbogengelenke gebeugten Armes kann man mit Nutzen verwerthen, wenn man einzelne Theile des Oberarmes, speciell wenn man die Gefässe und Nerven und den Knochen behufs diagnostischer Zwecke untersuchen, oder wenn man die Nerven faradisiren will, weil hierbei die Weichtheile wenig oder nicht gespannt sind und sich die Muskeln leichter verschieben lassen. Ganz besonders aber muss diese normale Haltung berücksichtigt werden bei denjenigen Verbänden, welche den

Oberarm für längere Zeit am Thorax fixiren sollen. Wird der Arm, wie es nicht selten in praxi geschieht und auch noch hin und wieder in den Handbüchern anempfohlen wird, mit dem gebeugten Ellenbogen dicht an den Brustkorb herangezogen und so in einem Verbande unbeweglich festgestellt, so ist dies nicht nur sehr lästig, ermüdet den Arm wenigstens im Anfange oder macht sogar Schmerzen, sondern begünstigt bei Fracturen auch eine Winkelstellung an der Bruchstelle und somit die Heilung mit entsprechender Entstellung und Functionsstörung. Dies kann sich um so leichter ereignen, je weniger zugleich auf das obere Bruchstück eingewirkt werden kann. Ich habe diese Folge selber in mehreren Fällen von Humerusfracturen beobachten können, bei welchen diese natürlichen Verhältnisse nicht berücksichtigt worden waren. Bei den Humerusfracturen unterhalb des chirurgischen Halses ist es gewiss stets zweckmässiger dem Arm zunächst einen besonderen, genau angepassten Schienen- oder Gypsverband zu geben, als ihn ohne solchen direct am Thorax zu fixiren, falls man ihn nicht auf einem dem Middeldorpf'schen „Triangel" ähnlichen Lagerungapparate befestigen will, was durchaus zweckmässig ist (s. u.). Aber auch bei der Fixation des Armes in einem besonderen Schienen- resp. Gypsverbande ist es nothwendig, die in der Ruhehaltung stets vorhandene Stellung des Armes in einem mässigen Abstande von der seitlichen Brustwand zu beachten. Man muss den für sich geschienten oder eingegypsten Arm stets in einem der normalen Ruhehaltung entsprechenden Abstande am Thorax befestigen. Will man den Thorax zur Fesstellung des Armes benutzen, so ist dies nach den anatomischen Verhältnissen nur dann zweckmässig und ohne Nachtheil auszuführen, wenn bei rechtwinkliger Beugung des Vorderarmes ein Kissen oder Polster zwischen Thorax und Arm eingeschoben wird, welches den natürlichen Abstand des Ellenbogens vom Rumpfe ausfüllt. — Wenn der Arm unter entsprechender spitzwinkliger Beugung im Ellenbogengelenke über die vordere Thoraxwand nach einwärts und aufwärts gegen die Mittellinie geführt wird, so dass die Hand vor der anderen Schulter zu liegen kommt, so liegt er allerdings der Brustwand in grösserer Ausdehnung an. Doch steht auch hierbei der Ellenbogentheil immer noch etwas ab und müsste, falls der Arm in dieser Stellung, welche unter dem Velpeau'schen Verbande bei Schlüsselbeinfracturen ganz zweckmässig ist, bei Humerusfracturen am Thorax fixirt werden soll, auch hierbei stets noch eine entsprechende keilförmige Polsterung zwischen Ellenbogen und Rumpf eingeschoben werden.

Haut, Fascien, Muskeln. Ausbreitung des Bindegewebes auf der Streckseite.

§ 105. Die Haut des Oberarmes ist auf der vorderen und inneren Fläche dünn, auf der Streckseite dagegen derber, mehr behaart und weniger verschieblich als auf der Beugeseite. In dem mehr weniger entwickelten Unterhautfettgewebe verlaufen die schon genannten Venen und mehrere

Hautnerven, welche auf der Streckseite und Aussenseite des Oberarmes wesentlich vom Axillaris, nach unten vom Radialis, auf der Beuge- und Innenseite vom Cutaneus brachii internus kommen. Die die Weichtheile des Oberarmes einhüllenden Fascien gehen aus der Fortsetzung der Fascien der Schultermuskeln, speciell des Pectoralis, Coracobrachialis, Deltoideus und der die Achselhöhle auskleidenden Fascien hervor.

Auf der Streckseite steigt über dem Triceps eine sehr derbe, eng mit der Haut zusammenhängende Fascie nach abwärts. Indem dieselbe an den Rändern des Triceps mit den seitlichen Knochenkanten verwachsen ist (Lig. intermusculare internum und externum), bildet sie mit dem Knochen einen Hohlraum resp. Kanal, welcher vom Triceps, dem unter ihm liegenden N. radialis nebst der Art. brachialis profunda sowie von wenigem lockeren Bindegewebe eingenommen wird. Letzteres ist nach oben und unten zu etwas reichlicher vorhanden und geht nach oben unmittelbar über in das unter dem hinteren Abschnitte des Deltoideus (resp. zwischen diesem und der Fascia infraspinata) gelegene Bindegewebe. Nach unten ist die Fascie schon oberhalb des Olecranon mit der Sehne und seitwärts mit den hinteren Partien der Epicondylen verwachsen. Indem aber hier unten dicht oberhalb des Epicond. internus der N. ulnaris durch eine Oeffnung des Lig. intermusculare resp. des Fascienansatzes in den unter der Fascie gelegenen Raum eintritt und weiterhin durch eine Oeffnung in der Vorderarmfascie unter die Vorderarmmuskulatur tritt, so steht das unter der Oberarmfascie der Streckseite gelegene Bindegewebe auf den eben genannten Wegen auch hier mit dem Bindegewebsraume des Vorderarmes wie mit den subfascialen Räumen der Beugeseite des Oberarmes in Verbindung. Entzündungen und Eiterungen können auf den gleichen Wegen von einem Bindegewebsraum zum anderen wandern und entsprechende Anschwellungen erzeugen. Das Fortschreiten auf diesen Wegen kann man z. B. verfolgen bei der Ausbreitung einer tiefen Vorderarmphlegmone nach oben, welche sich bekanntlich so häufig an eine Sehnenscheideneiterung anschliesst. Besonders leicht können auch Eiterungen von obenher aus dem Bereiche des subdeltoidealen Bindegewebes event. auch von den Partien des vorderen Scapularandes oder auch aus dem Schultergelenk nach dem Durchbruche durch die untere Synovialwand, ebenso aber auch von unten her aus dem Ellenbogengelenke nach Druchbruch der hinteren Kapselpartien in den subfascialen Raum der Streckseite eintreten, und bewirken dann unter praller Anfüllung dieses Raumes eine Anschwellung längs des Triceps.

Die Incision und Drainirung dieser subfascialen Eiteransammlungen gewährt hier keine Schwierigkeiten und kann unter selbstverständlicher Berücksichtigung der Stellen, an welchen N. radialis und N. ulnaris liegen, überall ohne Bedenken ausgeführt werden.

Fascien, Muskeln und Bindegewebsausbreitung auf der Beugeseite.

§ **106.** Auf der Beugeseite sind mehrere Fascien und subfasciale Räume zu bemerken, welche in mehrfacher Beziehung practisch wichtig sind. Diejenige Fascie, welche zuoberst die Beugeseite bedeckt, ist gewissermaassen gespalten und nimmt zwischen die Spaltblätter den Biceps. Der Biceps ist also auf seiner äusseren, ebenso wie auf seiner unteren, dem Humerus zugewendeten Fläche von einer Fascie bedeckt. Die oberflächliche Fascie ist derb, jedoch nicht so fest und dick wie die Fascie der Streckseite, überdies im Gegensatz zu dieser durch lockeres langfaseriges Bindegewebe mit der Haut verbunden, welche daher über ihr auch leichter zu verschieben ist, als über der Streckseite. Nur gegenüber der Insertionsstelle des Deltoideus haftet die Fascie fester an der auf ihr liegenden, übrigens zugleich hier derberen Haut. Das die Unterfläche des Biceps deckende Fascienblatt ist dagegen sehr dünn. An den Rändern des Biceps verschmelzen beide Blätter und setzen sich an die äussere und innere Kante des Knochens, hier fest verbunden mit der Fascie der Streckseite; bilden also mit dieser das sogen. Lig. intermusculare externum und internum. Unten setzt die Fascie auch über den Bauch des Supinator longus hinweg, schickt ein dünneres Blatt unter ihn, und steht im Weiteren mit der Vorderarmfascie in Verbindung. Oben hängen die Bicepsfascien mit denjenigen des Deltoideus, Pectoralis, Coracobrachialis zusammen. — Der von den Bicepsfascien umschlossene Raum, in welchem sich ausser dem Muskel ein diesen umgebendes lockeres Bindegewebe befindet, ist durch das untere Blatt der Fascie (Bicepsscheide) vollständig geschieden von den im Sulcus bicipitalis internus verlaufenden grossen Gefäss- und Nervenstämmen (siehe Fig. 24). Nach oben setzt er sich in den Bindegewebsraum unter der Vorderhälfte des Deltoideus fort, steht also hier in Zusammenhang mit dem Bindegewebsraum der Obergrätengrube (siehe §§ 47—49); ausserdem aber auch unter Vermittelung der Scheide des Coracobrachialis mit dem zwischen beiden Pectoralmuskeln gelegenen Bindegewebsraum (siehe oben § 66). Nach unten ist er dagegen bis auf eine kleine Oeffnung am radialen Rande des Biceps, durch welche der Hautast des N. perforans Cass. austritt und einige kleine Gefässöffnungen geschlossen, indem hier die Fascien dicht an der Bicepssehne anliegen.

Unterhalb der Bicepsscheide liegt eine tiefere Fascie, welche aus der unmittelbaren Fortsetzung der die Achselhöhle auskleidenden Fascien hervorgeht. Sie deckt den Brachialis internus und umfasst die grossen Gefäss- und Nervenstämme in der inneren Bicepsfurche gewissermaassen mit zwei Blättern, deren äusseres oberes mit dem unteren Fascienblatte der Bicepsscheide fest verwachsen ist, deren unteres mit dem Lig. intermusculare internum verschmolzen ist[1]). Im Uebrigen ist die tiefe Fascie

[1]) Die bekannten Abbildungen von Oberarmquerschnitten aus dem Braune'schen Atlas, welche unten folgen, lassen das obwaltende Verhalten der Fascien nicht klar erkennen.

Fig. 24[1]).

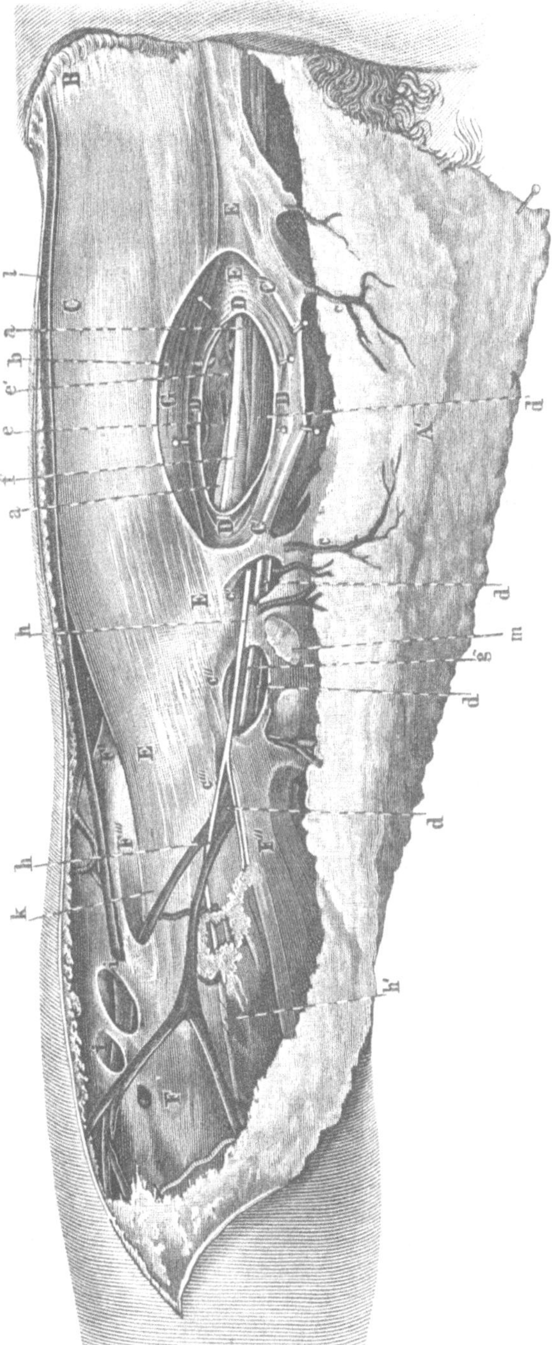

[1]) Fig. 24. Rechter Oberarm: Oberarmfascien im Sulcus bicipitalis internus.

neben den Rändern des Brachialis internus an den Knochen angeheftet. Die den Brachialis deckende Fascie ist meist sehr dünn, der Brachialis selber in seiner grösseren Ausdehnung fest mit dem Perioste verwachsen. Nur gegen den Ellenbogen hin und über der Gelenkkapsel findet sich ein wenig Bindegewebe unter dem Muskel.

Somit haben wir hier streng genommen noch drei von Fascien umschlossene Räume, nämlich einen, in welchem die grossen Gefäss- und Nervenstämme an der Innenseite des Oberarmes liegen, einen, welchen der Brachialis internus ausfüllt, einen zwischen dem unteren Blatte der Bicepsscheide und der den Brachialis deckenden Fascie. Alle drei führen abwärts nach der Tiefe der Ellenbeuge, aufwärts der Gefässspalt in das Bindegewebe der Achselhöhle, der Spaltraum zwischen dem Biceps und dem Brachialis wesentlich unter dem Deltoideus und von hier aus auch in die Achselhöhle, während der unter der Brachialisfascie nach oben geschlossen ist. Da nun aber das Bindegewebe, welches die Gefäss- und Nervenstämme und die Muskeln umhüllt, wie es zwischen den Fascienblättern liegt, auch die aus einen Spaltraum in den andern ziehenden Gefässe und Nerven begleitet, so communiciren die drei Bindegewebsräume auf diesen Wegen sowohl mit einander, wie mit anderen benachbarten Räumen, sowie mit dem subcutanen Gewebe. Regelmässig ist ungefähr vier Finger breit über dem Epicondylus internus eine solche Fascienlücke über dem Gefässspalte, durch welche die Vena basilica ein-, der N. cutaneus int. major austritt, höher oben eine kleinere für die Austrittsstelle des N. cutaneus int. minor. Solche Communicationsstellen sind ferner oben die Abgangsstelle der Arteria brachialis profunda, unten die Abgangsstelle des N. ulnaris u. s. f.

Künstliche Injection der Bindegewebsräume des Oberarmes.

§ 107. Die oben des Näheren beschriebenen zwischen den Fascienblättern des Oberarmes gelegenen Bindegewebsräume lassen sich auch durch künstliche Injection mit Flüssigkeit anfüllen. Hierdurch vermag man, nicht nur anschauliche Bilder von den Formen der einzelnen Räume bei Entzündungsprocessen, sondern auch eine annähernd genaue Vorstellung von den Ausbreitungswegen nach den subfascialen und

---

A. Haut mit dem Unterhautfettgewebe abpräparirt und zurückgeschlagen. B. C. D. E. Oberarmfascien. C. Das über dem Biceps liegende Fascienblatt. C. C'. Oeffnung in der Bicepsscheide. c. c'. Der Fascienspalt für die V. basilica (d.) und N. cutaneus internus major. D. D. D. D. Oeffnung in der aus der Verschmelzung der hinteren Bicepsfascie mit der tiefen, den Brachialis deckenden Oberarmfascie hervorgegangenen, die Gefässe und Nerven verhüllenden Fascie. F. Fascia antibrachii. G. Innerer Rand des Biceps nach vorn verschoben, um die Arterie zugänglich zu machen. a. a. Arteria brachialis. b. Muskelzweig. c. Hautzweige derselben. e. V. brachialis. e'. Verbindungszweig zwischen V. brachialis und V. basilica. f. N. medianus. i. i. l. V. cephalica. k. V. mediana. m. Glandulae cubitales superficiales (schematisch eingezeichnet).

interfascialen Räumen der Schulter und Ellenbeuge zu gewinnen. Diese Injectionsergebnisse sind schon bei der obigen Darstellung verwerthet worden. Ihre besondere Darlegung dürfte daher überflüssig sein. Ich will nur noch erwähnen, dass bei der Injection unter die Fascie der Streckseite zugleich eine mässige Streckung des Ellenbogengelenkes, bei starker Anfüllung der auf der Beugeseite gelegenen grösseren Räume eine mässige Beugung im Ellenbogengelenke eintritt, — eine Stellung, welche man auch bei Anfüllung der genannten Räume durch Blutergüsse, Entzündungen, Eiterungen etc. beobachten kann, und deren Zustandekommen wohl leicht verständlich sein dürfte.

Pathologische Anfüllung der Bindegewebsräume des Oberarmes.

§ 108. Wenn Entzündungen oder Eiterergüsse, welche von der Schulter, vom Schultergelenke, von der Achselhöhle oder von der Ellenbeuge, vom Ellenbogengelenke, vom Vorderarm und der Hand ausgehen können, in einen dieser verschiedenen, mehr weniger von einander getrennten subfascialen und interfascialen Bindegewebsräume eintreten, so werden sie sich natürlich vorzüglich in der Längsrichtung ausbreiten, und eine entsprechende Anschwellung machen, welche durch ihre Form und Lage unschwer nicht nur zur Diagnose des Sitzes, sondern auch zur Erkennung der Ausgangsstelle hinführen kann. So machen beispielsweise Entzündungen innerhalb des Spaltraumes der grossen Gefäss- und Nervenstämme eine wesentlich längs der inneren Bicepsfurche verlaufende Anschwellung, welche sich entweder auf das Achselhöhlenbindegewebe oder auf das der Ellenbeuge als Ausgangsstelle zurückführen lässt. — Dagegen gränzen sich ausschliesslich auf die Bicepsscheide beschränkte Entzündungen und Eiterungen ziemlich scharf von den Gefäss-Nervenstämmen ab. Sie können von analogen Processen aus dem Bindegewebe zwischen beiden Pectorales, oder der Scheide des Coracobrachialis, von Eiterungen am Proc. coracoideus, oder auch aus dem subdeltoidealen Bindegewebe herstammen. Aber auch aus dem Schultergelenke kann der Eiter nach dem Durchbruch durch die in der Intertuberkularrinne gelegene Synovialausstülpung in die Bicepsscheide eintreten. — Entzündungen oder Eiterungen zwischen der Bicepsscheide und der den Brachialis deckenden Fascie werden den Biceps emporheben, die Furchen zu beiden Seiten verwischen, doch die Gefäss- und Nervenstämme auf der Innenseite noch deutlich fühlen lassen. Sie werden wesentlich auf durchgebrochene Eiterungen des Schultergelenkes, Eiterungen im subdeltoidealen Bindegewebe und in den Grätengruben zu beziehen sein. — Unter die den Brachialis deckende Fascie werden am ehesten vom Muskel, vom Knochen oder vom Ellenbogengelenke ausgehende Eiterungen eindringen. Sie heben besonders die untere Hälfte des Brachialis empor und machen eine diesem entsprechende Anschwellung unter Beugung des Armes.

Erfolgt die Ausbreitung dieser Entzündungen und Eiterungen auch längs der Communicationswege, so verwischen sich natürlich mit der Anfüllung benachbarter Bindegewebsräume die von uns etwas schematisirt angegebenen genauen Merkmale. Am schnellsten und am häufigsten dürfte wohl bei den Eiterungen und Entzündungen innerhalb der Bicepsscheide zugleich der unmittelbar darunter liegende Raum zwischen Biceps und Brachialis gefüllt werden, weil hier die zusammenstossenden Fascienblätter ausserordentlich dünn sind. — Immerhin vermag eine genaue Beobachtung der vorliegenden Schwellung wie der Entwicklungsweise Aufschlüsse zu geben, welche auch für die nothwendigen operativen Maassnahmen von Wichtigkeit sind.

Wo die erforderlichen Incisionen zu machen sind, ergiebt sich leicht aus dem vorwiegenden Sitze der Anschwellung. Zu berücksichtigen sind natürlich stets auch die Ausgangsstellen, auf welche ja wie angegeben auch schon der Sitz und die Form der Anschwellung am Oberarm hinzudeuten vermögen. Am Oberarme selber wird man bei den im Gefäss-Nerven-Bindegewebsraume sitzenden Processen Haut und Fascie am besten präparatorisch spalten. Bei den in der Bicepsscheide sitzenden Anschwellungen hält man sich an die stärkste Vorwölbung, bei den zwischen Biceps und Brachialis befindlichen Processen schneidet man am besten am Aussenrande des Biceps ein unter Spaltung des unteren Blattes der Bicepsscheide; bei den Eiterungen unter dem Brachialis kann am äusseren Knochenrande unterhalb der Stelle, an welcher der Radialis fühlbar ist, eingeschnitten werden. Man durchtrennt den Ansatz des Supinator hart am Knochenfirste, dann darunter den Ansatz des Brachialis. Stammen aber diese Eiterungen aus dem Ellenbogengelenke, so sind natürlich noch andere Maassnahmen nothwendig (in der Regel die Gelenkresection).

Gefässe und Nerven des Oberarmes.

§ 109. Die grossen Gefäss- und Nervenstämme des Oberarmes (siehe Fig. 14 und 24) sind so angeordnet, dass zunächst dem Coracobrachialis und weiter nach abwärts zunächst dem Bicepsrande der Medianus liegt; hinter diesem befindet sich die Art. brachialis, die Vena brachialis nach hinten neben der Arterie. Sind die beiden Venen der Innenseite des Armes, die V. brachialis und V. basilica, noch nicht vereinigt, was bekanntlich in sehr verschiedener Höhe stattfindet, so liegt nicht selten eine Vene über der Arterie, oder auch je eine Vene zu beiden Seiten der Arterie. Im unteren Drittel des Oberarmes ist die V. basilica durch die Fascie von den grossen Gefäss-Nervenstämmen getrennt. Ueber den Venen, seitwärts vom Medianus, liegen die beiden N. cutanei interni, neben der Vene nach hinten der Ulnaris, endlich zuäusserst nach hinten der Radialis. Der Medianus kreuzt sich gewöhnlich etwas unterhalb der Mitte des Oberarmes mit der Arterie und tritt weiter nach abwärts ulnarwärts neben dieselbe. Der Ulnaris geht vier bis fünf Finger breit oberhalb des Epicondylus internus durch das Ligam. intermusculare internum, läuft hinter diesem entlang, um hinter dem Epicondylus internus zwischen diesem und dem Olecranon in den Flexor manus ulnaris einzutreten. Der Radialis wendet sich schon im Ausgange der Achselhöhle mehr nach hinten, geht unterhalb der Sehne des Latissimus dorsi vom Anconaeus longus gedeckt zwischen Anconaeus internus und externus in einer Spirallinie um den Humerus auf dessen hintere resp. äussere Fläche, um dann weiter abwärts den schon oben S. 126 angegebenen Weg einzuschlagen. Von den beiden Hautnerven tritt der Cutaneus internus minor etwa in der Mitte der inneren Bicepsfurche aus der Fascie, der Cutaneus major weiter unten neben der Eintrittsstelle der Vena basilica. Der den Coracobrachialis durchbohrende, dann schräg zwischen Biceps und Brachialis von innen oben nach abwärts aussen verlaufende N. musculocutaneus (s. perfor. Casseri) verlässt schon oben in der Achselhöhle das Gefäss-Nervenbündel. Er tritt im unteren Drittel des Oberarmes neben dem äusseren Bicepsrande durch die Fascie.

Die Arteria brachialis. Ihre Aeste. Compression. Unterbindung.

§ 110. Von der Arteria brachialis gehen hier nur wenige Aeste ab, welche wesentlich nur durch ihre Anastomosen mit den Arterien des Vorderarmes wichtig sind: nämlich die Brachialis profunda, die Collateralis ulnaris superior und inferior. Nur ausnahmsweise entspringt von der Brachialis profunda ein stärkerer Ast, welcher mit den aus der Axillaris kommenden Arterienzweigen communicirt (siehe auch § 72). Dagegen kann die Brachialis profunda selber zuweilen höher oben aus der Axillaris, oder aus der Circumflexa humeri posterior oder aus der Subscapularis hervorgehen. Gewöhnlich geht sie jedoch nur wenig unterhalb des unteren Randes der Latissimussehne von der Brachialis ab, folgt dem N. radialis und anastomosirt mit einigen ihrer Endäste (Collateralis media et externa radialis) unter Vermittlung des Rete olecrani resp. der A. recurrens interossea und der Recurrens radialis mit den Vorderarmarterien. Die Collateralis ulnaris superior entspringt nahe unter der Profunda, die Collateralis ulnaris inferior drei Finger breit über der Plica cubiti aus der Brachialis; jene geht mit dem N. ulnaris, diese in der Richtung nach dem inneren Epicondylus humeri, beide anastomosiren mit der A. recurrens ulnaris.

Nicht selten findet man eine sogenannte „hohe Theilung“ der Brachialis, nach den Anatomen besser einen hohen Abgang der Radialis, seltener der Ulnaris, wodurch jedoch die normalen Lageverhältnisse in der Regel keine wesentliche Aenderung erfahren. Meist liegt eine der beiden Arterien etwas oberflächlicher als die andere, zuweilen eine vor, eine hinter dem Medianus, selten je eine beiderseits von demselben.

Die Arteria brachialis verläuft in der Richtung einer Linie

vom hinteren Rande des Coracobrachialis nach der Mitte der Plica cubiti auf dem Brachialis und dem Humerusknochen so nahe, dass sie leicht gegen denselben comprimirt werden kann. — Bei der Digitalcompression der Arterie umfasst man den Arm entweder von vorn oder auch von hinten, schiebt mit den Fingern den Medianus zur Seite und drückt die Arterie (je nach der Seite entweder mit dem Daumen oder mit den übrigen vier Fingern) gegen den Knochen. Die Digitalcompression kann zur provisorischen Blutstillung für kürzere Zeit z. B. für die Dauer einer Amputation oder einer Unterbindung bei allen Verletzungen der Arterien im Bereiche des Vorderarmes und der Hand zur Verwendung kommen, ist aber unterhalb des Abganges der Profunda wegen der leichten Wiederherstellung des Collateralkreislaufes auf längere Dauer nicht sehr sicher.

Die Unterbindung der Brachialis (siehe Fig. 25) ist in ihrer

Fig. 25.[1])

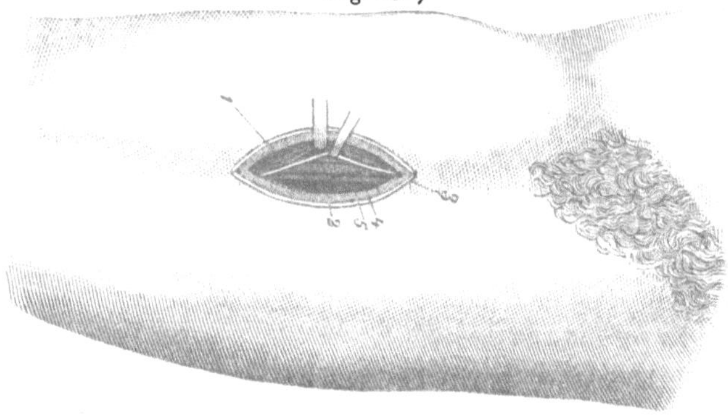

ganzen Ausdehnung auf der angegebenen Linie sehr leicht auszuführen. Man lässt hierzu den Arm abduciren und nach aussen rotiren und streckt ihn ein wenig, sucht sich durch den fühlbaren Medianus zu orientiren und schneidet auf diesen oder zwischen diesem und dem inneren Bicepsrande, parallel dem letzteren, die Haut ein, spaltet die Oberarmfascie resp. das vordere Blatt der Bicepsscheide, schiebt den Rand des Muskels nach aussen, spaltet zwischen diesem und den durch die Fascie sichtbaren Medianus die mit dem unteren Blatte der Bicepsscheide verwachsene tiefe Fascie, hinter welcher die Arterie liegt und nun leicht isolirt und unterbunden werden kann.

Lymphgefässe und Lymphdrüsen des Oberarmes.

§ 111. Von Lymphdrüsen sind am Oberarme in der Regel nur zwei bis drei in der Umgebung der Arteria brachialis unter der Fascie, und eine oder zwei auf der Fascie etwa zwei Querfinger breit oberhalb

---

[1]) Fig. 25. Unterbindung der Brachialis in der Mitte des Oberarmes. 1. Biceps. 2. Triceps. 3. N. medianus. 4. Art. brachialis. 5. V. V. brachiales.

des Epicondylus internus zu finden (s. Fig. 24 m.). Letztere Drüschen, welche mit den Lymphgefässen der drei letzten Finger und eines kleinen Abschnittes der Dorsalfläche des Vorderarmes in Verbindung stehen, kann man zuweilen (bei Syphilis angeblich regelmässig) als ein erbsengrosses Knötchen fühlen. Sie sind aber auch bisweilen Sitz einer acuten Entzündung oder Eiterung. Im letzteren Falle kann eine diffuse, sich noch über die ulnare Hälfte des Ellenbogengelenkes herab erstreckende phlegmonöse Anschwellung entstehen, welche vom Ungeübten mit einem Gelenkprocess verwechselt werden könnte, aber unschwer von einem solchen zu unterscheiden ist, wenn man genau untersucht und alles beachtet. Gerade der Hauptsitz der Anschwellung und Fluctuation deutet vielmehr immer auf diese Lymphdrüsen hin.

Fast die sämmtlichen Lymphgefässe der Hand und des Vorderarmes ziehen zu einzelnen Stämmen vereinigt im Sulcus bicipitalis internus nach der Achselhöhle. Einige derselben laufen mit den Gefässen und Nerven unter der Fascie, andere über derselben, ein Lymphgefäss begleitet gewönlich die V. cephalica. Diese oberflächlichen, subcutanen Lymphgefässe sind nicht selten bei Entzündungen der peripher gelegenen Theile als schmerzhafte, bindfadenstarke Stränge zu fühlen, über welchen die Haut rothe Streifen (Perilymphangitis) sehen lässt. — Dagegen können die unter der Fascie in dem Gefäss-Nervenspaltraum liegenden Lymphgefässe und -Drüschen zu phlegmonöser Entzündung des daselbst befindlichen Bindegewebes Anlass geben.

Wirkung der Oberarmmuskeln. Punkte für die locale Faradisirung ihrer Nerven.

§ 112. Von den den Oberarmschaft umgebenden Muskeln betheiligen sich wesentlich nur der Deltoideus und der Coracobrachialis an den Bewegungen des Oberarmes selber, welche im Uebrigen von den schon bei der Schulter besprochenen Muskeln bewirkt werden (siehe § 55). Indessen trägt sowohl der Biceps wie der Triceps zur Fixation des Oberarmkopfes in der Cavitas glenoidea bei. Beide unterstützen hierin die das Schultergelenk umgebenden Muskeln (siehe oben). Indirect können beide auch auf den Oberarm bewegend einwirken; besonders vermag der Anconaeus longus des Triceps den Arm gegen den Rumpf zu nähern. Wesentlich aber sind diese Muskeln mit dem Brachialis internus die Beweger des Vorderarmes, der Triceps der Strecker (besonders durch den Anconaeus internus und externus), Biceps und Brachialis die Beuger. Der Biceps ist zugleich ein Supinator. Er vermag überhaupt kraftvoll nur während der Supination den Vorderarm zu beugen und bleibt daher auch während der Beugung des pronirten Armes relativ schlaff. Dementsprechend ist bei Verletzungen im Bereiche des Biceps meist nur die Beugung des supinirten Armes mit Schmerz verbunden und kann aus diesem Symptome umgekehrt auf eine Bicepsläsion geschlossen werden (C. Hueter).

Biceps und Brachialis werden wie der Coracobrachialis vom N. perforans innervirt, dessen locale Faradisirung abgesehen von der oben S. 63 angegebenen Stelle noch gelingt, wenn die Elektrode etwas oberhalb der Deltoideusinsertion zwischen Biceps und dem vorderen Deltoideusrande eingedrückt wird. Den Ast für den Brachialis internus kann man zuweilen mit der Elektrode erreichen, wenn man dieselbe etwas unterhalb der Mitte von innen her tief unter den inneren Bicepsrand schiebt. Doch wird man hierbei zuweilen mit dem Medianus in Collision kommen. Eine sicherere Wirkung ist (nach von Ziemssen) zu erzielen, wenn die andere Elektrode auf die äussere Partie des Brachialis etwas nach vorn vom fühlbaren Radialis aufgesetzt wird, indem hierdurch der noch vom Radialis zum Brachialis gehende Ast getroffen wird. Der Triceps wird vom Radialis versorgt, dessen Faradisationsstelle wir schon oben gedachten.

Verletzungen und Erkrankungen der Gefäss- und Nervenstämme.

§ 113. Schon oben § 70 wurde hervorgehoben, dass die Gefäss- und Nervenstämme der inneren Bicepsfurche auch durch einen von rückwärts kommenden Messerstich oder Schuss verletzt werden können, wie auch aus den beigegebenen Abbildungen ersichtlich ist, bei welchen die Pfeile die Richtung andeuten, in welcher die Arterie von hinten oder aussen her verletzt werden kann (siehe Fig. 26 und 27). Bei Schüssen übrigens ist

Fig. 26.[1]

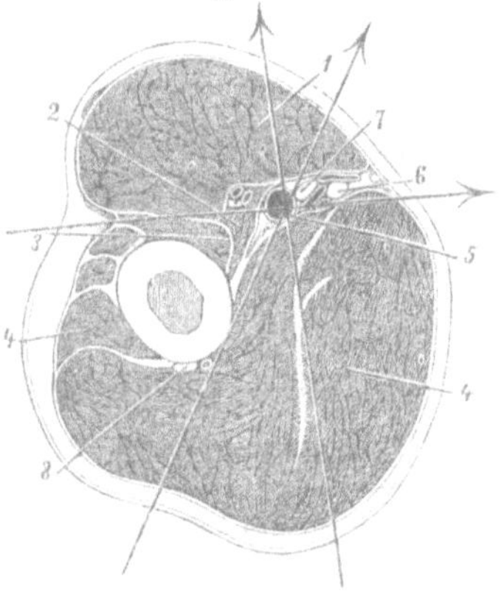

Fig. 27.[2]

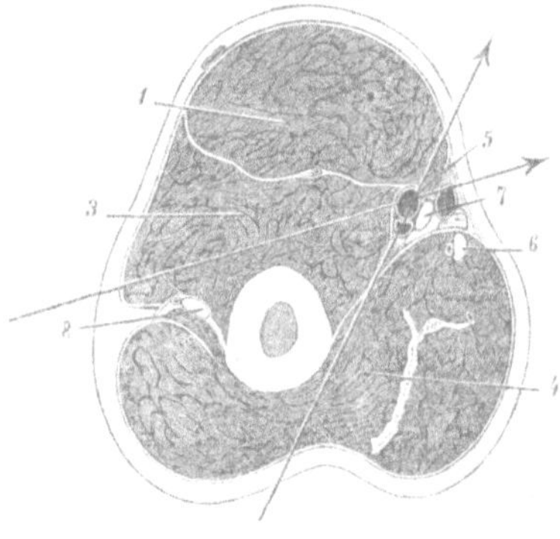

[1]) Fig. 26. Schnitt durch die Mitte des linken Oberarmes. Die Pfeile deuten die Richtung an, in welcher die grossen Gefäss- und Nervenstämme von der Streckseite resp. Aussenseite her (ohne Verletzung des Knochens) durchschossen oder durchstochen werden können. 1. M. biceps. 2. Coracobrachialis. 3. Brachialis internus. 4. Triceps. 5. Art. brachialis. 6. N. ulnaris. 7. N. medianus. 8. N. radialis (nach Wilh. Braune).

[2]) Fig. 27. Schnitt durch den linken Oberarm in der Mitte des unteren Drittels (nach Braune). 1. M. biceps. 3. Brachialis internus. 4. Triceps. 5. Arteria brachialis. 6. N. ulnaris. 7. Medianus. 8. N. radialis.

nach den bisherigen Beobachtungen die Arterie nicht selten gleichzeitig mit dem Knochen verletzt[1]). Ob das in diesen Fällen verhältnissmässig häufig auch nach der Ligatur beobachtete Auftreten von Nachblutungen aus der Brachialis auf die anatomischen Verhältnisse, etwa auf das Vorhandensein der zahlreichen Collateralbahnen bezogen werden darf, ist mir fraglich. Augenscheinlich hat hierauf der Character des Wundverlaufes den grössten Einfluss.

Nach Stichverletzungen kommen an der Brachialis öfter Aneurysmen zur Beobachtung. Auch varicöse Aneurysmen können nach den anatomischen Verhältnissen hier vorkommen. Beide machen sich ausser durch die Geschwulst und die sonstigen für sie besonders characteristischen Merkmale gewöhnlich auch durch Schmerzen im Verlaufe des Medianus bemerklich, welcher theils unter dem Drucke, theils unter den pulsatorischen Stössen der Gefässgeschwulst zu leiden hat. In einem von mir beobachteten Falle war der aneurysmatische Sack mit dem Nerven fest verwachsen.

Auch andere Tumoren (wie z. B. diejenigen der Nervenscheiden), welche sich im Bereiche des Bindegewebsraumes der Gefäss- und Nervenstämme entwickeln, müssen nothwendigerweise bald Schmerzen und Circulationsstörungen setzen, welche nicht selten zuerst in dem peripheren Abschnitte der Extremität bemerkbar werden. Ihre Beachtung kann diagnostische Aufschlüsse geben.

Nach Fischer's Angaben sind von den Oberarmnerven durch Schüsse am häufigsten Medianus und Ulnaris verletzt worden. Deren isolirte Verletzung ohne gleichzeitige Mitverletzung der Arterie ist nach den anatomischen Verhältnissen wohl möglich[2]).

Der Radialis wurde angeblich seltener von Schüssen verletzt. Dagegen ist er vermöge seiner Lage am Knochen gar nicht selten einem Stosse, Schlage oder Drucke ausgesetzt, welcher eine vorübergehende Parese oder Lähmung der von ihm versorgten Muskeln zur Folge hat. Besonders häufig findet man solche Drucklähmungen des Radialis bei Leuten, welche längere Zeit auf dem betreffenden Arme geruht hatten, welche z. B. mit Lagerung des Kopfes auf untergeschlagenen Armen, oder auf dem gegen eine scharfe Kante gedrückten Arme, oder auf dem in der Achsel über einer Stuhllehne hängenden Arme eingeschlafen waren. Augenscheinlich wurde dabei der Nerv gegen den Knochen gepresst. Hier kann er auch beim Ringen gequetscht werden u. s. f. Gewiss ist der Ausgangspunkt der Radialislähmung in der Mehrzahl der Fälle am Oberarm zu suchen[3]). — Aber auch bei einfachen Fracturen kann er lädirt werden. Da er dem Knochen sehr dicht anliegt (siehe Fig. 26 auf S. 138), kann er nicht bloss durch Knochensplitter verletzt werden, sondern auch in den Callus eingeschlossen werden. An eine solche Möglichkeit, welche durch

---

[1]) Vergl. H. Fischer, Handbuch der Kriegschirurgie. Bd. I. S. 198.

[2]) Ich sah einen solchen Fall im letzten französisch-deutschen Feldzuge.

[3]) Bezüglich der Lähmungserscheinungen siehe später im Abschnitte „Hand“.

eine kleine Anzahl genauer Beobachtungen erwiesen ist, wird man immer denken müssen, wenn sich im Verlaufe der Fracturheilung Schmerzempfindungen und Parese im Bereiche des Radialis einstellen. Der Nerv kann in einem solchen Falle durch Wegmeisseln des comprimirenden Callus seine Functionsfähigkeit wieder erlangen [1]). Endlich kann er auch einmal bei einer unvorsichtigen Sequestrotomie durchschnitten werden [2]).

Ulnaris und Medianus können ebenfalls am Oberarm durch einen Schnitt oder Stich isolirt verletzt werden. Letzterer wird besonders am lose herabhängenden Arme verhältnissmässig leichter einer Verletzung ausgesetzt sein, da er dann etwas mehr unter der Haut hervortritt, während er am gebeugten, sowie überhaupt bei straff gehaltenem Arme theils durch den sich vorwölbenden Bicepsbauch mehr geschützt wird, theils durch die straffe Fascie mehr zurückgedrängt wird. Der Ulnaris aber kann besonders im unteren Drittel des Oberarmes, wo er das Gefäss-Nervenbündel der Bicepsfurche verlässen hat, leicht isolirt verletzt werden. Er ist besonders bei Stichen gefährdet, welche den zur Abwehr emporgehobenen Arm von der Streckseite her treffen. Beide Nerven können übrigens auch einen Druck, Stoss oder Schlag von der Bicepsfurche aus erfahren, und können z. B. durch die Musculatur hindurch auch unter ähnlichen Bedingungen gegen den Knochen gequetscht werden, wie der Radialis.

Im Falle einer vorausgegangenen frischen Durchtrennung eines der Oberarmnerven in Folge eines Schnittes oder Schusses sollte man stets den Versuch machen, die beiden Enden durch die Naht zu vereinigen. Auch wenn nach der Durchtrennung Wochen vergangen sind, darf die Nervennaht nach vorheriger Anfrischung der Nerven versucht werden. Sie hat wenigstens nach Schnittverletzungen gerade an den Nerven der oberen Extremität bislang die günstigsten Resultate aufzuweisen. Zur Auffindung der Nerven wird man sich zweckmässig an die obigen anatomischen Angaben halten können. Denen hat man natürlich auch zu folgen, wenn es sich um die Aufsuchung der Nerven behufs einer vorzunehmenden Nervendehnung handelt.

Der Oberarmknochen in chirurgisch anatomischer Beziehung.

§ 114. Das dem Oberarme zu Grunde liegende, etwa dreikantige Schaftstück des Oberarmes reicht vom chirurgischen Halse bis etwa daumenbreit oberhalb der cubitalen Gelenkrolle. Unterhalb des Collum chirurgicum trägt der Knochen hinten flache, hinter und unter den Tuberkeln

---

[1]) Siehe u. A. den instructiven, durch eine gute Abbildung illustrirten Fall von Ollier in seinem „Traité experiment. et clin. de la régénération des os et de la production artificielle du tissu osseux." Paris 1867. Tome II. S. 414.

[2]) Diese Ursache der Radialislähmung musste ich bei einem etwa 18—19jährigen Manne annehmen, welcher sich mir kürzlich vorstellte. Die Lähmung sollte vom Momente einer in einem Krankenhause vorgenommenen Sequestrotomie herdatiren.

beginnende, über das obere, resp. mittlere Drittel herabreichende Rauhigkeiten, welche dem äusseren und inneren Anconaeus zum Ursprunge dienen; gerade vorn von dem unteren Ende des oberen Drittels bis in das mittlere herein trägt der Schaft einen fingergliedbreiten und langen rauhen Wulst (Tuberositas brachii), welcher der Anheftungsstelle des Deltoideus und Brachialis internus entspricht. Der Knochen ist oben im Uebergange des oberen zum mittleren Drittel leicht convex nach vorn, unten im Uebergange des mittleren zum unteren Drittel und in letzterem selber ein wenig mehr nach vorn concav, bietet somit die Form eines langgestreckten S. Ausserdem erscheint er im mittleren Drittel nach einwärts verdreht, so dass das abgeplattete cubitale Ende des Knochens mit seiner vorderen Fläche nach einwärts, mit der hinteren zugleich mehr nach auswärt sieht, und auch die Kanten nicht ganz grade nach abwärts, sondern in einer langgezogenen Spirallinie verlaufen. Diese Form des Schaftes ist, je jünger die Individuen sind, um so weniger ausgeprägt und fehlt bei kleinen Kindern fast vollständig. Bei Kindern verläuft der Schaft mehr gerade, ist die obere und untere Abbiegung nur eben angedeutet, sind auch die Kanten und rauhen Wülste nur wenig ausgesprochen, der Schaft hat bei Kindern mehr gleichmässig cylindrische Form, geht sowohl nach oben wie nach unten mehr allmählich in die ebenfalls noch weit weniger ausgearbeiteten Gelenkenden über. — Die stärkere S-förmige Ausbiegung und die spiralige Verdrehung des Schaftes bei Erwachsenen entwickelt sich anscheinend erst unter der Einwirkung der Deltoideus-Contractionen, vor allen Dingen aber unter derjenigen der Beuger und Strecker des Vorderarmes, deren Bewegungsebenen in Folge der Schraubengangbewegung im Humero-Ulnargelenke bekanntlich nicht genau mit der Humerusaxe zusammenfallen (siehe unten „Ellenbogengelenk"). Gewiss ist diese leicht spiralige Verdrehung des Schaftes ebenso wie die S-form desselben nach einwärts nicht ganz ohne Einfluss auf die Häufigkeit der Schaftbrüche wie auf die Gestaltung des Bruches und die Art der Verschiebung bei einer Fractur, wenngleich alles dies natürlich wesentlich noch von anderen Bedingungen abhängt.

Die aus der Spina tuberculi minoris und besonders aus dem dahinter gelegenen Theile des Oberarmhalses hervorgehende innere Kante ist im oberen Drittel stumpf, wird vom mittleren Drittel zum unteren hin schärfer und geht mit einem stark nach einwärts hinten ausgeschweiften Bogen in den zum Epicondylus internus auslaufenden Knochenfirst über, welcher am ruhig hängenden Arme nach einwärts hinten liegt. Die oben gerade nach vorn gerichtete mittlere, aus der Spina tuberculi majoris hervorgehende Kante wendet sich im Verlaufe nach abwärts allmählich etwas mehr nach einwärts. Sie ist im oberen Drittel entsprechend der Ansatzstelle des Pectoralis am schärfsten, wird, indem sie an der Ansatzstelle des Deltoideus und Brachialis nach abwärts zieht, flacher, und läuft von da ab, wo der Humerusschaft in den abgeplatteten cubitalen Abschnitt übergeht, etwa in der Mitte zwischen beiden äusseren Kanten nach abwärts bis zur cubitalen Gelenkrolle, mit deren mittleren, Trochlea und Eminentia capitata verbindenden Firste sie zusammentrifft. Oberhalb derselben trennt sie die beiden über jenen Gelenktheilen gelegenen Gruben (siehe unten Ellenbogengelenk). Die unten nach aussen und vorn gelegene, zum Epicondylus externus laufende scharfe Kante entwickelt sich aus dem hinteren und unteren Umfange des Kopfes, sowie aus der flachen Erhabenheit für den Anconaeusursprung. Oben nur eben angedeutet, wird diese Kante im unteren Drittel nach dem Epicondylus externus zu ausserordentlich scharf. Sie wird im mittleren Drittel durch eine den Schaft von oben hinten nach vorn abwärts spiralig umziehende schmale Furche durchsetzt, in welcher der N. radialis und die ihn begleitende Art. brachialis profunda liegen. Diese können hier, wo sie dem Knochen unmittelbar aufliegen, am leichtesten gegen den Knochen gequetscht werden (siehe oben). Die äussere Kante ist stets am leichtesten durch Haut und Weichtheile zu fühlen, die innere nur in der untersten Partie, die mittlere in der Regel unfühlbar. Zwischen den Kanten zeigt der Knochen der spiraligen Verdrehung, sowie der oberen und unteren (S-förmigen) Abbiegung entsprechend gebogene Flächen.

Der Knochenschaft ist am stärksten an der Gränze des oberen und mittleren Drittels, entsprechend dem breiten Wulste, an welchem sich der Deltoideus anheftet und von welchem der Brachialis entspringt; am schwächsten in der unteren Partie des mittleren Drittels. Dem entspricht es auch, dass weitaus die meisten Brüche der Humerus-Diaphyse an dieser Stelle resp. dicht unter dem Wulste für die genannten Muskeln erfolgen. Dass auch die gerade am Humerus weitaus am häufigsten vorkommenden Brüche durch Muskelaction[1]) gewöhnlich unter diesem Wulste als der Anheftungsstelle des bei jeder kraftvollen Erhebung des Armes wirksamsten Muskels, des Deltoideus, sitzen, ist ebenso leicht begreiflich. Gerade für diese Entstehungsweise der Fracturen bietet der Humerus günstige Bedingungen dar, da bei den kraftvollsten Wurf- resp. Schleuderbewegungen sich die grösste Spannung auf den Humerus und zwar wesentlich auf die Umgebung der Deltoideusinsertion concentriren wird. Der Knochen wird an dieser relativ schwächsten Stelle ebenso durch die im selben oder im entgegengesetzten Sinne einwirkenden Zugkräfte abgeknickt, wie er beim Fall auf den Ellenbogen oder bei einer direct einwirkenden Gewalt bricht.

Das Periost haftet dem Knochen am festesten da an, wo sich an ihn Muskeln und Fascien ansetzen oder von ihm abgehen, also am mittleren und hinteren Wulste und an den seitlichen Kanten; relativ lockerer an den dazwischen gelegenen Theilen, besonders im oberen und unteren Drittel. Die grösste Art. nutritia geht etwa in der Mitte des Humerus dicht

---

[1]) Nach Gurlt (l. c.) betrafen von 85 Knochenbrüchen durch Muskelaction 57 den Oberarm.

neben der inneren Kante schräg von oben nach abwärts in den Knochen, andere Ernährungsgefässe dringen an den Stellen ein, an welchen Muskeln am Knochen haften. Im Allgemeinen erfreut sich das Periost dieses Knochens einer sehr ausgiebigen Gefässverzweigung. Es erklärt sich daraus auch gewiss zum Wesentlichen die grosse Knochenbildungsfähigkeit des Periostes am Humerus. Wiederholt ist es hier bekanntlich gelungen, bei osteomyelitischen Processen mit eiteriger Ablösung des ganzen Schaftstückes vollständige Regeneration des ganzen Knochens zu erzielen, nachdem das gelöste Schaftstück aus der Periosthülse entfernt worden war.

Während an den Diaphysenenden, wie überall im Bereiche der Epiphysenknorpel, auch am Humerus häufig Nekrosen nach acuter Osteomyelitis vorkommen, entstehen im mittleren Theile, genauer an der Gränze zwischen oberen und mittleren Drittel, die Nekrosen nicht selten auch nach primärer Periostitis. Hierauf speciell ist vielleicht die Anheftung der Muskeln von einigem Einfluss, insofern das Periost dieser Stelle bei der Action der Muskeln gelegentlichen Läsionen ausgesetzt ist. — Die Fisteln bei den häufigen Nekrosen des Knochens werden meistens an den Stellen angetroffen, an welchen die Haut und Weichtheile dem Knochen am nächsten und verhältnissmässig am festesten aufliegen, so in der Umgebung der Insertionsstelle des Deltoideus und entsprechend der äusseren Kante.

Incisionen bei frischen periostitischen oder osteomyelitischen Processen werden ebenfalls am zweckmässigsten an denselben Stellen auszuführen sein. Sie sind unter selbstverständlicher Schonung des N. radialis so früh und so ausgiebig wie möglich zu machen, nicht nur um den Eiter vollkommensten Abfluss zu verschaffen, sondern auch um den entblössten Knochen in ausgiebigster Weise für die Einwirkung antiseptischer Flüssigkeiten resp. Verbände zugänglich zu machen. Es gelingt dann oft genug, den nekrotisirenden Process einzuschränken oder ganz abzuschneiden. Nöthigenfalls kann bei acuter Osteomyelitis von den Incisionsstellen aus der Knochen auch trepanirt werden, oder, wenn das Knochenmark vollständig vereitert und der ganze Knochen nekrotisch ist, auch der Knochen entfernt werden. Ich selber habe aber besonders bei Kindern unter ausgiebigen Incisionen und entsprechender antiseptischer Behandlung selbst ausgedehnteste Entblössungen des Knochens mit gleichzeitiger Ablösung des Schaftes von der Epiphyse ohne oder mit nur höchst geringfügiger nekrotischer Abstossung des Knochens verheilen und auch den Schaft wieder mit der Epiphyse verwachsen sehen. Gewiss ist es unter der Anwendung von antiseptischen Massregeln bei solchen ausgedehnten Periostablösungen am ganzen Knochenschafte keineswegs nöthig, stets gleich den ganzen Knochen zu entfernen, wie es früher und (siehe oben) ja auch zuweilen mit glänzendem Erfolge geschah. Gerade die anatomischen Verhältnisse

---

[1]) S. u. a. Ollier l. c.

des Periostes am Humerus dürften dasselbe befähigen, nach der Entleerung des Eiters (unter entsprechender antiseptischer Behandlung) leicht wieder mit dem Knochen zu verwachsen und diesen zu erhalten. — Dem operativen Verfahren bei beschränkten Nekrosen des Knochens stehen in anatomischer Beziehung Schwierigkeiten nicht entgegen.

Bei Nekrosen im Bereiche des N. radialis kann der Nerv, nachdem oberhalb und unterhalb des Nerven das Periost bis auf den Knochen in der Längsrichtung des Knochens durchtrennt ist, mit dem Perioste abgehoben werden und darunter dann die Sequestrotomie ausgeführt werden. Oder man kann vom Aussenrande der Deltoideusinsertion schräg nach vorn abwärts knapp dem Aussenrande des Biceps entlang durch den Brachialis hindurch schneiden und so gegen den Kopf vorgehen. Dabei bleibt der Nerv ganz ausserhalb des Bereiches der Schnittwunde. Ebenso bleibt der N. perforans einwärts vom Schnitte. Der Vena cephalica kann man, wenn sie in die Schnittlinie fällt, leicht ausweichen.

Humerusfracturen.

§ 115. Im Schaftstücke des Oberarmknochens können Brüche schon während des Intrauterinlebens, dann aber auch während des Geburtsactes durch directe Gewalteinwirkung erfolgen. Im Uebrigen sind sie bei Kindern besonders im mittleren Drittel seltener, als bei Erwachsenen, überwiegen dagegen in dem untersten, schon mehr weniger der Ellenbogengegend angehörigen Theile die bei Erwachsenen sehr beträchtlich (siehe auch den folgenden Abschnitt „Ellenbogengelenk“). Bei Erwachsenen können die Brüche des Schaftstückes theils in Folge directer Gewalteinwirkung entstehen, theils in Folge eines Falles auf den Ellenbogen, theils durch Muskelaction, bei kräftigen Schleuderbewegungen u. s. f., und pflegen hier aus den schon angegebenen Gründen weitaus am häufigsten im mittleren Abschnitte zu erfolgen. — Es kommen hier alle möglichen Bruchformen vor, auch Spiralbrüche und Längsfissuren etc., für deren Verlauf und Form der Bruchlinie, wie der Bruchenden gewiss nicht bloss die Art der Gewalteinwirkung, sondern auch, wie schon oben (im vorigen §) hervorgehoben, die Gestalt des Oberarmknochens bestimmend ist.

Da der Humerus besonders im mittleren Drittel vom Brachialis und vom Triceps dicht umschlossen ist, so kann es bei den Fracturen daselbst vorkommen, dass keine Verschiebung eintritt. Häufiger bemerkt man eine Knickung an der Bruchstelle, oder auch eine Kreuzung der Bruchstücke, indem das obere durch den Deltoideus etwas abducirt, das untere durch den Triceps und Biceps nach oben und hinten oder nach vorn gezogen wird. Diese Verschiebung mag in manchen Fällen auch schon durch den Entstehungsvorgang vorbedingt sein. — Befindet sich dagegen der Bruch oberhalb der Deltoideusinsertion, aber noch unterhalb des chirurgischen Halses, so wird das obere Bruchstück durch den Pectoralis major und Latissimus nach einwärts, das untere durch den Deltoideus nach aufwärts und aussen oder ebenfalls nach einwärts gezogen. Doch sinkt sowohl bei diesen, wie bei den vorher erwähnten Brüchen das untere Bruchstück nicht selten in Folge der überwiegend zur Geltung kommenden Schwere des Armes einfach ein wenig nach abwärts. Der Arm wird übrigens auch gewöhnlich im Ellenbogen gebeugt gehalten, um eben dem schmerzhaften Zuge nach abwärts entgegenzuwirken. — Bei Brüchen im unteren Drittel kann der Triceps den Ellenbogen nach aufwärts ziehen, wobei sich das untere Bruchstück in einen nach hinten offenen Winkel zum oberen Bruchstücke stellt. Hierdurch entsteht besonders bei tief unten über den Epicondylus sitzenden Brüchen eine ähnliche Formveränderung, wie bei der Luxation der Vorderarmknochen nach hinten [1]). Von dieser kann sie aber bei genauer Untersuchung durch den Nachweis der Bruchlinie, der Crepitation, der abnormen Beweglichkeit, des normalen Verhaltens der Gelenktheile etc. leicht unterschieden werden. Ich selber beobachtete übrigens einige Male bei Fracturen im unteren Drittel der Humerusdiaphyse umgekehrt eine Knickung der Bruchstelle in einem nach vorn offenen Winkel, welche theils durch den Zug des Brachialis, theils durch die Art der Gewalteinwirkung bedingt sein mochte. Doch dürfte hierauf auch die normale Gestaltung des Knochens einigen Einfluss haben. Da das untere Drittel der Diaphyse nach hinten convex ausgebogen ist, während das Cubitalende zugleich noch mehr nach vorn gerichtet ist, so wird gewiss beim Fall auf den Ellenbogen die Ausbiegung nach hinten noch mehr gesteigert, bis endlich der Bruch erfolgt, bei welchem nun die Bruchstücke einen nach vorn offenen Winkel bilden.

Die diagnostischen Merkmale aller Fracturen am Humerus sind so leicht verständlich, dass von einer eingehenderen Darstellung Umgang genommen werden kann.

Die dichte Umschliessung des Knochens von Muskeln trägt aber augenscheinlich auch zu der gerade bei Humerusfracturen auffallend häufig beobachteten Pseudarthrosenbildung [2]) bei, indem sich leicht Muskelstränge zwischen die Bruchstücke schieben, welche die Callusbildung stören. Ich selber habe einen solchen Fall bei einem etwa 30jährigen, sonst durchaus gesunden Manne zu behandeln gehabt. — Ob auch die Einlagerung des Radialis zur Pseudarthrosenbildung geführt hat, ist nicht sicher. Die

---

[1]) Siehe unten Abschnitt „Ellenbogengelenk".

[2]) Nach E. Gurlt (Handbuch der Lehre von den Knochenbrüchen. Berlin 1862 I. S. 596) kamen auf 478 von ihm zusammengestellte Pseudarthrosen 165 auf den Oberarm, 50 auf den Vorderarm, 132 auf den Oberschenkel, 131 auf den Unterschenkel. Das Verhältniss der Pseudarthrosen für den Oberarm ist um so grösser, wenn man berücksichtigt, dass die Knochenbrüche am Oberarm an und für sich keineswegs häufiger vorkommen, als die an anderen Extremitätenknochen. Nach einer Zusammenstellung von P. Bruns über 40,277 Fracturen (Deutsche Chirurgie. Lief. 27. Erl. 1882) betragen nämlich die Oberarmbrüche nur 7 %, die Vorderarmbrüche 18 %, die Unterschenkelbrüche 15—16 %, die Oberschenkelbrüche 6 % u. s. f.

Möglichkeit kann nach den anatomischen Verhältnissen wohl zugestanden werden, wenngleich augenscheinlich viel häufiger die Einschliessung des Nerven in den Callus ohne sonstige Störung der Consolidation der Fractur, wohl aber mit Störungen der Nervenfunctionen vorzukommen scheint, was schon oben berührt wurde (siehe § 113). — Neben der anatomischen Disposition zur Pseudarthrosenbildung bei Humerusfracturen wird aber, abgesehen natürlich von den bekannten allgemeinen Einwirkungen, hier wesentlich noch theils ungenügende Coaptation, theils unzweckmässige Fixation der Bruchstücke in sehr vielen Fällen das Zustandekommen der Pseudarthrose begünstigt oder direct herbeigeführt haben. In der That machen die localen anatomischen Verhältnisse bei Humerusfracturen eine exacte Fixation nach erfolgter Aneinanderfügung der Bruchstücke nicht leicht. Wir führen u. A. nur Folgendes an. Auf das untere Bruchstück kann bei den tiefsitzenden Fracturen, ebenso wie auf das obere Bruchstück bei den im oberen und mittleren Drittel gelegenen Brüchen nur wenig eingewirkt werden, wenn nicht besondere Maassregeln genommen werden. Dann ist bei den bloss auf den Oberarm beschränkten Schienen, besonders wenn diese entsprechend den seitlichen Kanten aufgelegt werden, die Möglichkeit gegeben, dass trotzdem eine Verschiebung an der Bruchstelle des Schaftes eintritt, da die Schienen in Folge der typischen Form des Schlafes nur an den oberen und unteren Enden dem Knochen aufliegen. Vor allen Dingen aber kann das Gewicht des Vorderarmes das untere Bruchstück vom oberen abziehen, falls nicht durch einen entsprechenden Verband geeignete Vorkehrungen getroffen werden.

Für die Behandlung der Schaftfracturen des Humerus ergiebt sich aus diesen Verhältnissen ganz besonders die Nothwendigkeit, durch eine sorgfältige Reposition etwa interponirte Weichtheile zu entfernen, und die Bruchenden unter Berücksichtigung der etwa vorhandenen Dislocation in normaler Lage und Richtung genau an einander zu bringen. Für die Fixation nach erfolgter Aneinanderfügung kann begreiflich ein bloss auf den Oberarm beschränkter Schienenverband ebensowenig, wie die einfache Befestigung des Armes am Rumpfe genügen, da beides keine Sicherheit gegen eine nachträgliche Dislocation gewährt. Es erscheint vielmehr unter Berücksichtigung aller obwaltenden Verhältnisse am zweckmässigsten, Schulter- und Ellenbogengelenk in Beugestellung zu fixiren, den Oberarm besonders zu schienen und unter Beachtung sowohl der Dislocationsneigung, wie des normalen Abstandes vom Rumpfe in der Ruhestellung (siehe oben § 104) in entsprechender Weise am Rumpfe zu befestigen. Dies kann durch einen recht sorgfältig angelegten Schienenverband erreicht werden. Durch entsprechend geformte und gepolsterte Schienen wird nach den am Humerus obwaltenden anatomischen Verhältnissen am ehesten eine Feststellung des Bruches erreicht werden, wenn eine auf die Dorsalfläche des im Ellenbogengelenke rechtwinklig gebeugten Armes von der Schulter bis zur Mittelhand, eine andere auf die Beugefläche gelegt wird. Der so eingeschiente Arm würde dann am Rumpfe über einer Zwischenpolsterung zu befestigen sein, welche dem natürlichen Abstande des gebeugten, ruhig hängenden Armes vom Rumpfe entspricht. Das Gleiche kann besonders bei den tiefer sitzenden Brüchen durch einen guten Gypsverband erreicht werden. Recht zweckmässig erscheint aber von einfach anatomischen Gesichtspunkten aus die Befestigung des gebrochenen Oberarmes auf dem Middeldorpf'schen Triangel, bei welchem der im Schultergelenke leicht abducirte, im Ellenbogengelenke leicht gebeugte Arm auf einem am Rumpfe befestigten Holzdreiecke ruht. Nur darf der Triangel nicht zur Extension benutzt werden. Dieselbe ist nach erfolgter genauer Coaptation der Bruchenden nicht mehr nöthig, wenn der Arm gleich auf der schiefen Ebene des Triangels (event. mit Gypsbinden) befestigt wird. Die Lagerung auf dem Triangel macht nachträgliche Dislocationen unmöglich, fixirt die Bruchstücke gut, stellt die beiden Gelenke fest, und ist bequemer als selbst der Gypsverband, der, wenn er wie nothwendig den Rumpf mit einschliesst, sehr schwer und lästig werden kann, und dabei doch nicht annähernd so sicher das Schultergelenk unbeweglich feststellt wie der Triangelverband.

Zur Amputation des Oberarmes.

§ 116. Bei der Amputation des Oberarmes kommt man mit einem verhältnissmässig niederen Weichtheilcylinder oder relativ kleinem Lappen zur Deckung des Stumpfes aus. Triceps und Brachialis pflegen sich nach der Durchschneidung in Folge ihrer Anheftung am Knochen weniger zurückzuziehen als der Biceps, was bei der Erzielung einer glatten Wundfläche zu berücksichtigen ist. Sie werden am besten mit dem Perioste vom Knochen abgelöst und soweit nach oben verschoben, als der Knochen durchsägt werden soll. Dabei wird man auch die Zerreissung des Radialis durch die Säge vermeiden, was bei unvollständiger Durchtrennung des Periostes und des Radialis selber vorkommen kann. Zu unterbinden sind die Art. brachialis, die Profunda, Collaterales, Muskeläste, zweckmässig auch die Venen. — Die erforderliche Compression der Arterie wird am besten nicht an der Subclavia auszuführen sein, aber auch, falls überhaupt dies der Fall gestattet, nicht unterhalb des Abganges der Profunda, weil in beiden Stellen wegen der starken Collateralen eine exacte Blutstillung für die Oberarmamputation nicht erreicht werden kann. Am zweckmässigsten erscheint die Stelle dicht über dem Abgang der Profunda, also noch im Ausgange der Achselgrube. Sehr gut eignet sich jedoch der Oberarm für die sichrere Anwendung der Esmarch'schen Constriction.

Ellenbogengegend.

Oberflächen. Aeussere Form.

§ 117. Der Ellenbogengegend liegt das Ellenbogengelenk und der sich zunächst daran anschliessende Skeletabschnitt des Humerus einerseits, des Radius und der Ulna anderseits zu Grunde. Der Uebergang des Oberarmes in die Ellenbogengegend ist, wenn er auch allmählich erfolgt, doch auch äusserlich deutlich gekennzeichnet durch die rasche Verbreiterung des Armes oberhalb des Ellenbogengelenkes, welche besonders bei der Streckung und auch bei der Ruhehaltung des herabhängenden Armes hervortritt. Diese Verbreiterung wird wesentlich bedingt durch das breite cubitale Ende des Humerus und durch die an beiden Epicondylen und oberhalb derselben an den seitlichen Kanten des Humerus angehefteten Muskelmassen des Vorderarmes und entspricht somit den seitlichen Partien der Gelenkgegend. Der lange, breitspindlige, bis in das Gebiet des Oberarmes heraufreichende Muskelwulst auf der radialen Seite des Gelenkes, welcher wesentlich durch die beiden Supinatoren, die bei den Extensores manus, zum geringeren Theile durch den Extensor digitorum communis gebildet wird, überlagert die äusseren vorderen Partien des Gelenkes zwischen Eminentia capitata und Capitulum radii derart, dass erst hinter dem radialen Muskelwulste der Epicondylus externus humeri und ein Theil des Capitulum radii durch die Haut sowohl für den Finger wie für das Auge wahrnehmbar wird. Vorn auf der Beugeseite ist dieser Theil des Gelenkes nicht oder nur sehr unvollkommen, nämlich einwärts neben dem radialen Muskelwulste und zwar am besten bei mittlerer Beugung und mittlerer Pronation durch die Weichtheile zu betasten. — Dagegen tritt auf der ulnaren Seite, wo die Muskelmassen des Vorderarmes sich nur zum geringsten Theile über den ohnehin stärker entwickelten Epicondylus internus herauf erstrecken, dieser selber sehr scharf hervor. Diese wesentlich von den vereinigten Ursprüngen des Pronator teres, Flexor manus radialis, Palmaris longus, Flexor digitorum sublimis, Flexor manus ulnaris, gebildete Muskelmasse, welche einen kürzeren Wulst darstellt, deckt nur einen kleinen vorderen, dagegen den ganzen seitlichen Abschnitt des Gelenkes zwischen der Trochlea und der Fossa sigmoidea ulnae. Doch vermag man durch die Muskulatur hindurch hier die scharfe, innere Kante der Trochlea zu fühlen und kann auch hier Veränderungen am Proc. coronoideus constatiren. Auch bei grösseren Flüssigkeitsergüssen im Gelenke wird diese Stelle emporgehoben und lässt sich hier Fluctuation nachweisen. Zwischen den radialen und ulnaren Muskelmassen schiebt sich vorn von oben her die leicht sichtbare, stets aber deutlich fühlbare Sehne des Biceps und unter diesem der Brachialis, dessen breites, über das Gelenk herabsteigendes Ende wesentlich die mittlere, die Beugefläche des Oberarmes abschliessende Wölbung über dem Ellenbogengelenke macht. Diese beiden Muskeln verdecken im Verein mit den vorhergenannten Muskeln das Gelenk von der Beugefläche aus. Indem sich ihre Reliefs in der Haut ausprägen, entsteht hier bei der Streckung eine ungefähr Y-förmige Grube, deren Schenkel nach dem Oberarm zu in die beiden Bicipitalfurchen übergehen, während der vordere einfache Theil der Grube noch eine Strecke weit auf der Mitte des Vorderarmes nach abwärts zieht.

Die eben skizzirte Anordnung der Muskelmassen mit der Y-förmigen Grube über den Skelettheilen des Ellenbogengelenkes characterisirt wesentlich die äussere Form der Gegend über der Beugefläche des Ellenbogengelenkes, der „Ellenbeuge“. Die Form derselbsn ist eine ganz typische. Abw|eichungen von derselben durch abnorme Vergrösserung der normalen Vorwölbungen, oder durch Verwischung der Furchen, durch abnorme Vorwölbungen und Auftreibungen an Stelle der Furchen, oder durch vollständige Störung der normalen Anordnung und der normalen Beziehungen zwischen den Furchen der Y-grube und den Muskelwülsten, oder durch vollständiges Verschwinden aller Conturen u. s. f. sind stets als pathologisch aufzufassen. Solche können durch Verletzungen und Erkrankungen des Gelenkes wie der Weichtheile bedingt sein, und werden wegen der constanten Beziehungen der Weichtheile und der Bestandtheile des Gelenkes zur äusseren Form schon bei der blossen Besichtigung in der Ruhelage oder am supinirten Arme sichere Anhaltspunkte für die Diagnose geben. Wegen des geringen Umfanges und der leichten Zugänglichkeit des Ellenbogens sind aber auch durch die Betastung Abweichungen bequem zu erkennen und auf ihren Sitz und Ausgangspunkt zurückzuführen. Doch eignet sich für die Betastung besser eine Beuge- resp. Pronationsstellung (s. u.).

Ueber die Beugegegend zieht in der Haut auch eine quere Hautfurche dicht hinter dem Epicondylus internus beginnend mit einem schwachen, nach vorn convexen Bogen nach aussen, um sich über dem Supinatorwulste zu verlieren. Sie rührt vom Drucke der Weichtheile bei der Beugung her, ist bei Kindern gewöhnlich stärker als bei Erwachsenen ausgesprochen, ist aber diagnostisch nicht zweckmässig zu verwerthen. Dagegen ist die Y-förmige Grube wegen ihrer constanten Beziehungen zu den Gefässen und Nerven von Wichtigkeit. Innerhalb dieser Grube oder doch in der Richtung ihrer Schenkel verläuft nämlich im Unterhautzellgewebe die Vena mediana mit ihren beiden Aesten, der Vena mediana basilica, welche in die entlang der Ulnarhälfte der Ellenbeuge und der inneren Bicipitalfurche ziehende V. basilica mündet, und der V. mediana cephalica, welche in die entlang der radialen Hälfte der Ellenbeuge und der äusseren Bicepsfurche laufende V. cephalica mündet. Diese Venen sind gewöhnlich in der Haut sichtbar, bieten übrigens im Einzelfalle mancherlei unbedeutende Abweichungen von dieser typischen Anordnung dar. Regelmässig nehmen sie aber in dem Venenwinkel der Medianae oder dicht daneben einen starken Ast auf, welcher mit den tiefen Venen der Ellenbeuge communicirt. Diese oberflächlichen Venen waren früher besonders beliebt für die Vornahme des Aderlasses (siehe unten).

Ausserdem laufen aber auch die Arteria brachialis, die Vena brachialis, der N. medianus von der inneren Bicepsfurche her entlang des entsprechenden Schenkels der Y-förmigen Grube. Man kann diesem Verlaufe entsprechend die Pulsationen der Arterie fühlen und oft auch sehen. Die Arterie liegt mitten zwischen beiden Epicondylen in der Mitte der Ellenbeuge und zwar unter der Fascie, speciell unter dem aponeurotischen Schenkels der Bicepssehne, welcher schräg ulnarwärts über die von den Muskeln gebildete Fossa cubitalis in die Vorderarmfascie ausstrahlt. Durch denselben wird sie auch von der V. mediana basilica getrennt, welche über dem aponeurotischen Sehnenschenkel fast in der gleichen Verlaufsrichtung wie die Arterie der inneren Bicepsfurche zustrebt. Dieser aponeurotische Schenkel der Bicepssehne verdient daher in mehrfacher Hinsicht volle Beachtung. Man muss ihn stets durchtrennen, wenn an dieser Stelle die Arterie unterbunden werden soll. Anderseits hebt er schon bei mässiger Beugung des Armes die Vene von der Arterie ab und konnte sie so z. B. früher beim Gebrauch des Schneppers zum Aderlasse an der Vena mediana basilica vor Verletzung schützen. Beugt man den Vorderarm, so hebt er sich über das Niveau der mit ihm verschmolzenen dünneren Cubitalfascie, und ist dann oft auch durch die Haut zu sehen, stets aber sehr leicht zu fühlen (siehe Fig. 28). Sein innerer scharfer

Fig. 28[1]).

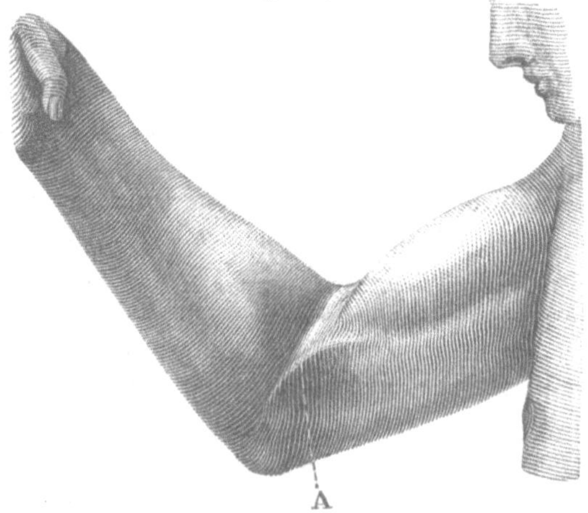

[1]) Fig. 28. Beugeseite der rechten Ellenbogengegend eines kräftigen jungen Mannes in activer Beugestellung des Vorderarmes und der Hand (nach einer Photographie vom Lebenden gezeichnet). A. Aponeurotischer Schenkel der Bicepssehne, welcher bei der Beugung des Armes deutlich sichtbar mit ulnarwärts

Rand bildet dann einen flachen, gegen den Epicondylus internus zu offenen Bogen. Man kann ihn somit auch als Wegweiser für die Arterie benützen.

Der Medianu's, welcher schon oberhalb der Ellenbeuge an die Innenseite der Arterie getreten ist, ist etwa kleinfingerbreit nach einwärts von der Bicepssehne zu fühlen und leicht bis dahin zu verfolgen, wo er unter dem Pronaterwulste verschwindet. An dieser Stelle kann er auch faradisirt werden. — Nach aussen von der Bicepssehne lässt sich zuweilen der sensible Endast des N. perforans Casseri an seiner Austrittsstelle aus der Fascie als dünner Strang fühlen. Dagegen liegt der Radialis hier zu tief unter dem Supinator longus, um gefühlt zu werden. Man hat ihn unmittelbar hinter dem inneren Rande des radialen Muskelwulstes zu suchen. Wenn man den Arm im Ellenbogengelenke beugen und lose auf einer festen Unterstützung liegen lässt, kann man hier sehr bequem eine schmale Electrode von innen her unter den radialen Muskelwulst schieben und erfolgreich die motorischen Aeste des Nerven faradisiren. Seine Theilung in dem sensiblen und motorischen Endast findet gewöhnlich genau über der Eminentia capitata statt, an welcher er nahe genug vorbeiläuft, um an den Verletzungen und Erkrankungen dieses Knochens wie des entsprechenden Gelenkabschnittes (siehe u. a. auch unten die „Radiusluxationen") durch eigene Störungen Theil zu nehmen.

Ebenso lässt sich die eine oder andere tiefe Cubitalvene, welche die Arterie meist in doppelter Anzahl begleiten, neben der Arterie erkennen, besonders diejenige, welche zwischen Arterie und Medianus liegt. Diese tritt besonders bei starken Kraftanstrengungen des Vorderarmes als kleinfingerstarker blauer Wulst unter dem Bogen des aponeurotischen Schenkels der Bicepssehne hervor.

Bei der Pronation vertieft sich besonders in Folge der Contraction des Pronator teres die Spitze der Y-förmigen Grube zwischen Supinator longus und Pronator resp. Flexor manus radialis und vergrössert sich zugleich nach dem Vorderarm zu. Die Vertiefung nimmt noch zu, wenn der vorher gestreckte pronirte Arm allmählich gebeugt wird und ist am grössten bei mittlerer Beugung (in stumpfem Winkel). Dann kann man tief zwischen beiden Muskelwülsten resp. zwischen beiden Vorderarmknochen in die Fossa cubitalis hineingreifen, und lassen sich die hier liegenden Theile leicht befühlen. Am leichtesten lässt sich aber an dem in mittlerer Beugung und zugleich in halber Pronation lose gehaltenen Arme bei erschlaffter Muskulatur von der Beugeseite aus die radiale Hälfte der Gelenkkapsel, die Eminentia capitata und Capitulum radii, sowie der obere, sonst schwer erreichbare Abschnitt des Radius bis zum Pro-

---

offenem Bogen hervorspringt, so dass hinter ihm die Haut grubig einsinkt. Die quere Hautfurche der Ellenbeuge, die innere Bicepsfurche und die Reliefs der Muskeln deutlich ausgeprägt. In der inneren Bicepsfurche tritt der Gefässnervenstrang im Holzschnitte etwas stärker hervor, als er in der Regel am Lebenden in activer Beugestellung zu sehen ist.

nateransatze betasten, wenn man mit dem Finger zwischen der Bicepssehne und dem radialen Muskelwulste eindringt. Ebenso lässt sich in dieser Position einwärts neben der Bicepssehne die ulnare vordere Partie der Gelenkkapsel, ein Theil der Trochlea und der Proc. coronoideus ulnae durch die erschlafften Weichtheile hindurch betasten. — Die unter solchen Bedingungen durch diese Betastung der Beugeseite des Gelenkes gewonnenen Ergebnisse können wegen der dicken deckenden Schichten zwar nicht so scharf sein, um feinere Veränderungen am Gelenke klar erkennen zu lassen, können aber sehr wohl wichtige Aufschlüsse bei manchen gröberen Veränderungen geben, wie sie z. B. durch Fracturen, Luxationen, Kapselanfüllungen etc. gesetzt werden. Diese machen sich übrigens hier auch durch characteristische Veränderungen der äusseren Form bemerklich (s. u.).

Bei der Beugung des supinirten Armes verwischt sich in Folge der Contraction von Biceps und Brachialis und in Folge der Annäherung des Vorderarmes an den Oberarm die Y-förmige Grube. Dagegen vertieft sich naturgemäss die quere Hautfurche, bis schliesslich Vorderarm und Oberarm mit ihren Beugeflächen auf einander liegen. Wird der supinirte Arm bei erschlaffter Muskulatur lose in Beugung gestellt, so kann man ebenfalls die schon genannten Theile von der Vorderfläche des Gelenkes gut betasten, ausserdem aber auch, wenn man unter der Bicepssehne durchgreift, durch den Brachialis hindurch den von diesem bedeckten mittleren oberen vorderen Abschnitt der Gelenkkapsel sowie die vordere Fläche des cubitalen Humerusendes. — Vor allen Dingen empfiehlt sich aber die mittlere passive Beugestellung des Armes für die Palpation der Gefässe und Nerven der Ellenbeuge, für die Digitaluntersuchung der cubitalen Lymphdrüsen, der Muskeln, sowie überhaupt der cubitalen Weichtheile, und auch zur localen Faradisirung der hier liegenden Nerven.

Auf der entgegengesetzten Partie der Ellenbogengegend, auf der Streckseite des Gelenkes dominirt das Olecranon mit dem Tricepsansatze und giebt der Gegend ihr characteristisches Gepräge. Doch sind an der eigenthümlichen Formation der Gegend einigermaassen auch die Muskelwülste der seitlichen Partien des Gelenkes, speciell auch die Epicondylen selber betheiligt. In der Mitte und noch etwas nach der ulnaren Hälfte dieser Gegend markirt sich das Olecranon. Bei der Streckung bildet die Tricepssehne mit dem Olecranon eine plattrundliche, entweder gleichmässig von oben nach abwärts verlaufende, oder oberhalb der Olecranonspitze etwas eingetiefte Anschwellung, auf welcher entsprechend der Olecranonspitze die Haut in quere und concentrische Falten gelegt ist. Zwischen diesem mittleren Wulste und dem radialen Muskelwulste ist eine grössere, zwischen jenem und dem Epicondylus internus eine sehr viel kleinere Grube der Haut bemerkbar. In der grösseren auf der radialen Hälfte ist oben der flache Epicondylus externus, weiter nach abwärts das hintere Segment des Radiusköpfchen und zwischen beiden eine tiefe Einsenkung zu fühlen, oft zu sehen, welche der Gelenkspalte zwischen Radius und Eminentia capitata entspricht (s. Fig. 29). Im Grunde der kleineren Grube in der ulnaren Hälfte ist der N. ulnaris zu fühlen. Der Nerv liegt hier der Hinterfläche des Epicond. internus, dann im Weiteren der Gelenkkapsel gerade über der Gelenkspalte zwischen Trochlea und Rand der Fossa sigmoidea major ulnae so unmittelbar nahe, dass es leicht begreiflich ist, dass er sowohl von aussen leicht gegen den Knochen gedrückt werden kann, wie auch bei Verletzungen und Erkrankungen des Gelenkes leicht Störungen erfahren kann. — Deutlicher werden die in diesen Gruben gelegenen Theile wahrnehmbar, wenn das Ellenbogengelenk in einen stumpfen Winkel gebeugt wird. Zwischen den fühlbaren Gelenktheilen der Eminentia capitata und des Radius einerseits und dem radialen Rande des Olecranon anderseits ist die flache, dreiseitige Anschwellung des Anconaeus quartus zu bemerken, welcher einen grossen, hier gelegenen Abschnitt der Gelenkkapsel verhüllt, aber dünn genug ist, um Veränderungen innerhalb dieses Gelenktheiles theils fühlen, theils wie z. B. entzündliche Anschwellung der Kapsel oder Anfüllung mit Flüssigkeit sehen zu lassen. Weiter auf dem Wege vom Rande des Anconaeus quartus über das Capitulum radii zum Epicondylus externus bemerkt man besonders bei Streckbewegungen des Vorderarmes und der Hand die fast radienartig vom Epicondylus externus ausgehenden Ursprünge des Extensor manus ulnaris, Extensor digitorum communis und anschliessend daran die übrigen schon früher genannten Muskeln der radialen Gelenkseite. Zwischen dem inneren Rande des Olecranon und des Epicondylus internus dagegen ist nach dem Vorderarm zu nur der Ursprung eines Muskels, des Flexor manus ulnaris zu bemerken, in welchen der N. ulnaris dicht unterhalb des Epicondylus internus eintritt.

Fig. 29.[1])

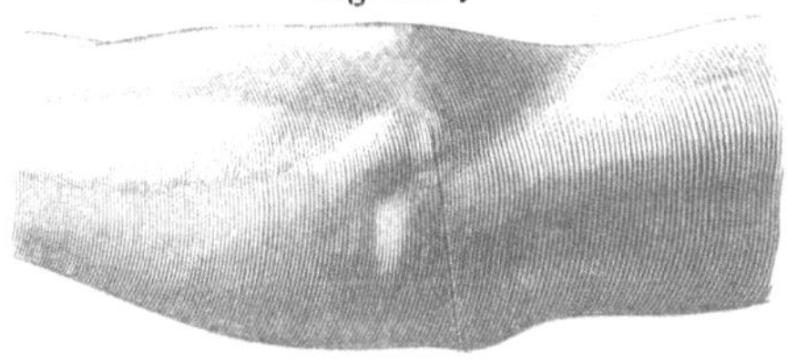

Bei der Beugung bildet die Tricepssehne mit dem hervortretenden Olecranon einen nach aussen hinten gerichteten Winkel, den eigentlichen „Ellenbogen“. Dann weichen die seitlichen Muskelmassen etwas nach vorn und treten die Epicondylen noch schärfer hervor. Zugleich ist nun ein kleiner Theil der Eminentia capitata fühlbar. Ebenso ist dann das Radiusköpfchen in grösserem Umfange, nämlich nicht bloss hinten, sondern auch in seinen seitlichen Partien zu fühlen. Dementsprechend ist natürlich auch die Kapsel über diesem radialen Abschnitte des Gelenkes in grösserer Aus-

[1]) Fig. 29. Streckseite der linken Ellenbogengegend eines sehr kräftigen Mannes (nach dem Leben photographirt). Die (im Holzschnitt leider etwas zu schräg ausgefallene) Linie bezeichnet die Ebene durch die beiden Epicondylen, in welcher bei der Streckung auch der Olecranonhöcker liegt. Alle drei Punkte liegen dann in gleichem Niveau.

dehnung zu betasten. Aber auch auf dem ulnaren Abschnitte des Gelenkes vergrössert sich das der Palpation zugängliche Gebiet, indem nun auch noch nach vorn vom Epicondylus internus ein kleiner seitlicher Theil des Gelenkes zwischen der Trochlea und der Fossa sigmoidea ulnae bequem abzutasten ist. Da ferner das Olecranon an seiner Oberfläche und im grössten Theile seiner Gelenkränder, die scharfen Kanten des cubitalen Humerusendes über den Epicondylen, und einigermaassen auch die von dem Tricepsende wie die vom Ulnaris und vom Ursprung des Flexor manus ulnaris bedeckte Kapsel leichter betastet werden kann, so ist ersichtlich, dass besonders die Beugestellung die Streckseite eine sehr ausgiebige locale Untersuchung des Gelenkes gestattet, dass Veränderungen der Gelenktheile, der Kapsel und ihres Inhaltes am frühesten hier erkannt werden können. In dieser Beziehung ist es noch wichtig, darauf hinzuweisen, dass die drei fühlbaren und meistens auch sichtbaren Knochenpunkte des Olecranon und der beiden Epicondylen unter normalen Verhältnissen stets in einer constanten Beziehung bleiben (siehe Fig. 29). Bei der Strekung liegen alle drei in einer und derselben Ebene. Bei rechtwinkliger Beugung steht der Olecranonhöcker vertical unter den beiden Epicondylen, bei spitzwinkliger Beugung ein wenig vor jenen. Jede Aenderung dieser constanten anatomischen Beziehungen muss auf eine Zusammenhangsstörung dieser Theile des Gelenkes hinweisen, wie sie besonders durch manche Fracturen und Luxationen gegeben werden.

Bei gut genährten Kindern und auch bei sehr fetten Frauen sind auf der Streckseite nur kleine Grübchen über dem Epicondylus externus und der Olecranonspitze zu sehen und ragt auch Epicondylus internus weniger stark hervor. Auf der Beugeseite ist besonders die quere Furche ausgesprochen, dagegen die Y-förmige Grube schwächer angedeutet, indem das fettreiche Hautpolster die sonst so ausgeprägten Conturen der Ellenbogengegend verwischt. Aber man vermag sich auch dann durch die Betastung ziemlich genau über die unterliegenden Theile zu orientiren, da stets die oben genannten Skelettheile und meist auch vorn der aponeurotische Schenkel der Bicepssehne durch die Haut zu fühlen sind. — Anderseits treten bei sehr abgemagerten Individuen die der Ellenbogengegend zu Grunde liegenden Skeletabschnitte mit erschreckender Klarheit zu Tage, so dass sich zuweilen sogar die ganze Beugeseite des Gelenkes durch die verdünnten Weichtheile abprägt.

Die anatomische Diagnose bei Verletzungen und Erkrankungen der einzelnen Bestandtheile der Ellenbogengegend.

§ 118. Da man sich unter normalen Verhältnissen fast die sämmtlichen der Ellenbogengegend angehörigen Gebilde mehr weniger vollständig zugänglich machen kann, so ist auch unter pathologischen Bedingungen eine ziemlich genaue topographische Diagnose möglich. Alle Verletzungen und Erkrankungen der verschiedensten Art, welche mit Veränderungen in der Form, in den Bewegungen, mit Störungen in der Function u. s. f. verbunden sind, lassen sich sowohl an den einzelnen Weichtheilgebilden, wie an den Bestandtheilen des Gelenkes, wie am Knochen unschwer durch eine einsichtige anatomische, localisirende Untersuchung erkennen, wenn die Ergebnisse der Besichtigung der Betastung, und der Bewegungsprüfung combinirt werden.

Was zunächst die Weichtheile anlangt, so lassen sich nicht nur die Formveränderungen leicht erkennen, welche durch Erkrankungen der der Oberfläche nahe gelegenen Gefässe und Nerven, durch Varicen, Aneurysmen, Neurome bewirkt werden, sondern auch diejenigen, welche durch Blutergüsse, Entzündungen, Eiterungen, Geschwulstbildungen innerhalb der Muskulatur und des subfascialen Bindegewebes erzeugt werden. Durch alle diese Processe können die natürlichen Furchen verändert, die natürlichen Anschwellungen abnorm vergrössert werden, neue Anschwellungen innerhalb der Furchen auftreten, sonst sichtbare Vorsprünge verdeckt werden, kurz die Conturen und Formen der Ellenbogengegend mehr weniger characteristisch verändert werden. Diese Veränderungen einzelner Partien oder der ganzen Ellenbogengegend können den Untersucher bei genauer Beachtung des Sitzes, ihrer Form, ihrer Ausdehnung schon bei blosser Besichtigung auf die vorzugsweise oder ausschliesslich erkrankten resp. verletzten Theile hinführen. So machen beispielsweise die genannten von den Gefässen oder von den Nerven oder von den Schleimbeuteln der vorderen Ellenbogengegend ausgehenden Erkrankungen im Allgemeinen mehr weniger umschriebene Auftreibungen, welche entsprechend der Lage des betroffenen Organes entweder den inneren, oder den äusseren Schenkel der Y-Furche, oder die Vereinigungsstelle ihrer Schenkel einnehmen. Diejenigen Geschwülste, welche vom N. radialis ausgehen, werden vorzugsweise die innere Partie des Supinatorwulstes vordrängen. Die vom N. ulnaris ausgehenden Anschwellungen werden in der ulnaren Grube der Dorsalgegend sichtbar werden; die von dem dorsalen Schleimbeutel auf dem Olecranon, u. s. f. (das Nähere hierüber siehe unten). Je oberflächlicher die erkrankten Organe unter normalen Verhältnissen liegen, um so deutlicher und schärfer umschrieben treten natürlich die mit den Erkrankungen verbundenen Oberflächenveränderungen der Ellenbogengegend hervor und können dann zuweilen bei dem ersten Blicke zur Diagnose führen. Liegen Organe dagegen (wie z. B. der Radialis) tiefer unter der Muskulatur, oder unter straffen Fascien, wie z. B. der Abschnitt der Arterien-, Venen- und Nervenstämme in der Tiefe der Ellenbeuge, so werden auch die verursachten Anschwellungen weniger scharf begränzt zu Tage treten. Immerhin können dieselben auch dann wichtige Anhaltspunkte für die Diagnose geben, welche bei der Anwendung der übrigen diagnostischen Hülfsmittel den Sitz und das Wesen der Erkrankung klar erkennen lassen. — Ebenso können die Anschwellungen, welche aus Blutergüssen, Entzündungen, Eiteransammlungen, Geschwulstbildungen im Bereiche der durch Fascien mehr weniger abgeschlossenen Muskeln und Muskelgruppen sowie des gesammten subfascialen Bindegewebes der Ellenbeuge hervorgehen, durch ihren Hauptsitz und durch ihre je nach dem Ausgangspunkte und je nach der Ausbreitungsweise eigenartigen, im Allgemeinen typischen Formen (siehe unten) leicht erkannt und richtig gedeutet werden.

Auch etwaige Aenderungen in der normalen Haltung und Stellung des Armes im Ellenbogengelenke, welche durch manche Weichtheilaffectionen, besonders durch alle stärkeren abnormen subfascialen Anfüllungen, bewirkt werden, sind zu beachten, da sie ebenfalls diagnostisch verwerthet werden können.

Aehnliche, die Ergebnisse der Besichtigung zugleich wesentlich erweiternde und ergänzende Aufschlüsse giebt die Palpation, die Digitaluntersuchung der Weichtheilgebilde. Man kann sich mittelst derselben über die Temperatur, Ausdehnung, Form, über den Grad der Härte oder Elasticität, über etwaige Fluctuation vorhandener Anschwellungen vergewissern, man kann durch dieselbe bei dem Verstrichensein der normalen Furchen, wie überhaupt bei allen dem Auge des Untersuchers auffallenden Formveränderungen die eigentlichen bedingenden Ursachen nachweisen, den Sitz der Affectionen je nach dem betroffenen Theile sehr genau feststellen. — Bei der Digitaluntersuchung wird man auch etwa vorhandene Geräusche (Reibegeräusche in den Schleimbeuteln, bei Erkrankungen der Muskeln, Gefässgeräusche bei Aneurysmen etc.) wahrnehmen. Man kann ebenso endlich auch den etwa vorhandenen Druckschmerz feststellen und in entsprechender Weise diagnostisch verwerthen, was bei umschriebenen Verletzungen und Erkrankungen tiefer liegender Organe, wie z. B. des Radialis u. A., welche merkbare Formveränderungen nicht erzeugen, von Bedeutung ist.

Endlich ist für die Erkennung der Verletzungen und Erkrankungen der Weichtheilgebilde, wenn auch bei weitem nicht im gleichen Maasse wie für diejenigen des Gelenkes, von Wichtigkeit auch die Prüfung der normalen Bewegungen. Diese erfahren ja gewiss keineswegs in jedem Falle von Processen an den Weichtheilorganen Störungen, und sind in anderen Fällen oft sehr geringfügig, so dass sie leicht entgehen und nur bei einer sehr aufmerksamen vergleichenden Untersuchung entdeckt werden können. In anderen Fällen dagegen sind sie deutlich zu erkennen, wie z. B. bei Verletzungen der Ellenbogenmuskeln, ferner bei allen ausgedehnten, diffusen Anfüllungen des subcutanen Bindegewebes, sowie, was noch häufiger und diagnostisch wichtiger ist, bei allen mit einer stärkeren Spannung der Cubitalfascie einhergehenden Processen der Weichtheile, speciell bei den subfascialen Anschwellungen und Geschwülsten aller Art, welche sämmtlich regelmässig mit einer mehr weniger beträchtlichen Einschränkung der Pronations- und Supinationsbewegungen, oder der Beuge- und Streckbewegungen oder beider zugleich verbunden sind. Diese Bewegungsstörungen, welche unten im Zusammenhange mit den anderweitig bedingten Abweichungen und Störungen der normalen Bewegungen noch genauer dargelegt werden sollen, vermögen sehr wohl auch ihrerseits die Vorstellungen über den Sitz und die Ausdehnung der veranlassenden Weichtheilprocesse, insbesondere der subfascialen Anschwellungen zu vervollständigen. — Die Bewegungsprüfung kann aber ferner auch noch dadurch zur Diagnose beitragen, dass die manche Weichtheil-Verletzungen und -Erkrankungen begleitenden Reibegeräusche deutlicher werden u. s. f.

Da das Gelenk ganz wesentlich die Form der Ellenbogengegend bestimmt und überdies in verhältnissmässig grosser Ausdehnung und an vielen Punkten der Hautoberfläche mehr weniger nahe liegt, so werden die mannigfaltigen Formveränderungen bei den Verletzungen und Erkrankungen der einzelnen Bestandtheile des Gelenkes und der demselben benachbarten Knochenabschnitte ausserordentlich leicht bemerkbar, und können, da sie im Einzelnen meist höchst characteristisch sind, vielfach schon an und für sich die Diagnose ergeben. Dies lässt sich besonders von vielen der mit Verschiebung der Skelettheile des Gelenkes verbundenen Verletzungen, von den Luxationen und von manchen Fracturen behaupten. Aber auch weniger auffällige, von Verletzungen und Erkrankungen des Gelenkes abhängige Formveränderungen sind unter den entsprechenden Verhältnissen an allen den schon normal leicht sichtbaren Skelettheilen auf der Dorsalfläche und an den Seitentheilen der Gelenkgegend bei genauer Beobachtung unschwer zu erkennen. Ausserdem lassen sich an den mehr weniger durch die überlagernden Weichtheile verdeckten Skeletabschnitten des Gelenkes auf der Beugefläche nicht selten bei Verletzungen und Erkrankungen mehr weniger characteristische Veränderungen in der normalen Gestaltung der Ellenbeuge, wie abnorme Vorwölbung, abnormes Verstrichensein der Y-furche u. s. f. erkennen, welche theils für sich, theils im Zusammenhalt mit dem Ergebnisse der Palpation und Bewegungsprüfung zur Diagnose führen können. Die von der Kapsel ausgehenden, durch Schwellungen der Synovialis oder durch Anfüllung der Gelenkhöhle u. s. f. bedingten Formveränderungen werden nicht nur an den schon früher genannten Stellen der Dorsalfläche zu beiden Seiten des Olecranon, wo die Kapsel freiliegt, leicht bemerkbar, sondern auch nicht selten auf der Beugefläche der Ellenbogengegend. Besonders heben ausgedehntere Flüssigkeitsanfüllungen der Gelenkhöhle regelmässig auch die auf der Beugefläche des Gelenkes liegenden Weichtheile, so über der Trochleakante die Weichtheile des ulnaren Muskelwulstes und über dem Radiusköpfchen, die des radialen Muskelwulstes, sowie den die vorderen mittleren Kapselpartien bedeckenden Brachialis empor (siehe das Nähere unten).

Neben den Formveränderungen gewinnen bei den Affectionen des Gelenkes die Abweichungen von der normalen Haltung und Stellung eine grosse praktische Bedeutung. Sie sind hier weit häufiger und auffälliger als bei den Weichtheilaffectionen, und gehen im Allgemeinen Hand in Hand mit der Ausdehnung und Grösse in der Formveränderung. Ihre Beachtung ergänzt die Vorstellung, welche die Betrachtung der Form gewährt, mit welcher sie naturgemäss auf das engste verknüpft ist. Doch kann ausnahmsweise auch jede Formveränderung neben einer vorhandenen abnormen Haltung resp. Stellung des Gelenkes fehlen. Dann wird es meist Aufgabe der Palpation und der Bewegungsprüfung sein, die Ursachen der abnormen Stellung und Haltung festzustellen; immerhin kann sie auch schon für sich die Richtung der diagnostischen Untersuchung bestimmen.

Besonders ausgiebig ist das Ellenbogengelenk der Digitaluntersuchung an den schon oben genau angegebenen Stellen auf der Dorsalfläche, an den seitlichen Partien und auf der Beugefläche zugänglich. Man kann mittelst die Palpation nicht nur alle schon durch die mehr weniger bedeutenden Formveränderungen characterisirten Verletzungen und Erkrankungen des Ellenbogengelenkes, wie die Luxationen, manche der Fracturen, die Gelenkhöhlenergüsse, manche der ausgedehnten acuten und chronisch entzündlichen Gelenkprocesse u. s. f. feststellen, sondern es lassen sich auch die meisten der mit weniger auffälligen Veränderungen der Form, oder der überhaupt ohne solche verlaufenden Verletzungen und Erkrankungen durch eine sorgfältige Untersuchung mit dem Finger nachweisen. Man kann, wenn man immer die entsprechenden oben angegebenen Stellungen des Armes einnehmen lässt, bei welchen die deckenden Schichten entspannt werden, sehr gut nicht nur an ganz umschriebenen Stellen Verdickungen der Kapsel, Auftreibungen der Knochen, Anschwellungen, Verdickungen und sonstige Veränderungen an den Knorpelrändern, Infractionen und Bruchspalten und dergl. durchfühlen, sondern auch Reibegeräusche wahrnehmen, streng umschriebenen Druckschmerz, abnorme Beweglichkeit u. s. f. nachweisen, und somit bei den verschiedensten Verletzungen und Erkrankungsprocessen eine grosse Menge wichtiger Aufschlüsse gewinnen, welche eine ganz streng localisirte Diagnose zulassen, welche es somit möglich machen, dass man ganz genau die Stelle der Verletzung oder Erkrankung, den Ausbreitungsbezirk des Processes und das Wesen des vorliegenden pathologischen Zustandes bestimmen kann.

Von besonderer Wichtigkeit ist ferner für die Beurtheilung der Verletzungen und Erkrankungen des Gelenkes die sorgfältige Prüfung der Bewegungen. Sie hat hier für die Diagnose weit grössere Bedeutung wie bei den Weichtheilaffectionen, weil Verletzungen und Erkrankungen des Gelenkes fast regelmässig in geringerem und grösserem Maasse und meist auch in ganz typischer Weise mit characteristischen Bewegungsstörunngen verbunden sind. Dieselben vervollständigen in den meisten Fällen die aus der sonstigen Untersuchung gewonnenen Vorstellungen, erlangen aber ein wesentliches diagnostisches Gewicht besonders in zweifelhaften Fällen. Das Nähere folgt weiter unten in der speciellen Besprechung der Bewegungsstörungen.

Allgemeine Bemerkungen zur differentiellen Diagnostik, sowie über Untersuchungen und Operationen in der Ellenbogengegend.

§ 119. Die Unterscheidung, ob eine Verletzung oder Erkrankung der Ellenbogengegend den Weichtheilgebilden oder dem Skelet, speciell dem Gelenk angehört, ist nicht schwer, wenn man bei den mit Formveränderungen verbundenen Affectionen zunächst den Sitz, die Gestalt, die Ausdehnung der Formveränderung genau beachtet, dann auf etwaige Aenderungen der Haltung und Stellung, auf Bewegungsabweichungen prüft, die Weichtheile wie das Gelenk einer eingehenden localisirenden Digitaluntersuchung unterwirft, und endlich auch die anamnestischen Angaben zweckmässig verwendet. Die Formveränderungen sind sowohl für die meisten Affectionen der Weichtheilgebilde ebenso wie für denjenigen des Gelenkes und der Knochen der Ellenbogengegend, welche mit solchen verbunden sind, wie unten noch des Näheren dargethan wird, meistens ganz typische und characteristische, so dass dieselben schon an und für sich einen endgültigen oder doch ziemlich sicheren Schluss darüber zulassen, welches Organ betroffen ist. Eine darauf noch folgende Digitaluntersuchung wird die Diagnose ganz sicher stellen lassen.

Bezüglich der Bewegungsstörungen darf darauf hingewiesen werden, dass dieselben bei den mit solchen verbundenen Verletzungen und Erkrankungen des Gelenkes meistens ebenfalls so gut characterisirt sind, so dass sie leicht in dem Gelenke den Sitz der Affection erkennen lassen. Von den Affectionen der Weichtheile sind in der Regel nur diejenigen mit erheblicheren, eigenartigen Bewegungsstörungen begleitet, welche schon an und für sich durch die ausgedehnte oder eigenthümliche Formveränderung klar als bestimmte Weichtheilaffectionen characterisirt sind. Wo aber bei Weichtheilaffectionen Bewegungsstörungen auftreten, welche zu Zweifeln Veranlassung geben können, wie sie z. B. bei einer vorausgegangenen Verletzung der Ellenbogengegend darüber entstehen können, ob ein Riss resp. eine Zerrung des Brachialis, oder eine Fractur des Proc. coronoideus vorliegt, wird in den meisten Fällen noch eine sorgfältige Palpation Aufschluss geben können. Ueberhaupt fällt bei allen ohne Formveränderungen einhergehenden Verletzungen und Erkrankungen die wesentlichste Aufgabe der Palpation zu. Doch kann diese in einzelnen Fällen mehr weniger unterstützt werden durch das Studium der Bewegungen.

Die Sicherheit in der Differentialdiagnose wird wesentlich gefördert durch die Uebung im Sehen und Betasten der normalen Formen und durch das Studium der normalen Bewegungen. — Eine noch bessere Vorschule dafür gewährt die Untersuchung künstlich gesetzter Verletzungen und der durch Flüssigkeitsinjectionen erzeugten Formveränderungen an der Leiche (siehe unten).

Für die Ausführung der Untersuchung der Ellenbogengegend

am Lebenden empfiehlt es sich, um Veränderungen der Haltung und der Form zu erkennen und richtig zu beurtheilen, den Arm die normale Ruhestellung, sei es in hängender Haltung oder auf einer breiten festen Unterlage einnehmen zu lassen. Je nach dem Sitz der Formveränderung wird man natürlich sein Augenmerk bald mehr auf die Beugeseite, bald mehr auf die Streckseite lenken. Im Allgemeinen empfiehlt es sich in beiden Fällen von der Ruhestellung oder einer mittleren Beugestellung auszugehen. Weiterhin kann es aber zweckmässig sein, besonders um manche Formveränderungen besser hervortreten zu lassen, den Arm in verschiedenen Stellungen und während passiver und activer Bewegungen zu betrachten. — Wenn auch die Affectionen des Gelenkes entsprechend der anatomischen Anordnung der Ellenbogengegend vorzugsweise auf der Dorsalseite hervortreten, so darf man jedoch selbstverständlich niemals versäumen, auch die Beugeseite zu beachten, wie es sich umgekehrt bei den Affectionen der Weichtheile in der Ellenbeuge schon im Interesse der Differentialdiagnose empfiehlt, auch die Dorsalfläche des Gelenkes zu berücksichtigen.

Für die Digitaluntersuchung ist im Allgemeinen am meisten zweckdienlich eine mittlere passive Beugestellung des Gelenkes bei gleichzeitiger halber Pronation, weil dabei die deckenden Fascien und Weichtheile am wenigsten gespannt sind und den untersuchenden Finger frei vordringen lassen, so dass sowohl die einzelnen Weichtheilorgane, wie die Bestandtheile des Gelenkes leicht tastbar werden. Doch ist es bei der Palpation ganz besonders zweckmässig, während der Untersuchung passive Bewegungen am untersuchten Arme auszuführen, je nach der Richtung, in welcher man untersucht, die Stellung des Armes zu ändern, dann aber bei der Untersuchung des Gelenkes selber besonders während der Untersuchung allmählich eine Bewegung bis zur möglichen Excursionsweite ausführen, um so z. B. an einem Knorpelrande, oder an einer Kapselpartie Punkt für Punkt am tastenden Finger vorüber zu führen, u. s. f.

Bei der Bewegungsprüfung hat man die active und passive Beweglichkeit zu unterscheiden. Jene giebt an, welche Bewegungen der Patient ausführen kann, diese, welche ohne Mitwirkung des Patienten ausführbar sind. Beide müssen langsam und in der Form und im Maasse der normalen Bewegungen ausgeführt werden. Man vermag dann am besten zu beurtheilen, in welcher Weise die Bewegungen abweichen. Beide, die activen und passiven Bewegungen müssen auf einander bezogen werden und dieses Ergebniss unter den Gesichtspunkten betrachtet werden, welche dem Untersucher die Besichtigung und Betastung ergeben.

Ob man die Bewegungsprüfung an die Besichtigung anschliessen und der Betastung vorausgehen lassen soll, wie es in der Regel zweckmässig sein wird, oder ob man die Bewegungsprüfung vorangehen lassen, oder zuletzt vornehmen soll, hängt wesentlich auch davon ab, welche Wichtigkeit im einzelnen Falle die vorauszusetzenden Bewegungsstörungen für die Diagnose haben. So wird man z. B. bei manchen Verletzungen, bei welchen die activen Bewegungen vollkommen aufgehoben, die passiven aber zu schmerzhaft sind, um dem Untersucher bei der Prüfung ein klares Urtheil über den Zustand zu geben, die Bewegungsprüfung zweckmässiger für den letzten Moment versparen, wo man unmittelbar darauf gleich den nothwendigen manuellen oder operativen Eingriff (z. B. die Reposition, das Redressement etc.) folgen lässt, u. s. f.

Empfehlenswerth ist es auch hier, bei allen Untersuchungsmethoden stets die betroffene Extremität mit der gesunden der anderen Seite zu vergleichen. Die vergleichende Untersuchung führt besonders den Anfänger rascher zum Ziele, ist übrigens bei nur geringfügigen, wenig auffälligen, vielleicht nur fühlbaren Veränderungen in allen Fällen unerlässlich.

Für operative Eingriffe auf der Beugeseite der Ellenbogengegend ist im Allgemeinen die gestreckte supinirte Haltung des Armes zweckmässig; für operative Eingriffe am Gelenke dagegen im Allgemeinen mehr die stumpfwinklige Beugung des bald pronirten, bald supinirten Armes. Fernere allgemeingültige Vorschriften lassen sich hierüber nicht geben, da je nach der Art und nach dem Zwecke der Operation Stellung und Haltung des Armes wechselt.

a. Weichtheile der Ellenbogengegend.

Haut, Unterhautbindegewebe, Fascien der Beugeseite.

§ 120. Die Haut der Beugeseite der Ellenbogengegend ist meist zarter, weicher als auf der Streckseite, und leicht verschieblich, was bei den kleinen Operationen dieser Gegend zu beachten ist. Quere Schnitte klaffen in Folge des longitudinalen Faserverlaufes der Cutis stärker wie Längsschnitte. Diesen Umstand kann man ebenfalls manchmal mit Nutzen verwenden. So empfiehlt sich u. A. bei Narbencontracturen der Ellenbeuge, zu welchen gerade hier verhältnissmässig häufig bis auf den aponeurotischen Schenkel der Bicepssehne resp. bis auf die Fascie reichende Ulcerationen führen, nach meiner Erfahrung die Excision der Narbe in der Form eines querliegenden Ovals. Dieses wandelt sich in Folge des elastischen Zuges der longitudinalen Fasern in ein längsliegendes Oval um. Man vereinigt nun die Wundränder vollends noch von rechts nach links, so dass eine longitudinale Wundnaht entsteht, und behebt somit auf verhältnissmässig einfache Weise die Contracturstellung dauernd. Andernfalls müsste man zu einer Lappentransplantation seine Zuflucht nehmen. — In dem mehr weniger fettreichen Unterhautbindegewebe liegen von einem sehr dünnen oberflächlichen Fascienblatte gedeckt, aber auf der eigentlichen derben Fascie der Cubitalgegend die Hautnerven und die schon früher genannten Venen (siehe Fig. 30). Die Anordnung der Venen ist schon oben angegeben. Die Communicationsstelle der oberflächlichen Venen mit den tiefen, die Vorderarmarterien begleitenden Venen ist stets am Aussenrande des aponeurotischen Schenkels der Bicepssehne zu suchen, ungefähr zwei Finger breit unter der beide Epicondylen verbindenden Linie. Die Communicationsvene dringt hier durch ein Loch der Fascie zwischen dem ulnarwärts ziehenden aponeurotischen Schenkel und zwischen dem radialwärts nach der Tuberositas radii gehenden tendinösen Schenkel des Biceps. Die Hautnerven liegen im oberen Theile der Ellenbeuge meist

Fig. 30.[1])

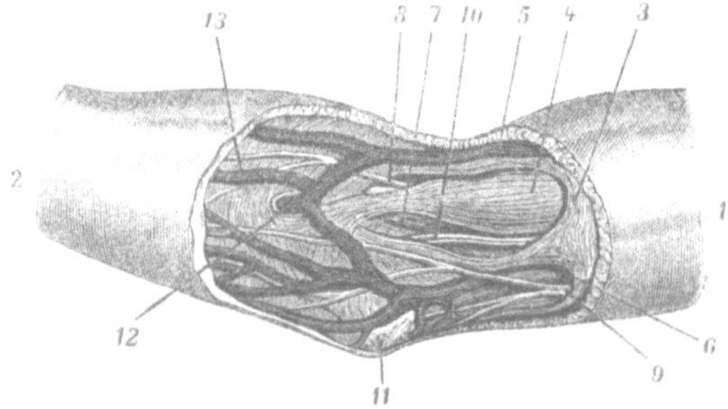

unter den Venen, weiterhin gehen aber gewöhnlich einzelne Aestchen auch über die Venen weg, so dass sie also gelegentlich einmal beim Aderlass verletzt werden könnten. Längs der inneren Bicepsfurche läuft über den ulnaren Bezirk der Ellenbeuge und des Vorderarmes der Cutaneus internus major, welcher schon höher oben neben der Eintrittsstelle der V. basilica die Fascie durchbohrt. Entsprechend dem äusseren Schenkel der Y-förmigen Grube tritt neben dem Aussenrande des Biceps der ziemlich starke Hautast des N. perforans Casseri durch die Oberarmfascie und verbreitet sich mit seinen Zweigen wesentlich über den radialen Bezirk der Ellenbeuge, und speciell des Vorderarmes nach abwärts. Man trifft seine Austrittsstelle neben dem Biceps meist Daumen- bis zwei Finger breit über dem Epicondylus externus. Im radialen Bezirke der Ellenbogengegend, aber mehr nach der Streckseite hin, trifft man noch die Endzweige des Hautastes vom N. radialis, deren einzelne theils neben, theils über der Vena cephalica liegen.

---

[1]) Fig. 30. Beugeseite der rechten Ellenbogengegend. Haut entfernt. 1. Oberarm. 2. Vorderarm. 3. Fascia brachialis theilweise abgetragen. 4. Biceps, über der Ellenbeuge der aponeurotische Schenkel der Bicepssehne sichtbar. 5. V. cephalica. 6. V. basilica. 7. Art. cubitalis. 8. Ramus cutaneus des Nervus perforans Casseri. 9. Nervus cutaneus internus major. 10. Medianus. 11. Epicondylus internus. 12. Fascienloch, durch welches die oberflächlichen Venen mit den tiefen anastomosiren, 13. V. mediana antibrachii, welche nach aussen in die V. mediana cephalica, nach innen in die V. mediana basilica übergeht. (Die Hautnerven sind im Holzschnitt zu dick ausgefallen.)

Die Fascie, welche die Organe der Ellenbeuge einhüllt, ist im Wesentlichen die unmittelbare Fortsetzung der Fascien der Beugeseite des Oberarmes. Eine Verstärkung erhält die zuoberst gelegene sehr straffe Cubitalfascie durch den aponeurotischen Schenkel der Bicepssehne, welcher oben neben dem tendinösen Schenkel vom Biceps abgeht und seiner Hauptmasse nach in Form eines dreieckigen oder fast trapezoiden derben Blattes in die Fascie über dem ulnaren Muskelwulst übergeht, dagegen, nach meinen Untersuchungen, von seinem vorderen Rande regelmässig auch noch ein schmales dünneres Blatt zu der Fascieneinsenkung zwischen dem radialen und dem ulnaren Muskelwulst abschickt. Letzteres schmale Blatt strahlt, sich zugleich noch mehr verdünnend, fächerartig in die Wand der Supinatorscheide, resp. in das zwischen den Cubitalgefässen und dem Endstücke der Bicepssehne zum Radius gehende Fascienblatt aus. — Ausserdem strahlen aber auch noch von beiden Epicondylen, sowie von der hinteren freien Fläche der Ulna entspringende Faserbündel in die Vorderarmfascie der Beugeseite aus.

Seitlich haftet die oberflächliche über die Gefässe und Muskeln der Ellenbeuge hinwegziehende Fascie besonders fest an beiden Epicondylen, an den zu letzteren auslaufenden Knochenfirsten des Humerus, sowie an der hinteren abgerundeten Kante der Ulna an, kommt dagegen mit der oberen Hälfte des Radius in keine directe Berührung, sondern geht über die denselben umhüllenden Muskeln hinweg, oben bis zum Aussenrande der Anconaeusfascie, unten bis zum entsprechenden Rande der Ulna auf der Streckseite. Von der Ellenbeuge geht die obere Fascie ohne Unterbrechung über den Vorderarm nach abwärts. Sie ist an mehreren Stellen mit den unterliegenden Muskeln der Ellenbeuge resp. des Vorderarmes verwachsen, so besonders mit den Muskeln der Ulnarseite, indem einige dieser Muskeln von ihr zum Theil ihren Ursprung nehmen (s. u.). Ausserdem schieben sich aber auch mit der oberen Fascie mehr oder weniger direct in Zusammenhang stehende Fascienblätter zwischen die Weichtheilorgane der Ellenbeuge. Diese tieferen Fascien sind theils ebenfalls Ausläufer oder Fortsetzungen der Oberarmfascien, theils entwickeln sie sich erst von der Ellenbeuge aus. Dieselben werden aber wegen ihrer praktisch wichtigen Beziehung zur Vertheilung und Anordnung des Bindegewebes zweckmässiger mit diesem zusammen in dem den Bindegewebsräumen gewidmeten, unten folgenden Paragraphen (§ 123) besprochen.

Die Bicepssehne und die Schleimbeutel der Ellenbeuge.

§ 121. Unter der Fascie liegen die Muskeln, Gefässe und Nerven in der früher schon skizzirten Anordnung. Ungefähr in der Mitte steigt der tendinöse Schenkel der Bicepssehne über den Brachialis herab und setzt sich an der hinteren Hälfte der Tuberositas radii fest. Indem derselbe radialwärts, der aponeurotische Schenkel dagegen im Wesentlichen ulnarwärts geht, bilden somit beide einen nach vorn abwärts offenen Winkel, unter welchem die Gefässe verlaufen.

Zwischen der Bicepssehne und der Tuberositas radii ist oberhalb der Anheftungsstelle der Sehne regelmässig ein Schleimbeutel — Bursa mucosa bicipitis — eingeschoben, welcher schon bei kleinen Kindern vorgebildet ist. Nach aussen und vorn stösst er unmittelbar an den Supinator brevis, und an das zwischen Supinator brevis und den Muskeln des radialen Muskelwulstes befindliche Bindegewebe. In diesen Bindegewebsraum (siehe unten) würden auch Eiterungen aus dem Schleimbeutel durchbrechen müssen. Da der vordere Rand des Supinator brevis stets mit der Wand des Schleimbeutels ziemlich fest verwachsen ist, so ist die Möglichkeit gegeben, dass in Folge heftiger Contractionen des Muskels ein Bluterguss in den Schleimbeutel stattfinden kann. Unter normalen Verhältnissen enthält dieser Schleimbeutel nur wenig Flüssigkeit und liegen seine Wandungen platt aufeinander. Die Wandungen sind bei jüngeren Individuen meist sehr dünn und leicht zerreisslich, bei älteren derber und dicker. Wird der Schleimbeutel (durch künstliche Injection) mit Flüssigkeit angefüllt, so hat er bei Erwachsenen gewöhnlich die Grösse einer grossen Bohne oder Haselnuss, erreicht aber zuweilen den Umfang einer kleinen Wallnuss. Dann entsteht entsprechend dem Innenrande des Supinatorwulstes neben der Bicepssehne eine flachhüglige Anschwellung. Pathologische Anfüllungen dieser Bursa werden eine analoge mehr oder weniger merkbare Anschwellung machen, welche beim Erwachsenen etwa zwei Finger breit nach unten und einwärts vom Epicondylus externus unter dem Innenrande des Supinator longus zu finden sein wird. Von aussen sichtbar dürfte dieselbe allerdings nur bei relativ beträchtlicher Grösse und bei dünnen deckenden Schichten werden, und zwar am ehesten, wenn der Arm supinirt und gestreckt wird. In anderen Fällen dürfte einer merkbaren Formveränderung die Kleinheit des Tumors, seine relativ tiefe Lage, die Dicke der Muskulatur und die Straffheit der deckenden Fascie hinderlich sein. Dann wird man aber gleichwohl eine Anschwellung dieser Bursa noch durch die Betastung nachweisen können, wenn man an der bezeichneten Stelle bei in halber Pronation und stumpfwinkliger Beugung gehaltenem Arme zwischen der Bicepssehne und dem Supinator gegen den Radius hineintastet, besonders auch wenn man noch während der Untersuchungen passive Pronations- und Supinationsbewegungen ausführt. Jede stärkere Anfüllung dieses Schleimbeutels muss übrigens nothwendigerweise die volle Pronation hindern. Unter normalen Verhältnissen wird nämlich gegen das Ende der Pronation die Tuberositas radii mit dem Endstücke der Bicepssehne und mit dem zwischen beiden gelegenen Schleimbeutel knapp an der Ulna vorbei nach hinten gedreht. Durch eine pralle Anfüllung des Schleimbeutels wird dagegen die Sehne soweit von der Tuberositas radii abgehoben, dass diese Theile nicht mehr an der Ulna vorbeigleiten können und in Folge dessen der Arm nicht bis zur vollen Excursionsgränze pronirt werden kann. Dies konnte ich thatsächlich auch bei der künstlichen Anfüllung an der Leiche beobachten. Auch die volle Streckung wird, wenn auch weniger wie die Pronation behindert sein. Ferner können bei acut entzündlichen Anfüllungen die Bewegungen des Biceps schmerzhaft und gehemmt sein. Bei Blutergüssen sowie bei manchen chronischen Entzündungen werden auch Reibegeräusche bei den Bewegungen an der bezeichneten Stelle wahrzunehmen sein. — Im Allgemeinen ist über pathologische Flüssigkeitsanfüllungen wie über sonstige Erkrankungen dieses Schleimbeutels wenig bekannt. Am Lebenden sind solche bis jetzt sicherlich sehr selten diagnosticirt worden. Ob sie thatsächlich so selten sind, wie angenommen wird, ist immerhin fraglich. Ich habe wenigstens öfter, besonders bei Leichen älterer Individuen, an diesem Schleimbeutel eine chronische Bursitis mit stärkerer Zottenbildung, jedoch ohne erheblichen Flüssigkeitserguss beobachtet. Ebenso dürften wohl öfter Blutergüsse, seröse Ergüsse in den Schleimbeutel vorkommen u. s. f. Viele dieser Processe können unter Berücksichtigung meiner obigen Angaben gewiss auch am Lebenden erkannt werden.

Ein anderer, jedoch nicht regelmässig vorgebildeter Schleimbeutel meist von geringerer Ausdehnung wird zuweilen zwischen der Bicepssehne und dem äusseren Rande der Brachialissehne resp. oben zwischen Radius und Ulna gefunden (von den Anatomen Bursa cubito-radialis genannt). Derselbe gränzt nach meinen Untersuchungen unmittelbar an die vordere untere sackartige Ausstülpung der Gelenkkapsel zwischen Radius und Ulna (s. u.), kann demnach bei Kapseldurchbrüchen und Kapselerkrankungen dieser Stelle in Mitleidenschaft gezogen werden. Selbstständige Vergrösserungen dieses Schleimbeutels werden unter geeigneten Verhältnissen eine von aussen sichtbare resp. fühlbare Anschwellung ungefähr an derselben Stelle oder ein wenig höher machen, wie die entsprechenden Erkrankungen der Bursa bicipitalis; aber sie werden wohl niemals die Pronationsbewegungen stören wie letztere; sondern höchstens eine geringe Störung der Beugung verursachen. Im Uebrigen hat dieser Schleimbeutel, ebenso wie einige andere inconstante kleine Schleimbeutel der Ellenbeuge[1]) unter den verschiedenen Muskelursprüngen, kein besonderes praktisches Interesse.

Die Muskeln der Ellenbeuge.

§ 122. Der Brachialis internus geht mit seiner breiten Muskelmasse über den grössten Theil der Beugefläche des Gelenkes hinweg und setzt sich vorn an der Basis des Processus coronoideus resp. an der rauhen Fläche vor derselben, und zwar mit der Hauptmasse seiner breiten Endsehne an deren inneren, zum geringeren Theile an deren äusseren steilen

[1]) Siehe u. a. W. Heineke, l. c. S. 60.

Rand bis herab zur Tuberositas ulnae an. Mit seinem dünnen inneren Seitenrande stösst der Brachialis vor der Basis des Epicondylus internus mit den von diesem entspringenden Muskeln zusammen, speciell mit dem Pronator teres und mit einem Bündel des Flexor digitorum communis sublimis. Er haftet neben den Ursprungsstellen dieser Muskeln dem Knochen resp. dem Seitentheile der Gelenkkapsel fest an. Sein äusserer Rand geht nicht ganz über die radiale Hälfte des Ellenbogengelenkes hinweg, sondern lässt, indem er dicht oberhalb und vor dem Epicondylus externus schräg nach einwärts zur Basis des Processus coronoideus läuft, radialwärts einen kleinen Abschnitt der Kapsel über der Eminentia capitata, einen grösseren über dem Capitulum radii frei, welcher von den Muskeln des radialen Muskelwulstes bedeckt wird. Oben stösst der äussere Brachialisrand an die Ursprünge des Supinator longus und Extensor manus radialis longus und ist neben diesen fest mit dem Knochen verwachsen. Ueber der Gelenkkapsel berührt er kurze Abschnitte des Extensor manus radialis brevis und des Supinator brevis, wird hier übrigens auch noch von den Bäuchen des Supinator longus und Extensor manus longus bedeckt. Hier ist er oben locker, nach unten zu immer fester mit der Kapsel verwachsen. Die Hauptmasse des Muskels liegt somit über dem ulnaren Gelenkabschnitte. Sie ist ebenfalls mit der Kapsel nach oben durch lockeres Bindegewebe, nach unten zu fester verbunden. Nach unten zu entspringen stets sowohl in der Mitte wie nach den Rändern des Muskels hin einzelne Muskelbündel direct von der Kapsel, einige Bündel inseriren sich auch daselbst. Der Brachialis wirkt hierdurch gewiss als Kapselspanner und verhütet die Einklemmung der Kapsel bei der Beugung. Durch die eben beschriebenen anatomischen Beziehungen ist aber zugleich die Möglichkeit gegeben, dass die Kapsel bei gewaltsamer Action des Muskels gelegentlich eine verletzende Zerrung erfahren kann, welche den Anlass zu einer Gelenkentzündung geben kann. — Dagegen werden Läsionen resp. Fracturen am Proc. coronoideus durch Muskelaction von Seiten des Brachialis wesentlich nur im Bereiche des Basaltheiles, nicht aber an seiner Spitze zu erwarten sein. Denn zur Spitze des Processus coronoideus steht der Brachialis in keiner directen Beziehung. Dieselbe ragt vielmehr relativ frei in die Gelenkhöhle. Dass der Brachialis ferner nothwendigerweise bei allen denjenigen Luxationen im Ellenbogengelenk, bei welchen die Ulna mitbetheiligt ist, mehr weniger verletzt, wie auch bei manchen Erkrankungen des Gelenkes in seiner Thätigkeit gestört sein wird, ist leicht begreiflich.

Die einzelnen Muskeln des radialen Muskelwulstes sind so angeordnet, dass zu oberst der am weitesten oben von der äusseren Humeruskante entspringende Supinator longus, darunter und zugleich ein wenig mehr nach aussen der unter jenem von der äusseren Humeruskante entspringende Extensor manus radialis longus, darunter fast völlig vom vorigen bedeckt, aber zugleich noch mehr nach aussen der vom Epicondylus externus entspringende Extensor manus radialis brevis liegt. An diesen schliesst sich nach aussen und hinten der schon der Streckseite angehörige Extensor digitorum communis an. Die drei vorhergenannten Muskeln laufen über und neben einander über die radiale Hälfte des Ellenbogengelenkes und über die Radialseite des Vorderarmes nach abwärts, um der Supinator longus mit seiner Sehne auf der Volarfläche des Radius, die beiden Extensores manus mit ihren Sehnen etwas unterhalb der Mitte des Radius auf der Dorsalfläche dieses Knochens ihren Ansatzstellen (für den Supinator l. das untere Radiusende, für die Extensores manus radialis die Bases des 2. und 3. Metacarpus) zuzustreben. Die Bäuche dieser Muskeln bedecken mit ihren nach einwärts gekehrten Rändern den vom Brachialis freigelassenen vorderen Abschnitt der Gelenkkapsel auf der Radialhälfte zum weitaus grössten Theil. Die übrige unterste Partie dieses Kapselabschnittes sowie übrigens auch noch die seitliche und ein kleiner Theil der hinteren Partie der radialen Gelenkkapsel wird dagegen vom Supinator brevis verdeckt, welcher zu unterst liegt und unter und hinter dem Extensor manus radialis brevis vom Epicondylus externus und vom Lig. laterale externum sowie von der hinter dem Sinus lunatus ulnae herablaufenden Kante, mit einzelnen Bündeln auch von der Membrana interossea und der den Anconaeus und Extensor manus ulnaris einscheidenden Fascie entspringt, und sich nach aussen und unten von der Tuberositas radii auf der inneren und vorderen Fläche des Radius breit ansetzt. Sein unterstes spitz auslaufendes Insertionsende reicht auf der abgerundeten vorderen äusseren Fläche des Radius bis etwa Fingerbreit oberhalb der Mitte des Knochens in den Winkel zwischen der Insertionsstelle des Pronator teres und der Ursprungsstelle des Abductor pollicis longus herab. Oben hängt der Supinator brevis ziemlich innig mit der Kapsel über dem Capitulum radii zusammen, und hat augenscheinlich für dieselbe die Bedeutung eines Kapselspanners. — In der Tiefe zwischen Supinator longus und Brachialis liegt der Nervus radialis. Seine Theilung in den oberflächlichen und tiefen Ast findet gerade über der Eminentia capitata statt. Der oberflächliche, vorwiegend sensible Ast geht unter dem Supinator longus auf der Beugeseite des Vorderarmes zwischen Supinator und Extensor manus radialis longus gerade nach abwärts. Der tiefe, ausschliesslich motorische Ast läuft über das Humero-Radialgelenk schräg nach aussen abwärts, dann unter dem Capitulum radii durch den Supinator brevis, welcher dementsprechend oben vorn eine C-ähnliche Spaltöffnung für den Eintritt des Nerven hat. Er umzieht dabei unter dem Muskel den Radius in einer halben Spiraltour, um auf der Streckseite etwa vier Finger breit unter dem Epicondylus externus aus dem Supinator brevis heraus zwischen Extensor digitorum communis und Abductor und Extensores pollicis zu treten.

Aus den engen Beziehungen des Nervus radialis zum Humero-Radialgelenke, speciell zur Eminentia capitata, sowie des motorischen Radialisastes zum Supinator brevis und beider letzteren zum oberen Abschnitte des Radius ergiebt sich, dass der Supinator brevis, noch mehr aber der Nerv leicht Störungen in seiner Function erleiden kann, sei es durch Verletzungen, sei es durch Erkrankungen der benachbarten Gelenktheile und Knochen (siehe besonders unten die Radiusluxationen, und die Fracturen schräg über der Eminentia capitata). Jedenfalls wird man sowohl bei Bewegungsstörungen des Supinator brevis, wie in manchen Fällen von Sensibilitätsstörungen oder von Lähmung der vom Radialis versorgten Muskeln die Ursachen in Verletzungen oder Erkrankungen des Gelenkes oder der genannten Skeletabschnitte zu suchen haben. — Bei Fracturen des Epicondylus externus und schräg über der Eminentia, welche nicht selten sind, wird ausser dem Supinator brevis auch der Extensor manus radialis brevis Störungen seiner speciellen Function erfahren. Anderseits werden diese Muskeln in Folge ihres elastischen Zuges das Bruchstück unter Umständen besonders während der Pronation nach abwärts ziehen, so dass oben eine Bruchspalte deutlich bemerkbar wird.

Die Muskeln des ulnaren Muskelwulstes liegen in folgender Weise auf einander. Zuinnerst dem Brachialis internus und zuoberst liegt der Pronator teres. Derselbe entspringt mit einer oberflächlichen Portion vom Epicondylus internus und dem entsprechenden Knochenfirste, sowie vom Ligam. intermusculare internum, mit einer tieferen vom inneren Seitenbande und vom Processus coronoideus dicht neben dem Ansatze des Brachialis internus. Beide Portionen ziehen, sich allmählich vereinigend, schräg über die Ellenbeuge hinweg, um sich mit einer platten Sehne in der Mitte des Radius am äusseren hinteren Rande dieses Knochens anzusetzen. Diese platte Pronatorsehne liegt unter den Sehnen des Supinator longus und der beiden Extensores manus. Zwei bis drei Querfinger unterhalb der beide Epicondylen verbindenden Linie wird der Pronator etwa in der Mitte der Ellenbeuge vom Nervus medianus durchbohrt. Die Eintrittsstelle liegt in denjenigen Fällen höher, in welchen der Ansatz des Pronator höher oben erfolgt, oder wenn, was zuweilen beobachtet wird, eine anomale Portion des Muskels von einem abnormen, besonderen Knochenfortsatze (Proc. supracondyloideus) des Humerus entspringt[1]). Dann läuft der Medianus mit den Armgefässen gewöhnlich zwischen der anomalen Portion und zwischen dem eigentlichen Pronator. Nach einwärts neben dem Pronator teres, oben mehr weniger fest mit ihm verwachsen liegen der Flexor manus radialis und der Palmaris longus, welche im Uebrigen beide vom Epicondylus internus entspringen. Weiter nach einwärts liegt der Flexor manus ulnaris. Zwischen diesem und dem vorigen aber

---

[1]) Nach Luschka liegt dieser von A. W. Otto und W. Gruber eingehender gewürdigte Knochenfortsatz (Proc. supracondyloideus) gewöhnlich 6 Centim. über dem unteren Ende des Humerus zwischen der inneren und medialen Kante desselben und bietet bald die Gestalt eines Höckers, bald die Form eines von beiden Seiten comprimirten, nach abwärts-einwärts gekrümmten Stachels dar, dessen Länge sich bis auf 3 Centim. belaufen kann.

zugleich etwas tiefer liegt der Flexor digitorum communis sublimis. Beide zuletzt genannten Muskeln entspringen nur mit einigen Bündeln vom Epicondylus internus. Der Flexor sublimis entspringt wesentlich noch vom inneren Seitenbande und von der Basis des Processus coracoideus, ausserdem aber noch mit einem besonderen breiten Kopfe vom Radius und zwar unterhalb der Tuberositas radii bis unterhalb der Mitte des Radius. Dieser dünne, aber sehr breite Ursprungskopf liegt zwischen der Ansatzsehne des Pronator teres (resp. unter derselben) und zwischen dem Ursprunge des Flexor pollicis longus, gehört somit schon ganz dem Bereiche des Vorderarmes an. Der Flexor manus ulnaris dagegen entspringt noch von einem zwischen Epicondylus internus und Innenrand des Olecranon befindlichen Sehnenbogen der Fascie, unter welchem der Nerv. ulnaris hindurchtritt, zum grössten Theile aber von der Vorderarmfascie neben der hinteren Kante des Olecranon resp. der Ulna. Der zuunterst unter dem ulnaren Muskelwulste liegende Flexor digitorum communis profundus steht mit dem Epicondylus internus resp. mit dem Humerus in keiner Verbindung, sondern entspringt theils dicht neben der Insertionsstelle des Brachialis von der Basis des Proc. coronoideus, von der Tuberositas ulnae, von der vorderen Fläche der Ulna und von der Anheftungsstelle der Membrana interossea an dieser, theils unter und hinter dem Flexor manus ulnaris von der Vorderarmfascie und von dem inneren gewölbten Rande der Ulna vom Olecranon an bis etwa zur Mitte der Ulna. Auf der Membrana interossea stösst der Bauch dieses Muskels an den hoch oben von der Membrana und unterhalb der Tuberositas von der vorderen Fläche des Radius entspringenden Flexor pollicis longus. Seitwärts liegt, wie schon hervorgehoben, zwischen dem Flexor manus ulnaris und dem frei fühlbaren Rande der Ulna stets ein spindelförmiger, etwas oberhalb der Mitte des Knochens ungefähr kleinfingerstarker Streifen des Bauches vom Flexor digitorum communis profundus, nur noch von der Fascie bedeckt, unter der Haut.

Die anatomischen Beziehungen dieser Muskeln machen es begreiflich, dass dieselben bei Verletzungen und Erkrankungen speciell der ulnaren Hälfte des Gelenkes sowie der betreffenden Knochenpartien, von welchen sie entspringen, mehr weniger Störungen in ihrer Function erfahren. So werden bei der seitlichen Luxation beider Vorderarmknochen nach einwärts, nach hinten, bei der Luxation der Ulna mit Ausnahme des Flexor digitorum communis profundus die sämmtlichen Muskeln des ulnaren Muskelwulstes mehr weniger verletzt und in ihrer Function gestört werden. Eben dieselben, vorzugsweise aber Pronator teres, Palmaris longus und Flexor manus radialis werden auch bei der Fractur des Epicondylus internus in ihrer vollen Action gestört sein, bei Fracturen im Bereiche der Basis des Proc. coronoideus vorzugsweise der Pronator teres, der Flexor manus ulnaris, und die beiden Flexores digitorum communes. Bei Fracturen der oberen Hälfte der Ulna wird auch der Flexor digitorum profundus einer Läsion ausgesetzt sein; bei Fracturen des Radius im mittleren Drittel der sich daselbst anheftende Kopf des Flexor digitorum sublimis u. s. f. Die in allen diesen Fällen meist vorhandenen, mehr oder minder ausgesprochenen Störungen können ihrerseits auch unter Umständen zur Diagnose beitragen. In dieser Beziehung ist noch hervorzuheben, dass bei manchen Fracturen die Muskeln durch ihren elastischen Zug das Knochenstück vorübergehend oder dauernd dislociren können, was nicht blos für die Diagnose sondern auch für die Behandlung solcher Fracturen von Wichtigkeit ist, und durch entsprechende Vorkehrungen berücksichtigt werden muss. — Von Fracturen unabhängige Muskelläsionen können theils aus der entsprechenden Functionsstörung erkannt werden, theils durch die Digitaluntersuchung, der hier sämmtliche Muskeln zugänglich sind, theils endlich auch noch durch die Schmerzempfindung, welche die passive, durch entsprechende Bewegungen hervorgerufene Dehnung der betroffenen Muskeln erzeugt.

Bezüglich der innerhalb der Muskeln und Muskelscheiden stattfindenden entzündlichen Processe, welche ebenfalls an die anatomischen Verhältnisse gebundene Erscheinungen machen, siehe den folgenden Paragraphen.

Die Bindegewebsräume der Ellenbeuge. Ihre künstliche Anfüllung an der Leiche.

§ 123. Die Fascienblätter, welche sich zwischen die Weichtheilorgane der Ellenbeuge einsenken, theilen zugleich das die Muskeln zunächst umgebende, und das die Lücken und Zwischenräume zwischen den einzelnen Gebilden der Ellenbeuge ausfüllende lockere Bindegewebe in besondere Räume ab, welche in Folge der typischen Anheftungsweise und Vertheilung der Fascien auch eine mehr weniger typische Form haben und in mehr weniger regelmässigen festen Verbindungsbahnen sowohl mit einander wie mit den Bindegewebsausbreitungen der benachbarten Gegenden im Zusammenhang stehen.

Zunächst reichen die Bindegewebsräume der Beugeseite des Oberarmes (siehe auch § 106) bis in den Bereich der Ellenbeuge herein. So folgt das die grossen Gefäss- und Nervenstämme der inneren Bicepsfurche begleitende Bindegewebe den Gefässen auch in die Tiefe der Fossa cubiti und von da aus den Verzweigungen und besonderen Wegen der einzelnen Gefässe und Nerven entlang. Ausserdem folgt denselben aber auch eine dünne scheidenartige Fascienfortsetzung. Diese wird von der Theilungsstelle ab entlang der Radialis besonders stark, indem sie hier zunächst mit der die Bicepssehne begleitenden Fascienfortsetzung, dann aber mit der unteren Wand der den Supinator einscheidenden Fascie verschmilzt. Dementsprechend hat man hier oben stets zwei Fascienblätter, nämlich die vordere und hintere Wand der Supinatorscheide, zu durchschneiden, um zu der hinter dem Supinator gelegenen Art. radialis zu gelangen. — Eine dünnere fascienartige Umhüllung folgt den Ulnargefässen in der Tiefe der Vorderarmmuskulatur nach abwärts.

Ber Bindegewebsraum der Bicepsscheide ist zwar am Beginne der Bicepssehne sehr wesentlich verkleinert, ist aber gleichwohl hier nicht vollständig abgeschlossen. Es findet sich nämlich regelmässig eine sehr dünne Stelle in der Scheide gerade über dem Abgang des aponeurotischen Schenkels. Dort führt eine knapp für die Kleinfingerspitze passirbare, wesentlich nur mit lockerem Bindegewebe gefüllte Lücke aus der Bicepsscheide in das subcutane Bindegewebe. Während die den Biceps bedeckende Fascie im Wesentlichen in die die Ellenbeuge und die Vorderarmmuskulatur zuoberst einhüllende Fascie übergeht, wird jedoch auch die Bicepssehne noch von einer Art Fortsetzung der Bicepsscheide begleitet. Dieselbe geht unmittelbar über in die Fascieneinsenkung zwischen Pronator teres und Supinator longus. Sie ist einerseits mit der Wand der den Supinator longus einscheidenden Fascie, anderseits mit der die Art. radialis resp. den Nervus radialis einscheidenden Fascie verschmolzen, und geht mit dieser den Vorderarm entlang. Der Rest dieser Sehnenscheide steigt zwischen den Gefässen und der Sehne des Biceps in die Tiefe, um sich hinter der Tuberositas radii anzusetzen. Mit diesem Fasciensystem steht, wie schon oben § 120 angegeben, regelmässig eine dünne schmale Abzweigung des aponeurotischen Schenkels der Bicepssehne in Verbindung. — Der abwärts zum Radius steigende Theil der vorhin beschriebenen tiefen, die Bicepssehne begleitenden Fascie endet etwas oberhalb des Pronatoransatzes mit einem nach unten abwärts offenen scharfrandigen Bogen, so dass zwischen der Fascie und dem Muskel eine mit Bindegewebe gefüllte Lücke bleibt, durch welche man aus der Fossa cubiti in einen relativ grossen Bindegewebsraum zwischen Supinator brevis und Supinator longus etc. gelangt (s. u.). — Auch ein wenig zartes Bindegewebe folgt noch der Sehne in die Tiefe bis zum Bicepsschleimbeutel. — Füllt man die Bicepsscheide am Oberarm mit Flüssigkeit, so sieht man ausser der früher schon (siehe §§ 106—108) geschilderten dicken Anschwellung längs des Biceps nicht selten auch entsprechend der beschriebenen Communicatione eine schmale, etwa bleistift- bis kleinfingerdicke Anschwellung über der Abgangsstelle des aponeurotischen Schenkels auftreten, welche sich im Weiteren unter der Haut verflacht. — Umgekehrt kann man von dieser Stelle aus die Bicepsscheide füllen.

Auch das unter dem Brachialis befindliche Bindegewebe ist nicht ganz abgeschlossen gegen die Bindegewebsräume der Ellenbeuge, obwohl der Muskel sowohl längs seines Ulnarrandes und seiner Insertionslinie neben den Ursprüngen der Muskeln des ulnaren Muskelwulstes festhaftet, wie auch längs seines Radialrandes vom Supinator longus durch eine tiefe Fascieneinsenkung geschieden ist. Es findet sich regelmässig etwa in der Höhe des Radiusköpfchen eine dünne Stelle unter dem Brachialisrande, wo man leicht in den Bindegewebsraum zwischen den Supinatoren kommt. Auch höher oben ist die den Brachialisrand und Supinator longus trennende Fascie nicht selten so dünn, dass sie leicht durchbrochen werden kann, und beispielsweise auch dem Vordringen von Eiterungen keinen Widerstand leisten wird. Ausserdem vermitteln auch kleine unter den Brachialis eintretende Gefässzweige den Zusammenhang seines Bindegewebes mit dem benachbarten. So finde ich regelmässig eine solche durch Aestchen der Recurrens ulnaris vermittelte Communication nach dem Bindegewebe des ulnaren Muskelwulstes. Dieselbe liegt unterhalb der die beiden Bindegewebsräume im Uebrigen sehr fest gegen einander abschliessenden Anheftungsstelle der Muskeln und der Fascie.

Bei künstlicher Injection des unter dem Brachialis gelegenen Bindegewebes verwischt sich unter entsprechender Vorwölbung des Brachialisendes die normale Reliefzeichnung der Ellenbeuge. Die Y-grube verschwindet fast vollständig, oder ist nur durch ganz flache Einsenkungen angedeutet. Der Arm stellt sich mehr weniger unbeweglich in stumpfwinklige Beugung.

Das zwischen Biceps und Brachialis befindliche Bindegewebe führt unmittelbar auf den zwischen beiden in der Tiefe der Ellenbeuge gelegenen Schleimbeutel. Seitlich tritt es mit dem Bindegewebe der Fossa cubiti und an einer beschränkten Stelle oberhalb des am Radius angehefteten Fascienblattes mit dem Bindegewebe zwischen den oberflächlichen radialen Muskeln und dem Supinator brevis in Verbindung (s. u.).

In Folge der festen Umschliessung der Muskeln der Radialseite wie der Ulnarseite in der Ellenbeuge durch derbe Fascien wird auch das zwischen den Muskeln befindliche Bindegewebe in mehr weniger abgeschlossene Räume gebracht, welche bei Flüssigkeitsanfüllung entsprechende Anschwellungen von bestimmter Form machen. Ein solcher Raum wird auf der Ulnarseite der Ellenbeuge durch die Fascie gebildet, welche die oberflächlichen Muskeln, in specie Pronator teres, Flexor manus radialis und Flexor digitorum sublimis ulnaris einscheidet. Durch die feste Anheftung der mit den Ursprüngen verwachsenen Fascie am Lig. intermusculare und neben dem Brachialis, wie durch die scheidenartige Umschliessung des Pronatorrandes ist dieser Raum nach oben und gegen die Ellenbeuge, durch die feste Fasciennaht vor dem Flexor manus ulnaris nach hinten abgegränzt, ist dagegen nach dem Vorderarm zu offen und überdies durch schwächere intermuskuläre Fascien in Unterabtheilungen gebracht. Der Palmaris longus erhält schon oben eine besondere, ziemlich starkwandige Einscheidung, ebenso liegt der Vorderarmtheil des Flexor manus radialis in einer ziemlich derbwandigen Spalte der Vorderarmfascie. Nach oben zu sind diese trennenden Septa jedoch in der Regel so dünn, dass sie bei Flüssigkeitseinspritzungen keinen erheblichen Widerstand leisten. Dagegen ist beim Flexor manus ulnaris, welcher längs seiner ganzen Ausdehnung in einem besonderen Fascienfache liegt, auch oben die trennende Scheidewand resp. Fasciennaht sehr dick und fest, so dass bei Flüssigkeitsinjection in die übrigen ulnaren Muskeln nur ausnahmsweise Flüssigkeit in den vom Flexor manus ulnaris eingenommenen Raum dringt. — Auf der gegen Flexor digitorum profundus und Flexor pollicis longus gerichteten Fläche ist die einscheidende Fascienausbreitung sehr dünn. Dieser so umschriebene Raum läuft demnach oben bis daumenbreit oberhalb des Epicondylus externus geschlossen in eine Spitze aus. Er ist streng geschieden von dem Brachialisraum, und nach oben hin auch gegen den Raum der Fossa cubiti. Doch steht gleichwohl das Bindegewebe des ulnaren Muskelwulstes durch Vermittlung kleiner Gefässzweigchen besonders von der Recurrens ulnaris mit dem Bindegewebe des Brachialis in Verbindung. In der Mitte der Fossa cubiti ist dagegen durch das Bindegewebe, welches den in den Pronator eintretenden N. medianus begleitet, ein verhältnissmässig breiter Zusammenhang mit dem Bindegewebe der Fossa cubiti hergestellt. Gegen die Supinatorscheide ist der Raum sowohl in der Ellenbeuge wie am Vorderarm abgeschlossen, indem hier zwischen Supinator longus und Pronator, wie schon früher angegeben, eine sehr straffe Fascieneinsenkung vorhanden, dann nach abwärts zwischen Supinator longus und Flexor manus radialis eine feste Verschmelzung der einscheidenden Fascien statt hat, welche an einem über der Art. radialis längs des Vorderarmes nach abwärts laufenden weissen Streifen kenntlich ist. Wohl aber gelangt man unter der Pronatorscheide dem Muskel entlang über seine Ansatzsehne hinweg in den länglichen Raum unter den Extensores manus, welcher dem Radius entlang bis in die Handgelenkgegend, nach oben in den unten beschriebenen grossen Spaltraum zwischen den Supinatoren, sowie nach hinten in das tiefe intermuskuläre Bindegewebe der Streckseite führt. S p r i t z t m a n a n d e r L e i c h e F l ü s s i g k e i t u n t e r d i e d e n P r o n a t o r d e c k e n d e F a s c i e oder direct in die Muskulatur, so lässt sich die Flüssigkeit nur durch directes Hinstreichen auch nach den eben angegebenen Bindegewebsräumen pressen. Wesentlich und regelmässig entsteht dabei eine A n s c h w e l l u n g ü b e r d e n g e n a n n t e n o b e r f l ä c h l i c h e n M u s k e l n d e r U l n a r s e i t e, welche sich am Pronatorrande gegen die Grube der Ellenbeuge abgränzt und dicht oberhalb des Epicondylus internus mit einer Spitze endet, während sie nach dem Vorderarm zu sich allmählich abflacht. Bei stärkerer Flüssigkeitseintreibung dringt regelmässig Flüssigkeit auch zwischen die Gefässe und Nerven der Fossa cubitalis und von da entlang der inneren Bicepsfurche und läuft dieser entsprechend eine Anschwellung dem Oberarme entlang. — Der Vorderarm stellt sich bei diesen Injectionen stets in Pronation und in Beugung. Die Supinationsbewegung ist erschwert, beschränkt oder unmöglich.

Die M u s k e l n d e r R a d i a l s e i t e der Ellenbeuge erfahren eine nahezu vollständige Einscheidung durch Fascien. Sie liegen gewissermaassen zwischen zwei Fascienblättern. Von aussen bedeckt sie die oberflächliche Cubitalfascie. Nach hinten sind sie durch das derbe Fascienseptum zwischen Extensor manus brevis und Extensor digitorum communis abgegränzt, nach einwärts oben durch die Fascieneinsenkung zwischen Supinator longus und Brachialis, weiter nach abwärts durch das mit der Supinatorscheide verschmolzene, die Bicepssehne zum Radius begleitende Fascienblatt. An der

Unterfläche der Muskeln findet sich eine, besonders in dem über dem Supinator brevis liegenden Abschnitte sehr derbe feste Fascie. Dieselbe[1]) setzt sich hier auch noch unter dem Bauche des Extensor digitorum communis nach hinten fort und begränzt mit dem Supinator brevis den relativ grossen, von lockerem Bindegewebe ausgefüllten Spaltraum zwischen den oberflächlichen radialen Muskeln und dem Supinator brevis. Von dieser die Unterfläche der vorher genannten Muskeln bedeckenden Fascie resp. von dem sogenannten unteren Blatte der Supinatorscheide werden nahe dem unteren Rande des Supinator longus in einer besonderen Spalte der N. radialis und weiter nach abwärts die Radialgefässe eingeschlossen. Die oberflächliche und tiefe Fascie, welche in der Gegend der Ellenbeuge die radialen Muskeln einscheiden, folgen auch ihren Sehnen längs des Vorderarmes und bilden so einen nach abwärts sich fortsetzenden Canal. Zwischen den einzelnen Muskeln findet sich regelmässig Bindegewebe, zwischen Supinator longus und Extensor manus longus auch ein trennendes Fascienblatt. Dieses wird nach abwärts stärker, so dass hier die Supinatorsehne durch eine besondere Scheide von den darunter resp. weiter nach auswärts liegenden Extensorensehnen geschieden ist. Oben im Bereiche der Ellenbeuge sind die trennenden Schichten zwischen den Muskeln jedoch dünn genug, um bei künstlicher Injection Flüssigkeit hindurchtreten zu lassen.

Injicirt man bei der Leiche Flüssigkeit unter die Fascie des radialen Muskelwulstes, so entsteht eine dickspindelförmige, der Form des Muskelwulstes entsprechende Anschwellung in der Radialseite der Ellenbeuge, welche auf der Aussenseite des Oberarmes in die Höhe steigt, ausserdem aber auch eine fingerstarke Fortsetzung in der Sehnenscheide des Supinator und der Extensoren entlang des ganzen Vorderarmes nach abwärts schickt. Bei stärkerer Anfüllung dringt die Flüssigkeit gewöhnlich am Oberarme durch die meist sehr dünne Fascieneinsenkung zwischen Supinator und Brachialis und geht dann sehr rasch bis zum Deltoideus hinauf, sowie entlang des Radialis nach hinten oben. Der Vorderarm steht in der Mitte zwischen Pronation und Supination und zugleich in geringer Beugung.

Der mit lockerem Bindegewebe gefüllte Spaltraum zwischen den oberflächlichen Muskeln der Radialseite und dem Supinator brevis, dessen wir schon oben erwähnten, liegt nahezu über der ganzen Ausbreitung des Supinator brevis. Er beginnt oben unter dem Ursprunge des Extensor manus brevis mit einer Spitze, verbreitert sich von da nach abwärts entsprechend der Breitenausdehnung des Supinator brevis, um sich hernach über dem unteren spitz zulaufenden Ende wieder zu verschmälern. An seiner grössten Breite, nämlich etwas unterhalb der Tuberositas radii,

---

[1]) Dieselbe wird von manchen Autoren als unteres Blatt der Supinatorscheide bezeichnet. Thatsächlich beschränkt sie sich jedoch nicht auf die Unterfläche des Supinator longus, sondern hat vielmehr regelmässig die oben von mir angegebene Ausdehnung.

reicht dieser Bindegewebsraum von der Unterfläche des Supinator longus unter den beiden Extensores manus und unter dem Extensor digitorum communis hinweg. Nahe dessen hinterem Rande ist die der Unterfläche dieser Muskeln anhaftende straffe Fascie verwachsen mit der sehr dünnen, den Supinator brevis deckenden Fascie. Von da ab läuft die hintere Begränzungslinie schräg nach vorn abwärts parallel dem hinteren Rande des Supinator brevis, verlässt damit auch den Bauch des Extensor digitorum communis, und folgt etwa drei Fingerbreit unter dem Capitulum radii nur noch dem hinteren Rande der Extensor manus brevis. Der Bindegewebsraum setzt sich nämlich nach abwärts unter den Sehnen der beiden Extensores manus dem Radius entlang fort, oder vielmehr unter dem tiefen Blatte der den Supinator longus wie die beiden Extensores manus einscheidenden Fascie, welches, wie oben angegeben, die Muskeln auch unter ihren Sehnen nach abwärts begleitet. Diese nach abwärts führende canalartige Fortsetzung des Bindegewebsraumes hat zur Unterfläche die abgerundete äussere Kante des Radius. Nach der Ellenbeuge zu wird der Spaltraum zwischen den oberflächlichen radialen Muskeln und dem Supinator brevis abgeschlossen durch das schon oben beschriebene, mit der Scheide des Supinator longus verwachsene, am Radius angeheftete Fascienblatt. Aber er steht regelmässig durch Vermittlung eintretender Gefässzweige mit dem Bindegewebe der Fossa cubiti in Verbindung, ebenso durch eine Lücke oberhalb der Pronatorinsertion mit dem subfascialen Bindegewebe des Pronator, und indirect hierdurch wiederum mit dem die Gefäss- und Nervenstämme der Fossa cubiti umgebenden Bindegewebe. Ferner findet sich regelmässig entlang des tiefen Radialisastes ein Bindegewebszug, welcher einerseits zwischen Supinator longus und Brachialis nach dem Oberarm, anderseits durch die Substanz des Muskels hindurch in den tiefen intermuskulären Spaltraum zwischen den oberflächlichen und tiefen Streckmuskeln geht. Ebendahin in diesen intermuskulären Spaltraum der Streckseite führt aus dem Bindegewebsraume über dem Supinator brevis ausserdem regelmässig noch eine mit Bindegewebe gefüllte Lücke, welche sich genau unter dem vorderen Abschnitte des Extensor digitorum communis befindet, dicht hinter der Stelle, von welcher ab, wie oben angegeben, die hintere Begränzungslinie des Bindegewebsraumes den Bauch jenes Muskels verlässt und nur noch unter dem hinteren Rande des Extensor manus brevis entlang läuft. Man gelangt durch die etwa für einen Bleistift durchgängige Lücke gerade über der Austrittsstelle des tiefen Radialisastes aus dem Supinator zwischen die tiefe und oberflächliche Muskulatur der Streckseite. Dass das Bindegewebe des Spaltraumes zwischen den oberflächlichen radialen Muskeln und dem Supinator brevis auch mit demjenigen unter dem Brachialis eine sehr feine Verbindung hat, wurde schon angegeben.

Die künstliche Anfüllung dieses relativ grossen Bindegewebsraumes zwischen den oberflächlichen radialen Muskeln und dem Supinator brevis, ist nicht leicht, weil der Bindegewebsraum eben für gewöhnlich nur eine Spalte darstellt, deren Wände dicht aneinander liegen. Am besten lässt er sich von hinten her füllen. Gelingt die Injection, dann tritt eine ungefähr ovale oder auch fast kugelige Anschwellung unter der Mitte des radialen Muskelwulstes (resp. unterhalb des Epicondylus externus) auf, welche im Weiteren eine längliche Anschwellung unter der oberflächlichen Streckmuskulatur macht. Man kann hierbei deutlich constatiren, dass die oberflächlichen radialen Muskeln, speciell der Supinator longus relativ schlaff bleiben, resp. nicht gefüllt werden. Wird die Injection weiter getrieben, so tritt regelmässig dann noch eine Anschwellung längs des Pronator und unter den Sehnen der drei oberflächlichen radialen Muskeln nach abwärts, weiter eine solche in der Cubitalgrube und eine geringe unter dem Radialis nach dem Oberarme hin auf. Der Vorderarm steht in einer Supinationsstellung. Beugung und Streckung waren meist unbehindert.

Die durch die künstliche Injection dieses Spaltraumes bewirkte Anschwellung ist somit hinlänglich characterisirt und durch ihre Form besonders im Anfange der Anfüllung, im Weiteren aber auch durch ihre Ausbreitungsweise sehr wesentlich unterschieden von derjenigen, welche durch künstliche Injection der radialen Muskeln selber entsteht (siehe oben).

Endlich haben wir noch des Bindegewebsraumes der Fossa cubiti zu gedenken, welcher unter der oberflächlich deckenden Fascie zwischen den tiefen Fascien liegt, welche die in der Ellenbeuge zusammenstossenden Muskeln bedecken. Da dieser Raum wesentlich von dem die Gefässe und Nerven umgebenden Bindegewebe eingenommen wird, so ergeben sich seine Verbindungen von selber aus der Verzweigung der Gefäss- und Nervenstämme, denen das Bindegewebe überall hinfolgt, durch welche es auch mehr oder weniger direct, wenn auch oft nur auf schmalen Bahnen mit den sämmtlichen benachbarten Bindegewebsräumen in Beziehung steht. Verhältnissmässig breit sind die Verbindungsbahnen nach dem Oberarm längs der Bicepsfurchen, und nach den tiefen Bindegewebsräumen der Vorderarmmuskulatur. Eine solche finden wir besonders in der Umgebung des Medianus durch den Pronator, dann zwischen dem oberflächlichen und tiefen Fingerbeuger, ferner ebenso entlang der Ulnaris zwischen dem Flexor manus ulnaris und dem tiefen Fingerbeuger u. s. f. Bei künstlicher Flüssigkeitsanfüllung der Fossa cubiti werden die beiden Schenkel der Y-grube gewissermaassen nach oben verschoben. Es wölbt sich wesentlich die Spitze der Y-furche und die Gegend zu beiden Seiten des Bicepsendes empor. Es entsteht somit eine gegabelte Anschwellung, deren stärkerer Schenkel entlang des inneren Schenkels der Y-grube und der inneren Bicepsfurche, der schwächere entlang des äusseren Schenkels der Y-grube geht, während sich ausserdem, besonders bei fortgesetzter Injection, eine mehr diffuse, aber ziemlich pralle Anschwellung längs der Beugeseite des Vorderarmes nach abwärts fortsetzt. Der Arm stellt sich gewöhnlich bei stärkster Füllung etwas in Beugung. Die Beugung ist nicht so stark, noch auch die freie Beweglichkeit des Armes in solchem Maasse behindert, wie es regelmässig bei der künstlichen Anfüllung des Bindegewebes unter dem Brachialis der Fall ist. Die Form unterscheidet sich ebenso von dieser, wie von denjenigen, welche die künstliche Injection der übrigen Bindegewebsräume erzeugt.

Pathologische Anfüllung der Bindegewebsräume der Ellenbeuge. Operatives.

§ 124. Viele der am Lebenden beobachteten Anschwellungen der Ellenbeuge stehen in einer engen anatomischen Beziehung zu diesen Bindegewebsräumen, haben in ihnen ihren Sitz. Das wird man unschwer erkennen, wenn man sich alle Erscheinungen vergegenwärtigt. Alle pathologischen Anfüllungen der Bindegewebsräume werden die nämlichen physikalischen Erscheinungen machen, welche bei ihrer künstlichen Anfüllung entstehen. Die typische Form der Anschwellung, die Ausbreitungsweise, die Stellung des Armes, die Bewegungshemmung muss nothwendigerweise dieselbe oder eine ähnliche sein. Durch die genaue Beachtung aller Erscheinungen lässt sich daher auch umgekehrt eine vorhandene Anschwellung nach ihrem Sitze richtig beurtheilen, ihre Ausdehnung verstehen, lassen sich Anhaltspunkte für die Diagnose überhaupt, wie auch manche für die Behandlung praktisch wichtige Gesichtspunkte gewinnen.

Aehnliche Erscheinungen wie durch künstliche Anfüllung der Bindegewebsräume werden am Lebenden durch Blutergüsse, Entzündungen, Eiterungen, durch manche Geschwülste entstehen können. Welche Bindegewebsräume durch Blutergiessungen bei den verschiedenen Muskel- oder Gefäss-Verletzungen, bei den Knochenfracturen, z. B. bei Fracturen im Bereiche der oberen Hälfte des Radius, bei den unteren des Humerus, u. s. f. gefüllt werden können oder gefüllt werden müssen, ergiebt sich leicht aus der obigen anatomischen Darstellung und braucht daher hier im Einzelnen nicht verfolgt zu werden. Die von den Muskeln, vom subfascialen oder interfascialen Bindegewebe, von den Muskelscheiden ausgehenden Geschwülste halten sich besonders im Beginne ihrer Entwicklung nicht selten im Bereiche der Bindegewebsräume, breiten sich in diesen aus, ehe sie die Wandungen durchbrechen. So habe ich selber zuweilen Geschwulstbildungen im Bereiche des ulnaren und radialen Muskelwulstes wie auch innerhalb der Fossa cubitalis gesehen, welche durchaus den Bildern bei künstlicher Injection der Bindegewebsräume mit Flüssigkeit glichen.

Sehr häufig dringen Entzündungen und Eiterungen auf den beschriebenen Wegen in die Bindegewebsräume vor, nehmen von ihnen Besitz und machen entsprechende Anschwellungen. In den Bindegewebsraum des radialen Muskelwulstes können so von den Sehnenscheiden der Extensores manus ausgehende Entzündungen oder Eiterungen eindringen, durch

Vermittlung dieser Sehnenscheiden event. auch solche, welche vom Handgelenke aus durchbrechen, oder auch solche von entzündlichen Processen am Radius nach vorherigem Durchbruch des unteren Blattes der Fascienscheide. Ebenso können Eiterungen und Entzündungen dahin vom Bindegewebsraum des Brachialis einbrechen, u. s. f. — Entzündungen und Eiteransammlungen in dem Spaltraum zwischen den oberflächlichen radialen Muskeln und dem Supinator brevis können vom Oberarm her längs des Radialis eingeführt sein, oder vom Brachialisbindegewebe, ebendaher auch von durchbrechenden Gelenkeiterungen, oder von Erkrankungen des Radius herrühren, oder von der tiefen Streckmuskulatur des Vorderarmes, selbst aus der Handgelenksgegend, aus dem Raum des ulnaren Muskelwulstes, von der Cubitalgrube her fortgeleitet sein, u. s. f. — Die entzündlichen oder eiterigen Anschwellungen des Bindegewebsraumes des ulnaren Muskelwulstes werden ebenfalls meist von der Gegend der Hand, von fortgeleiteten Sehnenscheidenentzündungen, phlegmonösen Processen, gelegentlich auch von entzündlichen Processen am Radius (Ansatzstelle des Pronator), aus der Fossa cubiti herrühren. Aber auch die Möglichkeit ihres Ursprunges von einer Eiterung des Ellenbogengelenkes oder des Basaltheiles der Ulna, des Epicondylus internus wird man zugeben. Ich beobachtete dies bei einer partiellen Nekrose des Innenrandes der Fossa sigmoidea major neben gleichzeitiger Gelenkeiterung. — Der Bindegewebsraum der Fossa cubiti kann in der mannigfaltigsten Weise Sitz von entzündlichen oder eiterigen Anschwellungen werden. Zunächst können dazu die entsprechenden Erkrankungen der kleinen, hier unter der Fascie vorhandenen Lymphdrüschen oder auch die cubitalen Schleimbeutel Anlass geben. Dann entstehen solche hier zuweilen von kleinen inficirten Aderlasswunden aus. Meistens aber werden Entzündungen und Eiterungen von anderswoher nach dem Bindegewebe der Fossa cubiti geleitet. So können sie vom Oberarm her, längs der Gefässe und Nerven der inneren Bicepsfurche, aus den übrigen Bindegewebsräumen des Oberarmes fortgeleitet sein. Sie können von durchgebrochenen Eiterungen des Ellenbogengelenkes, von subperiostalen Eiterungen in der Umgebung des Ellenbogengelenkes, sie können von auf dem tiefen Fingerbeuger fortschreitenden phegmonösen Processen der Hand und des Vorderarmes, von benachbarten Bindegewebsräumen der Ellenbeuge herrühren, u. s. f. Ebenso wie sich von dem mit sehr lockerem Bindegewebe gefüllten Raume der Fossa cubitalis aus die entzündlichen Processe leicht auf allen Communicationswegen ausbreiten, ebenso leicht dringen sie von allen Seiten her dahin vor, während Eiteransammlungen aus begreiflichen Gründen mehr localisirte Anschwellungen machen. Ueberhaupt nehmen Entzündungen vermöge der vielen wenn auch oft nur schmalen Verbindungen zwischen den einzelnen Bindegewebsräumen leicht eine diffuse Ausbreitung, machen diffuse Anschwellungen. Dann wird man bei der Diagnose die Stellung des Vorderarmes, die Bewegungsstörung, den Sitz der Hauptanschwellung, der grösseren Schmerzhaftigkeit, vor allen aber den

Ausgangspunkt und den Entwicklungsgang, die Ausbreitungsweise der entzündlichen Anschwellung zu berücksichtigen haben.

Jede stärkere Anfüllung eines der von uns beschriebenen Bindegewebsräume wird nothwendigerweise mit einem mehr oder minder starken Drucke auf die innerhalb des Raumes resp. in den Wandungen befindlichen Gefäss- und Nervenstämme, und demnach mit Circulationsstörungen, und mit Schmerzen verbunden sein. Thatsächlich sind solche Erscheinungen bei den verschiedenen Formen pathologischer Anfüllung zu bemerken. Deutlich und relativ rein treten sie besonders bei Entzündungen, Eiterungen und bei Geschwulstentwicklung in den Bindegewebsräumen hervor. Bei Anfüllung des Bindegewebsraumes des radialen Muskelwulstes, vorzüglich aber bei der Anfüllung des unter jenem gelegenen Bindegewebsraumes über dem Supinator brevis werden besonders Schmerzen, event. auch leichte Lähmungserscheinungen im Bereiche des N. radialis auftreten, bei der Anfüllung des ulnaren Muskelwulstes solche im Medianus, ebenso bei der Anfüllung des Bindegewebes der Fossa cubiti, bei der gleichzeitigen Anfüllung des Bindegewebes zwischen der oberflächlichen und tiefen Vorderarmmuskulatur werden solche Erscheinungen im Gebiete des Medianus und Ulnaris bemerkbar werden, u. s. f. Die Circulationsstörungen bestehen begreiflicher Weise wesentlich in Stauungserscheinungen des venösen Blutabflusses. Sie sind am bedeutendsten bei der pathologischen Anfüllung der Fossa cubiti und ihrer unmittelbaren Verbindungsräume, speciell des Raumes zwischen der oberflächlichen und tiefen Muskulatur des Vorderarmes. Alle die eben genannten Störungen von Seiten der Nerven und der Circulation können unter Umständen die Diagnose sehr wesentlich unterstützen. Sie werden so beispielsweise bei diffusen phlegmonösen Anschwellungen auf den Hauptsitz der pathologischen Anfüllung hinweisen, u. s. f. Besonders werthvoll kann die Berücksichtigung derselben für die Erkennung von Geschwulstbildungen innerhalb der Bindegewebsräume werden, wenn dieselben noch keine von aussen auffälligen Formveränderungen machen.

Die bei den entzündlichen resp. eiterigen Anfüllungen der Bindegewebsräume der Ellenbeuge nothwendigen Incisionen wird man über dem radialen und ulnaren Muskelwulst auf der Höhe der Anschwellung oder an den Stellen, an welchen Fluctuation deutlich nachweisbar ist, ohne besondere Schwierigkeiten machen können. Bei den gleichen Processen in der Fossa cubiti wird man am besten von der Innenseite her, präparatorisch vorgehen, nach Blosslegung der Fascie diese vorsichtig spalten, dann mit der Kornzange erweitern. Der Bindegewebsraum zwischen den oberflächlichen radialen Muskeln und dem Supinator brevis wird am besten von der Streckseite her eröffnet. Schneidet man etwa Daumen- bis zwei Finger breit nach vorn vom äusseren Rande des Olecranon, etwa zwei und einen halben Finger breit nach abwärts vom Epicondylus externus parallel der Ulna durch die Haut und Muskulatur (zwischen Extensor digitorum communis und Extensor manus ulnaris, oder besser durch den hinteren Rand des Extensor digitorum communis), so kann man in diesen Bindegewebsraum bequem ohne Nebenverletzung, speciell auch mit Schonung des tiefen Radialisastes gelangen. Die Stelle ist zugleich in Anbetracht der regelmässigen gleichzeitigen starken Ausbreitung der Schwellung resp. Anfüllung im Bereiche der Streckmuskulatur sehr zweckmässig. Von der Ellenbeuge aus kann der Bindegewebsraum schon unter normalen Verhältnissen viel weniger sicher und viel weniger ohne Nebenverletzungen der radialen Gefässe und des Radialis eröffnet werden, was aus den anatomischen Verhältnissen leicht begreiflich ist.

Selbstverständlich wird man bei der Ausbreitung des Processes von einem Bindegewebsraum in benachbarte Räume auch diese eröffnen, und besonders noch die Ausgangsstelle der Entzündungen und Eiterungen berücksichtigen und zweckentsprechend behandeln [durch Spaltung der Sehnenscheiden, subperiostaler Eiterungen, Entfernung von Sequestern, Drainage resp. Resection der vereiterten Gelenke, u. s. f.][1]).

Noch will ich anfügen, dass es zuweilen auch bei abnorm starker Anfüllung der Bindegewebsräume durch ergossenes Blut, abgesehen von der etwa nothwendigen Unterbindung eines Gefässstammes, auch zur Beseitigung eines bedenklichen Druckes und zur Herbeiführung rascherer Heilung zweckmässig sein kann, die festen deckenden Wände unter aseptischen Maassregeln zu spalten, das Blut zu entleeren, und den Raum zu drainiren.

Bei Anfüllung durch Geschwulstmassen wird dagegen ein entspannender Schnitt in die Wandung kaum einen besonderen Nutzen haben. Hier hat man selbstverständlich vielmehr die Geschwulst zu entfernen, sei es durch die Exstirpation, sei es durch die Abnahme des Armes. Doch wird man für die Exstirpation einer Geschwulst im Bindegewebsraume zwischen den oberflächlichen radialen Muskeln und dem Supinator brevis den Eingangsschnitt an derselben Stelle machen können, wie oben angegeben wurde. Im Uebrigen wird man den bei Geschwulstexstirpationen im Allgemeinen maassgebenden Regeln zu folgen haben.

Gefässe und Nerven der Ellenbeuge.

§ 125. Ulnarwärts neben dem tendinösen Schenkel der Bicepssehne verläuft auf dem Bauche des Musc. brachialis internus nach der vom Pronator teres und Supinator longus begränzten Cubitalgrube zunächst die Art. brachialis, neben und etwas hinter ihr die Vena brachialis oder falls wie gewöhnlich zwei Venen vorhanden sind, je eine zu den Seiten der Arterie — am weitesten ulnarwärts der Medianus. In der Mitte der Fossa cubiti liegt die Arterie mit ihren Venen unter dem Winkel, welchen

---

[1]) Bezüglich der operativen Eröffnung der Eiterungen in den vom Oberarm in die Ellenbogengegend hereinreichenden Bindegewebsräumen siehe oben § 108.

die Hauptmasse des aponeurotischen Schenkels und der tendinöse Schenkel der Bicepssehne bilden. Der aponeurotische Schenkel kreuzt sich mit der Arterie. Die Arterie ist hier nur von einer dünnen Scheide umhüllt in etwas Fettgewebe unter der Aponeurose gelegen. Eben da, wo die Bicepssehne sich um den Radius schlingt, findet die Theilung der Arterien in die Radialis und Ulnaris statt. Die Theilungsstelle ist äusserlich ungefähr zwei bis zwei und einen halben Finger breit unterhalb der beide Epicondylen verbindenden Linie in der Mitte zu suchen[1]). Die Radialis setzt ungefähr die Richtungslinie der Art. brachialis fort, indem sie über den Supinator brevis, dann auf dem Ansatztheile des Pronator teres am Radius zwischen Pronator teres und Supinator longus und weiterhin unter letzterem Muskel nach abwärts geht. Die Ulnaris wendet sich dagegen tiefer und ulnarwärts, indem sie unter dem Pronator teres hinweg zwischen Flexor digitorum sublimis und profundus, dann aber zwischen Flexor sublimis und Flexor manus ulnaris auf dem Flexor digitorum profundus gerade nach abwärts läuft. Von beiden Vorderarmarterien gehen kurz nach ihrem Ursprunge einige Aeste für die benachbarte Muskulatur ab, welche rückwärts laufend durch ihr Entzweigchen mit den Colateralästen der Art. brachialis in Verbindung treten und bei der Verschliessung der Brachialis in der Ellenbeuge wesentlich den Collateralkreislauf vom Oberarm zum Vorderarm vermitteln können (siehe hierüber auch den § 127). Die A. recurrens radialis geht wesentlich in der Richtung des N. radialis zwischen Supinator longus und M. brachialis in die Höhe und fliesst oben mit einem dünnen Ausläufer der Art. brachialis profunda zusammen. Die Art. recurrens ulnaris läuft unter der vom Epicondylus internus entspringenden Muskulatur theils vor dem Knochenvorsprunge in die Höhe, theils hinter ihm nach der Streckseite und da entlang des N. ulnaris, um hinten mit der Collateralis ulnaris inferior und superior zu anastomosiren. Etwas tiefer als die Recurrens ulnaris geht von der Ulnaris die Interossea ab, von deren durch die obere Oeffnung der Membrana interossea hindurchtretendem äusseren Zweige (Interossea externa) ebenfalls eine Recurrens interossea zu dem Gefässnetz auf der Streckseite des Ellenbogens (rete olecrani) geht, und dadurch sich gleichfalls an der Herstellung des Collateralkreislaufes betheiligen kann. Der stärkere vordere Zweig der Interossea steigt als Interossea interna zwischen Flexor digitorum profundus und Flexor pollicis longus auf der Membrana interossea nach abwärts. Dieser letztere Zweig wird dadurch noch praktisch wichtig, dass er gewöhnlich die schräg gegen das Ellenbogengelenk gerichteten Arteriae nutritiae für den Radius und die Ulna abgiebt. Endlich geht von der Interossea noch gewöhnlich der den Medianus begleitende Arterienzweig ab. Diese Art. mediana ist meistens sehr dünn, kann aber ausnahmsweise, wie ich selber zuweilen fand, die Stärke der Ra-

[1]) Bezüglich der ausnahmsweisen höheren Theilung der Arterie siehe § 110 S. 135.

dialis erreichen. In dem einen der von mir beobachteten Fälle gab die Art. mediana die sämmtlichen Fingeräste ab, welche sonst (normaliter) aus dem oberen Hohlhandbogen abgehen. Der Hohlhandbogen fehlte in diesem Falle, die Ulnaris war sehr schwach entwickelt.

Die Venen begleiten die Arterien meist in doppelter Zahl. Diese tiefen Vorderarmvenen liegen überdies mit der Arterie in einer gemeinsamen Hülle, worauf bei der Unterbindung zu achten ist. Die mehrfach erwähnten Communication der tieferen mit den oberflächlichen Venen[1]) resp. in der Regel mit dem Winkel zwischen der V. mediana cephalica und V. mediana basilica, findet über der Theilung der Brachialis statt und wie schon angegeben durch ein auswärts vom aponeurotischen Schenkel der Bicepssehne liegendes Loch der Vorderarmfascie.

Der anfänglich ulnarwärts neben den Gefässen liegende Medianus wird oberhalb der Theilungsstelle der Art. brachialis vom aponeurotischen Schenkel des Biceps und eben noch vom oberen Rande des Pronator teres bedeckt. Dicht unter der Theilungsstelle der Brachialis kreuzt er die Art. ulnaris und geht über derselben durch den Pronator teres und dann zwischen Flexor digitorum sublimis und profundus in der Mitte des Vorderarmes nach abwärts. Noch bevor er den Pronator durchbohrt, giebt er mehrere Zweige für den Pronator teres, und an die Flexoren ab. Bezüglich des N. radialis ist auf das schon oben § 122 Angegebene zu verweisen.

Lymphgefässe begleiten die oberflächlichen und tiefen Venen. Die Mehrzahl derselben zieht längs der inneren Bicipitalfurche zu den Drüsen der Achselhöhle. Ein Lymphgefäss findet man zuweilen längs der V. cephalica. Nur eine kleine Anzahl der Hand- und Vorderarmlymphgefässe mündet in die zwei Finger oberhalb des Epicondylus internus gelegene Cubitaldrüse, deren Entzündungen schon oben § 111 gedacht wurde. — Um die Theilungsstelle der Brachialis gelegen, findet man bisweilen zwei bis drei kleinste Drüschen, welche gelegentlich, im Ganzen jedoch recht selten die Ausgangsstelle einer Eiterung in der Fossa cubitalis abgeben können.

Die Compression und Unterbindung des Brachialis in der Ellenbeuge.

§ 126. So oberflächlich auch die Art. brachialis in der Ellenbeuge liegt und so leicht sich auch ihre Pulsationen hier nachweisen lassen, so ist diese Gegend doch aus leicht begreiflichen Gründen bei weitem nicht so zweckmässig für die Digitalcompression der Arterie zu verwerthen, wie der Oberarm.

Sehr leicht wird allerdings durch forcirte Beugung die Arterie derart zwischen den Muskeln zusammengedrückt, dass der Puls in der

[1]) Beiläufig bemerkt will W. Braune nur für diese Communicationsvene die Bezeichnung Vena mediana reservirt wissen (S. s. „Topographisch-anatomischen Atlas nach Durchschnitten an gefrorenen Cadavern“. Leipzig 1875. S. 200).

Radialis verschwindet. Auch bei forcirter Streckung kann man eine Abschwächung und in seltneren Fällen sogar ein Verlöschen des Radialispulses constatiren, indem hierbei augenscheinlich die Arterie unter dem aponeurotischen Schenkel der Bicepssehne eingeklemmt wird. Aber wenngleich speciell die forcirte Beugung gut zu einer momentanen Blutstillung benutzt werden kann, so ist jedoch eine länger dauernde Anwendung derselben wegen des starken Druckes auf die Venen und Nerven nicht zu empfehlen.

Die Unterbindung der Art. brachialis in der Ellenbeuge ist leicht von einem Schnitte aus auszuführen, welcher vom Innenrande des Biceps (resp. vom Sulcus bicipitalis internus) nach der Mitte der Plica cubiti zwischen beiden Epicondylen geführt wird. Die Vena mediana basilica lässt sich in der Regel leicht vermeiden, da sie ein wenig ulnarwärts von dem Schnitte abweicht, indem sie nicht genau parallel mit der Arterie über der Fascie liegt, sondern einen spitzen nach oben einwärts offenen Winkel mit ihr bildet. Nach Durchtrennung des aponeurotischen Schenkels der Bicepssehne trifft man die Arterie mit einer oder zwei Venen in gemeinsamer Scheide und kann sie nach der Isolirung von diesen Venen leicht unterbinden.

Ueber die Bedingungen des Collateralkreislaufes nach der Verschliessung der Brachialis in der Ellenbeuge.

§ 127. Nach der Verschliessung der Brachialis in der Ellenbeuge durch die Ligatur oder durch Geschwulstdruck oder irgendwelchen anderen krankhaften Process können die oben (§ 125) genannten Aeste der Radialis und Ulnaris resp. Interossea durch ihre Anastomosen mit den Collateralen der Brachialis und mit den Ausläufern der Profunda brachii einen Collateralkreislauf vermitteln. Der Zahl nach sind derartige Verbindungsbahnen ja auch reichlich genug und sie reichen auch nach den Erfahrungen thatsächlich gewöhnlich vollkommen aus. Doch scheinen nach meinen experimentellen anatomischen Untersuchungen gleichwohl die Bedingungen für die rasche Wiederherstellung des Kreislaufes nach dem Verschluss der Arterie an dieser Stelle nicht allzugünstig zu sein. Unterband ich die Brachialis in der Ellenbeuge, durchschnitt unterhalb der Unterbindungsstelle und spritzte ich dann oberhalb der Profunda Flüssigkeit in die Brachialis, so dauerte es recht lange, ehe die Flüssigkeit aus dem offenen peripheren Brachialisstücke (unterhalb der Unterbindungsstelle) herauskam. Noch etwas länger währte allerdings dies, wenn auch noch die Profunda comprimirt oder unterbunden wurde; ebenso übrigens wenn der gleiche Versuch nicht in der Ellenbeuge, sondern im unteren Drittel des Oberarmes an der Brachialis gemacht wurde. Hieraus ergiebt sich, dass die Verbindungsbahnen der Recurrentes mit den Collateralen der Brachialis sicherlich sehr dünn, und relativ wenig, oder doch nicht rasch erweiterungsfähig sind. Dass dieselben sehr dünne Gefässästchen darstellen, zeigt in der That auch die anatomische präparatorische

Untersuchung. Diese Thatsachen werden unter normalen Verhältnissen für die Unterbindung der Arterien an dieser Stelle gewiss in der Regel keine andere Bedeutung haben, als dass sie uns erinnern mögen, alles zu vermeiden (wie Einwicklungen etc.), was nach der Unterbindung den Collateralkreislauf erschweren kann; Sie müssen jedoch anderseits auch daran denken lassen, dass besonders bei ausgedehnter blutiger oder entzündlicher Infiltration der tiefen Muskulatur der Ellenbeuge nach einem plötzlichen Verschluss der Arteria brachialis überhaupt in ihrem unteren Abschnitte, noch mehr bei gleichzeitigem Verschluss der Profunda, ein Collateralkreislauf leicht zu schwach ausfallen oder ganz ausbleiben kann und dass in Folge dessen Gangrän der Hand und des Vorderarmes eintreten kann. Es würden beiläufig bemerkt in einem solchen Falle unter Umständen tiefe entspannende Incisionen anzurathen sein, um die Collateralbahnen vom Drucke zu entlasten.

Verletzung der Gefässe und Nerven der Ellenbeuge. Aneurysmen.

§ 128. Schnitt-, Stich-, Schussverletzungen der Gefässe und Nerven in der Ellenbeuge ohne gleichzeitige Verletzung des Gelenkes kommen verhältnissmässig selten vor, augenscheinlich weil bei Streithändeln im Frieden unwillkürlich zur Abwehr das Gelenk gebeugt und weil auch im Kriege vielmehr die Streckseite exponirt wird. Dass aber Gefässe wie Nerven auch dann noch durch schräg von der Streckseite herkommende Stiche und Schüsse verletzt werden können, ergiebt sich durch einen Blick auf die nebenstehenden Abbildungen Fig. 31 und 32. — Ebenso lässt es sich leicht verstehen, dass auch Schüsse, welche die Weichtheile der Ellenbeuge in horizontaler Richtung von rechts nach links oder umgekehrt durchbohren, sowohl die grossen Gefässe wie den N. radialis und medianus ohne gleichzeitige Verletzung des Gelenkes treffen können.

Bei Schussfracturen des Gelenkes sind die gleichzeitigen Verletzungen der Gefässe und Nerven der Beugeseite theils durch das Geschoss, theils durch versprengte Knochensplitter möglich, jedoch aus dem schon angegebenen Umstande im Ganzen gleichfalls nicht sehr häufig, jedenfalls im Vergleich mit den sehr häufigen Verletzungen des Ellenbogengelenks selten.

Relativ öfter mag die Arterie von der Beugeseite aus beim Aderlass angestochen worden sein. Aus den engen anatomischen Beziehungen der Arterie zur Vena mediana basilica erklärt es sich leicht, dass beim Aderlass, besonders wie er früher, nämlich am gestreckten Arme und mit Einstich, ausgeführt wurde gelegentlich ausser der Vene auch die darunter liegende Arterie angestochen werden konnte. Eine Nothwendigkeit hierzu ist jedoch keineswegs in den anatomischen Verhältnissen gegeben, da, wie schon angeführt, bei der Beugung des Armes im Ellenbogengelenke der aponeurotische Schenkel der Bicepssehne die Vene von der Arterie abhebt. Abgesehen davon kann man übrigens auch zunächst die Haut über der Vene spalten, dann erst diese öffnen. Man kann aber auch, um noch sicherer zu gehen, die V. mediana cephalica zum Aderlass wählen. Hat man die Aderlassbinde um den Arm angelegt, so kann man die oberflächlichen Venen augenscheinlich in Folge ihrer Verbindung mit den tieferen Venen durch Bewegungen der Hand stärker anschwellen machen.

Fig. 31[1]).

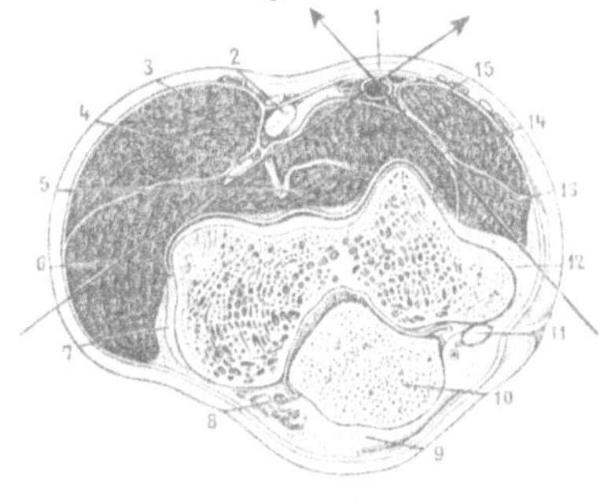

Fig. 32[2])

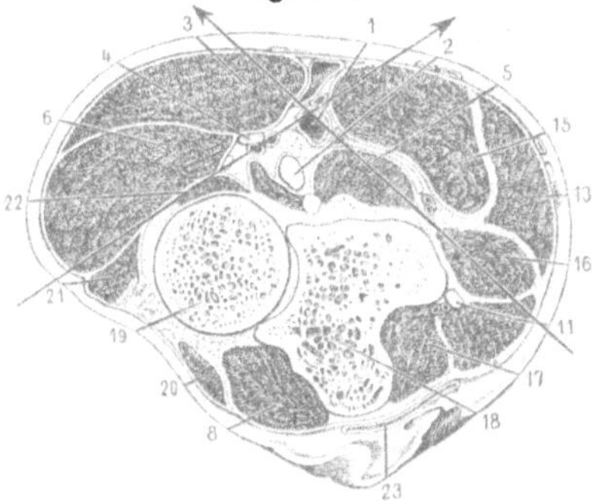

Aus der gleichzeitigen Verletzung von V. mediana basilica und Art. brachialis kann ein varicöses Aneurysma (resp. Varix aneurysmaticus) entstehen. Dasselbe ist erheblich seltener geworden, seitdem der Aderlass am Arme ausser Gebrauch gekommen ist. — Dagegen kommen verhältnissmässig häufig noch Aneurysmen aus nicht direct traumatischen Ursachen an der Brachialis in der Ellenbeuge vor, und dürfte hierauf in der That die anatomische Lage der Arterie zwischen den Schenkeln der Bicepssehne, durch welche sie besonders bei Männern mit starken Muskelanstrengungen einem oft wechselnden Drucke, bisweilen auch Einklemmungen ausgesetzt ist, nicht ohne Einfluss sein. — Die durch diese Aneurys-

[1]) Fig. 31. Querschnitt durch das linke Ellenbogengelenk. Die Pfeile deuten die Richtung an, in welcher die Art. cubitalis resp. die neben ihr liegenden Gefässe oder die Nerven (speciell Radialis und Medianus) von der Streckseite her durch Stiche verletzt werden können. 1. Art. cubitalis. 2. Bicepssehne. 3. Supinator longus. 4. Nerv. radialis. 5. Brachialis internus. 6. Extensor manus radialis longus. 7. Lig. laterale internum. 8. Anconaeus quartus (davor die Gelenkkapsel). 9. Tricepssehne. 10. Olecranon (dahinter der Olecranonschleimbeutel). 11. N. ulnaris (davor die gefaltete Gelenkkapsel). 12. Ligam. laterale externum. 13. Flexor manus radialis. 14. Nerv. medianus. 15. Pronator teres. Ueber der Fascie der Beugeseite die subcutanen Venen und Nerven. (Nach W. Braune.)

[2]) Fig. 32. Querschnitt durch dasselbe linke Ellenbogengelenk, ein wenig tiefer wie der vorige, in der Höhe des Radiusköpfchens. Bedeutung der Pfeile und Zahlen wie bei Fig. 31. Vor der gerade über der Theilungsstelle getroffenen Art. cubitalis liegt die Communicationsvene. Zwischen 5 und 15 wird der Nerv. medianus sichtbar. 16. Flexor digitorum sublimis. 17. Flexor manus ulnaris. 20. Extensor manus ulnaris. 21. Extensor manus radialis brevis. 22. Supinator brevis. 23. Bursa olecrani. Der Nerv. radialis ist hier schon in seine beiden Hauptäste zerfallen. (Nach W. Braune.)

men bedingte Anschwellung der Ellenbeuge wird keine diagnostischen Schwierigkeiten verursachen. Zu beachten ist nur, dass das Aneurysma nicht nur auf die Venen, sondern auch auf den Medianus einen Druck ausüben kann, welcher entsprechende Erscheinungen (venöse Stauung, Schmerzen und event. Lähmung im Bereiche des Medianus) verursacht, Erscheinungen, welche ihrerseits auch bei noch geringer Formveränderung der Ellenbeuge einen diagnostischen Fingerzeig für den eigentlichen Sitz und die Ursachen der Störungen abgeben.

Aus den anatomischen Verhältnissen, wie aus der gewöhnlichen Haltung und Stellung des Ellenbogengelenkes erklärt es sich wohl auch, dass die Gefässe und Nerven der Ellenbeuge im Allgemeinen selten durch von aussen kommende, stumpf einwirkende Gewalten verletzt werden. Nur am Radius kann der Radialis relativ leicht bei einem Schlag, Stoss oder Fall gegen den Knochen gequetscht werden. Um so häufiger sind aber besonders die Nerven bei Fracturen und Luxationen des Ellenbogengelenkes gleichzeitigen Verletzungen, wenn auch meist geringeren Grades ausgesetzt. Verletzungen der Arterie und Venen kamen dabei nur in ganz ausnahmsweisen Fällen zur Beobachtung. Dagegen ist es leicht begreiflich, dass die Gefässe nicht selten eine Zerrung im Entstehungsmomente der Vorderarmluxation erfahren, und dass sie durch das luxirte Humerusende besonders bei der Streckung platt gedrückt werden.

Von den Nerven ist bei den genannten Verletzungen des Gelenkes am meisten exponirt der N. radialis, weil er, wie oben § 122 angegeben, dem Radialabschnitte des Gelenkes und den benachbarten Knochenpartien in verhältnissmässig grosser Ausdehnung fast unmittelbar anliegt und überdies wenig verschieblich zwischen den Muskeln festgeheftet ist, während der Medianus weiter ab und von lockerem Bindegewebe umgeben freier beweglich ist und in Folge dessen auch leichter verschoben werden, leichter ausweichen kann. Beide Nerven können bei der durch Hyperextension entstehenden Vorderarmluxation nach hinten gezerrt werden, der Radius bei manchen Radiusluxationen, bei der seitlichen Luxation beider Vorderarmknochen nach aussen, bei den Fracturen der Eminentia capitata, bei der entsprechenden Epiphysenfractur, bei der Fractur des Radiushalses, u. s. f. verletzt werden; der Medianus bei der Fractur durch die Trochlea, bei den seitlichen Luxationen nach einwärts, bei den Fracturen des Epicondylus internus, u. s. f. Der Medianus wie der Radialis muss ferner regelmässig ebenso bei übermässig forcirter Pronation wie bei übermässig forcirter Supination (s. u.) eine Zerrung resp. Quetschung zwischen den Muskeln erfahren, welche von entsprechenden Lähmungserscheinungen gefolgt sein kann, u. s. f.

Haut, Schleimbeutel, Fascien, Muskeln und Nerven, Bindegewebsausbreitung auf der Streckseite der Ellenbogengegend.

§ 129. Auf der Strekseite ist die Haut derb; das Unterhautbindegewebe gestattet über den Knochenvorsprüngen, wo es relativ kurz ist, nur eine geringe Verschiebung der Haut, ist aber im Uebrigen schlaff, weitmaschig, und deshalb auch zu ausgiebigen ödematösen und entzündlichen Anschwellungen befähigt.

Gerade über der Spitze des Olecranon schliesst es einen Schleimbeutel ein, die Bursa olecrani superficialis. Derselbe, zuweilen mehrfächerig, hat unter gewöhnlichen Verhältnissen im ausgedehnten Zustande etwa die Grösse einer halben Kirsche bis Pflaume und ist theils wegen seiner exponirten Lage, theils wegen seiner anatomischen und pathologischen Beziehungen zum Epiphysenknorpel des Olecranon (s. u. § 137) sehr häufigen Erkrankungen ausgesetzt. Der oberflächliche Sitz der Anschwellung dieser Bursa bei Blutergüssen oder Erkrankungen macht die Erkennung sehr leicht. Allerdings könnten die diffusen phlegmonösen Entzündungen, welche nicht selten von einer acuten Entzündung oder Eiterung dieses Schleimbeutels ausgehen, dem Anfänger zu einer Verwechselung mit einer das Gelenk betreffenden Entzündung oder Eiterung Anlass geben, indem sich hierbei sehr schnell eine Anschwellung über die ganze Streckseite und oft auch über die Beugegegend herüber ausbreitet, welche alle Conturen des Gelenkes verwischt. Aber gerade dieses rasche Verschwinden aller Knochenprominenzen spricht von vornherein gegen einen vom Gelenke ausgehenden Process. Dann lässt auch der Hauptsitz der Fluctuation und des Schmerzes auf dem Olecranon selber leicht den richtigen Ausgangspunkt in einer Vereiterung der Bursa olecrani erkennen.

Bei der oberflächlichen Lage stösst natürlich auch das operative Eingreifen hier auf gar keine Schwierigkeiten. Bei Eiterungen der Bursa wird diese am besten auf der Mitte des Olecranon in der Längsrichtung gespalten.

Nur ausnahmsweise finden sich im subcutanen Gewebe über den Epicondylen Schleimbeutel. Von beiden wird relativ häufiger der über dem Epicondylus internus beobachtet. Auch diese Schleimbeutel machen, wenn sie durch einen Flüssigkeitserguss ausgedehnt oder in Folge einer anderen Erkrankung vergrössert werden, sehr leicht kenntliche, flachrundliche fluctuirende Anschwellungen über den entsprechenden Epicondylen. In zwei von mir am Lebenden beobachteten und operirten Fällen von Hygrom der Bursa epicondyli interni hatte die Bursa die Grösse einer halben Pflaume erreicht. — Verwechselungen mit Erkrankungen anderer Organe sind wegen des Sitzes der Schleimbeutel kaum möglich, nur bei Gummabildungen der Epicondylen können Zweifel entstehen. Hierbei will ich übrigens anfügen, dass auch in diesen Schleimbeuteln selber zuweilen Gummabildungen sassen.

Die vom Oberarm herabsteigende Fascie der Streckseite sitzt über dem Triceps nicht bloss beiderseits am Ligam. intermusculare und an den rauhen Knochenkanten, sondern auch an beiden Epicondylen und am Olecranon fest und ist hier mit dem Perioste verwachsen. Zwischen Epicondylus externus und Olecranon geht sie über den Anconaeus quartus nach abwärts und verschmilzt erst an dessen äusserem Rande mit der Vorderarmfascie, welche neben dem hier zunächst liegenden Extensor manus ulnaris von einem vom Epicondylus externus schräg nach abwärts bis zur Mitte der Ulna ziehenden Sehnenstreifen beginnt. Auf der ulnaren Hälfte der Streckseite hängt sie fest mit dem Flexor manus ulnaris zusammen. Das Bindegewebe unter der Fascie setzt sich hier mit dem N. ulnaris unter dem Flexor manus ulnaris zwischen diesem und dem Flexor digitorum profundus nach der Volarseite des Vorderarmes fort (siehe auch oben § 105).

Fig. 33[1]).

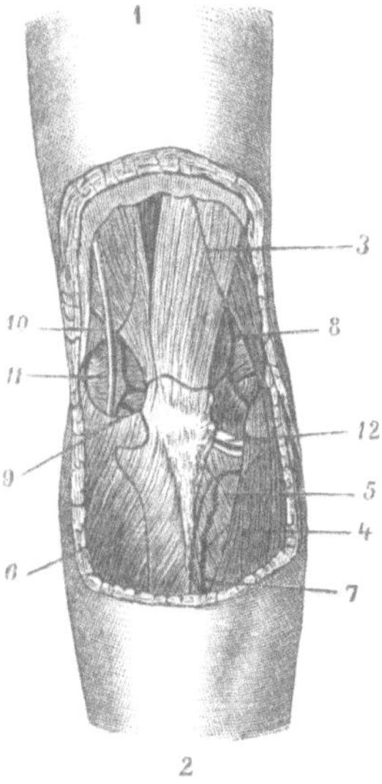

Der Triceps verhüllt mit seiner am Olecranon angehefteten Sehne und der seitwärts von derselben liegenden Muskelmasse die hintere Fläche des Humerus und die in der hinteren Fovea supratrochlearis gelegene Ausstülpung der Gelenkkapsel, ist mit dieser selber durch kurze Bindegewebsfasern verbunden und verhütet hierdurch bei der Streckung die Einklemmung der Kapsel zwischen Olecranon und Humerus. In diesem Sinne vermag er auch besonders noch durch einige direct in der Kapsel endende Muskelfasern zu wirken.

Am Ansatze an der Tuberositas olecrani findet sich auf der Knochenspitze aufruhend in der Tricepssehne und zwar näher ihrem inneren Rande ein etwa erbsengrosser Schleimbeutel [Bursa olecrani profunda[2])]. Wird derselbe durch abnorme Anfüllungen vergrössert, so wird er eine kleine Anschwellung am Innenrande der Sehne nach dem N. ulnaris zu machen.

Der N. ulnaris läuft neben dem ulnaren Rande des Triceps, dann in der Rinne zwischen Olecranon und Epicondylus internus von einer besonderen Scheide umgeben in lockerem, mässig fetthaltigem Bindegewebe.

---

[1]) Fig. 33. Sreckseite des rechten Ellenbogengelenkes. Haut und Fascie und Anconaeus quartus entfernt. 1. Oberarm. 2. Vorderarm. 3. Triceps. 4. Extensor dig. communis und Extensor manus radialis brevis. 5. Supinator brevis. 6. Flexor manus ulnaris. 7. Art. recurrens interossea. 8. Art. collateralis radialis. 9. Art. recurrens ulnaris. 10. N. ulnaris. 11. Epicondylus internus. 12. Gelenk zwischen Radius und Eminentia capitata eröffnet (nach Luschka).

[2]) Nach Gruber ist derselbe jedoch nicht regelmässig, sondern nur etwa in $^3/_5$ der Fälle bei Erwachsenen vorhanden.

Anfänglich liegt er neben, dann über der innersten Partie der Gelenkkapsel; passirt dann, nachdem er in den Anfang des Flexor manus ulnaris eingetreten ist, den über der Spalte zwischen den inneren Seitenrändern der Trochlea und der Cavitas sigmoidea ulnae befindlichen Kapselabschnitt, welcher von jenem Muskelursprung verdeckt wird. Im Weiteren durchsetzt der Nerv den Muskel schräg nach vorn, um auf der Volarseite zwischen dem Flexor manus ulnaris und dem Flexor digitorum profundus einwärts neben der Art. ulnaris nach abwärts zu gehen.

In Folge der relativ exponirten Lage ist der Ulnaris leicht zwar Contusionen ausgesetzt, gegen Schnittverletzungen aber durch die über ihn hinausragenden Ränder des Olecranon und Epicondylus externus eher geschützt, da solche Verletzungen des Nerven wenigstens an dieser Stelle weit seltener vorkommen, als z. B. am unteren Ende des Vorderarmes. Dagegen wird der Nerv vermöge seiner nahen Beziehungen zu jenem Knochen und zum Gelenke sehr häufig bei Verletzungen und Erkrankungen dieser Theile in Mitleidenschaft gezogen. Bei Luxationen kann der Nerv gedehnt oder gequetscht werden, bei Fracturen durch die Bruchstücke verletzt werden, aber auch durch Callusmassen gedrückt werden. Besonders letzteres ist öfter auch von mir beobachtet worden. Am meisten bekannt sind seine Läsionen und consecutiven Lähmungen bei den Vorderarmluxationen nach hinten und zur Seite.

Auch die verhältnissmässig häufigen Schussverletzungen des Ulnaris (nach H. Fischer unter 189 Schussverletzungen von grösseren Nervenstämmen der oberen Extremitäten 38 des Ulnaris) scheinen nach den vorliegenden Notizen, nach welchen die Nervenverletzungen vorzugsweise bei Weichtheilschüssen beobachtet werden, wesentlich an anderen Stellen als gerade am Ellenbogen vorgekommen zu sein. In der Knochenrinne dürfte der Ulnaris durch einen Schuss wohl in der Regel nur unter gleichzeitiger Verletzung des Knochens oder des Gelenkes verletzt werden.

Die operative Lösung des Nerven aus Callusmassen begegnet ebensowenig wie die operative Dehnung des Nerven besonderen anatomischen Schwierigkeiten. Die Dehnung des Ulnaris kann besonders leicht oberhalb des Epicondylus internus ausgeführt werden.

Der Anconaeus quartus schliesst sich radialwärts zwischen Olecranon und Epicondylus externus unmittelbar an den Triceps an. Er deckt eine verhältnissmässig breite Partie der Kapsel zwischen Radius und Olecranon und ist mit dieser durch lockeres Bindegewebe verbunden, in welchem bisweilen ein Schleimbeutel liegt. Dieses Bindegewebe steht durch Vermittlung von Gefässzweigen der Art. recurrens interossea nach oben mit dem Bindegewebe unter dem Triceps, nach vorn oberhalb der Membrana interossea mit dem der Fossa cubiti, sowie mit der Scheide des Extensor manus ulnaris in Verbindung, und können z. B. Entzündungen auf diesen Wegen auch unter den Anconaeus quartus geleitet werden.

Nach vorn reihen sich an den Anconaeus die Ursprünge des Extensor manus ulnaris, Extensor digiti quinti, Extensor digitorum communis, Extensor manus radialis brevis. Diese Muskeln entspringen sämmtlich vom Epicondylus externus, der Extensor digiti quinti erst unter Vermittlung eines Sehnenbündels, dieser, Extensor manus ulnaris und Extensor digitorum communis aber auch von den Fascienblättern, welche sie scheidenartig abschliessen. Ausserdem haften aber diese Muskeln auch sämmtlich der seitlichen Kapselpartie über dem Humeroradialgelenke an. Vermöge dieser Beziehungen können sie bei den Verletzungen des Gelenkes und des Epicondylus Läsionen und Störungen in ihrer Function erfahren. Solchen sind sie vorzugsweise bei der Fractur des Epicondylus externus und der Eminentia ausgesetzt; können übrigens hierbei auch dislocirend auf das Bruchstück einwirken. Bei den Luxationen sind sie jedoch, falls nicht der Epicondylus dabei abbricht, deshalb weniger gefährdet, weil die äussere seitliche Kapselwand und besonders auch das äussere Seitenband eine grosse Festigkeit besitzt und im Allgemeinen speciell der Radius weit eher nach vorn oder hinten, als gerade nach aussen aus dem Gelenke tritt (s. u.).

b. Ellenbogengelenk.

Die Skelettheile.

§ 130. Das cubitale Gelenkende des Humerus entwickelt sich aus einer Abplattung des Schaftes von vorn nach hinten unter gleichzeitiger Verbreiterung von innen nach aussen. Zugleich ist der Knochen ein wenig nach vorn gekrümmt. Die scharfe innere Kante ist nach unten etwas ausgeschweift und endet in dem steilen, spitzen Höcker des Epicondylus internus. Die äussere Kante endet unten in dem weit flacheren Höcker des Epicondylus externus. Der überknorpelte Gelenktheil des cubitalen Humerusendes, der eigentliche Condylus humeri ist unter resp. zwischen beiden Epicondylen so angebracht, dass unter dem Epicondylus externus ohne erheblichen Abstand die die Form eines Kugelsegmentes darbietende Eminentia capitata sitzt, während die neben ihr liegende Hohlrolle der Trochlea sich mit ihrem scharfen Innenrande bei Erwachsenen fast bis zu einem Centimeter hoch von der Basis des Epicondylus internus abhebt. Diese scharfe Trochleakante ist von der Spitze des Epicondylus internus bis zu 2,5 Ctm. entfernt, was ebenso in der bedeutenden Prominenz des Epicondylus internus, wie in der starken Erhebung der inneren Trochleakante begründet ist. Von der Eminentia capitata setzt sich dagegen die Trochlea nur durch einen niederen First ab.

Schon aus diesem Umstande würde sich die verhältnissmässig grössere Häufigkeit der Vorderarmluxationen nach aussen gegenüber denjenigen nach innen erklären. Umgekehrt ist schon wegen seiner grösseren Höhenentwicklung und stärkeren seitlichen Hervorragung der innere Epicondylus häufiger isolirten Fracturen ausgesetzt, wie der äussere.

Auf der Vorderfläche des Humerus befinden sich zwei grubige Einsenkungen, eine tiefere über der Trochlea für die Aufnahme des Processus coronoideus, eine seichtere über der Eminentia für den bei excessiver Beugung hier anstossenden Rand des Capitulum radii, auf der Hinterfläche nur eine grosse, tiefe, fast dreiseitige Grube über der Trochlea, welche für die Aufnahme des Olecranon in der Streckung bestimmt ist (siehe unten Fig. 34 a. u. b).

Mit der Eminentia capitata articulirt die tellerförmige Grube des Radiusköpfchen, mit der Trochlea die zwischen dem Processus coronoideus und Olecranon befindliche Gelenkgrube der Ulna, Fossa sigmoidea. An dem äusseren Rande der letzteren befindet sich die concave sichelförmige Gelenkfläche — sinus lunatus — für die Rotationsbewegungen des Radiusköpfchens. Quer durch die Mitte der grossen Fossa sigmoidea zieht, zuweilen in der Form einer seichten Rinne, ein knorpelfreier Streifen, welcher nach C. Hueter[1]) erst im Laufe der Zeit aus einem Knorpelschwunde in Folge des mangelhaften (resp. nicht überall ganz genauen) Contactes zwischen der Gelenkfläche der Ulna und der Trochlea hervorgeht. — Ausserdem zeigt die Gelenkgrube der Ulna einen seichten von der Mitte der Olecranonspitze zur Mitte der Spitze des Kronenfortsatzes reichenden First, zu dessen beiden Seiten die Gelenkgrube und zwar mehr nach aussen, abfällt. Diese Gestaltung der Gelenkfläche der Fossa sigmoidea ulnae macht es erklärlich, dass unter Umständen bei einem Falle auf das Olecranon dieses Gelenkende der Ulna wie ein Keil die Trochlea resp. das untere Humerusende auseinandersprengen kann (T-fracturen). Die Spitzen des Olecranon wie des Kronenfortsatzes sind etwas nach einwärts gekrümmt. Der Olecranonhöcker ist relativ breit, geht rasch in die Spitze über. Diese bricht in Folge dessen nicht leicht für sich ab. Häufiger ist dagegen der aussen fühlbare breite Olecranonhöcker Brüchen ausgesetzt, da beim Fall auf den Ellenbogen die Gewalt zunächst auf diesen breiten Knochenvorsprung einwirkt. Das freie Ende des Kronenfortsatzes ist relativ lang und dünn, ragt überdies frei in den Gelenkraum und vermag bei entsprechenden Gewalteinwirkungen keinen grossen Widerstand zu leisten (s. u.). Die Basis des Kronenfortsatzes hat etwa die Form einer vierseitigen Pyramide, welche mit ihrer Basalfläche dem Schafte der Ulna breit aufsitzt. Nach vorn abwärts laufen zwei Knochenfirste, welche dem Brachialis zum Ansatze, und theilweise dem tiefen Fingerbeuger zum Ursprung dienen, convergirend zur Tuberositas ulnae. Unter derselben verjüngt sich der Schaft der Ulna zu der dem Vorderarmtheile des Knochens charakteristischen Form.

---

[1]) Siehe speciell C. Hueter's Klinik der Gelenkkrankheiten. 2. Aufl. Leipzig 1877. Ausserdem seine früheren Arbeiten in Virchow's Archiv Bd. 28 S. 255.

Das Radiusköpfchen (siehe Fig. 30) sitzt wie ein Stockknopf auf dem dünnen Radiushalse, überragt denselben mit seinem breiten überknorpelten Rande, welcher mit dem Sinus lunatus ulnae articulirt. Dieser überknorpelte Rand stellt eine bei Kindern fast ebene, bei Erwachsenen leicht ausgehohlte Bahn dar, welche das Köpfchen umkreist. Der Rand ist übrigens nicht überall gleich hoch, sondern hat eine breiteste, in der Ruhelage resp. in mittlerer Pronation gerade auf dem Sinus lunatus aufruhende Partie, von welcher aus er sich allmählich verschmälert bis zu einer bei mittlerer Pronation in der Ruhelage des Armes gerade nach vorn sehenden niedrigsten Stelle. Dieser Theil des Radiusköpfchen erhebt sich zugleich etwas stärker über den Hals hinaus. Der Rand der tellerförmigen Grube ist selten ganz plan, sondern steigt gewöhnlich hinten aussen ein wenig an. Die Grube selber ist tiefer bei Erwachsenen wie bei Kindern, übrigens von sehr verschiedener Tiefe und Grösse auch bei Individuen derselben Altersklassen. Je kräftiger das Individuum ist, um so breiter und um so mehr findet man im Allgemeinen das Radiusköpfchen ausgeprägt. Dass die Gestaltung des Radiusköpfchen und besonders seine Grösse resp. Kleinheit (im Verhältniss zum Ringband) nicht ohne Einfluss auf die Häufigkeit der Radiusluxation ist, werden wir unten nachweisen. — Der Radiushals, welcher entwicklungsgeschichtlich als das obere Ende der Diaphyse anzusehen ist, welches überdies nach hinten aussen höher hinaufreicht, zeigt ebenfalls sehr verschiedene Form, und auch eine wechselnde Stellung zum Köpfchen, nach Alter und Geschlecht. — Bei Kindern fast gestreckt, bildet er bei Erwachsenen mit dem Schafte einen bei gewöhnlicher Ruhelage des Armes nach vorn offenen Winkel. Entsprechend der Spitze dieses Winkels springt die ovale, der Bicepssehne zum Ansatz dienende Tuberositas radii hervor. Diese ist in der gewöhnlichen Ruhelage nach hinten, bei starker Pronation nach aussen, am Ende der Supination nach einwärts gerichtet. Unter dieser Vorwölbung hat der Schaft des Radius eine ähnliche Form wie der Schaft der Ulna.

Bei jüngeren Individuen, besonders aber bei Kindern, sind die Höcker, Vorsprünge, Kanten und Furchen der Gelenkenden, der Knochen und der Gelenkflächen des Ellenbogengelenkes weniger scharf ausgeprägt wie bei kräftigen Erwachsenen. Schon aus diesem Grunde sind die Gelenke jüngerer Individuen relativ leichter sowohl zu Luxationen überhaupt, wie zu seitlichen Verschiebungen insbesondere disponirt[1]). Da aber ausserdem zugleich die Epiphysenknorpelscheiben (bezüglich derselben siehe § 136) nicht bloss eine geringere Festigkeit der Gelenkenden, sondern auch eine grössere Disposition zu Erkrankungen derselben bedingen, so lässt schon das anatomische Verhalten der Skelettheile voraussetzen, dass dieses Gelenk relativ häufig gerade bei Kindern und jüngeren Individuen Verletzungen und Erkrankungen ausgesetzt sein wird.

---

[1]) Siehe unten in den betreffenden Paragraphen das Nähere.

Die Kapsel und der Binnenraum des Ellenbogengelenkes.

§ 131. Wesentlich die Begränzungslinien des Gelenkhöhlenraumes am Knochen hat der Chirurg im Sinne, wenn er von den Kapselgränzen spricht. Diese Begränzungslinien des Gelenkhöhlenraumes fallen ungefähr mit den Ansatzstellen der fibrösen Kapsel des Ellenbogengelenkes an den Skelettheilen zusammen und werden deshalb von uns auch hiernach beschrieben, decken sich jedoch, wie ich besonders hervorhebe, nicht überall genau mit der äusseren Conturlinie der fibrösen Kapsel. Aber die Kenntniss dieser Begränzungslinien, welche auch ich im Folgenden gelegentlich „Kapselgränzen" nennen werde, ist für den Chirurgen wichtiger, als die genaue Kenntniss der äusseren Conturlinie der fibrösen Kapsel. Sie ist von grosser praktischer Wichtigkeit, theils bezüglich der richtigen Beurtheilung und Unterscheidung vieler am Gelenke selber oder in seiner Nähe am Knochen vorkommenden Verletzungen und Erkrankungen, theils besonders auch bezüglich der sicheren Ausführung von operativen Eingriffen in der unmittelbaren Umgebung des Gelenkes, speciell der Kapsel. Man muss wissen, wo sich unter gewöhnlichen Verhältnissen der Gelenkhöhlenraum an der Oberfläche der Skelettheile begränzt, wie weit die Kapsel reicht. Die Kapselgränzen, welche ich im Folgenden gebe, beziehen sich auf Bestimmungen, welche ich nach zahlreichen eigenen Untersuchungen des Gelenkhöhlenraumes gemacht habe.

Auf der Beugeseite des Humerusendes (vergl. Fig. 34a) geht die

Fig. 34a[1]).

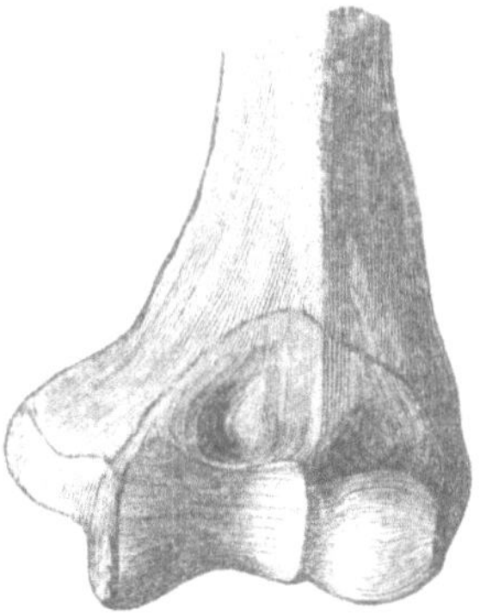

a

Fig. 34b.

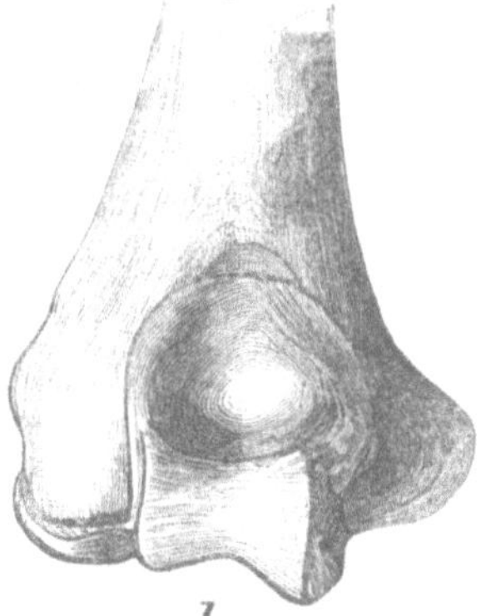

b

fibröse Kapsel des Ellenbogengelenkes einwärts vom Seitenrande der Trochlea und auswärts von der Eminentia capitata oberhalb des Knorpelsaumes mit

[1]) Fig. 34. Gränzlinien der Gelenkkapsel resp. ihrer Höhle; a. auf der Vorderfläche, b. auf der Hinterfläche des linken Humerus. (Halbschematisch aber nach der Untersuchung zahlreicher Präparate von mir bestimmt.)

einer ungefähr spitzbogenförmigen Begränzungslinie der Höhle bis über die Fovea supratrochlearis anterior in die Höhe. Bei Erwachsenen reicht die Kapselgränze somit bis etwa daumen- bis zweifingerbreit oberhalb der beide Epicondylen verbindenden Linie in die Höhe. Seitlich setzt sie sich unterhalb der Basis der Epicondylen an, so dass also die innere Trochleakante ebenso wie die Eminentia capitata vollständig von der Kapsel umschlossen ist. Hinten setzt sie sich nur oberhalb der Trochlea in einer stark gekrümmten Bogenlinie über der Fovea supratrochlearis posterior an, über der Eminentia capitata folgt sie dagegen von der Seite her nach hinten dem Knorpelrande. Sie reicht hinten bis zu zwei Finger breit über der beide Epicondylen verbindenden Linie in die Höhe. Demnach bleiben der hinten über der Eminentia capitata gelegene Abschnitt des Knochens, ebenso wie die beiden Epicondylen und die sich daran anschliessenden Seitenpartien (Kanten) des Knochens ausserhalb der Gelenkkapsel liegen. — An den Vorderarmknochen setzt sich die Kapsel vorn ein wenig unterhalb der Spitze des Proc. coronoideus an diesen an, schliesst diese selber also in den Gelenkraum ein. Sie folgt dann nach aussen und hinten dem inneren Knorpelrande der Fossa sigmoidea ulnae bis zum Olecranon. An der Spitze des Olecranon und auf der Radialseite desselben reicht die Kapselinsertion ein wenig über den Knorpelrand hinaus. Am Radius reicht die Kapselgränze seitlich und hinten bis gut zwei Finger breit nach abwärts vom Epicondylus externus. Die Kapsel setzt sich ringsum 0,5—1 Ctm. unterhalb des Radiusköpfchens am Halse an; zwischen Radiusköpfchen und Ulna ist sie dagegen am unteren Rande des Sinus lunatus, resp. an der dem Capitulum zugewendeten Gelenkfläche der Ulna angeheftet. Während somit die hintere betastbare Partie des Olecranon ausserhalb des Gelenkraumes liegt, befindet sich das gleichfalls fühlbare Capitulum radii sammt dem grössten Theile des Radiushalses im Bereiche des Gelenkraumes.

Weit grösser als der Bereich der Kapselgränzen ist die Ausbreitungsgebiet der Synovialis innerhalb des Gelenkes. Die Synovialis folgt nämlich nicht bloss den Kapselgränzen resp. dem Ansatze der fibrösen Kapsel, sondern schlägt sich auch auf die intraarticularen Knochenflächen und überzieht dieselben bis zu den Knorpelrändern. So ist sowohl die vordere wie die hintere Supratrochleagrube mit Synovialis ausgekleidet, ebenso das Collum radii und ein schmaler Streifen neben dem radialen Rande der Fossa sigmoidea und an der Olecranonspitze, die Spitze des Processus coronoideus und ein schmaler Knochensaum an der inneren Kante der Trochlea. Demnach bildet also die Synovialis, indem sie sich von der fibrösen Kapselfläche auf den Knochen schlägt, „Taschen" über den überknorpelten Gelenktheilen, von welchen am tiefsten sind die über die beiden Supratrochleargruben, aber auch die unterhalb des Radiusköpfchen, besonders vorn und hinten zwischen Radius und Ulna ausgeprägt erscheinen. In diesen weiten Taschen können sich zuweilen abgesprengte Knorpel-

oder Knochenstücke („Gelenkmäuse“) aufhalten, welche besonders bei ihrer Verschiebung oder Einklemmung zwischen den Gelenkflächen leicht Störungen machen. Gerade an den Umschlagstellen der Synovialis von der fibrösen Kapsel auf den Knochen finden sich in dem subsynovialen Bindegewebe oft Fettträubchen, zuweilen auch kleine Falten- und Zottenbildungen, welche Lieblingssitze entzündlicher Anschwellung und pathologischer Gewebswucherungen sind. Dieselben pflegen bei einiger Ausdehnung stets Bewegungsstörungen und Reibungsgeräusche (weicheres oder härteres Knirschen) zu veranlassen, und können nicht bloss dadurch, sondern zuweilen auch durch die Betastung an den leicht zugänglichen und oberflächlicher liegenden Stellen der Kapsel (welche oben S. 140 angegeben sind) von aussen nachgewiesen werden.

In gleicher Weise hebt sich gegenüber dem Randsaume des Capitulum radii eine halbmondförmige Falte von der Synovialis ab, welche besonders stark bei Kindern entwickelt ist, später gewöhnlich bis auf einen schwachen Rest oder gänzlich schwindet. Von ihr kann bei den skrophulösen Gelenkprocessen der Kinder eine pannöse Wucherung resp. Granulationswucherung ausgehen, welche sich zwischen Radiusköpfchen und Eminentia capit. schiebt.

Bei Kindern und jüngeren Frauen ist die Kapsel relativ leichter zerreisslich als bei erwachsenen Männern. Bei alten Leuten ist sie relativ straffer, weniger ausdehnungsfähig. Doch wechselt die Stärke und Festigkeit der Kapsel auch erheblich bei Individuen derselben Altersklassen.

Die Kapsel ist am weitesten und zugleich verhältnissmässig dünn über beiden Supratrochleargruben, wo sie den relativ grossen Excursionsbewegungen des ulnaren Gelenktheiles freien Spielraum zu gewähren hat. Die Muskeln, welche mit der Kapsel verwachsen sind, vorn der Brachialis, hinten der Triceps, verhindern, dass die Kapsel bei den Bewegungen zwischen den knöchernen Gelenktheilen eingeklemmt wird. Indem sich bei der Beugung der Brachialis contrahirt, wird somit hierbei die Kapsel oberhalb der in die vordere Supratrochleargrube eintretenden Spitze des Proc. coronoideus eingefaltet, während hinten die Kapsel sich über der hinteren Supratrochleargrube straff spannt. Aehnlich wirkt hinten bei der Streckung der Triceps. Ausserdem ist auch der hintere, nur vom Anconaeus quartus bedeckte Kapselabschnitt zwischen Radius und Ulna relativ weit. Während dieser von aussen leicht zugänglich ist, ist die vordere zwischen Radius und dem unteren Rand des Sinus lunatus ulnae gelegene Synovialausstülpung ganz versteckt in der Tiefe der Fossa cubitalis. Die seitlichen Partien der Kapsel sind auf der Aussenseite über dem Radiusköpfchen relativ weit, innen aber sehr kurz, werden übrigens abgesehen von den sie umlagernden, zum Theil mit der Kapsel verwachsenen Muskeln vor allen Dingen durch die sehr starken Seitenbänder straff gehalten. Das Lig. laterale internum geht von der Basis des Epicondylus internus aus und inserirt sich fächerförmig ausgebreitet nach vorn am inneren Rande der

Fossa sigmoidea und an der Basis des Processus coronoideus. Das vom Epicondylus externus kommende Lig. laterale externum geht dicht unterhalb des Capitulum radii in das sogen. Lig. annulare über, welches sich vor und hinter dem Sinus lunatus an der Ulna anheftet und dadurch das Capitulum gegen letztere fixirt. — Beide Knochen sind ausserdem durch das starke vom Processus coronoideus ulnae und den darüber liegenden Kapselpartien zur Tuberositas radii gehende Lig. cubito radiale verbunden. Durch diese Bänder werden die entsprechenden Abschnitte der Kapsel besonders fest und widerstandsfähig gemacht. Weitaus der festeste Theil der gesammten Gelenkkapsel scheint nach meinen Versuchen bei Erwachsenen derjenige zu sein, welcher den Bandapparat über der äusseren Seite des Gelenkes, das äussere Seitenband und Ringband in sich fasst. Bei Kindern hat dagegen auch dieser äussere Bandapparat keine grössere Festigkeit, wie der innere. — Diese Bänder machen seitliche Verschiebungen und Abductions- resp. Adductionsbewegungen der Knochen im Gelenke unmöglich. Sie gestatten nur Charnierbewegungen zwischen den Vorderarmknochen und dem Humerus und Rotationsbewegungen des Capitulum radii im Sinus lunatus. Und auch diese ausführbaren Bewegungen vermögen sie mehr weniger zu beschränken[1]). Sie stehen in besonderen Beziehungen zu gewissen Fracturen und Luxationen, auf welche weiter unten noch eingegangen werden wird.

Die Gelenknerven.

§ 132. Die Gelenknerven des Ellenbogengelenkes kommen (nach N. Rüdinger) für die ulnare Hälfte vorn vom Medianus, hinten vom Ulnaris, für die radiale Hälfte vorn in mehreren Aesten vom Radialis, ausserdem vorn noch vom Medianuszweige des Pronator teres, hinten vom Radialis, ausserdem aber auch zum Theil noch vom Ulnaris. Demnach ist die radiale Hälfte des Gelenkes weit reichlicher mit Nerven versorgt wie die ulnare. Entsprechend unseren schon oben § 78, S. 89 angedeuteten Anschauungen über die Beziehungen der Gelenknerven zu den Contracturen resp. Lähmungen bestimmter Muskeln bei Gelenkentzündungen und Verletzungen würden hier besonders Störungen der Pronatoren und Supinatoren, sowie des Triceps resp. Brachialis zu erwarten sein. Da die Gelenknerven speciell mit den diesen Muskeln zugehörigen Nervenästen im Zusammenhange sind. Aus den anatomischen Verhältnissen würde es sich erklären, wenn relativ ausgebreitete Störungen bei vorwiegender oder ausschliesslicher Erkrankung der radialen Partie des Gelenkes zu beobachten wären. Auch die Schmerzen bei Verletzungen und Entzündungen des Gelenkes werden wesentlich in die Nervenbahnen ausstrahlen, welche mit dem Sitze der Verletzung in Verbindung stehen.

Alle diese Dinge haben bei den Chirurgen bislang so gut wie keine Be-

[1]) So speciell die Pronation und Supination. Siehe darüber das Nähere unten.

achtung gefunden. Doch hoffe ich, dass meine theils aus der anatomischen Betrachtung, theils aus der praktischen Beobachtung dieser Beziehungen an anderen Gelenken abgeleiteten Bemerkungen auch hier zur weiteren Verfolgung meiner Anschauungen anregen.

Flüssigkeitsanfüllung des Ellenbogengelenkes.

§ 133. Wird das Ellenbogengelenk mit Flüssigkeit angefüllt, so werden stets die weitesten Partien der Kapsel aufgetrieben. Das Gelenk stellt sich mit zunehmender Spannung der Kapsel auf der Beugeseite des Gelenkes allmählich in Beugung, bis es bei stärkster Füllung in einem stumpfen, dem Rechten nahekommenden Winkel steht. Zugleich stellt sich bei der prallen Füllung der Kapsel der Vorderarm in halbe Pronation. In dieser Stellung wird das Gelenk fixirt und ist bei stärkster Füllung besonders Streckung und Beugung nicht auszuführen. Leicht lässt sich durch Haut und Weichtheile die prallgespannte Kapsel fühlen, aber ebenso auch durch das Auge erkennen. Man sieht dann [vergl. Fig. 35][2]) eine starke, relativ scharf begränzte Anschwellung zu beiden Seiten der Tricepssehne, welche sich auch beiderseits am Olecranon nach abwärts, sowie radialwärts

Fig. 35[1]).

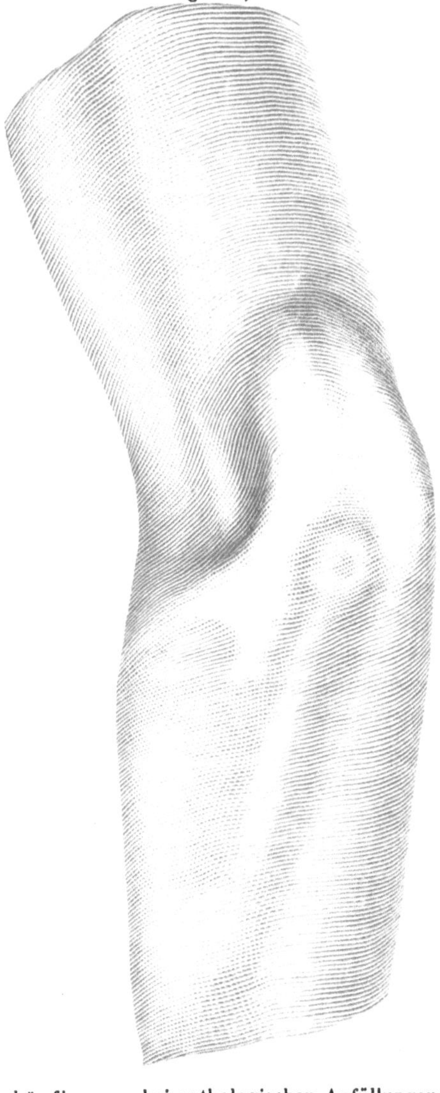

[1]) Fig. 35. Mässig starke Talginjection des linken Ellenbogengelenkes (von der Leiche eines normal gebauten Erwachsenen).

[2]) Die Abbildung ist absichtlich nicht von einem Präparate mit excessiver Anfüllung gegeben, sondern nur von einem mit mittlerer Anfüllung, um die Formveränderungen zu zeigen, wie sie den häufigeren bei pathologischen Anfüllungen am Lebenden entsprechen.

über das Radiusköpfchen hinweg fortsetzt. Das Tricepsende ist selber durch die gefüllte Kapsel vom Humerus ab und nach hinten vorgedrängt. Ebenso bemerkt man auf der Beugeseite des Gelenkes eine entsprechende Vorwölbung der deckenden Weichtheile. War zur Injection erstarrende Flüssigkeit (flüssiger Leim oder Talg) benutzt, und hernach das Gelenk freipräparirt (siehe Fig. 36), so sieht man, dass die Kapsel rings um das

Fig 36[1]).

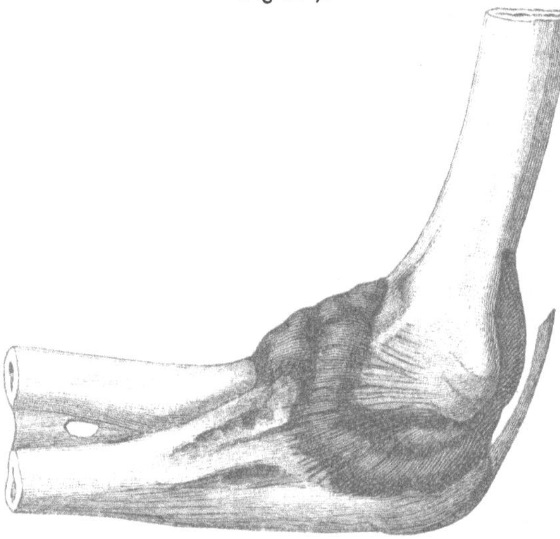

Gelenk herum durch höckerige Wülste (zuweilen hernienartig) aufgetrieben ist, und zwar entsprechend ihrer natürlichen Ausdehnung besonders stark in den vorderen und hinteren Partien, weniger unter den Seitenbändern. Ueber dem Radiusköpfchen liegt eine ringförmige Vorwölbung, welche nach vorn in die vordere starke Auftreibung, nach hinten in die radialwärts vom Olecranon liegende Anschwellung übergeht. Vorn drängt sich eine Vorwölbung zwischen dem äusseren Rande des Brachialis und dem Supinator longus empor, und hebt den Nerv. radialis mit in die Höhe. Der tiefe Ast des Nerven biegt genau unterhalb der ringförmigen Vorwölbung der Kapsel über dem Radialgelenke nach der Dorsalseite um. Eine andere stärkere Vorwölbung liegt unter dem inneren Rande des Brachialis, über dem Processus coronoideus und der inneren Trochleakante. Sie drängt sich neben dem Pronator hervor. Gerade über diese Vorwölbung läuft der Medianus. Die Vorwölbung über der hinteren Radialhälfte des Gelenkes zwischen Epicondylus externus, Capitulum radii und dem äusseren Rande des Olecranon und der Ulna wird fast vollständig überlagert vom Anconaeus quartus. Auf der hinteren Ulnarhälfte des Gelenkes ist die Kapselvorwölbung zwischen dem Epicondylus internus und inneren Rande des Olecranon

[1]) Fig. 36. Injection eines rechten Ellenbogengelenkes mit erstarrenden Massen.

schmäler und etwas niedriger, als auf der Radialseite. Der Nervus ulnaris liegt in einer Rinne zwischen dieser hinteren Kapselvorwölbung und derjenigen, welche sich vorn über der ulnaren Hälfte des Gelenkes, speciell über dem Proc. coronoideus befindet. Unter den Seitenbändern ist, wie leicht erklärlich, nur eine mässige Anfüllung zu bemerken. Die Auftreibung der Kapsel über der hinteren Supratrochleargrube ragt beiderseits über die Tricepssehne heraus und zwar stärker über den äusseren Rand, entsprechend der grösseren Breite der hier liegenden Kapselpartie. Gewöhnlich findet sich auf der hinteren Kapselvorwölbung auch noch entsprechend der auf ihr liegenden Tricepssehne eine längsverlaufende grubige Einsenkung. Regelmässig werden bei starker Kapselanfüllung auch die Gelenkenden im Humeroradialgelenke ein wenig (1—2 Millimeter) von einander abgedrängt durch zwischengelagerte Injectionsmasse, weit weniger die Ulna.

Die Vorwölbungen, welche man bei der künstlichen Injection des Gelenkes erhält, sind sehr verschieden ausgesprochen, bald noch stärker, wie eben nach eigenen Präparaten beschrieben, so dass sie unförmliche Wülste darstellen, bald weniger, wie auch beispielsweise in der obigen Abbildung (Fig. 35). Augenscheinlich besitzt eben die Kapsel auch unter relativ gleichen normalen Verhältnissen nicht nur eine verschiedene Capacität, sondern auch eine sehr verschiedene Dehnbarkeit, resp. Ausdehnungsfähigkeit.

Am Lebenden erreicht die Anfüllung der Gelenkkapsel (durch blutige, seröse, eiterige Ergüsse) weitaus in der grössten Mehrzahl der Fälle nicht annähernd die Höhe, wie durch künstliche Injection an der Leiche. Dementsprechend sind auch die Erscheinungen zwar ähnliche, jedoch nicht genau die gleichen. In der Ruhe ist die Beugestellung des Ellenbogengelenkes meist nur ein wenig stärker wie normal, die mittlere Pronationsstellung des Vorderarmes unverändert. Die Bewegungen sind in der grossen Mehrzahl der Fälle nicht aufgehoben. Bei chronischen Ergüssen sind die activen wie die passiven Bewegungen möglich, aber in ihrer Excursionsweite je nach dem verschiedenen Grade der Kapselfüllung eingeschränkt. Wenn, wie häufig bei blutigen, entzündlichen, eiterigen Ergüssen die activen Bewegungen aufgehoben sind, kann man in der grössten Mehrzahl der Fälle noch passive Bewegungen ausführen. Jedoch sind dieselben ebenso in ihrer Excursionsweite eingeschränkt, und zwar Beuge- und Streckbewegung, wie Pronation und Supination. Diese Einschränkung hängt übrigens in diesen Fällen nicht ausschliesslich von dem Grade der Kapselspannung ab, sondern, wie begreiflich, auch von dem Grade der Schmerzhaftigkeit, von der Ausdehnung der Verletzung und der krankhaften Veränderungen an der Kapsel und an den knöchernen Gelenkenden, mit welchen blutige, acut entzündliche und eiterige Ergüsse ja regelmässig verbunden zu sein pflegen.

Weiterhin sind auch die von aussen sichtbaren und fühlbaren Vorwölbungen nicht so beträchtlich und hart, wie bei künstlicher Injection. Sie sind jedoch immerhin deutlich genug und an den gleichen Stellen wie oben angegeben, nachzuweisen. Sie treten überdies in allen Fällen bei bestimmten Bewegungen und Stellungen des Gelenkes an den schon früher bezeichneten Stellen (§§ 117—119) sowohl auf der Beugeseite wie besonders auf der Strekseite, wo die Kapsel nur von einer dünnen deckenden Lage verhüllt wird, deutlicher hervor. Es ist dann nicht schwer, selbst geringere Anfüllungen der Kapsel nicht bloss mit dem untersuchenden Finger, sondern auch durch das Auge an den charakteristischen Anschwellungen zu erkennen. Stellt man ein solches Gelenk, soweit es möglich ist, in Streckung, so treten die Kapselvorwölbungen besonders auf der Hinterseite des Gelenkes als pralle Wülste hervor. Unter ihnen verschwindet auch das Radiusköpfchen. Wird das Gelenk aus der Streckung allmählich in Beugestellung übergeführt, so wird hinten die Kapselanschwellung unter dem Triceps undeutlicher und tritt nun das Radiusköpfchen wieder sichtbar hervor. Dagegen sind in der Beugestellung die vorn gelegenen Kapselabschnitte stärker gewölbt, so dass z. B. auch über der inneren Trochleakante Fluctuation zu fühlen ist.

In den meisten Fällen bei mittlerer Füllung sind am Lebenden die Formveränderungen aber schon in einer mittleren Beugestellung des Gelenkes deutlich sichtbar ähnlich, wie es die obige Abbildung (Fig. 35) von einer mittleren Anfüllung an der Leiche zeigt. — Man sieht dann das Tricepsende durch eine halbovale oder rundliche Anschwellung abgehoben. Zu beiden Seiten der Tricepssehne treten stärkere Wülste hervor, und über denselben ist auch deutlich Fluctuation zu fühlen. Beiderseits geht die Anschwellung auch an den Seiten des Olecranon nach abwärts. Radialwärts geht die Anschwellung zwischen Olecranon und Epicondylus externus, welcher fühlbar und sichtbar bleibt, in die hinten über dem Radialabschnitte des Gelenkes unter dem Anconaeus quartus gelegene Anschwellung und setzt sich ebenso unmittelbar in die über dem Capitulum radii fort. Diesem letzteren entlang läuft quer unterhalb des Epicondylus externus eine schmale, fingerbreite Anschwellung von hinten innen nach aussen vorn, um sich unter dem Supinatorwulste zu verlieren. Auch auf der Ulnarseite setzt sich die Anschwellung unter der Tricepssehne am Innenrande des Olecranon zwischen diesem und dem Epicondylus internus ein kurzes Stück fort, entsprechend der hinteren und seitlichen Kapselpartie, über welcher der Ulnaris liegt. Auch an allen diesen Stellen ist Fluctuation nachzuweisen. — Auf der Beugeseite kann man entsprechende Vorwölbungen der Kapsel am Lebenden nicht immer deutlich sehen; viel häufiger dagegen mehr weniger deutlich fühlen, besonders wenn man zugleich den Arm ein wenig beugen lässt. Man kann dann an den schon genannten Stellen über dem Proc. coronoideus und der inneren Trochleakante etwa daumenbreit bis zwei Finger breit vom Epicondylus internus, sowie auswärts von der Bicepssehne zwischen dieser und dem Supinator die Vorwölbung der Kapsel und auch Fluctuation fühlen.

Die bedeutendesten Kapselanfüllungen werden beim Lebenden durch chronische seröse Ergüsse erzeugt. In einem von mir beobachteten und behandelten Falle von chronischem Hydrops des Ellenbogengelenkes waren sowohl auf der Beugeseite wie auf der Streckseite ganz enorme unförmliche Wülste und Anschwellungen zu sehen, viel stärker als es jemals bei forcirter Injection der Leiche beobachtet wurde. Man konnte hier besonders auch über der inneren Trochleakante eine förmlich hernienartige Ausweitung der Kapsel constatiren, welche sich in der Form eines halbkugeligen Sackes zwischen Pronator und Brachialis empor drängte. Aber auch in diesem Falle von ausnahmsweiser starker Anfüllung der Gelenkkapsel waren die Bewegungen nicht ganz aufgehoben, sondern augenscheinlich in Folge grösserer Nachgiebigkeit der Kapsel noch relativ frei. — Sehr starke Anfüllungen können auch sehr rasch auftretende acute seröse Ergüsse, starke Blutergüsse und Eiteransammlungen machen. Doch sind bei diesen die Erscheinungen keineswegs immer in voller Reinheit zu beobachten, indem sie nicht selten mit einer theils blutigen, theils entzündlichen oder eiterigen Infiltration auch der umgebenden Weichtheile verbunden sind. Immerhin wird eine sorgfältige Untersuchung auch dann noch den Gelenkerguss feststellen können.

Ebenso lassen sich unter Berücksichtigung der betreffenden Angaben, wie der allgemeinen Bemerkungen in §§ 118 und 119 Gelenkergüsse unschwer von den Anschwellungen innerhalb der Weichtheilorgane, wie des Skelettes unterscheiden (siehe auch §§ 123 und 124).

Bezüglich der Ausführung der in manchen Fällen von Gelenkergüssen nothwendigen Drainage des Gelenkes siehe unten.

Durchbruchstellen bei Gelenkeiterungen. Diagnostisches.

§ 134. Erfolgt bei Gelenkeiterungen ein Durchbruch, so findet er in der Regel an der unter dem Triceps gelegenen sehr dünnen Kapselpartie statt. Der Eiter kann dann unter dem Muskel dem ganzen Oberarm entlang laufen und eine entsprechende Anschwellung machen. Oder der Durchbruch erfolgt vorn in der unter dem Brachialis gelegenen Kapselpartie. Der Eiter dringt auch hier unter dem Muskel zunächst wesentlich am Oberarm in die Höhe. Er kann dann seitlich unter den Rändern des Muskels an den Durchtrittsstellen von Gefäss- und Nervenzweigen in die Bindegewebsräume des Oberarmes eintreten. Oder er bricht in die Bindegewebsräume der Ellenbeuge ein (siehe §§ 123 und 124) und unterwühlt so die Weichtheilorgane des Vorderarmes. Auch die Eitermassen, welche unter dem Triceps aus dem Gelenke durchgebrochen sind, können entlang des N. ulnaris nach dem Vorderarm gelangen. Dann entsteht schliesslich eine diffuse vom Gelenke nach aufwärts und abwärts ziehende Anschwellung, in welcher fast alle Conturen verschwinden. — An anderen Stellen scheint der Durchbruch der Kapsel seltener stattzufinden. Doch ist ein solcher zuweilen noch an der Aussackung der Kapsel zwischen Radius und Ulna beobachtet worden. In diesem Falle dringt der Eiter theils auf theils unter dem Flexor digitorum profundus in der Tiefe des Vorderarmes nach abwärts. Er kann aber auch seitwärts unter der Supinatorscheide in den Bindegewebsraum zwischen den oberflächlichen radialen Muskeln und dem Supinator brevis eintreten und von da aus dessen Communicationswegen unter der Streckmuskulatur nach abwärts folgen, so dass hier also eine entsprechende Anschwellung unter den radialen Muskeln und längs der Streckseite des Vorderarmes etc. entsteht (siehe § 123). — Ebenso kann er über dem Processus coronoideus dicht vor dem Lig. laterale internum aus der Kapsel brechen und unter der Muskulatur der Ulnarseite nach abwärts laufen. — Ausserdem findet zuweilen ein Durchbruch durch die Kapsel unterhalb des Radiusköpfchen statt. — Hält sich hierbei der Eiter zunächst unter dem Supinator brevis, dann beobachtet man eine den Radius unterhalb des Capitulum cylindrisch umgebende Anschwellung. Meist gelangt hier der Eiter bald in den über dem Supinator brevis liegenden Bindegewebsraum, und unter die Streckmuskulatur oder in dem die Gefässe begleitenden Bindegewebe durch die Oeffnung oberhalb der Membrana interossea nach der Tiefe der Fossa cubiti und im Vorderarme nach abwärts. Geht die Eiterung mit mehr weniger bedeutender Lockerung oder Lösung der fibrösen Kapsel und des Bandapparates einher, wie es thatsächlich öfter der Fall ist, so kann der Eiter ebenso gelegentlich auch an jeder anderen Stelle durchbrechen.

Bei den weit über den Bereich des Gelenkes hinausgehenden Anschwellungen, welche nicht selten nach Kapseldurchbrüchen bei Gelenkeiterungen beobachtet werden, kann es schwer sein, die Quelle der Eiterung richtig zu erkennen. Man wird hier neben den Ergebnissen der localen Untersuchung besonders den Entwicklungsgang der Erscheinungen zu beachten haben. Anderweitige phlegmonöse und eiterige Processe der Ellenbogengegend, welche eine gleiche Ausdehnung erlangen und eine ähnliche diffuse Anschwellung machen, sind in der Regel entweder von der Hand und dem Vorderarm (von Sehnenscheideneiterungen etc.) her oder vom Oberarm her (siehe oben den betreffenden §) in die Ellenbogengegend fortgeleitet. Sie werden überdies auch gewiss an ihren Ausgangsstellen noch die entsprechenden Veränderungen erkennen lassen, welche an jenen Stellen bei den durchbrechenden Gelenkeiterungen fehlen. Bei den von den Weichtheilen der Ellenbogengegend ausgehenden, zuweilen äusserlich sehr ähnlichen Processen kann man dagegen wie z. B. bei den seltenen in loco entstandenen phlegmonösen Processen oder Lymphdrüseneiterungen der Ellenbeuge oder bei den von einer Vereiterung der Bursa olecrani ausgehenden diffusen phlegmonösen Processen sehr leicht direct nachweisen, dass der Sitz der Hauptanschwellung und Fluctuation sich an anderen Stellen, nicht aber im Gelenke befindet, dass überhaupt das Gelenk selber frei ist. Bei subperiostalen Eiterungen am Humerus beschränkt sich die in der Regel sehr starke harte Infiltration auf den Oberarm. Die Ellenbogengegend kann allerdings ebenso beträchtlich angeschwollen sein; aber das Gelenk ist frei zu erweisen. Reiht sich dagegen, wie es besonders bei der sogen. acuten infectiösen Osteomyelitis vorkommen kann, die Gelenkeiterung und der Durchbruch derselben an die eiterige Lösung des Periostes resp. an die Knochenerkrankung an, so wird sich dies auch hier leicht aus der Aufeinanderfolge der Erscheinungen erkennen lassen.

Bei einer durchgebrochenen Gelenkeiterung wird man immer noch am Gelenke selber Veränderungen wahrnehmen können, welche dieses als die Ausgangsstelle der eiterigen Infiltration der Umgebungen erkennen lassen. Man kann entweder Fluctuation über der Kapsel, oder Kapselverdickung, oder Crepitation an den vom Knorpel entblössten Gelenkenden bei leichten vorsichtigen passiven Bewegungen, oder bei directem Drucke auf die Gelenkspalten fühlen. Maassgebend ist auch der Grad der Bewegungsstörung resp. Bewegungshemmung, welcher bei allen übrigen Weichtheilprocessen, welche analoge Schwellungen machen, nicht der gleiche ist, die locale Schmerzhaftigkeit bei Druck und Bewegungen, u. s. f. Bei sorgfältiger Beachtung der hier nur berührten wichtigsten Punkte wird es gewiss auch dem Ungeübten möglich sein, eine richtige Diagnose zu stellen. Eine richtige Diagnose ist aber bei diesen durchgebrochenen Gelenkeiterungen deshalb von so wesentlicher Bedeutung, weil der operative Eingriff ein wesentlich anderer ist, als z. B. etwa bei den äusserlich ähnlichen, von Weichtheilorganen ausgehenden Processen. Bei durchbrechenden Gelenkeiterungen wird in der Regel die Resection erforderlich sein (s. u.).

Veränderungen bei anderweitigen Erkrankungen des Gelenkes und der benachbarten Skeletttheile. Operatives.

§ 135. Auch manche chronisch entzündliche Erkrankungen des Gelenkes, welche eine diffuse Verdickung der Kapsel durch Granulationsgewebe oder durch Zottenbildung oder durch entzündliche Infiltration zur Folge haben, können wenngleich geringere, so doch ähnliche Formveränderungen machen wie eine mässige Anfüllung des Gelenkes mit Flüssigkeit. Man kann dann an allen zugänglichen Stellen die Anschwellung sehen, oder doch sicher durch die Betastung nachweisen.

Bei den sogenannten granulirenden Gelenkentzündungen, speciell bei den skrophulösen, kann man überdies nicht selten constatiren, dass, wenn der Process von dem Gelenke aus sich auf die Umgebung fortsetzt, dieselben Wege durch die Kapsel hindurch eingeschlagen werden, wie von durchbrechenden Eiterungen. An diesen oben (§ 134) schon bezeichneten Stellen schliesst sich die Synovialis mehrfach so unmittelbar an das lockere, an Saftkanälen und Lymphgefässen reiche Bindegewebe an, dass die Entzündung ohne Schwierigkeit von der Synovialis in das Bindegewebe dringt und diesem entlang wandert. Indem sich dann die Entzündung gewöhnlich zunächst in diesem Bindegewebe resp. in dem betreffenden Bindegewebsraum festsetzt, kann dann auch hier eine diesem Raume entsprechende Anschwellung entstehen, welche jedoch wegen der begleitenden Infiltration der Wandungen mehr diffus, nicht so scharf begränzt erscheint. So kann man es beispielsweise unter dem Triceps beobachten. Bei vorzugsweise auf das Radiusköpfchen oder auf das Radialgelenk beschränkter tuberkulöser resp. skrophulöser Gelenkentzündung habe ich zuweilen eine relativ gut umschriebene Anschwellung um den Radius, ähnlich derjenigen nach Eiterdurchbruch unterhalb des Radiusköpfchen (siehe § 134) gesehen. Die skrophulöse Entzündung war hier durch die dünne Synovialtasche unter dem Lig. annulare im Umkreise des Radiushalses in das unter dem Supinator brevis befindliche Bindegewebe, oder auch schon in den Bindegewebsraum zwischen dem Supinator brevis und den oberflächlichen radialen Muskeln eingedrungen. Die skrophulösen Granulationen durchsetzen das lockere Bindegewebe, blähen den Spaltraum auf und machen aussen eine auf den oberen Theil des Radius beschränkte Anschwellung, u. s. f.

Der Vorgang der Bindegewebs-Anfüllung resp. -Infiltration vollzieht sich naturgemäss bei diesen Gelenkprocessen viel langsamer als bei einer durchbrechenden Gelenkeiterung; aber die Wege, auf welchen die skrophulöse Wucherung und dann ebenso die skrophulöse Eiterung vorschreitet, sind im Wesentlichen dieselben. — Erschien es geboten, darauf hinzuweisen, dass auch die Ausbreitung der skrophulösen Gelenkprocesse vielfach an die genannten anatomischen Bahnen gebunden ist, so wollen wir doch hier noch ganz besonders hervorheben, dass die Entzündung bei diesen skrophulösen Gelenkleiden ausserdem *aber auch unabhängig von den besprochenen Bahnen* mehr oder weniger direct nach aussen vordringen kann und in der That sehr häufig auf directen Wegen durch die umgebenden Gewebe wandert, was eben in dem besonderen Character dieser Erkrankung bedingt ist.

Hat der skrophulöse Process das ganze Gelenk ergriffen, so ist meist auch eine diffuse Infiltration der gesammten umgebenden Weichtheile vorhanden, und gehen dann die Conturen des Gelenkes gewöhnlich in einer gleichmässigen *dickspindelförmigen* Anschwellung unter, welche aber eben durch ihre Form characteristisch ist für die hochgradigen skrophulösen Gelenkprocesse des Ellenbogengelenkes mit ausgebreiteter Infiltration der Weichtheile. Sie tritt umsomehr hervor, je mehr gleichzeitig die benachbarten Weichtheile atrophirt sind.

Zottenbildungen an der Innenfläche der Kapsel lassen sich gar nicht selten besonders auf der radialen Hälfte des Gelenkes auf der Dorsalseite ziemlich deutlich durchfühlen. Stets aber sind die durch dieselben verursachten Reibegeräusche mit grosser Deutlichkeit bei den Bewegungen wahrzunehmen.

Auch andere chronische und acute entzündliche Erkrankungen der Synovialis mit geringeren Veränderungen lassen sich durch die directe Untersuchung leicht erkennen.

Noch leichter ist dies möglich bei den mit Veränderungen der Skelettheile einhergehenden Gelenkerkrankungen. So vermag man besonders früh am Radiusköpfchen, dann aber mehr weniger deutlich an allen von aussen für den Finger zugängigen Knorpelrändern die durch Arthritis deformans gesetzten harten Auftreibungen und Wucherungen direct nachzuweisen. Dieselben sind zuweilen so bedeutend, dass sie, wie besonders am Radiusköpfchen, schon zu sehen sind. — Viel mehr wie die eben genannte Gelenkentzündung ändern die skrophulösen resp. tuberkulosen Processe an den knöchernen Gelenktheilen die äussere Erscheinung derselben, indem sie, wie bei anderen Gelenken, auch hier wesentlich im Bereiche der Epiphysenknorpel Auftreibungen und Anschwellungen machen (s. u.). Sie beeinflussen übrigens auch sehr früh die Bewegungen, und zwar nicht bloss durch die gesetzten mechanischen Störungen an den Gelenktheilen, sondern augenscheinlich auch durch eine frühe Parese der umgebenden Muskeln, besonders derjenigen Muskeln, deren Nerven mit den Gelenknerven in anatomischer Beziehung stehen (siehe § 132). Man kann zuweilen aus diesen Störungen (Parese einzelner Muskeln) einen Schluss auf eine beginnende Erkrankung des Gelenkes machen. Dies fand ich übrigens hin und wieder auch bei anderen Gelenkprocessen.

Ebenso verhältnissmässig leicht wie diese sind auch die durch andere Erkrankungen des Gelenkes wie besonders auch die durch selbstständige Erkrankungen der Knochen selber, als z. B. durch Periostitis, Osteomyelitis, Gummabildungen, Geschwülste bedingten, zuweilen recht beträchtlichen Veränderungen der Gelenkenden zu erkennen und zu diagnosticiren. Bei letzteren kann aber die Entscheidung, ob die Gelenkhöhle selber schon an dem Erkrankungsprocesse Theil nimmt oder ob sie noch vollkommen frei ist, mitunter den ganzen Scharfsinn eines Chirurgen auf eine harte Probe stellen. Man wird sich aber auch hier wesentlich an die schon früher gegebenen allgemeinen Regeln über die vergleichende Untersuchung des Gelenkes an den relativ freiesten und am leichtesten zugänglichen Stellen und über die Prüfung der Bewegungen zu halten haben.

Die leichte Zugänglichkeit des Gelenkes setzt der Behandlung dieser verschiedenen Gelenkleiden von chirurgisch anatomischer Seite aus im Allgemeinen keine besonderen Schwierigkeiten entgegen. Nur wenn es sich darum handelt, gegen solche Processe an den knöchernen Gelenkenden, welche noch ausserhalb der Gelenkhöhle sitzen oder vermuthet werden, operativ vorzugehen, wird man mit besonderer Vorsicht die Gränzen der Kapsel zu respectiren haben. Wenn dieselben auch durch die Erkrankungsprocesse am Knochen mancherlei Verschiebung erfahren können, so darf man doch im Allgemeinen daran festhalten, dass sie gewiss eher eine Verkleinerung, eine Einschränkung ihrer normalen Ausdehnung, als eine Vergrösserung erleiden. Man darf sich deshalb sehr wohl bei den operativen Eingriffen an die oben angegebenen normalen Kapselgränzen (§ 131) halten. Und wenn auch nach unseren heutigen Erfahrungen in der antiseptischen Behandlung die gelegentliche Eröffnung der Kapsel bei einer Operation in der Nähe nicht ohne Weiteres üble Folgen hat, so wird man doch in solchen Fällen die nöthigen Einschnitte ausserhalb des Bereiches der Kapselgränzen, und zwar im Allgemeinen zweckmässig über den seitlichen Partien der knöchernen Gelenkenden machen, und dann mit möglichster Schonung der Kapsel gegen den Erkrankungsheerd am Knochen vordringen, sei es um einen periostitischen Abscess zu entleeren oder einen osteomyelitischen Heerd zu eröffnen, sei es um einen tuberkulösen Heerd oder einen Gummiknoten auszukratzen, sei es um einen Tumor auszuschälen, u. s. f. Würde man sich hierbei davon überzeugen, dass auch das Gelenk schon mit in den Bereich der Erkrankung hereingezogen ist, so würden natürlich weitere, je nach den Verhältnissen verschiedene operative Eingriffe erforderlich sein, wie die Drainage, Resection, Amputation (bezüglich dieser siehe unten). Eine sich bei den vorhergenannten Eingriffen ereignende blosse Eröffnung der Kapsel bei sonst gesundem Gelenke kann unter einem streng antiseptischem Verbande auch ohne weitere Eingriffe heilen, bedarf aber in jedem Falle einer ganz besonders vorsichtigen und einsichtigen Behandlung, da jeder beschäftigte Chirurg weiss, dass eine Gelenkhöhleneröffnung unter den genannten Verhältnissen immerhin leicht eine Gelenkentzündung zur Folge haben kann.

Die Epiphysenknorpelscheiben des Ellenbogengelenkes und ihre Beziehungen zu Erkrankungen und Verletzungen des Gelenkes und der Schleimbeutel.

§ 136. Sieht man sich die Epiphysenknorpelscheibe des cubitalen Humerusendes auf verschiedenen Knochendurchschnitten bei jugendlichen Individuen an, so kann man bemerken, dass dieselbe derart durch das cubitale Humerusende gelegt ist, dass der grössere Bereich derselben ganz in den Raum der Gelenkhöhle hineinfällt, dass ihre Ränder nur an den Seitentheilen und hinten über der Eminentia capitata ausserhalb der Kapsel liegen. Innen liegt die Epiphysenlinie resp. der Fugenknorpelrand unterhalb der Basis des Epicondylus internus, welcher mittelst einer besonderen Knorpelscheibe am Humerusende sitzt; aussen geht der Rand des Fugenknorpels ungefähr durch die Prominenz des Epicondylus externus (siehe Fig. 37). Auch der Höcker des Epicondylus externus hat seine eigene kleine Fugenknorpelscheibe, welche aber relativ früh (im achten Jahre) mit dem Epiphysenknochen der Eminentia capitata verschmilzt. Auch die Trochlea und Eminentia capitata haben ursprünglich getrennte Knochenkerne. Sie sind noch bis etwa zum 13. Jahre durch eine dünne niedere Knorpellage von einander geschieden, welche von der Epiphysenknorpelscheibe gerade da zum Gelenkknorpel hinabsteigt, wo die sattelförmige

Trochleagrube ihre tiefste Stelle hat, so dass sich also das die Eminentia capitata umfassende Epiphysenstück über die Mittellinie bis in den Bereich der Trochlea erstreckt (siehe Fig. 37). Nach dem 13. Jahre schwindet in der Regel diese trennende Knorpelschicht. Aber auch dann bleibt diese Stelle des nunmehr gemeinsamen Epiphysenstückes niedrig, dass hier leicht eine Trennung erfolgen kann (s. u.). Die Verschmelzung der gesammten Epiphyse mit der Diaphyse ereignet sich gewöhnlich im 16. oder 17., die Verschmelzung des Epicondylus internus gewöhnlich zuletzt, im 18. Lebensjahre. Doch kommt, wie auch schon Uffelmann, welchem diese Angaben entnommen sind, hervorgehoben hat, und ich bestätigen kann, vielfach eine spätere Verschmelzung vor. So sind auch auf dem hier abgebildeten Durchschnitte durch das Ellenbogengelenk eines 19jährigen Mannes (siehe Fig. 37) die meisten Epiphysenknorpelscheiben noch vorhanden.

Am Radius, bei welchem die etwas nach oben gewölbte Epiphysenknorpelscheibe entsprechend dem unteren Randsaum des Capitulum durch dieses gelegt ist, fällt dieselbe mit ihrem ganzen Umfange in den Bereich der Gelenkhöhle (siehe Fig. 37). An der Ulna entwickelt sich die obere Epiphyse von zwei nebeneinander liegenden Knochenkernen aus, welche im 16. Jahre mit einander verschmelzen. Die Epiphyse stellt dann eine gewölbte Platte dar, welche schräg auf dem den grösseren Abschnitt der Gelenkfläche tragenden Diaphysenende liegt, und von diesem selber durch eine wellenförmig gekrümmte Knorpelscheibe getrennt wird. Diese Epiphysenknorpelscheibe (siehe Fig. 38) läuft unterhalb des Olecranon von hinten unten nach oben vorn bis zur Fossa sigmoidea, so dass also ihr vorderer Rand in den Bereich der Gelenkhöhle fällt, ihr hinterer ausserhalb derselben bleibt, übrigens unter dem oberflächlichen Schleimbeutel des Olecranon liegt.

In Folge dieser anatomischen Beziehungen können demnach am cubitalen Humerusende ebenso wie an der Ulna im Bereiche des Fugenknorpels liegende Entzündungsheerde leicht das Gelenk selber in Mitleidenschaft ziehen. Aber sie sind anderseits, wenn sie in einiger Entfernung vom Gelenkknorpel beginnen, bequem von aussen zugänglich, am Humerus von beiden Seiten und hinten über der Eminentia capitata, an der Ulna von der Hinterfläche des Olecranon. Sie können hier ohne Eröffnung der Gelenkhöhle beseitigt werden, und kann dadurch, wenn sie frühzeitig genug entdeckt wurden, unter Umständen das Gelenk selber dauernd vor einer Entzündung geschützt bleiben, welche im andern Falle gewöhnlich von dem ursprünglichen Heerde aus auf das Gelenk fortzuschreiten pflegt, und dann meist die Resection nothwendig macht. Dagegen sind die in der Radiusepiphyse sitzenden Entzündungsheerde ohne Eröffnung des Gelenkes nicht in Angriff zu nehmen. Sie werden regelmässig früh auf das Gelenk selber übergreifen. Nur wenn ein Heerd unter der Epiphysenknorpelscheibe des Radius, also im Radiushalse sitzt, wird er sich gewöhnlich ohne Eröffnung des Gelenkes von aussen her entfernen lassen. Solche Entzündungsheerde, welche vorwiegend skrophulösen resp. tuberculösen Ursprunges sind, kommen übrigens nur verhältnissmässig selten

Fig. 37)¹.

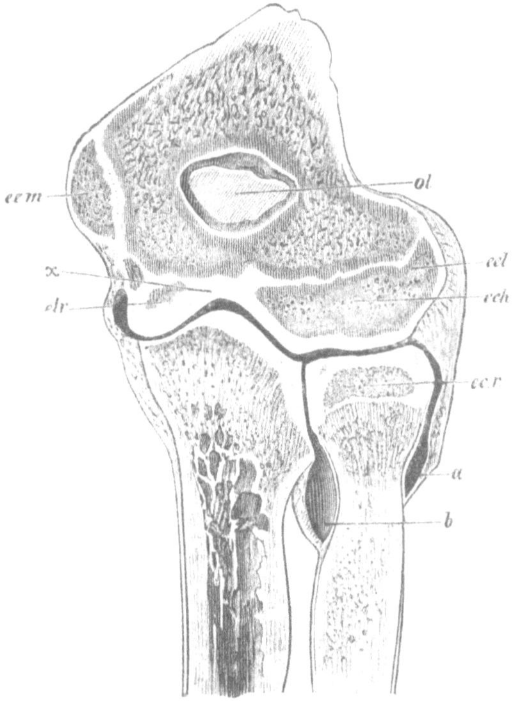

Fig. 38²).

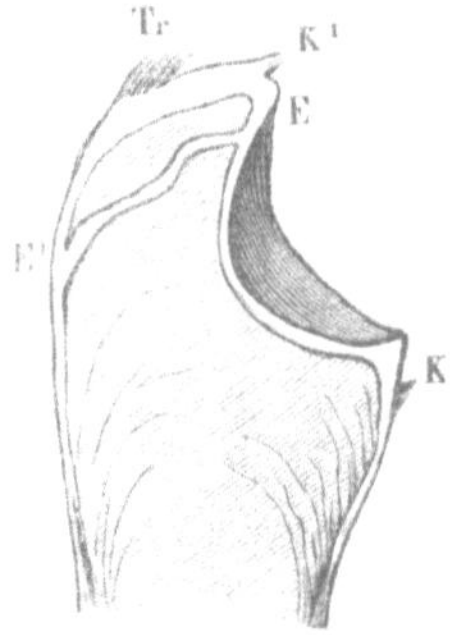

am Radius, viel häufiger am cubitalen Gelenkende des Humerus und am häufigsten an der Ulna vor, ein Häufigkeitsverhältniss, auf welches neben anderen Momenten (wie die Dicke der Epiphyse) gewiss auch die

¹) Fig. 37. Frontalschnitt durch das gestreckte rechte Ellenbogengelenk eines 19jährigen Mannes. Vordere Schnittfläche. (Nach von Brunn l. c. Taf. II. 5.). ol. Olecranonspitze. eem. Epiphyse des Epicondylus internus. eetr. Epiphyse der Trochlea (nur scheinbar aus zwei Knochenkernen bestehend). eel. Epiphyse des Epicondylus externus schon knöchern verschmolzen mit der Epiphyse der Eminentia capitata ech. x. noch abnorm dickes knorpliges Zwischenstück zwischen Trochlea und Eminentia capitata, welches in der Regel schon früher schwindet (siehe oben). ecr. Epiphyse des Radiusköpfchen. a. und b. Durchschnitte der Kapselausstülpung unter dem Capitulum radii. Man sieht, dass die Synovialis am Radiushalse wieder emporsteigt bis zum unteren Randsaume der Epiphyse.

²) Fig. 38. Sagittalschnitt durch das obere Gelenkende der linken Ulna eines 15jährigen Mädchen. (Nach einem in meinem Besitze befindlichen Präparate.) Tr. Ansatzstelle der Tricepssehne. KK'. Ansatzstelle der Kapsel, an der Olecranonspitze K'., am Processus coronoideus resp. vor und unterhalb dessen Spitze K. EE'. Epiphysenknorpelscheibe.

weniger oder mehr exponirte Lage der einzelnen Gelenkenden von Einfluss ist. Das Capitulum radii ist verhältnissmässig am meisten geschützt, das cubitale Humerusende dagegen, und noch mehr das ulnare Gelenkende resp. das Olecranon häufigen traumatischen Einwirkungen (durch einen Stoss, Schlag oder beim Fallen) ausgesetzt.

Bei den im Olecranon sitzenden Entzündungsheerden findet man übrigens auch nicht selten die Bursa olecrani in entsprechender Weise erkrankt, was ebenfalls aus den nahen anatomischen Beziehungen derselben zum äusseren Rand der Epiphysenknorpelscheibe leicht erklärlich ist. Auch hier kann die Schleimbeutelerkrankung in der Regel als ein pathognomonisches Zeichen für die Erkrankung des unterliegenden Knochens angesehen werden. — Ausserdem erkranken in ähnlicher Weise zuweilen auch die ausnahmsweise auf den Epicondylen sitzenden Schleimbeutel neben entsprechenden Processen im Knochen.

Obwohl, wie oben (S. 194) angegeben worden ist, die Synovialis auch über den intraarticulären Knochenflächen bis an die Knorpelränder reicht, und sich an den meisten Stellen an den Fugenknorpeln ansetzt[1]), so bildet sie doch auch für die unterhalb derselben in dem Diaphysenende sitzenden Entzündungsheerde keine absolut sichere Barrière. Vielmehr dringt speciell die skrophulöse Entzündung sehr leicht durch Periost und Synovialis hindurch. — Dagegen kann allerdings bei acuter Osteomyelitis ausnahmsweise auch am unteren Humerusende, ähnlich wie es thatsächlich am oberen sehr häufig vorkommt, das Periost im Zusammenhange mit dem Epiphysenknorpel von der Diaphyse abgelöst werden und somit die Gelenkhöhle selber uneröffnet bleiben. Das Gleiche beobachtete ich zuweilen bei den auf einer Osteochondritis syphilitica beruhenden Epiphysenlösungen.

In den ersten Jahren nach der Geburt, wo die untere Humerusepiphyse im Wesentlichen noch knorplig ist, und gewissermaassen mit den Epicondylen eine dem Diaphysenstumpfe aufsitzende Kappe bildet, kann sie durch Traumen in toto von der Diaphyse abgelöst werden. Die Gelenkkapsel kann dabei unverletzt bleiben, indem sie ebenso wie das Periost im Zusammenhange mit der Epiphyse vom Diaphysenende abgehoben wird. Ebenso oft sah ich sie jedoch bei Leichenversuchen (siehe unten) eingerissen. Das Gleiche ist an der Radiusepiphyse und sogar auch an der Ulnarepiphyse möglich. So lange die obere Ulnarepiphyse knorplig ist, kann sie nach der Ablösung im Zusammenhange mit dem in dieser frühen Periode noch sehr dicken Gelenkknorpel bleiben. Die Epiphyse des Radiusköpfchen kann, so lange sie knorpelig ist, und bisweilen auch später noch, wenn schon ein Knochenkern in ihr entwickelt ist, wie eine Kappe im Zusammenhange mit Kapsel und Periost abgehoben werden. Doch kam es bei meinen Versuchen auch hier öfter zu kleinen Kapselrissen (s. u.). —

[1]) Siehe hierüber die schon mehrfach citirten Arbeiten von Uffelmann und Brunn.

Wenn die einzelnen Knochenkerne vollständig ausgebildet und dementsprechend durch Knorpelscheiben von einander getrennt sind, wird eine isolirte Lösung der beiden Epicondylen das Gelenk ganz unberührt lassen; dagegen muss bei einer isolirten Lösung der Trochleaepiphyse die Gelenkhöhle, ebenso wie bei einer solchen der Eminentia capitata das Gelenk selber verletzt werden. Ebenso erfolgt dann die traumatische Ablösung der Ulnaepiphyse regelmässig mit Verletzung des Gelenkes. Eine vollständige Ablösung der Trochlea im Zusammenhange mit der Eminentia capitata von der Humerusepiphyse ist auch dann noch möglich. Häufiger bricht wegen der geringen Dicke der Epiphysenknorpelscheibe an dem Zusammenstoss beider (Fig. 37 bei x) nur das die Eminentia capitata umfassende Epiphysenstück ein. Die Bruchlinie läuft dann einerseits über der Grube der Trochlearolle in das Gelenk, anderseits auf der Höhe des Epicondylus externus nach aussen, also hier ausserhalb des Gelenkes. Dieser Bruchverlauf ist nach meinen Versuchen, besonders bei gewissen Gewalteinwirkungen, ein ganz typischer bei jüngeren Individuen (s. u.). Ueber die verschiedenen Gewalteinwirkungen, welche die einzelnen Epiphysenfracturen zur Folge haben, und über die dabei vorkommenden chirurgisch wichtigen Erscheinungen wird unten im Capitel über die Fracturen der Gelenkenden berichtet werden.

Die das Ellenbogengelenk bewegenden Muskeln und ihre Nerven.

§ 137. Die Beugung des Ellenbogengelenkes wird hauptsächlich vom Biceps und Brachialis bewirkt, die Streckung vom Triceps. Neben diesen nehmen aber an der Beugung wie an der Streckung noch andere Muskeln Theil, deren wesentliche Aufgabe die Hervorbringung anderer Bewegungen ist. Sie treten besonders bei Kraftanstrengungen mit in Thätigkeit.

An der Streckung betheiligt sich in hervorragender Weise der Ancon. quartus. Er tritt regelmässig gegen das Ende der Streckbewegung in Action. Bei kraftvoller Streckung und ebenso am Schluss der Streckung gerathen ganz regelmässig auch die Strecker der Hand und der Finger sowie der Supinator longus mit in Contraction und tragen hierdurch wesentlich zur starren Feststellung des Ellenbogengelenkes bei. Dabei wird auch stets unwillkürlich die Hand fixirt. Eine Streckbewegung ist überhaupt um so kraftvoller, wenn gleichzeitig die Hand gestreckt wird. Zugleich müssen aber die Finger dabei in Beugestellung fest (zu einer Faust) eingeschlagen gehalten werden. Denn dann nur kann aus leicht verständlichen mechanischen Gründen die die Ellenbogenstrecker unterstützende Streckwirkung des Fingerstreckers wirksam zur Geltung kommen, während sie bei der Streckung der Finger so gut wie vollständig von dieser absorbirt wird. Indem die Finger in Beugestellung eingeschlagen werden, während die Hand selber dorsalwärts gestellt wird, wird gewissermaassen die Insertion der Fingerstrecker resp. der Angriffspunkt ihrer lebendigen Kraft auf die Hand und das Ende des Vorderarmes verlegt. Damit kann ein Theil ihrer bewegenden Wirkung zu Gunsten der Streckung des Ellenbogengelenkes verwerthet werden. Es ist nun leicht ersichtlich, dass sich bei der beschriebenen kraftvollen Streckung des Ellenbogengelenkes eben wegen der hierbei nothwendigen Beugestellung der Finger auch die Beugemuskeln activ betheiligen. Dementsprechend findet man bei jeder kräftigen Streckung des Ellenbogengelenkes regelmässig nicht bloss die vorher genannten Muskeln für die Streckbewegung des Ellenbogengelenkes, der Hand und der Finger, sondern auch die Fingerbeuger contrahirt, und auch die übrigen Muskeln des Vorderarmes straff gespannt.

An der Beugung betheiligen sich neben dem Biceps und Brachialis noch die vom Epicondylus internus entspringenden Muskeln und der Supinator longus. Besonders tritt regelmässig bei kraftvoller Beugung der Supinator longus in Thätigkeit, der Pronator teres besonders im Beginne der Beugung und bei Beugung des pronirten Armes, die Beuger der Hand und Finger wesentlich nur bei gleichzeitig dorsalwärts gestellter Hand im Beginne der Beugung. Doch ist der Antheil aller dieser Muskeln mit Ausnahme des Supinator an der Beugebewegung gering. Dieser Antheil wächst aber beträchtlich bei den kraftvollsten Beugungen im Ellenbogengelenke. Dabei werden die Finger gebeugt und mässig fest in die Hohlhand eingeschlagen, die Hand in der Mitte zwischen Dorsalflexion und Volarflexion festgestellt. Dementsprechend findet man hierbei nicht bloss die Muskeln der Beugeseite, sondern regelmässig auch die Handstrecker contrahirt und die übrigen Muskeln des Vorderarmes straff gespannt. Ganz besonders nothwendig und ersichtlich ist die mehr oder minder bedeutende Mitbetheiligung der Vorderarmmuskeln bei den kraftvollen Beugebewegungen des gewöhnlichen Lebens, beim Heben oder Tragen von Lasten u. s. f., wobei gleichzeitig Hand und Finger die Lasten zu tragen oder festzuhalten haben.

Je nach der Stellung der Hand, je nach der verschiedenen Inanspruchnahme der Beugebewegungen wie auch der Streckbewegungen zu den verschiedenen Arbeiten unserer Hände wechselt natürlich auch ebenso der Antheil der neben den hauptsächlichen Beugern und Streckern des Ellenbogengelenkes in Thätigkeit tretenden Muskeln.

Hieraus ergiebt sich auch, dass Verletzungen der Muskeln in Folge übermässiger Beuge- oder Streckbewegungen nicht immer bloss die genannten Hauptbeuger resp. Hauptstrecker betreffen, sondern gelegentlich auch diesen oder jenen der übrigen unter besonderen Verhältnissen zur Beugung oder Streckung des Ellenbogens verwertheten Muskeln betreffen können.

Die Pronation des Vorderarmes bewirkt der Pronator teres mit dem oberhalb des Handgelenkes zwischen beiden Vorderarmknochen angebrachten Pronator quadratus. Vermittelst seines vom Radius entspringenden Kopfes kann auch der Flexor digitorum sublimis bei isolirter Action zugleich mit der Beugung der Finger eine leichte Pronation des Radius hervorbringen.

Anscheinend fällt, je stärker der Radialkopf des Fingerbeugers ist, um so stärker auch die pronirende Wirkung aus. Dementsprechend ist sie rechts besser zu sehen wie links. In mässigem Grade vermag auch der Flexor manus radialis zu proniren. Er tritt besonders bei forcirter Pronation regelmässig mit den Pronatoren in Thätigkeit.

Die Supination wird hauptsächlich durch die Action des Supinator brevis und Biceps erzeugt. Da die Muskelmasse des Supinator brevis ebenso wie die Sehne des Biceps in der Pronation spiralig um den Radius aufgewickelt wird, so wird bei der Contraction dieser Muskeln der Radius demnach sehr kräftig in die Supinationsstellung gedreht. Der Supinator longus kann vermöge seiner dem Radius fast parallelen Verlaufsrichtung nur im Anfange der Supinationsbewegung supinirend wirken, wenn der Arm in voller Pronationsstellung steht, weil er dann durch die Einwärtsdrehung seiner Anheftungsstelle in einer langgezogenen Spirallinie um den Radius läuft. Die Supinationsmuskeln werden aber auch unterstützt durch die Extensores manus radiales und die Fingerstrecker. Diese Muskeln können aus einfachen mechanischen Gründen vermöge ihrer in der Pronationsstellung spiraligen Verlaufsrichtung den Arm aus der Pronationsstellung in die Supinationsstellung bringen. Sie gerathen aber auch regelmässig bei jeder heftigen Supinationsbewegung mit in Contraction.

Im Allgemeinen begünstigen die mechanischen und physiologischen Verhältnisse die Pronationsbewegung. Sie kann demnach mit viel grösserer Kraft und Ausdauer ausgeführt werden, wie die Supination. Entsprechend den verschiedenen Zwecken der Pronations- und Supinations-Bewegungen werden sie sowohl mit anderen Bewegungen des Ellenbogengelenkes, wie mit Bewegungen anderer Gelenke combinirt. So wird die Pronation oft mit Beugebewegungen des Ellenbogengelenkes, die Supination mit Streckbewegungen des Ellenbogengelenkes combinirt, und beide ausserdem mit den mannigfaltigsten Bewegungen der Hand und Finger, sowie auch des Schultergelenkes (s. u.).

Mit Ausnahme des Supinator brevis und des Pronator quadratus sind die sämmtlichen an den Bewegungen des Ellenbogengelenkes betheiligten Muskeln der directen Faradisirung zugänglich. Die Nerven, welche die vom Oberarme zum Vorderarme gehenden Muskeln innerviren, haben wir ebenso wie ihre Faradisirungsstellen schon erwähnt (siehe § 112). — Pronator teres, Flexor manus radialis, Palmaris longus, Flexor digitorum communis sublimis werden vom Medianus innervirt. Der Medianus selber ist sehr leicht an der schon oben (siehe S. 151) bezeichneten Stelle mit der Elektrode zu treffen. Die Aeste für die Muskeln giebt er noch vor seinem Durchtritt durch den Pronator ab. Von diesen können am sichersten die Aeste für den Pronator an dessen oberen Rande isolirt faradisirt werden. Der Flexor manus ulnaris wird vom N. ulnaris, der Flexor digitorum profundus theils vom Medianus, theils vom Ulnaris versorgt. Die für die Faradisirung des Ulnaris geeignetste Stelle ist die zwischen Olecranon und Epicondylus internus. Sein Ast für den Flexor ulnaris tritt Daumen breit bis zwei Finger breit unter dem Epicondylus internus in den Muskel, der für den Flexor profundus ein wenig tiefer. Supinator longus, die beiden Extensores m. radiales und der Ext. m. ulnaris, der Supinator brevis, Anconaeus quartus und die Fingerstrecker werden vom N. radialis innervirt. Der Pronator quadratus wird vom Medianus versorgt, erhält aber nach meinen Untersuchungen auch ein feines Zweigchen vom tiefen Aste des Radialis, welches von der Streckseite her die Membrana interossea durchbohrt. Der Stamm des Radialis ist leicht an den schon früher bezeichneten Stellen am Oberarme (S. 126) und in der vorderen Ellenbogengegend (S. 151) mit der Elektrode zu finden. Die Zweige für den Supinator longus und für die Extensores manus gehen einwärts vom Epicondylus internus theils oberhalb, theils unterhalb desselben von innen her in die Muskelbäuche. Diese bisweilen selbstständig aus dem Stamm des Radialis, gewöhnlich aber vom tiefen Aste desselben abtretenden Zweige sind schwer isolirt zu faradisiren; um so leichter dagegen die Muskeln selber. Nach seinem Austritte aus dem Supinator brevis ist der tiefe Ast des N. radialis viel leichter isolirt zu faradisiren. Man findet ihn mit der Elektrode reichlich vier Fingerbreit bis Handbreit unter dem Epicondylus externus und Daumenbreit bis zwei Fingerbreit nach aussen, von der fühlbaren Kante der Ulna. Dort zerfällt er unter dem Extensor communis „gänsefussartig" in seine Zweige für die genannten Muskeln. Bezüglich der Punkte für die locale Faradisirung der einzelnen motorischen Nervenzweige, deren specielle Angabe hier zu weit führen würde, kann vollständig auf die klare Darstellung in dem bekannten Buche von H. von Ziemssen[1]) verwiesen werden.

Lähmungen einzelner dieser Muskeln und Nerven haben entsprechende Störungen der Bewegungen zur Folge, welche sich wesentlich in einer Einschränkung der normalen Excursionsgränzen äussern. Die Bewegungsstörungen durch solche Lähmungen machen jedoch im Allgemeinen keine Aenderungen der Form der Gelenkgegend, wie es z. B. regelmässig der Fall ist bei Lähmungen der Muskeln des Schultergelenkes, weil eben am Ellenbogengelenke die Muskeln fast gar keinen Antheil an der gegenseitigen Befestigung der Gelenkenden haben. — Bewegungsstörungen durch Lähmungen der Nerven und Muskeln sind übrigens am Ellenbogengelenke weit seltener als solche durch Verletzungen und Erkrankungen des Gelenkes (siehe unten).

---

[1]) v. Ziemssen, die Electricität in der Medicin. Studien. IV. Aufl. Erste Hälfte (physicalisch-physiologischer Theil) 308 S. M. 53 Holzschnitten und 1 lithogr. Tafel. 1872. Berlin. A. Hirschwald.

Die Beuge- und Streckbewegungen des Ellenbogengelenkes. Forcirte Beugung und Streckung.

§ 138. Im Ellenbogengelenke sind zwei physiologisch verschiedene Gelenke zu einer anatomischen Einheit vereinigt, insofern nämlich neben der Bewegung der beiden Vorderarmknochen um das cubitale Gelenkende des Humerus, welche vermöge der Charniereinrichtung nur in der Beugung und Streckung des Ellenbogens resp. des Vorderarmes bestehen kann, noch Bewegungen des Radiusköpfchens in der Gelenkverbindung zwischen Sinus lunatus ulnae und der Eminentia capitata stattfinden, welche ausschliesslich der Pronation und Supination der Hand dienen und somit functionell zum unteren Radio-Ulnargelenke gehören.

Der Umfang der Beuge- und Streckbewegungen beträgt bei Erwachsenen ungefähr 150°. Die Hemmung für die Beugung wird grösstentheils durch das Eintreten des Processus coronoideus und des vorderen Randes des Capitulum radii in die beiden vorderen Gruben des Humerus, für die Streckung durch das Eintreten der Olecranonspitze in die hintere Supratrochleargrube bedingt; zum viel geringeren Theil durch die Spannung der Weichtheile, speciell der umgebenden Muskeln und durch die des Bandapparates der Kapsel. Der Einfluss der Muskeln auf die Beschränkung der Excursionsweite der Beugung und Streckung macht sich besonders bei Kindern geltend, tritt aber auch bei Erwachsenen von Seiten der sogen. biarthrodialen Muskeln, wie des Biceps und Triceps, bei gewissen Haltungen in die Erscheinung, bei welchen die Spannung des Antagonisten die volle Beugung resp. Streckung des Ellenbogengelenkes hindert [„relative Längeninsufficienz der bi- und polyarthrodialen Muskeln"] [1]). — Wird die Beugung oder Streckung, nachdem die normale Knochenhemmung eingetreten ist, weiter getrieben, so hebeln sich die der Hemmungsstelle gegenüberliegenden Gelenktheile von einander ab unter Zerreissung der Bänder und der Kapsel oder auch einzelner Muskeln, event. unter Abbrechen der Knochenvorsprünge. Man wird also in jedem Falle, in welchem eine solche über das normale Maass hinausgetriebene Beugung oder Streckung stattfand, derartige Verletzungen erwarten müssen (siehe unten die Luxationen und Fracturen des Gelenkes). — An Leichen Erwachsener und älterer Kinder lassen sich durch forcirte Extension resp. Hyperextension die entsprechenden Verletzungen leicht erzeugen. Bei kleinen Kindern mit noch knorpeliger Epiphyse entsteht nach Hyperextention dagegen regelmässig eine Epiphysenablösung oder eine Fractur der Diaphyse nahe über der Epiphyse.

Bei der Streckung bildet die Vorderarmaxe mit der Oberarmaxe einen nach aussen offenen Winkel, was in der schraubenartigen Anordordnung des Charniergelenkes seine Begründung findet (Langer, Henke). Die Gelenkverbindung zwischen Ulna und Trochlea stellt sich nämlich, wie man leicht sehen kann, thatsächlich wie die Verbindung einer Schrauben-

[1]) Siehe u. a. C. Hueter's Arbeit in Virch. Archiv. B. 46. S. 37.

mutter mit der Schraubenaxe dar, und zwar ist am rechten Humerus die Schraube rechts gewunden, am linken Humerus links. Dementsprechend erfolgt Beugung und Streckung des Ellenbogengelenkes stets in einer Schraubengangbewegung, und entsprechend der Windung des Schraubenganges stellt sich der Vorderarm bei der Streckung nach aussen in einem Winkel mit dem Oberarme. Dieser Winkel ist übrigens bei den einzelnen Individuen sehr verschieden gross; die seitliche Abweichung des Vorderarmes vom Oberarme mitunter bedeutend, bei anderen Individuen wieder auffällig geringfügig. Diese Verschiedenheit hängt, soweit ich das durch meine bisherigen Untersuchungen nachzuweisen vermochte, nicht von irgendwelchen durch Alter und Geschlecht bestimmten Entwicklungsverhältnissen ab, sondern scheint nur individuell begründet zu sein, und wird wesentlich bedingt durch die verschiedene Ausbildung der schraubenartigen Anordnung des Gelenkes zwischen Ulna und Trochlea, speciell, wie es scheint, durch das stärkere, steilere, oder geringere Ansteigen der inneren Hälfte der Trochlearolle. Je grösser die Höhendifferenz beider Trochleakanten ist, um so mehr weicht die Vorderarmaxe von der Richtung der Oberarmaxe nach aussen ab. — Eine Abweichung der Vorderarmaxe nach einwärts wird dagegen stets als pathologisch aufgefasst werden müssen und auf eine abnorme Entwicklung, oder Verletzung oder Erkrankung hinweisen.

Die verschieden starke Ausprägung der Gruben und Knochenvorsprünge der Gelenkenden muss nothwendigerweise ceteris paribus von Einfluss auf den Umfang der Beugung und Streckung des Gelenkes bei einzelnen Individuen sein. Einen ähnlichen Einfluss muss auch die verschiedene Längenentwicklung der das Gelenk umgebenden Muskeln und somit auch die Beschäftigung haben. Dementsprechend findet man bei Erwachsenen nicht nur nach den Geschlechtern, sondern auch nach der verschiedenen Entwicklung der Muskulatur thatsächlich unter ganz normalen Verhältnissen eine sehr verschiedene Excursionsfähigkeit in der Beugung wie in der Streckung. Ich finde sie im Allgemeinen relativ grösser beim weiblichen Geschlechte wie beim männlichen, relativ kleiner bei robusten Arbeitern, als bei denjenigen Gesellschaftsklassen, welche ihre Arme und Hände mehr zu feineren Arbeiten, zum Schreiben etc. benutzen.

C. Hueter hat plausibel gemacht, dass in Folge der während der Beugung und Streckung eintretenden Knochenhemmung der Knochen selber an den tiefsten Stellen der vorderen und hinteren Supratrochleargrube erst im Laufe der Entwicklung allmählich mehr und mehr vertieft wird. Während beim Erwachsenen der Knochen zwischen beiden Supratrochleargruben oft ausserordentlich verdünnt ist, ja zuweilen durchlöchert ist, sind bei Neugeborenen in der That die Gruben noch sehr flach. Es betrifft dies übrigens auch die kleine vorn über der Eminentia capitata gelegene Grube, welche meistens noch gar nicht vorhanden ist. Da aber auch die Gelenkenden der Vorderarmknochen (Capitulum radii und die Fortsätze der Ulna) gleichzeitig weit weniger ausgeprägt sind, wie beim Erwachsenen, so sind die Unterschiede in der Grösse der Bewegungsexcursionen doch nicht so bedeutend, als man sie erwarten könnte. Davon kann man sich bei der vergleichenden Untersuchung der Leichen von Kindern und Erwachsenen überzeugen. Die am Lebenden zwischen Kindern und Erwachsenen beobachteten Differenzen dürften vielleicht mehr auf die verschiedene Längenentwicklung und Kraft der Muskulatur, wie auf die genannten Formenunterschiede des Skelets zu beziehen sein. Bei Kindern sind die Muskeln relativ kürzer wie bei Erwachsenen.

Abnorme Seitenbewegungen im Ellenbogengelenke. Forcirte Adduction und Abduction und ihre Beziehungen zu den Verletzungen des Gelenkes.

§ 139. Adductions- und Abductionsbewegungen des Vorderarmes sind im normalen Ellenbogengelenke nicht möglich. Wo solche vorhanden sind, oder auch nur eine seitliche Verschieblichkeit der Vorderarmknochen im Ellenbogengelenke möglich ist, kann man also von vorneherein anomale resp. pathologische Verhältnisse vermuthen. Dieselben können gegeben sein durch unvollkommene Entwicklung der Gelenktheile, durch abnorme Schlaffheit der Bänder bei langdauerndem Hydrops articuli oder auch zuweilen bei Rachitis, durch Zerstörung der Bänder bei destruirenden Gelenkentzündungen und Gelenkeiterungen verschiedener Art, durch Verletzung der Bänder oder der Gelenkenden, wie z. B. bei Distorsionen, Luxationen, Fracturen, oder durch mangelhafte Verwachsung der Bänder nach vorausgegangener Zerreissung derselben, oder durch unvollkommene Neubildung der Bänder und des Gelenkes nach vorausgegangener Resection („Schlottergelenk").

Nicht wenige Verletzungen des Gelenkes und der knöchernen Gelenkenden gehen am Lebenden aus einer gewaltsamen Bewegung des Vorderarmes in der Adductions- oder Abductionsrichtung hervor. Vorzugsweise entstehen nach diesem Vorgange viele Verletzungen beim Fallen auf die Hand bei gestrecktem oder mässig gebeugtem Ellenbogengelenke, oder auch beim Fallen direct auf die Aussenfläche oder Innenfläche des gebeugten Vorderarmes. Der Vorderarm wird hierbei im Ellenbogengelenke gewaltsam in die Adductions- oder Abductionsrichtung gedrängt; oder besser das Ellenbogengelenk gewissermaassen zwischen dem Boden und dem fallenden Körper seitlich gewaltsam umgeknickt. Dies kann nach dem anatomischen Bau des Gelenkes nur unter Zerreissung des Bandapparates und der Kapsel sowie der anliegenden Muskeln oder unter Abreissung resp. Abknickung der knöchernen Gelenktheile geschehen. — Allerdings kann, was auch unter den entsprechenden Verhältnissen bei intendirter Adductions- oder Abductionsbewegung sehr gewöhnlich eintritt, ein plötzlicher Uebergang des Gelenkes in die Beugung dieses gegen die Verletzung schützen, oder doch die Verletzung abschwächen, indem die Gewalteinwirkung von den Seitentheilen des Gelenkes mehr auf den Vorderarm und auf den Ellenbogen übertragen wird. Dann kann eine Verletzung überhaupt ganz ausbleiben, was in der That sehr häufig der Fall ist. Es kann aber auch dann noch bei hinlänglicher Wucht des Falles der mehr oder weniger vollkommen gebeugte Arm im Ellenbogengelenke adducirt oder abducirt werden. — Forcirte Adduction oder Abduction kann auch durch Maschinengewalt erzeugt werden. Dies beobachtet man gar nicht selten bei Arbeitern, welche einer in Bewegung befindlichen Kurbel, dem sog. Abnehmer bei Drehbänken, einem Schwungrade, oder einem Treibriemen zu nahe gekommen waren. Die Abductions- oder Adductionsbewegung kann, wie z. B. bei der Einwirkung eines durch Dampfkraft bewegten Rades, eine ganz momentane sein; aber gleichwohl werden in Folge der ungemein bedeutenden Schwungkraft, welche von solchen Maschinen entwickelt wird, ganz beträchtliche Verletzungen erzeugt. Die plötzliche, momentane und concentrirte Einwirkung einer so bedeutenden Kraft kann die forcirte Adduction oder Abduction so schnell herbeiführen, ohne dass der Arm besonders festgestellt wurde, und ohne dass sonstige Verletzungen oder secundäre Bewegungen eintreten. Gerade derartige Maschinenverletzungen lassen in der That die Einwirkung forcirter Abduction und Adduction verhältnissmässig am reinsten erkennen. Die entsprechenden Verletzungen am Lebenden stimmen dabei, wie ich selber gesehen habe, zuweilen vollkommen überein mit den experimentellen Ergebnissen hierüber an der Leiche.

Solche Versuche über forcirte Adduction und Abduction an der Leiche zu machen, schien mir wegen des thatsächlich sehr grossen Antheiles dieser abnormen Bewegungen an vielen Verletzungen des Ellenbogengelenkes von Wichtigkeit. Bislang hat man die Beziehungen der forcirten Adduction und Abduction zu den Verletzungen des Ellenbogengelenkes nicht in einer ihrer Bedeutung entsprechenden Weise gewürdigt. Man hat vorzugsweise nur die forcirte Streckung resp. Ueberstreckung und Beugung auf ihren Zusammenhang mit Verletzungen studirt. Meines Erachtens sind aber die forcirten Seitenbewegungen des Vorderarmes von einer unvergleichlich höheren Bedeutung für die Verletzungen des Ellenbogengelenkes. Dies lehrt beispielsweise schon die einfache Ueberlegung des Mechanismus des Fallens. Hierbei sind die Verhältnisse gewiss weit seltener für Hyperextension oder forcirte Beugung, als eben gerade für forcirte Adduction oder Abduction gegeben. Das Nämliche haben wir schon für die Maschinenverletzungen hervorgehoben. Das lehren aber ebenso schlagend, wie nach den bisherigen Ansichten überraschend die Experimente an der Leiche, welche ich im Folgenden anführe. Die forcirte Adduction und Abduction wurde dabei stets nur durch Händekraft bewirkt, meist indem bei fixirtem Oberarme der Vorderarm in die beabsichtigte Seitenrichtung geführt wurde. Hierdurch lässt sich sehr gut eine reine Adductions- und Abductionsbewegung erzielen. Nach solchen Versuchen lässt sich am besten beurtheilen, dass der forcirten Adduction und Abduction weitaus der grösste Antheil an den entsprechenden Verletzungen des täglichen Lebens zukommt. Da die Ergebnisse meiner Leichenversuche bei den einzelnen Luxationen und Fracturen, für welche sie von besonderer Bedeutung sind, ausführlicher besprochen werden müssen, so gebe ich sie hier nur in kurzer übersichtlicher Zusammenstellung[1]).

Bei Erwachsenen bewirkt forcirte Adduction des gestreckten Vorderarmes stets zunächst eine Zerreissung der hinteren Partie des inneren Seitenbandes; dann zerreisst dieses selber vollständig und die Kapsel vorn und hinten in grosser Ausdehnung. Das äussere Seitenband reisst in der grössten Mehrzahl der Fälle nicht ein. Weiterhin können aus der genannten forcirten Bewegung entstehen: Luxation der Ulna selten, Luxation beider Vorderarmknochen nach einwärts, selten nach aussen; weit häufiger aber Luxation der beiden Vorderarmknochen nach hinten, sehr selten eine Luxation des Radius. Dieselbe tritt relativ leichter bei Adduction des gestreckten und zugleich stark pronirten Armes, aber wesentlich nur bei jüngeren Individuen ein. Dabei pflegt das Ringband meist unverletzt zu sein, aber es findet sich ein Stück vom Processus coronoideus abgebrochen (s. u.). Verhältnissmässig häufig ist nach Adduction des einfach gestreckten Armes dagegen ein Bruch schräg durch den Epicondylus externus oberhalb der Eminentia hinweg bis über die Trochlea hinein. Diesen Bruch, welcher in seiner Verlaufsrichtung ungefähr der äusseren Epiphysenknorpelscheibe über der Eminentia entspricht, aber, wie schon angeführt, auch bei Erwachsenen nach längst vollzogener knöcherner Verschmelzung der Epiphysen vorkommt, meine ich, wenn ich im Folgenden der Kürze wegen von dem Bruche über der Eminentia rede. Mit demselben ist zuweilen gleichzeitig eine Luxation beider Vorderarmknochen nach hinten oder auch, wie häufiger bei Kindern (s. u.), eine Subluxation des Radius verbunden. Bei kleinen zwei- bis fünfmonatlichen Kindern, bei welchen die Epiphyse noch knorpelig ist, fand ich gewöhnlich keine reine Epiphysenablösung, wie erwartet werden konnte, sondern die Epiphyse war nur in ihrer äusseren Hälfte schräg durch den Epicondylus externus abgelöst; nach einwärts setzte sich dagegen ziemlich regelmässig die Ablösung fort in eine schräg oberhalb der Trochlea und des Epicondylus internus verlaufende Bruchlinie des unteren Diaphysenendes. — Bei kleinen Kindern erfolgte nach forcirter Adduction [unter gleichzeitiger Wahrnehmung besonderer Bedingungen (s. u.)] zuweilen eine Radiusluxation; ebenso auch bei älteren Kindern. In anderen Fällen fand sich bei älteren Kindern

---

[1]) Wenn diese Versuche in vielen Punkten von den Ergebnissen ähnlicher abweichen, welche von anderen Untersuchern gemacht wurden, von welchen mir jedoch nur sehr wenige überhaupt und zum Theil erst nach Vollendung meiner Untersuchungen bekannt wurden, so darf ich hier hervorheben, dass meine Ergebnisse sich auf Hunderte von Einzelversuchen stützen, welche in verschiedenen Zeiträumen an Leichen von den nach Alter, Geschlecht, Körperentwicklung, Beschäftigung verschiedenartigsten dividuen ausgeführt wurden. Die Ausdehnung solcher Versuche über möglichst verschiedene Individuen ist bei keinem Gelenke so nothwendig, wie beim Ellenbogengelenke, was auch schon a priori aus seinem anatomischen Bau leicht begreiflich ist.

Luxation beider Vorderarmknochen nach aussen, nach hinten, Luxation der Ulna, sowie relativ oft der Bruch in der Epiphysenlinie oberhalb der Eminentia capitata.

Forcirte Abduction des gestreckten Armes bewirkt bei Erwachsenen auch zunächst wesentlich Zerreissung des inneren Seitenbandes und der benachbarten Kapselpartien. Dann kann eine Luxation der Ulna oder eine solche beider Vorderarmknochen nach einwärts entstehen. Aber auch eine solche nach auswärts sah ich unter gewissen Bedingungen öfter erfolgen. Das äussere Seitenband wurde dann bis an seine oberste Insertionsstelle abgelöst. Im Allgemeinen pflegt es auch bei diesen Versuchen Widerstand zu leisten. Häufiger entsteht auch hierbei eine Luxation beider Vorderarmknochen nach hinten; oder es wird die Eminentia capitata in einer der oben beschriebenen ähnlich verlaufenden Linie abgequetscht. Letzterer Bruch ist bei älteren Kindern die gewöhnliche Folge forcirter Abduction des gestreckten Armes. Bei jüngeren Kindern, bei welchen noch die ganze untere Humerusepiphyse knorpelig ist, kommt es dagegen gewöhnlich zu einer queren Infraction der Diaphyse ein wenig oberhalb des Epiphysenendes.

Forcirte Adduction des gebeugten Vorderarmes (Führung nach dem Körper hin) macht bei Erwachsenen eine viel ausgiebigere Zerreissung der Kapsel auf der Vorder- und Hinterfläche des Gelenkes. Das innere Seitenband ist regelmässig ganz, das äussere meist auch mehr oder weniger eingerissen. Hierbei kann eine Luxation beider Vorderarmknochen nach aussen erfolgen; häufiger erfolgt auch hier eine solche nach hinten. Bei kleinen Kindern wird regelmässig die ganze noch knorpelige Epiphyse des Humerus abgelöst. Ein solcher Epiphysenbruch kann zuweilen auch noch später erfolgen, wenn schon die Knochenkerne in der Epiphyse mehr weniger entwickelt sind. Gewöhnlich sind bei älteren Kindern die Verletzungen ähnliche oder die gleichen wie bei Erwachsenen. Nur können die Luxationen auch mit Abreissungen der Epicondylen verbunden sein. Seltener findet sich zugleich eine Abreissung der oberen Radiusepiphyse.

Forcirte Abduction des gebeugten Vorderarmes (Führung vom Körper weg nach aussen) macht bei Erwachsenen analoge Kapsel- und Bänder-Zerreissungen wie die vorige. Es kann danach Luxation beider Vorderarmknochen nach einwärts, oder auch eine (incomplete) Luxation der Ulna allein erfolgen. Häufiger entsteht auch hier Luxation beider Vorderarmknochen nach hinten. Bei kleinen Kindern bricht gewöhnlich ebenso wie bei der entsprechenden Adductionsbewegung die gesammte knorpelige untere. Humerusepiphyse ab. Es kann aber auch wesentlich die obere Radiusepiphyse von der Diaphyse abgelöst werden. Bei älteren Kindern können theils Epiphysenbrüche, theils Luxationen ähnlich wie bei Erwachsenen entstehen.

Die Muskeln über den seitlichen und mittleren Theilen des Gelenkes, besonders diejenigen, welche mit der Kapsel oder mit den Seitenbändern in directer anatomischer Verbindung stehen, sind meist ebenfalls mehr weniger eingerissen und zuweilen zwischen den Gelenktheilen eingeklemmt. Bei den aus den forcirten Seitenbewegungen entstandenen hinteren Luxationen beider Vorderarmknochen ist die Weichtheilzerreissung im Allgemeinen beträchtlicher als bei den durch Hyperextension entstandenen.

Noch soll hier hervorgehoben werden, dass nach forcirten Seitenbewegungen bei Erwachsenen ungemein häufig Absprengungen des Processus coronoideus gefunden werden, deren Form und Bedeutung für die Begünstigung gewisser Luxationen unten noch besprochen werden wird. Ferner findet man nicht selten kleine Knorpelabsprengungen von den inneren Rändern der Trochlea oder der Fossa sigmoidea, von der Olecranonspitze (relativ oft bei forcirter Abduction), seltener von dem Rande des Radiusköpfchen; dagegen häufig wieder Eindrücke, resp. Infractionen der Knorpelflächen und des darunter liegenden Knochens besonders an der Trochlearolle, bedingt augenscheinlich durch den Druck des Proc. coronoideus resp. der Olecranonspitze, u. s. f. Bei kleinen Kindern finden sich neben den angegebenen Verletzungen Lockerungen dieser oder jener Epiphysenknorpel, so besonders an der Olecranonspitze, u. s. w.

Für die Praxis ergiebt sich aus diesen Versuchen, wie wir hier im Allgemeinen aussprechen wollen, die Nothwendigkeit, bei allen Verletzungen durch einen Fall, durch Maschinengewalt, durch irgend welche andere Gewalteinwirkungen, bei welchen man, wenn auch nur eine momentane forcirte Seitenbewegung in der Adductions- oder Abductionsrichtung vermuthen kann, das Gelenk auf das Sorgfältigste zu untersuchen und zu behandeln. Dies lehrt sich in den Fällen von selber, in welchen Luxationen oder Fracturen leicht nachweisbar sind. Aber man darf mit ziemlich absoluter Sicherheit annehmen, dass nach einer derartigen forcirten Seitenbewegung, auch wenn keine der oben genannten gröberen, schon durch die Formveränderung kenntlichen Verletzungen des Gelenkes vorhanden ist, regelmässig das Gelenk resp. die unmittelbare Umgebung des Gelenkes gleichwohl verletzt ist, und wird dann besonders genau betasten und die Bewegungen prüfen, um, sei es durch einen streng localisirten Druckschmerz (an der Rissstelle der Kapsel, der Bänder, der umgebenden Muskeln, an der Bruchstelle eines Knochens), sei es durch eine tastbare Veränderung (Bluterguss, Bruchspalte, bewegliches Bruchstück, Krepitation etc.), sei es durch die Art der Bewegungsstörung, sei es vor allem durch die abnorme seitliche Beweglichkeit die Art der Verletzung festzustellen. Bei solchen gewissermaassen zu den Distorsionen gehörenden Verletzungen des Gelenkes wird man, beiläufig bemerkt, nach meinen Versuchen bei Erwachsenen weitaus am meisten auf der inneren Seite des Gelenkes den Bänderriss zu suchen haben. — Es ist klar, dass, wenn man eine solche Verletzung richtig erkennt, man ihr nothwendigerweise auch bei der Behandlung nicht die Bedeutung versagen wird, welche ihr wie jeder Verletzung des Gelenkes und speciell der Kapsel zukommt. Meiner Ueberzeugung nach verdienen gerade die äusserlich einfacheren Fälle von Verletzung durch forcirte Seitenbewegung des Vorderarmes eine recht sorgfältige Beachtung, weil am Ellenbogengelenke derartige Verletzungen sehr leicht zu Bewegungsstörungen führen. Event. zunächst Reposition, für die erste Zeit (2 bis 3 Wochen) ein fester Verband, dann Massage und vorsichtig geleitete Bewegungen, je nach Bedürfniss unter gleichzeitiger Anwendung einer mit einem Gelenke versehenen Winkelschiene, scheinen mir das Richtigste zu sein.

Die Pronations- und Supinations-Bewegungen.

§ 140. Bei der Pronation und Supination dreht sich nur der Radius um die Ulna, genauer um eine von der Mitte des Capitulum radii schräg durch das Capitulum ulnae dicht neben dem Proc. styloideus ulnae durchgehende Axe. Der Umfang dieser Bewegungen, die Excursionsgrösse des Radius beträgt (nach den Untersuchungen von W. Braune und Flügel) bei Erwachsenen unter normalen Verhältnissen 150—160°. Wenngleich es den Eindruck macht, als bewege sich dabei ihrerseits auch die Ulna (mit ihrem unteren Ende) in einer der Radiusbewegung entgegengesetzten Richtung, so lehren doch genaue Beobachtungen am Lebenden und Untersuchungen an der Leiche sehr leicht, dass diese Bewegung der Ulna nur eine scheinbare ist. Es verschiebt sich nur die Haut über ihr. Die Ulna selber dreht sich jedenfalls nicht, kann ja schon wegen der Schrauben-Charniergelenkverbindung mit dem Humerus keine Drehbewegungen ausführen, bleibt überhaupt so gut wie unbetheiligt bei der Pronation und Supination. Nur an den Excursionsgränzen der Pronation und Supination sieht man bei Leichenversuchen minimale schraubenartige Bewegungen der Ulna, welche sich ihrem Character nach auf die dem Gelenke zwischen Ulna und Trochlea eigenthümlichen schraubengangartigen Flexions- und Extensionsbewegungen zurückführen lassen. Sie sind nur als secundäre Bewegungen aufzufassen und sind meines Erachtens ebenso wie die höchst geringfügigen Distanzveränderungen zwischen den inneren Rändern der Trochlea und Fossa sigmoidea, welche ich zuweilen im Beginne forcirter Pronations- und Supinationsbewegung an der Leiche constatiren kann (s. u. das Nähere), durch die hebelnde Einwirkung bedingt, welche der Radius an seinen Excursionsgränzen wesentlich in Folge der Spannung des Hemmungsapparates auf die Ulna ausüben muss, haben aber auf den Umfang der normalen Pronations- und Supinationsbewegungen keinen Einfluss und gehören thatsächlich nicht nothwendig zu denselben.

Die Frage bezüglich der Antheilnahme der Ulna an den Pronations- und Supinationsbewegungen ist seit langen Jahren bis auf unsere Tage Gegenstand der Controverse gewesen. Ich erinnere hier nur an die Ausführungen von G. B. Duchenne (in seiner Physiologie des Mouvements. Paris. 1867. S. 130 et sequ.), an die Arbeiten von Lecomte (Archives génér. de med. Août. 1874), von Einthoven (Arch. Nèderlandaises. XVII. 1882), von W. Braune und Flügel („Ueber Pronation und Supination des menschlichen Vorderarmes und der Hand". Arch. f. Anatomie und Entwicklungsgeschichte. 1882. S. 169—196), von J. Heiberg („Zur Geschichte der Lehre von der Drehung der Hand“; und „Ueber die Drehung des Vorderarmes“. Christiana. 1883), von H. v. Meyer u. A.

Ich selber habe die obigen und andere hierher gehörige Versuche in ähnlicher Weise (mit eingetriebenen langen Nadeln) gemacht wie W. Braune, noch bevor ich dessen Arbeit kannte. Um so erfreulicher ist es mir, hervorheben zu können, dass ich zu im Wesentlichen durchaus gleichen Ergebnissen gelangte, und darf ich daher bezüglich der genaueren Kenntnissnahme dieser Verhältnisse durchaus auf die mehrfach genannte Arbeit von W. Braune und Flügel verweisen.

Für die Hemmung der normalen Pronations- und Supinationsbewegungen ist wesentlich maassgebend die Spannung des Bandapparates zwischen den oberen und unteren Gelenkenden der beiden Vorderarmknochen, die Spannung der Gelenkkapsel, besonders der vorderen Wand der Ellenbogengelenkkapsel, die Spannung des Lig. cubito-radiale, zum Theil auch des Lig. interosseum, in zweiter Linie wirkt die Spannung bestimmter Muskeln (speciell der Antagonisten) auf die Pronations- und Supinationsbewegungen hemmend ein. An der Leiche wird der Umfang der normalen Rotationsbewegungen des Radius erheblich vermehrt, wenn einzelne der bei den Bewegungen sich spannenden Muskeln durchschnitten, oder wenn die Muskeln entfernt werden, noch mehr, wenn auch einzelne der genannten Bänder, die Gelenkkapsel oder die Membrana interossea durchschnitten werden.

Bei der Pronation dreht sich die untere Radiusepiphyse über die volare Hälfte des Capitulum ulnae hinweg nach einwärts, so dass nun der übrige Theil des Capitulum ulnae stärker auf der Rückenfläche der Handgelenksgegend hervortritt. Zugleich legt sich der Radius mit dem grössten Abschnitte seines Schaftes über den Ulnaschaft nach einwärts, kreuzt sich mit der Ulna. Am Schlusse der Pronation stehen sich die beiden Vorderarmknochen in der Höhe der Tuberositas radii ausserordentlich nahe, berühren sich aber unter normalen Verhältnissen gleichwohl weder hier, noch an den übrigen Kreuzungsstellen. Unterhalb der Tuberositas radii liegen beide Knochenschafte im Gegentheil immer noch hinlänglich weit auseinander, so dass man zwischen beiden ganz bequem mit einem Messer durschschneiden kann, ohne einen von beiden zu berühren. Eine Knochenhemmung, wie sie noch vielfach in der Kreuzung der beiden Vorderarmknochen am Schlusse der Pronation angenommen wird, findet thatsächlich unter normalen Verhältnissen nicht statt. Es besteht abgesehen von der Muskelhemmung wesentlich nur eine federnde Bandhemmung. — Das Capitulum radii dreht sich auf der Eminentia capitata und zwar je nach der mehr gestreckten oder mehr gebeugten Haltung des Ellenbogengelenkes auf einem unteren oder auf einem vorderen Segmente derselben. In der gebeugten Haltung rückt es zugleich zuweilen etwas nach einwärts. Besonders straff gespannt erscheint das Lig. annulare und das Lig. laterale externum, sowie besonders auch die vordere Wand der Kapsel des Ellenbogengelenkes, ausserdem der Kapsel- und Bandapparat des unteren Radio-

Ulnargelenkes. Dagegen liegt die Membrana interossea grösstentheils eingefaltet zwischen den Knochen. Von den Muskeln gehören besonders der Biceps und der Supinator brevis, in geringerem Maasse und nur bei gestreckter Haltung auch die Extensores manus und Supinator longus zum Hemmungsapparat der Pronation. Die Bicepssehne, wie der Supinator brevis werden dabei um den rotirenden Radius gewickelt und somit in Spannung versetzt.

Bei der Supination bewegt sich der Radius unter entsprechender Rotation seines Capitulum wieder auswärts. Sein unteres Gelenkende dreht sich von der volaren Hälfte des Capitulum ulnae auf die dorsale herum, so dass nun die Vorwölbung des Ulnaköpfchens auf der Rückenfläche der Handgelenksgegend verschwindet, dagegen an der entsprechenden Stelle auf der Beugefläche eine Vorwölbung über dem nunmehr vom Radius freigegebenen Abschnitte des Ulnaköpfchens bemerkbar wird. Zugleich hebt sich der Schaft des Radius von der volaren Fläche der Ulna ab und dreht sich so nach aussen um, dass am Schlusse der Supination die scharfen inneren Kanten beider Knochen volarwärts gegeneinander gerichtet sind. Die Hauptaxen beider Knochen stehen übrigens dann nicht genau parallel. Sehr gewöhnlich kommt es vielmehr auch hierbei zu einer leichten Kreuzung etwas oberhalb der Mitte. Ebendaselbst treten sich beide Knochen mit ihren scharfen Kanten zuweilen sehr nahe, ohne sich jedoch unter normalen Verhältnissen zu berühren. Die Tuberositas radii wird nach aussen vorn gewendet. Es ist auch hier der vorhergenannte Kapsel- und Bandapparat der radialen Hälfte des Ellenbogengelenkes vorzugsweise gespannt, ebenso wie der Kapsel- und Bandapparat des unteren Radio-Ulnargelenkes; ausserdem sind aber auch noch das Lig. cubito-radiale und einzelne Partien der Membrana interossea in Spannung versetzt. Alle zusammen wirken als Hemmungsapparat der Supination. An dieser hemmenden Wirkung betheiligen sich aber nicht unwesentlich noch besonders der Pronator teres und quadratus und der radiale Beuger der Hand, indem diese gegen das Ende der Supination über die Gränze ihrer Längenausdehnung gedehnt werden, und durch ihre Spannung sich einer weiteren Supination widersetzen.

Die Muskelhemmung der Pronations- und Supinationsbewegung macht sich sehr vielfach schon unter normalen Verhältnissen geltend. Sie ist bei den einzelnen Individuen sehr verschieden, je nach der verschiedenen Dehnbarkeit und Länge der genannten, wesentlich gespannten Muskeln und dementsprechend auch die Excursionsgrösse der Radiusbewegungen sehr verschieden. Dieselbe kann allerdings wegen dieser Beziehungen durch Uebung erheblich vergrössert werden und wird ganz gewöhnlich im Laufe der Entwicklung grösser. Aber auch abgesehen hiervon ist bei demselben Individuum je nach der Stellung des Vorderarmes und der Hand die Excursionsgrösse des Radius verschieden, weil sich dabei der hemmende Einfluss der Muskeln in sehr verschiedener Weise geltend macht. Besonders haben dann auch auf die Pronations- und Supinationsbewegungen die

Fingerbeuger und Fingerstrecker einen ähnlichen einschränkenden Einfluss wie die biarthrodialen Muskeln auf die Streck- und Beugebewegungen des Ellenbogengelenkes.

Ausserdem vermag auch die grössere oder geringere Spannung der Fascie wie der Haut einigen Einfluss auf die Pronations- und Supinationsbewegungen auszuüben. Derselbe ist normal sehr gering. Der Hautcylinder verschiebt sich mit dem Radius und der Hand um die Ulna, gleitet über die Ulna hinweg. Die über der Ulna gelegene Partie macht bei der Pronation dorsalwärts, bei der Supination volarwärts eine entsprechende Bewegung nach dem Radius zu, während sich die Haut über dem Radius selber nur wenig bewegt. Wird die Haut auf der Ulna festgenagelt, so vermindert sich die Excursionsgrösse des Radius (Braune und Flügel). Man kann auch bei ähnlich wirkenden, die Haut am Knochen der Ulna festheftenden Processen recht schön die Spannung und spiralige Verschiebung des Hautcylinders an entsprechenden Faltenbildungen in der Umgebung der Fixationsstelle bemerken. Gleichwohl hat eine solche Fixation der Haut auf die Dauer nicht dieselbe Bewegungsbeschränkung wie sie im Experiment hervortritt, weil sich die Haut sehr leicht dehnen und den veränderten Verhältnissen anpassen kann.

Anderseits gewinnt aber die Pronation und Supination eine wesentliche Erweiterung ihrer Wirkung durch Mitbewegungen im Schultergelenke, durch Beuge- und Streckbewegungen des Ellenbogengelenkes, sowie durch entsprechende Stellungen der Hand im Handgelenke resp. auch der Finger. Am Lebenden erfolgt die Pronation und Supination selten ganz rein, ausschliesslich als Rotationsbewegung des Radius, sondern ganz gewöhnlich verbunden mit gleichzeitigen leichten Beuge- und Streckbewegungen im Ellenbogengelenke, und noch öfter mit Bewegungen im Schultergelenke. Der Arm wird im Schultergelenke bald unwillkürlich, bald absichtlich adducirt oder abducirt, einwärts oder auswärts rotirt, und so scheinbar die Supinations- wie die Pronationsbewegung vergrössert, thatsächlich aber damit die Wirkung resp. der Wirkungskreis dieser Bewegungen vergrössert, besonders wenn sich, wie es ja der naturgemässen Aufgabe der Pronation und Supination entspricht, damit zweckmässige Stellungen der Hand und Finger verbinden. Vermöge dieser höchst mannigfaltigen Combinationen, welche im Einzelnen darzustellen zu weit führen würde, ergänzt die Rotation des Radius die Bewegungen des Handgelenkes und erweitert in hervorragender Weise die Gebrauchsfähigkeit der Hand und Finger. Diese Verhältnisse beleuchten übrigens auch die engen functionellen Beziehungen der einzelnen Gelenke der oberen Extremität zu einander und die Abhängigkeit speciell der peripher gelegenen Gelenke in ihrem Wirkungsumfange von der Integrität der central gelegenen. Bewegungsstörungen im Bereiche des Schultergelenkes vermindern dementsprechend nicht nur die Kraft und Wirkung der Pronations- und Supinationsbewegungen, sondern auch der Handbewegung, Störungen der Pronation und Supination selber setzen noch mehr die Freiheit der Bewegungen der Hand und ihre Gebrauchsfähigkeit herab.

Forcirte Pronation und Supination und ihre Beziehung zu den Verletzungen der Gelenke und der Vorderarmknochen.

§ 141. Wenn die Pronation oder Supination bis zur Gränze der Hemmung geführt ist, tritt bei fortdauernder Einwirkung der bewegenden Kraft regelmässig zunächst eine entsprechende Bewegung im Schultergelenke, oft auch im Ellenbogengelenke ein, welche die Pronation resp. Supination gewissermaassen weiter fortsetzt. Durch diese Mitbewegungen kann aber der Arm eine Stellung erhalten, in welcher sich nothwendigerweise die gewaltsam pronirende oder supinirende Kraft erschöpft, unwirksam wird. Das geschieht thatsächlich ausserordentlich häufig. Die Mitbewegung resp. die Fortsetzung der Bewegungen im Ellenbogen- und Schultergelenke erweitert somit nicht bloss die Pronations- und Supinationsbewegungen, sondern schützt bis zu einem gewissen Grade gegen die Verletzungen, welche ohne diese Einrichtung bei forcirten Pronations- und Supinationsbewegungen gewiss sehr viel häufiger eintreten würden. Anderseits ist es aber ebenso verständlich, dass unter ungünstigeren Verhältnissen eine fortgesetzt pronirend oder supinirend einwirkende Gewalt auch schliesslich zu einer Verletzung im Schultergelenke z. B. zu einer Luxation führen kann, wenn die Hemmungsvorrichtungen für die Pronation und Supination hinlänglichen Widerstand leisten.

Werden dagegen bei feststehendem Ellenbogen- und Schultergelenke die Pronations- und Supinationsbewegungen gewaltsam über die normale Excursionsgränze hinaus fortgesetzt, so können bald Hemmungsmuskeln, bald Gelenkbänder und -Kapseln einreissen, Verrenkungen der zu den Vorderarmknochen gehörigen Gelenke erfolgen, oder Brüche der Vorderarmknochen entweder an den Gelenkenden oder innerhalb der Schaftstücke. — Welche Theile des ligamentösen Hemmungsapparates und des Skelets betroffen werden, bestimmt sich nach der Festigkeit, nach der Spannung und Elasticität der Hemmungsbänder und Hemmungsmuskeln, sowie nach der Festigkeit der Knochen, zum Theil gewiss aber auch nach der Art der einwirkenden Gewalt. Es kann nicht nur der freie Arm activ oder passiv in forcirter Weise pronirt und supinirt werden, sondern auch beim Fall auf die Hand durch die Wucht des fallenden Körpers eine forcirte Pronation oder Supination theils durch Drehung des Radius, theils aber auch durch Drehung des im Schultergelenke unbeweglich festgehaltenen Humerus zugleich mit der Ulna um den durch die aufgestemmte Hand momentan festgehaltenen Radius erzeugt werden. Hierzu kommen übrigens ganz gewöhnlich leichte oder starke Ab- und Adductionsbewegungen im Ellenbogengelenke, so dass die Verletzungen bei dieser Art forcirter Pronation selten genau so ausfallen, wie bei forcirter Pronation resp. Supination am freigehaltenen Arm. Gerade dieser Vorgang der gewaltsamen Pronation verbunden mit forcirter Abknickung des Armes in Adductions- oder Abductionsrichtung beim Fall auf die ausgestreckte oder leicht gebeugte Hand giebt häufig Veranlassung zu den für das Ellenbogengelenk typischen Verletzung (siehe unten Luxationen und Fracturen).

Noch am ehesten in Folge ausschliesslicher forcirter Pronations- und Supinationsbewegungen kommen Verletzungen, Zerrungen oder Risse an den hier betheiligten Muskeln vor. Da die Pronatoren zugleich Hemmungsmuskeln der Supination sind, umgekehrt die Supinatoren zum Hemmungsapparate der Pronation gehören, so pflegt in solchen Fällen von Muskelverletzung die Pronation ebenso wie die Supination schmerzhaft und nicht selten auch mehr weniger behindert zu sein. Nach dem Sitze des Schmerzes bei der Bewegung sowie bei Druck lässt sich die Diagnose meist leicht feststellen.

Ueber die Verletzungen des ligamentösen Hemmungsapparates und der Skelettheile durch forcirte Pronation und Supination geben am besten Leichenversuche Aufschluss. Ihre Mittheilung scheint mir um so mehr am Platze, weil die Vorstellungen, welche man im Allgemeinen über die Einwirkungen forcirter Pronation und Supination hat, vielfach noch von der falschen Voraussetzung einer Knochenhemmung ausgehen.

Macht man am Erwachsenen bei feststehendem Humerus eine forcirte Pronation, so kann das vorzugsweise gespannte Ringband und die vordere Kapselwand des Ellenbogengelenkes zerreissen[1]). Aber es ist dies selbst bei grosser Kraft wegen der ausserordentlichen Festigkeit des Bandes höchst selten, und kommt am ehesten noch bei jüngeren Individuen vor. Ist das Ringband zerrissen, dann können sich auch bei fortgesetzter Pronation die beiden Vorderarmknochen selber berühren, was unter normalen Verhältnissen nicht stattfindet. Dann erst kann sich der Radius auf der Ulna aufstemmen und so sein Köpfchen noch vollkommener aus dem Gelenke herausgehebelt werden. — Viel häufiger bleibt aber das Ringband ganz, zerreisst dagegen das Lig. laterale internum. Schon im Beginne forcirter Pronation kann man regelmässig eine stärkere Spannung des inneren Seitenbandes und ein minimales Auseinanderweichen der inneren Ränder der Trochlea und der Fossa sigmoidea bemerken[2]). Bei fortgesetzter Pronation reisst das Seitenband und die Kapsel in seiner Nachbarschaft. Dann verschiebt sich gewöhnlich die Ulna ein wenig nach einwärts, während das Radiusköpfchen etwas nach vorn und einwärts rückt. Diese Zerreissung des inneren Seitenbandes kann als ganz regelmässige Folge forcirter Pronation angesehen werden. Das Lig. annulare pflegt in der überwiegenden Mehrzahl der Fälle ganz unverletzt zu bleiben oder reisst

---

[1]) Dass auch dann noch keineswegs nothwendigerweise eine Luxation des Radius folgen muss, wird später dargethan werden.

[2]) Durch eingeschlagene Metallstifte leicht zu markiren und zu messen.

doch nur sehr wenig ein, oder es lockert sich das äussere Seitenband ein wenig, ohne aber abzureissen. Weiter können sich aber hieran Luxationen der Ulna oder der beiden Vorderarmknochen anschliessen (siehe unten). Es überträgt sich hier augenscheinlich die gewaltsame pronirende Bewegung durch Vermittlung des oberen und unteren ligamentösen Hemmungsapparates auf die Ulna. Die Ulna wird in diesen Fällen gewissermaassen mitgedreht, zugleich aber durch den federnden Seitendruck des Radius auf ihr unteres Ende bei forcirter Pronation an ihrem oberen Ende von der Trochlea abgehebelt[1]). — Am unteren Hemmungsapparate finden sich meist nur kleine Einrisse, eine Faltung der Intercartilago triangularis. Ausnahmsweise kann sich die pronirende Gewalt auch einmal vorzugsweise auf die untere Radio-Ulnarverbindung concentriren, so dass eine Subluxation des Capitulum ulnae erfolgt. Häufiger scheinen jedoch ausgedehnte Verletzungen an dieser Stelle bei forcirter Supination zu sein (siehe unten). Wird die Pronation am gebeugten Arme auf das Aeusserste fortgesetzt, so kann unter vollständiger Rotation des Vorderarmes eine vollständige seitliche Luxation beider Vorderarmknochen nach innen und hinten entstehen. Einige Male beobachtete ich auch eine Spreizluxation derart, dass der Radius nach vorn einwärts, die Ulna nach hinten und auswärts luxirt war. — Ausserdem kann aber auch bei Erwachsenen bei forcirter Pronation der Radius brechen, wenn die oberen und unteren Band- und Kapselverbindungen hinlängliche Widerstandsfähigkeit besitzen. Die gewaltsame pronirende Bewegung dreht den an seinen beiden Gelenkenden fixirten Radius gewissermaassen auseinander. In Folge dessen gehören diese Brüche zu den Spiralbrüchen[2]). — Ob auch die Ulna bei forcirter Pronation brechen kann, habe ich durch Versuche nicht festzustellen vermocht. Die Wahrscheinlichkeit für die Entstehung eines Bruches der Ulna kann ich nach meinen Versuchen jedenfalls nicht für gross halten.

Bei kleinen Kindern löst sich in Folge forcirter Pronation gewöhnlich die obere Radiusepiphyse ab, oder es bricht das Radiusköpfchen ab, oder der Radius in seiner Diaphyse. Es kann aber auch zu einer Ablösung der unteren Humerusepiphyse resp. zu einer Fractur des unteren Humerusendes, ferner zur Zerreissung des Ringbandes oder des inneren Seitenbandes (event. mit Luxation des Radius) kommen. Das Ringband zerreisst bei Kindern relativ leichter wie bei Erwachsenen. Aber es muss auch noch betont werden, dass nicht selten bei Kindern die Vorderarmknochen so biegsam sind, dass sie sich bei forcirter Pronation spiralig um einander drehen lassen, ohne zu brechen und ohne zu einer Verletzung des Gelenkes zu führen.

---

[1]) Dabei kann auch die Spitze des Proc. coronoideus abgedrückt werden.

[2]) Sie sind aber, wie ich noch betonen will, keineswegs eine so häufige und regelmässige Folge forcirter Pronation, wie es früher u. A. Bonnet (Traité des maladies des articulations. II. S. 600) angenommen hat. Uebrigens basirt seine dort gegebene Erklärung der Erscheinungen auf der irrthümlichen Annahme einer Knochenhemmung.

Forcirte Supination bewirkt bei Erwachsenen im Beginne eine starke Spannung des Ringbandes und der umgebenden Kapsel. Das Radiusköpfchen weicht besonders bei gleichzeitiger Streckung stark nach hinten über die Eminentia hinaus. Nach einwärts drängt sich dagegen der innere Rand der Fossa sigmoidea stark gegen den entsprechenden Rand der Trochlea. Unten spannt sich die Kapsel über dem Capitulum ulnae. Wird die Supination weitergetrieben, so zerreisst gewöhnlich zunächst die Kapsel des unteren Radio-Ulnargelenkes. Die Cartilago triangularis kann mehr weniger vollständig abgelöst sein. Ausserdem bricht nicht selten der Radius im unteren Drittel. Wesentlich auf die eben genannten vom Ellenbogengelenke weit abliegenden Verletzungen kann sich die forcirte Supination beschränken. In anderen Fällen finden sich jedoch Verletzungen neben denjenigen des unteren Radio-Ulnargelenkes vorzüglich im Ellenbogengelenke, welche übrigens theilweise fast stets vorhanden sind. Im Ellenbogengelenke schiebt sich nämlich, indem die supinirende Bewegung auf die Ulna übertragen wird, die Ulna mit dem inneren Rande der Fossa sigmoidea immer mehr nach einwärts vorn, und wird dadurch schliesslich das Lig. laterale internum auch hier zerrissen, und zugleich gewöhnlich auch der Processus coronoideus abgebrochen. Letzterer wird entweder an der Trochlea abgequetscht, oder durch den lateralen Bandapparat resp. das Ringband abgerissen. Die weitere Folge kann eine Luxation der Ulna, eine Luxation beider Vorderarmknochen nach hinten, seltener nach einwärts oder nach auswärts sein. Das äussere Seitenband ist dann ebenfalls mehr weniger eingerissen. Anderseits kann aber auch zuweilen, jedoch weit seltener, wesentlich die hinter der Eminentia gelegene Kapsel oder das Ligamentum annulare gesprengt werden und das Radiusköpfchen nach hinten luxirt werden. Hierfür kann unter Umständen auch der Bruch des Processus coronoideus begünstigend einwirken. — In einigen Fällen, in welchen neben dem inneren auch das äussere Seitenband zerrissen war, während das Ringband ganz geblieben war, gelang es nach der forcirten Supination durch einen Zug am Vorderarm sehr leicht eine Luxation beider Vorderarmknochen nach vorn zu erzeugen. — Ausserdem kann sich aber die supinirende Gewalt auch derart entweder auf die Ulna oder auf das untere Humerusende übertragen, dass entweder die Ulna in der Mitte, oder der Humerus über den Condylen bricht, Vorkommnisse, welche besonders Bonnet bei seinen Versuchen forcirter Supination constatirte. Bei Kindern erfolgen nach forcirter Supination bald die gleichen Brüche, bald ein Bruch der beiden Vorderarmknochen in der Mitte, oder Ablösung der unteren Humerusepiphyse. Uebrigens kann bei denselben auch die forcirte Supination ohne wesentliche Verletzungen bleiben, wenn die Knochen sehr biegsam sind.

Die grosse Mannigfaltigkeit der Einwirkungen forcirter Pronation und Supination, welche sich aus diesen Versuchen ergiebt, erklärt sich theils aus der Vielfältigkeit und aus der örtlichen Ausdehnung der ligamentösen

Hemmungsvorrichtungen, theils aus dem verschiedenen Grade der Festigkeit derselben und der Vorderarmknochen. Es lässt sich hiernach begreifen, dass am Lebenden, bei welchem eine für die oben genannten Verletzungen ausreichende forcirte Pronation oder Supination selten rein, sondern meist gemischt mit anderen forcirten Bewegungen oder mit Stosswirkungen zur Geltung kommt, die Erscheinungen noch mannigfaltiger ausfallen. Im Allgemeinen wird man aber nicht fehlgehen, wenn man den Antheil der forcirten Pronation und Supination speciell an den Verletzungen des Ellenbogengelenkes für kleiner annimmt, als denjenigen der vorher besprochenen forcirten Bewegungen.

Die obigen Leichenversuche weichen zwar in mehrfacher Beziehung von den bisherigen Auffassungen ab, geben aber meines Erachtens bessere Anhaltspunkte für die richtige Erkennung und Beurtheilung des Antheiles, welchen forcirte Pronation und Supination in ihrer Combination mit anderen forcirten Bewegungen an den Verletzungen haben, und geben ebenso genauere Fingerzeige für die Diagnose derjenigen Verletzungen, welche bei den reinen forcirten Pronations- oder Supinationsbewegungen am Lebenden zu erwarten sind. — Man wird in solchen Fällen besonders bei fehlenden Formveränderungen nicht versäumen dürfen, die entsprechenden Stellen am Ellenbogen- und Handgelenke einer sorgfältigen Untersuchung zu unterziehen und die characteristischen Muskelläsionen zu beachten (s. S. 226).

Luxationen und Fracturen des Ellenbogengelenkes. Allgemeines.

§ 142. Sehr mannigfaltig und zugleich practisch von sehr grossem Interesse sind die Veränderungen in der Form, in den Bewegungen und in dem anatomischen Bau des Ellenbogengelenkes, welche durch Luxationen und Fracturen im Bereiche desselben bedingt werden. Von diesen Verletzungen können am Ellenbogengelenke sehr zahlreiche Formen unterschieden werden. — Zunächst können die beiden Vorderarmknochen nach hinten, nach vorn, nach aussen, nach innen, dann divergirend, nämlich die Ulna nach innen oder hinten und der Radius nach aussen oder vorn verrenkt sein; endlich können sie beide verrenkt und zugleich vollkommen umgedreht sein. Weiter kann die Ulna allein nach innen, nach hinten, dann der Radius allein nach vorn, aussen, hinten verrenkt sein. Bei manchen dieser Luxationen sind noch die unvollständigen Formen besonders zu berücksichtigen, nicht bloss weil sie wie z. B. bei den seitlichen Vorderarmluxationen häufiger als die vollständigen sind, sondern auch weil sie schwieriger zu erkennen sind. Von Fracturen sind am Humerus zu nennen: diejenigen der Epicondylen, die oberhalb der Trochlea und Eminentia capitata verlaufenden Querbrüche, der schräg aufwärts durch die Trochlea oder durch die Eminentia capitata und den entsprechenden Epicondylus verlaufende Bruch, die T-fracturen, der Bruch in der Epiphysenlinie; am Radius die totale oder partielle Absprengung der Köpfchen und der Epiphysenbruch; an der Ulna der Bruch des Proc. coronoideus, das Olecranon etc.

Der anatomische Bau des Gelenkes lässt es erklärlich erscheinen, dass derselbe Mechanismus der Gewalteinwirkung — Fall, Stoss, Schlag etc. — sowohl bald eine Luxation, bald eine Fractur, wie auch bald diese, bald jene Fractur erzeugen kann. Es ergiebt sich dies auch schon aus den oben (§§ 138, 139, 141) angeführten Versuchen über forcirte Bewegungen des Ellenbogengelenkes. Thatsächlich wirken übrigens die Gewalten, welche am Lebenden Luxationen oder Fracturen erzeugen, weitaus in den meisten Fällen entweder im Sinne einer forcirten Bewegung nach einer bestimmten Richtung, oder im Sinne mehrerer combinirter forcirter Bewegungen. Zu diesen kommen abgesehen von besonderen Verhältnissen die Wucht der Körpermasse, der Widerstand und Gegenstoss des Bodens, die Kraft und Geschwindigkeit der einwirkenden Gewalt u. s. f., endlich die verschiedene Festigkeit der Skelettheile und des Bandapparates sowohl bei Individuen derselben Kategorien, wie noch mehr bei solchen verschiedener Beschäftigung, verschiedenen Geschlechtes, verschiedenen Alters. Das Zusammenwirken mehrerer, bald dieser, bald jener, oder sämmtlicher angeführten Momente bedingt somit eine grosse Verschiedenheit in dem Erfolge an sich anscheinend gleicher Gewalteinwirkungen. So kann z. B. ein Fall auf die Hand bei gestrecktem Ellenbogengelenke bald eine Luxation beider Vorderarmknochen nach vorn, bald eine Fractur des Proc. coronoideus, oder auch eine Absprengung der Trochlea, oder eine seitliche Luxation der Vorderarmknochen, oder eine Absprengung der Eminentia cap. mit dem entsprechenden Epicondylenabschnitte, oder einen Bruch des Radiusköpfchen u. s. f. hervorrufen. Ein Fall auf das gebeugte Gelenk kann eine Fractur des Olecranon, oder eine T-fractur des Proc. cubitalis humeri, event. auch eine Luxation der Vorderarmknochen nach vorn erzeugen. Ein Fall auf die Innenseite des Ellenbogengelenkes bald einen Epicondylenbruch, bald eine Luxation nach aussen u. s. f. Ein Schlag gegen die Dorsalfläche des cubitalen Humerusendes kann in einem Falle einen Bruch desselben, im andern eine Luxation beider Vorderarmknochen nach hinten, oder eine Fractur des Processus coronoideus bewirken u. s. f. Aus dem anatomischen Bau des Gelenkes ist es ferner begreiflich, dass bei den verschiedenen Verletzungen, besonders aber bei den Luxationen leicht intraarticulare Knochenvorsprünge oder Theile von den überknorpelten Gelenkflächen abgesprengt werden können, welche zwar gewiss häufig resorbirt werden, ebenso aber auch unter Umständen in die Gelenkhöhle fallen und freie Gelenkkörper bilden können, aber auch, wenn sie noch an Kapselfetzen hängen bleiben, zu Störungen führen können. Ich habe bei den Hunderten von Versuchen, welche ich speciell über die Verletzungen des Ellenbogengelenkes im Laufe der letzten Jahre angestellt habe, abgesehen von den schon angegebenen typischen Fracturen, ausserordentlich häufig solche Absprengungen von kleinen Knorpelstückchen gesehen, übrigens auch am Lebenden derartige Beobachtungen mehrfach gemacht.

Dass Fracturen wie Luxationen des Ellenbogengelenkes ganz vorzugsweise bei Kindern und jüngeren Individuen auf der Gränze zwischen der kindlichen und der erwachsenen Altersperiode vorkommen, wurde schon oben bei der anatomischen Schilderung der Gelenkenden (§ 130) hervorgehoben. Es muss hier noch betont werden, dass im Gegensatz zu allen anderen Gelenken speciell die Luxationen des Ellenbogengelenkes sowohl relativ wie absolut häufiger bei Kindern und jüngeren Individuen vorkommen, dass besonders gewisse Luxationen rein nur bei Kindern und jüngeren Individuen, dagegen so gut wie niemals bei älteren Erwachsenen beobachtet werden, Verhältnisse, welche in einfachen anatomischen Gründen ihre ausreichende Erklärung finden (s. u.).

Für die Diagnose ist nach den oben angedeuteten Verhältnissen die Art der Entstehung der Verletzung nur bedingungsweise zu verwerthen. Wichtiger sind die Formveränderungen und Bewegungsstörungen. Viele dieser Verletzungen wie speciell manche frische Luxationen sind auf den ersten Blick an der characteristischen Formveränderung zu erkennen. In allen Fällen ist aber die Stellung der Extremität, das Verhalten der sichtbaren Knochenprominenzen, die Bewegungsstörung zu beachten. Das Wesentlichste bleibt endlich immer wieder eine genaue locale Digital-Untersuchung des Gelenkes (vergl. die Angaben in den §§ 117, 118, 119). Combinirt man das Bild von der veränderten Form und Stellung, von den Bewegungsstörungen mit dem Ergebniss der Betastung, zu welchem bei Fracturen noch der Nachweis der Crepitation oder eines localisirten Druckschmerzes an der Bruchstelle kommt (welcher übrigens zuweilen auch bei Luxationen resp. Distorsionen an der Stelle der Kapselverletzung nachzuweisen ist), so wird es selbst einem weniger erfahrenen Arzte in den meisten schwierigen Fällen gelingen, eine genaue Diagnose zu stellen und die erforderliche Behandlung eintreten zu lassen. Beides ist hier von ganz besonderer Wichtigkeit, weil kaum an einem anderen Gelenke übersehene und entweder unzweckmässig oder gar nicht behandelte Verletzungen so leicht zu dauernden erheblichen Bewegungs- und Gebrauchs-Störungen führen können, wie am Ellenbogengelenke.

Die einzelnen sehr zahlreichen Fracturen und Luxationen des Ellenbogengelenkes vorzuführen, würde den Rahmen dieser Arbeit weit überschreiten. Wir werden nur die wichtigsten und häufigsten Formen und zwar wesentlich unter besonderer Berücksichtigung der chirurgisch-anatomischen Gesichtspunkte darstellen und müssen uns begnügen, bezüglich des Genaueren auf die Lehrbücher zu verweisen.

Die Mehrzahl dieser Verletzungen des Ellenbogengelenkes ist an der Leiche in einer mit den Veränderungen am Lebenden mehr weniger übereinstimmenden Weise zu reproduciren. Solche Leichenversuche sind besonders zahlreich zum Studium des Mechanismus der verschiedenen Luxationen und mehr noch zur Auffindung eines zweckmässigen Repositionsverfahrens bis auf unsere Tage von vielen Chirurgen vorgenommen worden. Es sei u. A. hier nur an die Arbeiten von Colson, Malgaigne, Sédillot, Roser, Streubel, Denucé erinnert. In Streubel's Arbeit („über sämmtliche im Ellenbogengelenke vorkommenden Luxationen“ in der Prager Vierteljahrsschrift f. d.

pract. Heilkunde 1850. Bd. I S. 1—73 und Bd. II S. 54—92) findet man überdies eine eingehende Berücksichtigung früherer Arbeiten. Mehrfach sind Versuche auch noch in jüngster Zeit einzelnen Luxationen gewidmet. Die experimentellen Untersuchungenf über die Fracturen im Bereiche des Ellenbogengelenkes beschränken sich meist au einzelne specielle Formen. Hier sind u. A. zu nennen die Arbeiten von Lotzbeck, Urlichs, P. Bruns, Lesser, Madelung, Pinner. Auf eine specielle Wiedergabe oder auf eine Kritik dieser Versuche habe ich mich nicht eingelassen, da dies zu weit ab von meiner Aufgabe geführt haben würde. Doch sind die Ergebnisse dieser und anderer hierher gehöriger Arbeiten von mir bei der folgenden Bearbeitung mit berücksichtigt worden. Wesentlich aber stützt sich der experimentelle Theil der folgenden Darstellung auf meine eigenen zahlreichen Leichenversuche. Solche Leichenversuche vorzunehmen war schon deshalb geboten, weil manche der älteren auf falschen Voraussetzungen über die Bewegungen und speciell über die Bewegungshemmung basirten, weil sie aus einem relativ kleinem geringeren Materiale gewonnen wurden, weil manche auch nicht ganz zweckmässig angestellt wurden, aber auch weil durch dieselben viele Verhältnisse bei diesen Verletzungen am Lebenden gewiss noch keineswegs vollkommen aufgeklärt sind. — Meine Versuche weichen in ihren Resultaten an vielen Stellen mehr weniger beträchtlich von den bisherigen Ueberlieferungen und Anschauungen ab, kommen aber, wie mir scheint, schon deshalb den Verhältnissen am Lebenden etwas näher, weil sie, abgesehen davon, dass sie von der systematischen Prüfung der forcirten Bewegungen (s. o.) ausgegangen sind und überall an die natürlichen Verhältnisse beim Lebenden anknüpfen, besonders sich auf ein grosses, ausserordentlich mannigfaltiges Material stützen, welches alle Altersklassen und innerhalb der einzelnen Altersklassen zahlreiche Individuen der verschiedensten Entwicklung umfasst. Wie ich hier besonders betonen will und wie es aus dem Folgenden hervorgehen wird, ist es vielleicht an keinem anderen Gelenke des menschlichen Körpers so absolut nothwendig, für solche Versuche vor allen Dingen nicht nur ein grosses, sondern auch ein möglichst mannigfaltiges Material zur Verfügung zu haben, wie gerade beim Ellenbogengelenke, weil auf dieselben Gewalteinwirkungen je nach der Festigkeit der einzelnen Bestandtheile des Gelenkes, je nach dem Alter, dem Geschlecht, der Körperentwicklung etc. die Ergebnisse mehr weniger verschieden ausfallen.

Die Luxation beider Vorderarmknochen nach hinten.

§ 143. Die Luxation beider Vorderarmknochen nach hinten, bei welcher der cubitale Gelenktheil des Humerus vor dem Processus coronoideus und auf dem Radiushalse ruht, kann entstehen durch einen Fall auf die Hand entweder bei vollkommen gestrecktem oder auch bei leicht gebeugtem Ellenbogengelenke. Während bei einem Falle der Vorderarm durch die auf dem Boden aufgestemmte Hand fixirt wird, treibt die Wucht des fallenden Körpers das cubitale Gelenkende des Humerus mit einer Hebelbewegung aus dem Gelenke. Das Hypomochlion für diese Hebelbewegung des Humerus bildet die Spitze des Olecranon. Während sich diese fest in der hinteren Supratrochleargrube einstemmt, wird vorn das Gelenkende des Humerus von den Gelenkflächen der Vorderarmknochen abgehebelt und dabei immer mehr gegen die vordere Kapselwand gedrängt. Diese wird schliesslich durchbrochen und das Gelenkende des Humerus tritt durch den Kapselriss vor den Proc. coronoideus. Nunmehr stellt sich wesentlich in Folge des elastischen Zuges der vorher übermässig gespannten Muskeln der Beugeseite, zum Theil auch in Folge einfacher Knickung durch das Gewicht des fallenden Körpers der Vorderarm in Beugung zum Oberarm.

An der Leiche ist die Luxation sehr leicht durch forcirte Ueberstreckung und nachfolgende Beugung des Vorderarmes bei fixirtem Oberarme herzustellen. Aber ich konnte sie zuweilen auch durch von der Dorsalfläche her direct gegen den Oberarm geführte kräftige Schläge, schwerer und unvollkommener durch solche gegen den Vorderarm erzeugen. So ist sie gewiss auch am Lebenden einigemale entstanden. Ausserordentlich leicht, gewiss ebenso leicht wie durch Hyperabduction mit folgender Beugung, gelingt es aber nach meinen zahlreichen Versuchen, die Luxation beider Vorderarmknochen nach hinten an der Leiche zu erzeugen: sowohl durch forcirte Adduction, wie durch forcirte Abduction des gestreckten und ebenso des gebeugten Ellenbogens, endlich zuweilen auch durch forcirte Rotationsbewegungen des gebeugten Vorderarmes sowohl in übermässiger Pronationsrichtung wie in übermässiger Supinationsrichtung (siehe §§ 139, 141 und unten § 146).

Für die Entstehung der Luxation beider Vorderarmknochen nach hinten am Lebenden hat man bis auf den heutigen Tag mit geringen Modificationen ziemlich allgemein nur den Hyperextensionsmechanismus als maassgebend anerkannt, oder wie es einige ausdrücken, die „Dorsalflexion". Für wenige Fälle wurde dann noch ein directer Stoss oder Schlag gegen den Humerus von hinten her als seltenere Ursache zugegeben. Vergegenwärtige ich mir aber die verhältnissmässig grosse Leichtigkeit, mit welcher sich besonders durch forcirte Seitenbewegungen (siehe oben § 139) die Luxation erzeugen lässt, und ebenso die gewöhnliche Entstehungsweise beim Lebenden, so erscheint es mir ganz zweifellos, dass auch am Lebenden manche Ellenbogenluxation beider Vorderarmknochen nach hinten auf eine der von mir genannten forcirten Bewegungen zurückzuführen ist. Ja ich bin geneigt anzunehmen, dass sie besonders aus forcirten Seitenbewegungen viel häufiger hervorgehen, als aus der Hyperextension. Thatsächlich findet man besonders oft die Angabe, dass die Luxation nach einem Fall auf den gebeugten oder mässig gestreckten Arm entstand. Hierbei kann sehr wohl die Wucht des fallenden Körpers den Ellenbogen beim Aufstemmen der Hand oder des Vorderarmes nach der einen oder anderen Richtung abgeknickt haben, wodurch nun die Luxation erfolgte. Die gleichen luxirenden Bewegungen können z. B. auch beim Ringen einwirken. Es wird dies viel leichter eintreten, als die Hyperextension, wie leicht begreiflich ist.

Bei den betreffenden Versuchen konnte ich mich übrigens auch von dem thatsächlichen Vorkommen unvollkommener Luxationen nach hinten überzeugen. Dabei bleibt der Proc. coronoideus gegen die untere Trochleafläche angestemmt. Das Radiusköpfchen steht mit seinem Rande unter der Eminentia capitata. Das Lig. laterale externum ist meist noch erhalten. — Wegen der unvollkommenen Verschiebung der Knochen sind diese Luxationen, welche übrigens relativ häufiger bei Kindern vorkommen dürften, schwerer zu erkennen, als die vollständigen und bedürfen einer besonders genauen Localuntersuchung.

Bei den gewöhnlichen vollkommenen Luxationen nach hinten ist die ganze Extremität in Folge der Verschiebung der Vorderarmknochen nach hinten (bis vor den Proc. coronoideus) verkürzt. Noch auffälliger ist die Formveränderung der Ellenbogengegend. Die Tricepssehne springt firstartig hervor, zu ihren beiden Seiten ist die Haut grubig eingesunken. Das Olecranon mit der Fossa sigmoidea der Ulna und das Radiusköpfchen treten nach hinten frei heraus, so dass bei nicht zu grosser Schwellung auch meist die tellerförmige Gelenkgrube des Radiusköpfchens sehr deutlich zu sehen ist. Jedenfalls sind die Gelenkenden beider Vorderarmknochen hinten in grösster Ausdehnung durch die Haut zu betasten. Vorn ist die Grube der Ellenbeuge durch die quere walzenförmige Erhebung verwischt, welche das cubitale Gelenkende des Humerus macht. Dasselbe wird besonders deutlich bei der Streckung. Eminentia capitata und Trochlea sind mehr weniger genau zu fühlen. Bei der Streckung steht der Olecranonhöcker oberhalb, bei der Beugung gerade nach hinten von beiden Epicondylen, also wesentlich abweichend vom normalen Verhältniss (s. S. 154 § 117), ausserdem aber auch stets in erheblich grösserer Entfernung von den Condylen als normal.

Die active Beugung ist in frischen Fällen meist vollständig aufgehoben. Passiv ist die Streckung leicht auszuführen. Die Beugung dagegen ist wesentlich wegen der starken Spannung des Triceps nicht über einen rechten Winkel hinaus möglich, die Pronation und Supination beschränkt.

Der Kapselriss ist bei der Hyperextensionsform vorn, und verläuft meist quer. Regelmässig ist der Brachialis mehr weniger zerrissen und zum Theil durch diesen Muskel das cubitale Gelenkende des Humerus durchgetreten. Dasselbe wird durch den unzerrissenen Theil der Kapsel und des Brachialis, sowie durch die an und über den Epicondylen entspringenden Muskeln fest gegen die Vorderarmknochen gezogen. Es stemmt sich vorn gegen die fast stets erhaltene Bicepssehne an, hinten gegen den Processus coronoideus, welcher in der hinteren Supratrochleargrube steht. Zuweilen sind beide Seitenbänder mehr weniger weit eingerissen oder ganz durchgerissen, meist wesentlich nur das innere, ausnahmsweise auch das Lig. annulare. Auch wenn das innere Seitenband vollständig zerrissen ist, ist in der Regel das äussere erhalten, nur wenig vom Epicondylus abgelöst. Es muss übrigens hervorgehoben werden, dass die Vorderarmluxation nach hinten möglich ist, ohne dass die beiden Seitenbänder vollständig durchgerissen sind. Ich konnte dies gar nicht selten bei den Leichenversuchen durch Ueberstreckung constatiren. Dadurch werden die Gelenkenden in der luxirten Position besonders festgehalten. — Bei den durch forcirte Adduction, Abduction und Torsion entstandenen Luxationen ist dagegen wahrscheinlich auch am Lebenden die Kapsel in grosser Ausdehnung vorn und hinten, event. auch an den Seitentheilen, regelmässig besonders innen eingerissen; ebenso ist bei denselben stets das innere Seitenband vollständig zerrissen, das äussere mehr weniger weit eingerissen. Das äussere Seitenband pflegt auch hier (an den Leichen Erwachsener; anders bei Kindern!) sehr selten ganz zu zerreissen; weit eher reisst dabei der Epicondylus ab, oder bricht die Eminentia (siehe unten).

Die Gefässe der Ellenbeuge und ebenso der Medianus und Radialis können bei der Luxation sehr wohl gedehnt und auch gequetscht werden, werden aber doch nur ausnahmsweise (bei complicirten Luxationen) zerrissen. Geringere Lähmungen im Bereiche dieser Nerven dürften wohl öfter nachweisbar sein. Besonders würden sie am Medianus und an dem tiefen Radialisaste zu erwarten sein, da bei der Entstehung der Luxation jener wie dieser, besonders aber letzterer in der Regel eine Zerrung erfährt, und auch der Supinator brevis bisweilen (z. B. bei den Adductionsluxationen) zerrissen ist. Der Ulnaris wird dagegen bei der Hyperextensionsluxation aus der Rinne des inneren Epicondylus gelöst und mit der Ulna nach hinten verschoben. Bei den Hyperextensionsluxationen und bei denen durch directen Stoss wird er anscheinend ohne besondere Läsion verlagert. Anders dagegen bei den Abductions- und Torsionsluxationen. Hier erfährt er vor der Verschiebung bei der Entstehung der Luxation gewöhnlich eine mehr weniger starke Zerrung, welche am Lebenden unter Umständen eine wenn auch vorübergehende Parese der vom Ulnaris versorgten Muskeln zur Folge haben dürfte.

Bei den Distorsionen des Ellenbogengelenkes, Verletzungen, welche auf eine forcirte Bewegung resp. auf eine intendirte, aber nicht erfolgende Luxation zurückgeführt werden können (welche an diesem Gelenke relativ häufiger nach forcirter Adduction und Abduction, als nach Hyperextension vorkommen dürften), können zuweilen dieselben Nervenläsionen vorkommen. Ausserdem ist hierbei entsprechend der Kapselzerreissung Druckschmerz zu constatiren. Diese Symptome und die Bewegungsstörungen können im Zusammenhalt mit der Entstehungsweise der Verletzung zur richtigen Diagnose führen. Das von mir Angegebene möchte im Interesse der richtigen Behandlung solcher Verletzungen zu beachten sein (vergl. auch § 139).

Die Reposition hat bei dieser Luxation in erster Linie die Einhakung des Proc. coronoideus in der hinteren Supratrochleargrube zu lüften. Dies kann entweder dadurch geschehen, dass der Vorderarm etwas über den Moment hinaus hyperextendirt wird, in welchem die Olecranonspitze sich gegen die hintere Humerusfläche stemmt; dann bedarf es während der nachfolgenden Beugung nur eines mässigen Zuges am Vorderarme, um Capitulum radii und Fossa sigmoidea (resp. Proc. coronoideus) an ihren normalen Platz zu bringen. Die Hyperextension kann über dem Knie oder auch aus freier Hand gemacht werden. Ich habe so die Reposition wiederholt allein ohne Narkose momentan vollführen können. — Oder man lässt am rechtwinklig gebeugten Vorderarme dicht vor dem Gelenke einen stetigen Zug nach abwärts einwirken, während er über dem Handgelenke fixirt wird. Tritt der Proc. coronoideus aus der hinteren Grube heraus, so zieht man den Vorderarm zugleich ein wenig nach vorwärts, streckt ihn bis die Reposition eintritt.

Die zuweilen und dann gewöhnlich auf der Vorderseite vorhandene Zwischenlagerung von Kapsel- oder Muskelfetzen setzt der Reposition in der Regel keine Schwierigkeiten entgegen.

Ist das innere Seitenband wie regelmässig bei den Adductions- und Abductionsluxationen in grösster Ausdehnung zerrissen, so wird auch am Lebenden zuweilen ein einfacher Zug am Vorderarm — event. unter gleichzeitiger Abduction — und nachfolgende Beugung zur Reposition genügen.

Dass diese Luxation verhältnissmässig häufig bei Kindern (bis zum 8. Jahre herab) beobachtet wird, dürfte wohl einmal auf die geringe Höhenentwicklung des Processus coronoideus und der Olecranonspitze, sowie auf die relativ geringere Vertiefung der Supratrochleargruben zu beziehen sein. Ausserdem erklärt es aber auch die versteckte und geschützte Lage der Epiphysenknorpelscheibe am Humerus, dass nicht statt der Luxation regelmässig Epiphysenfracturen eintreten, welche übrigens vielleicht auch öfter vorkommen dürften, als sie am Lebenden bislang beobachtet worden sind (siehe unten). Dass bei der Luxation die Epicondylen mit den Seitenbändern abreissen, Schrägbrüche durch das cubitale Humerusende erfolgen, die Spitze des Kronenfortsatzes, Stücke vom Capitulum radii abbrechen können, dürfte aus dem Mechanismus der Verletzung leicht begreiflich sein (s. auch o.).

Die Vorderarmluxation nach vorn.

§ 144. Bei der Luxation beider Vorderarmknochen nach vorn ist entweder der Olecranonhöcker gegen die Trochlea angestemmt; dann ist der Arm verlängert, mässig gebeugt oder fast gestreckt. Oder der Olecranonhöcker steht vollkommen vor der Trochlea. Dann steht der Arm entweder in spitzwinkliger Beugung, oder ist, wenn er in die vordere Grube hinaufrückt, gestreckt, aber verkürzt. In allen Fällen ist das cubitale Gelenkende des Humerus frei, das Olecranon mit Ausnahme der Fälle von Luxation nach vorn mit Bruch des Olecranon, wobei das Bruchstück hinten bleibt, vor demselben zu fühlen, ebenso der Proc. coronoideus und das Radiusköpfchen. Regelmässig ist die Kapsel vorn und auch hinten zerrissen, ebenso sind die Seitenbänder mehr weniger eingerissen, und findet man die vom inneren Epicondylus entspringenden Muskeln sowie den Ulnaris stark gezerrt. — Die Reposition wird in Folge der ausgedehnten Zerreissungen keine Schwierigkeiten machen.

Die Luxation entsteht meist durch Fall auf dem spitzwinklig gebeugten Ellenbogen. Eine Nachahmung dieses Mechanismus an der Leiche bewirkt jedoch keine Luxation, sondern Fractur des Olecranon oder des unteren Humerusendes. Dagegen konnte Streubel diese Luxation durch „Abdrehen" des Vorderarmes, ich sie nach vorheriger Luxation des Radius nach vorn durch Abduction des stark gebeugten Vorderarmes, sowie endlich auch durch Rotation des gebeugten Armes in der Supinationsrichtung erzeugen.

Die seitlichen Luxationen beider Vorderarmknochen. Erscheinungen und Entstehungsweise am Lebenden.

§ 145. Von den seitlichen Luxationen lassen wir die totalen bei Seite, und gehen gleich zu den sogen. partiellen über, da diese ein ungleich grösseres chirurgisch-anatomisches und wegen ihrer überwiegenden Häufigkeit auch ein grösseres practisches Interesse darbieten. Hierbei haben sich die Vorderarmknochen auf dem Gelenkende des Humerus in der Richtung nach aussen oder nach innen verschoben, ohne jedoch die Gelenkfläche vollständig zu verlassen. Es muss demnach stets auf der einen Seite der entsprechende Gelenktheil der Vorderarmknochen, auf der entgegengesetzten Seite die entsprechende Hälfte des cubitalen Gelenkendes relativ frei fühlbar sein.

Bei der Luxation nach innen ist aussen die Eminentia capitata, innen der Innenrand der Fossa sigmoidea zu fühlen. Jene tritt besonders bei der Beugung deutlich hervor, während bei der Streckung das Olecranon mehr heraus springt, weil es nicht von der hinteren Supratrochleargrube aufgenommen wird, sondern sich neben derselben nach einwärts stellt. Bei der sehr viel häufigeren Luxation nach aussen tritt dagegen das Olecranon nur wenig hervor, indem sich die Fossa sigmoidea knapp an die Eminentia capitata anlegt. Das Radiusköpfchen ist mehr weniger weit nach aussen gerückt, die hohe Innenkante der Trochlea nach einwärts fühlbar. Beide machen bei der Streckung entsprechende Vorwölbungen. Der Epicondylus internus ist gleichwohl meist undeutlicher. Nach den am Lebenden vorliegenden Erfahrungen [1]) ist er nämlich so gut wie regelmässig mit dem Seitenbande abgerissen und wird mit diesem nach abwärts gezogen, so dass er mehr weniger tiefer steht und bei grösster Verschiebung den unterhalb der Trochlea befindlichen (durch die Verschiebung der Vorderarmknochen nach aussen freigewordenen) Raum ausfüllt. Dementsprechend fehlt dann auch am Lebenden hier eine stärkere Einsenkung, und kann überhaupt die Innenseite des Gelenkes für eine oberflächliche Besichtigung keine erhebliche Formabweichung darbieten. Dazu kommt dann noch ein sehr häufig recht beträchtlicher Bluterguss, welcher die Conturen des Gelenkes verwischt. Endlich kann die Diagnose auch durch die Thatsache erschwert werden, dass zuweilen die Bewegungen bei dieser Luxation in frischem Zustande nicht gänzlich aufgehoben sind und dass besonders auch gewöhnlich die passiven Bewegungen noch relativ frei resp. nicht erheblich behindert erscheinen. Da aber gerade diese Luxation durch die Complication mit dem Epicondylenbruche (in Folge der

---

[1]) Vergl. C. Hueter's Arbeit hierüber in von Langenbeck's Archiv f. klin. Chirurgie. Bd. IX. S. 936—939. Ich selber habe eine Reihe von theils alten, theils frischen Fällen von dieser Luxation gesehen resp. behandelt, und bei allen diesen Abriss des Epicondylus internus constatiren können.

Verlagerung des Bruchstückes, der Entwicklung reichlicher Callusmassen etc.), wenn sie nicht erkannt wird, zu den erheblichsten Bewegungsstörungen, ja zu vollständiger Ankylose führen kann, so ist eine ganz besonders sorgfältige Digitaluntersuchung event. während der Chloroformnarkose dringend nothwendig. Man wird dann immer die angegebene Verstellung der Gelenkenden, und entweder bei geringer Verschiebung des abgebrochenen Epicondylus internus den Bruch an der Beweglichkeit, Crepitation (bei Nichtnarkotisirten am Druckschmerz), oder bei grösserer Verschiebung das Fehlen des Epicondylus an seiner normalen Stelle und zuweilen auch das verlagerte Bruchstück unter der Trochlea nachweisen können.

Ueber die Entstehungsweise der seitlichen Luxationen am Lebenden besitzen wir noch wenig klare, sichere Angaben. Es erklärt sich dies theils aus der relativ kurzen Zeit, seit welcher man überhaupt erst dazu gelangt ist, diese Luxationen am Lebenden frisch zu diagnosticiren, theils aus dem Umstande, dass sie wohl am häufigsten bei Kindern zur Beobachtung kommen. Nach den Angaben, welche ältere Kinder und Erwachsene über die Entstehung machen, ist es bald ein Fall auf die Hand bei ausgestrecktem oder mässig gebeugtem Arme, oder ein Fall auf den Arm selber oder auf den Ellenbogen. Gewiss können sich die seitlichen Luxationen aus einer beginnenden Verrenkung nach hinten entwickeln, indem im Momente stärkster Hyperextension, wo eben die Kapsel einreisst, eine Adductions- oder Abductionsbewegung des Vorderarmes oder eine entsprechende Bewegung des Oberarmes erfolgt. Sie werden aber ausserdem dabei auch durch directe seitliche Umknickung des Armes entstehen. So ist besonders mehrmals auch von mir die Luxation nach aussen nach einem Fall auf die Innenseite des Gelenkes beobachtet worden. Dabei bricht möglicherweise zunächst der Epicondylus internus direct ab, während dann der Arm durch die fortwirkende Gewalt nach aussen verschoben wird. In ähnlicher Weise vermag gewiss auch ein directer Stoss oder Schlag auf die Aussenseite oder Innenseite des Gelenkes, sowie des Vorderarmes oder des Oberarmes aus der forcirten Seitenbewegung die seitliche Luxation zu erzeugen. So würde beispielsweise Maschinengewalt einwirken können u. s. f.

Leichenversuche über die seitlichen Luxationen.

§ 146. Während am Lebenden die Luxation nach aussen weitaus am häufigsten beobachtet worden ist, von der seitlichen Luxation nach innen dagegen bislang nur sehr wenige Fälle vorgekommen zu sein scheinen, ist auffälliger Weise an der Leiche die Luxation nach innen leichter zu erzeugen als die nach aussen. Im Allgemeinen hat man sich bislang mit der künstlichen Erzeugung der seitlichen (unvollständigen) Luxationen an der Leiche weit weniger beschäftigt wie mit der Luxation nach hinten.

Gewiss ist es anch weit schwieriger, hier einen den natürlichen Verhältnissen der Entstehung entsprechenden Mechanismus mit hinreichender Gewalt nachzuahmen. Ich gebe im Folgenden, was sich darüber nach früheren Untersuchungen und ganz besonders wesentlich, was sich nach meinen eigenen zahlreichen Experimenten feststellen lässt. Beide seitliche Luxationen können durch Hyperextension des Vorderarmes mit nachfolgender entsprechender seitlicher Abknickung, oder sicherer mit nachfolgender directer seitlicher Verschiebung, aber doch nur andeutungsweise und keineswegs so klar und characteristisch wie am Lebenden erzeugt werden (Roser, Streubel). Dagegen führte die „Radialinflexion", resp. die Abduction des Vorderarmes bei gestreckter Haltung des Gelenkes, welche nach Nicoladoni stets die Luxation nach aussen erzeugen soll, nach meinen zahlreichen Versuchen keineswegs regelmässig zu einer solchen. Es kann dabei (siehe auch § 139) zu einer Luxation der Ulna nach innen hinten kommen (zuweilen mit Absprengung der Eminentia capitata, siehe unten); häufiger zu einer Luxation beider Vorderarmknochen nach hinten, endlich auch, aber seltener bald zu einer unvollständigen seitlichen Luxation beider Knochen nach aussen, bald zu einer solchen nach innen.

Indem bei der Abduction des gestreckten Vorderarmes nicht nur das innere Seitenband und die Kapsel in dessen Umgebung zerreisst, sondern auch die Olecranonspitze stark nach einwärts gedreht wird, wird eo ipso eine Disposition zur Verrenkung der Ulna gegeben, Gleitet zugleich, wie ich dies gewöhnlich beobachten konnte, das Capitulum radii über die äussere Fläche der Eminentia capitata nach hinten, so ist damit die Luxation beider Vorderarmknochen nach hinten gegeben. Die seitliche Luxation nach aussen wird bei der forcirten Abduction des gestreckten Vorderarmes insofern vorbereitet, als dabei, wie gewöhnlich das Radiusköpfchen auf die Aussenseite der Eminentia capitata tritt. Aber es bleibt die tellerförmige Grube des Köpfchen stets der Eminentia capitata angepresst. Dieser Umstand und der, dass regelmässig das äussere Seitenband unzerrissen bleibt, erklärt es wohl auch wesentlich, dass sich hierbei gleichwohl nur relativ selten eine seitliche Luxation nach aussen erzeugen lässt. Lässt man in dem Momente stärkster Abduction nach, wenn schon das innere Seitenband vollständig zerrissen ist, so treten die Gelenktheile meist wieder in ihre normalen Beziehungen zurück. Nur zuweilen blieben sie nach aussen verschoben, aber stets so, dass das Capitulum radii noch mit einem Abschnitte seiner tellerförmigen Grube die Eminentia berührte. Verhältnissmässig vollständiger entstand die seitliche Luxation nach aussen, wenn mit der Abduction eine forcirte Supinationsbewegung verbunden wurde, indem durch letztere das äussere Seitenband weiter abgelöst wird. — Die seitliche Luxation nach innen durch die forcirte Abduction kam dadurch zu Stande, dass nach dem Austritte des Olecranon über den ulnaren Rand der Trochlea beim Nachlass der Abductionsbewegung das Radiusköpfchen unter der auf der vorderen, hinteren oder unteren

Fläche der Eminentia etwas medianwärts glitt resp. gezogen wurde und daselbst stehen blieb, während die Ulna einwärts verschoben war, so dass sie mit der Cavitas sigmoidea major auf der inneren Kante der Trochlea stand, resp. ihr Rand über diese hinausragte. — Aber auch diese seitlichen Luxationen entsprechen nicht ganz vollkommen denjenigen, welche wir am Lebenden beobachten. Man kann sie dagegen denselben näher bringen, wenn man noch durch einen directen Druck die Vorderarmknochen seitlich verschiebt.

Bei forcirter Adduction des gestreckten Vorderarmes (Knickung des Vorderarmes im Ellenbogengelenke nach einwärts) zerreisst, wie schon § 139 angegeben, zunächst ebenfalls die Kapsel in der Umgebung des inneren Seitenbandes, dann dieses selber. Es hebelt sich der Processus coronoideus über den Innenrand der Trochlea, während sich das Radiusköpfchen gewöhnlich medianwärts und etwas nach hinten auf der Eminentia capitata verschiebt. So entsteht am frühesten entweder eine Luxation der Ulna resp. eine seitliche Luxation beider Vorderarmknochen nach einwärts. Bei weiter forcirter Adduction erfolgt regelmässig die Luxation beider Vorderarmknochen nach hinten. Man findet, ebenso wie auch bei der Abductionsluxation, das innere Seitenband und die Kapsel vorn und hinten in grosser Ausdehnung zerrissen. Das äussere Seitenband leistet auch hier in der Regel sehr festen Widerstand, wird aber theilweise abgelöst und gestattet eben deshalb eine grössere Verschiebung des Radiusköpfchen. So lassen sich nach forcirter Adduction auch in der Regel die seitlichen Luxationen sowohl nach aussen wie nach innen durch eine entsprechende seitliche Verschiebung noch leichter herstellen wie nach reiner forcirter Abduction.

Wird das Ellenbogengelenk rechtwinklig gebeugt und dann der Vorderarm bei fixirtem Oberarme (nach dem Körper zu) in forcirter Weise adducirt, so zerreisst das innere Seitenband vollständig, das äussere ebenfalls mehr weniger ein, die Kapsel ist in grösster Ausdehnung sowohl auf der Vorderseite wie auf der Hinterseite verletzt. Olecranon und Proc. coronoideus werden über die Trochlea gehebelt. Die Olecranonspitze ist hierbei nach aussen gegen die hintere Fläche der Eminentia capitata gerichtet, während das Radiusköpfchen zwar noch auf der Eminentia, aber mit dem inneren Rande seiner tellerförmigen Grube aufsteht. Hier kann nun, wenn während dessen der Vorderarm gestreckt wird, eine seitliche Luxation beider Vorderarmknochen nach aussen erfolgen, indem die Gelenkgrube der Ulna sich nun entsprechend der seitlichen Verstellung der Olecranonspitze über die Eminentia legt, während das Capitulum radii nach aussen tritt. Sicherer wird dies noch erreicht, wenn gleichzeitig ein Stoss auf die Ulnarseite des Vorderarmes in der Richtung nach aussen einwirkt. Häufiger entsteht jedoch nach forcirter Adduction des rechtwinklig gebeugten Vorderarmes eine Luxation beider Vorderarmknochen nach hinten, was leicht begreiflich ist.

Die forcirte Abduction des rechtwinklig gebeugten Vorderarmes bei fixirtem Oberarme macht im Allgemeinen ähnliche Bänder- und Kapselzerreissungen. Olecranon und Proc. coronoideus werden hierbei nach einwärts über die Trochlea gehoben. Es kann nun eine blosse Luxation der Ulna nach einwärts resp. hinten entstehen; oder indem gleichzeitig das Radiusköpfchen von der Eminentia nach einwärts gleitet, eine seitliche Luxation beider Vorderarmknochen nach innen. Noch sicherer ist dieselbe zu erreichen, wenn gleichzeitig auf das Radiusköpfchen ein Stoss in der Richtung nach einwärts einwirkt. Ausnahmsweise entstand übrigens auch bei der Abduction eine seitliche unvollkommene Luxation beider Vorderarmknochen nach aussen, indem sich hier bei der folgenden Streckung des Armes die abgehebelte Gelenkpfanne der Ulna statt in die Trochlea zurückzugleiten, wahrscheinlich geleitet durch den sich in die Gränzfurche zwischen Eminentia und Trochlea momentan einstemmenden Proc. coronoideus, um die Eminentia legte. — Weit häufiger aber kommt es auch bei der forcirten Abduction des gebeugten Vorderarmes zu einer Luxation beider Vorderarmknochen nach hinten. Ist nämlich die ulnare Gelenkpfanne soweit abgehebelt, dass die Spitze des Proc. coronoideus auf der Gelenkfläche des Humerus steht, und ist auch das Radiusköpfchen auf die äussere Fläche der Eminentia gerückt, so bedarf es in der Regel nur einer geringen weiteren Abduction des Vorderarmes, oder auch oft nur der Streckung, um Capitulum radii wie Proc. coronoideus vollends über das Gelenkende des Humerus nach hinten abzuhebeln. Dass dann die Vorderarmknochen nicht, wie man es erwarten könnte, mehr nach hinten und einwärts stehen, wird augenscheinlich durch das nur wenig eingerissene, wesentlich aber erhaltene äussere Seitenband verhindert.

Auch durch forcirte Pronations- und Supinationsbewegungen können zuweilen, wesentlich aber nur wenn man noch entsprechende Seitenbewegungen folgen lässt oder mit ihnen verbindet, seitliche Luxationen beider Vorderarmknochen erzeugt werden (siehe auch § 141).

Da bei den künstlich erzeugten seitlichen Luxationen nach aussen die Abreissung des Epicondylus int., welche sie am Lebenden meist begleitet, fehlt, so kann man den Epicondylus vorher mit einem Meisselschlage absprengen. Nach Sprengel soll dann schon eine blosse Hyperextension des Vorderarmes zu der seitlichen Luxation nach aussen führen. Ich finde jedoch, dass hierdurch der Vorderarm nur sehr wenig nach aussen rückt. Erst ein von innen nach aussen wirkender Stoss vermehrt die seitliche Abweichung, aber im Ganzen auch nicht beträchtlich, weil das äussere Seitenband dabei meist unzerrissen bleibt.

Bekanntlich kommen die unvollständigen seitlichen Vorderarmluxationen am Lebenden verhältnissmässig häufiger bei Kindern und jugendlichen Individuen vor, wie bei solchen über das zwanzigste Jahr hinaus. Man kann dies damit erklären, dass einmal die Gelenkenden der das Ellenbogengelenk bildenden Knochen noch nicht so scharf ausgeprägt sind[1]), wie beim Erwachsenen, dass in Folge dessen seitliche Verschiebungen relativ leichter möglich sind, dann aber wesentlich auch damit, dass die Seitenbänder weniger fest sind. Thatsächlich zeigt sich nach meinen Untersuchungen (siehe § 131 und auch unten Radiusluxat.) bei Kindern das äussere Seitenband weit nachgiebiger, als beim Erwachsenen. Es kann über dem Ringbande auseinanderweichen, es kann leichter zerreissen; es kann aber auch das schmale Capitulum radii leichter ganz aus dem verhältnissmässig weiteren Ringbande herausschlüpfen. Hierdurch ist gewiss für Kinder eine relative Disposition zu diesen seitlichen Luxationen gegeben, und war es wichtig, die zu denselben führenden Bewegungen und Gewalteinwirkungen auch an Leichen von Kindern und jüngeren Individuen noch besonders zu prüfen. Ich habe auch dies gethan. Dabei ergab sich, dass weitaus am häufigsten und leichtesten Ablösungen der Epiphysen und Fracturen entstehen. Doch kamen daneben bei einzelnen Leichen von drei- bis fünfjährigen Kindern genau die gleichen Luxationsergebnisse zur Beobachtung, welche ich oben von den entsprechenden Manipulationen wesentlich bei Erwachsenen angegeben habe. Die seitlichen Luxationen entstanden in den betreffenden Fällen ausserordentlich leicht. Die Vorderarmknochen lassen sich auch bisweilen relativ leicht direct seitlich verschieben. Bei der seitlichen Luxation nach aussen (welche sowohl nach Abduction wie Adduction des gebeugten und gestreckten Armes, wie nach Hyperextension mit seitlicher Verschiebung entstand) fehlte übrigens auch in diesen Fällen der Abriss des Epicondylus internus. Bei Kindern von 11—15 Jahren, von welchen mir übrigens für diese Versuche nur eine kleine Zahl zu Gebote stand, brach bei den forcirten Seitenbewegungen fast regelmässig die Eminentia capitata schräg ab (siehe unten). Bei Individuen von 15—20 Jahren entstanden theils Fracturen verschiedener Art (siehe unten), theils Luxationen (auch seitliche) in gleicher Weise wie oben angegeben. — Hiernach muss man wohl vermuthen, dass am Lebenden die Gewalteinwirkung sich günstiger auf die seitliche Verschiebung concentrirt, und dass bei lebenden Kindern die Epiphysenknorpel fester an den Diaphysen haften als bei todten, was thatsächlich der Fall ist.

Die anatomischen Veränderungen, die Knochen- und Nerven-Verletzungen, und die Reposition bei den seitlichen Luxationen.

§ 147. Die Ausdehnung der Kapsel- und Bänderzerreissung bei den seitlichen Luxationen ist an der Leiche je nach dem eingeschlagenen Verfahren mehr weniger verschieden, ergiebt sich übrigens leicht aus dem vorher Angeführten. Auch für die Verhältnisse der Luxationen am Lebenden bringen die Leichenversuche einige Aufschlüsse. Das äussere Seitenband scheint auch am Lebenden bei beiden seitlichen Luxationen

[1]) Siehe oben § 130, und §§ 138, 139.

nicht ganz oder doch nicht immer ganz zu zerreissen, reisst aber augenscheinlich stärker ein als an der Leiche, da speciell bei der Luxation nach aussen am Lebenden die seitliche Verschiebung der Vorderarmknochen regelmässig eine grössere ist, als sie bei der gleichen Luxation an der Leiche zu erreichen ist. Das Lig. annulare bleibt, wie an der Leiche, so auch wohl am Lebenden gewöhnlich unzerrissen. Es kann aber dadurch nachgiebiger werden, dass ein entsprechendes Stück vom äusseren Rande des Proc. coronoideus abgesprengt wird, was ich bei forcirten Seitenbewegungen öfter fand (s. u.). Das innere Seitenband scheint nur bei der Luxation nach einwärts in gleicher Weise am Lebenden wie an der Leiche einzureissen. Bei der Luxation nach aussen ist dagegen am Lebenden in der Regel nicht das Band zerrissen, sondern der Epicond. internus abgesprengt und sammt den ansitzenden Muskelmassen und dem inneren Seitenbande nach unten vorn und event. medianwärts verschoben. Diese Differenz zwischen der Luxation am Lebenden und an der Leiche muss in der That auffallen. Nach den Leichenversuchen würde umsomehr zu erwarten sein, dass das Band auch am Lebenden zerreisst, weil es thatsächlich ungemein leicht an der Leiche zu zerreissen ist. In der Mehrzahl der Fälle bedarf es gar keiner besonderen Kraftanwendung, um durch irgend eine der (oben beschriebenen, von mir studirten) hierzu geeigneten forcirten Bewegungen das Band zu sprengen. Das innere Seitenband reisst in der That ebenso ausserordentlich leicht, wie das äussere selbst bei der grössten Kraftanstrengung nur ganz ausnahmsweise bis zur Sprengung nachgiebt. Ich meinerseits bin daher geneigt zu glauben, dass es am Lebenden bei der seitlichen Luxation nach aussen nur deshalb so selten zu einer Zerreissung des inneren Seitenbandes kommt, weil eben der Epicondylus internus, sei es durch die kraftvolle Contraction der Flexoren und des Pronator abgerissen wird, sei es, was noch häufiger der Fall sein dürfte, durch einen directen Stoss oder Fall abgesprengt wird, wodurch natürlich das Band selber dann sofort ausser aller Spannung gesetzt wird.

Die angeführten Versuche machen es übrigens wahrscheinlich, dass die seitlichen Luxationen auch am Lebenden von ähnlich verschiedenen Bewegungen aus entstehen können, bei welchen nur die Wucht des fallenden Körpers, der Gegenstoss gegen den Boden, der Zug gespannter Muskeln die nach den entsprechenden Richtungen angreifende Kräfte sind, welche das Gelenk viel leichter seitlich zu verrenken vermögen, als die Kraft der Hände an der Leiche.

Entsprechend dem verschiedenen Mechanismus für die Entstehung der seitlichen Luxationen dürfte wohl auch am Lebenden der Sitz und die Ausdehnung des Kapselrisses in den einzelnen Fällen ein wenig verschieden sein. Im Allgemeinen ist er beträchtlich, und zwar sowohl auf der Vorderseite wie auf der Hinterseite und speciell in den seitlichen Theilen. Auch die Weichtheile sind in grosser Ausdehnung sowohl in den vorderen und hinteren Partien wie an der äusseren und inneren Seite des

Gelenkes verletzt, in den seitlichen Partien jedenfalls beträchtlicher, als z. B. bei der einfachen Hyperextensions-Luxation beider Vorderarmknochen nach hinten. Hieraus schon erklärt es sich, dass diese seitlichen Luxationen im Allgemeinen als schwere Verletzungen aufzufassen sind. Dazu kommt noch, dass am Lebenden nicht nur, wie schon hervorgehoben, der innere Epicondylus, sondern dass auch zuweilen andere Theile des Gelenkes abgesprengt sein können, wie z. B. Theile vom Radiusköpfchen, von der Trochlea, vom äusseren Epicondylus, vom Proc. coronoideus (s. § 139). Die ausgedehnte Weichtheilzerreissung und diese gelegentlichen Knochenbrüche bedingen den beträchtlichen Bluterguss, welcher diese Luxationen, besonders die nach aussen, am Lebenden begleitet. Diese Complicationen lassen auch im Allgemeinen die Prognose dieser Luxation schwerer erscheinen, als z. B. die der Hyperextensions-Luxation nach hinten.

Bei beiden Seitenluxationen muss nach den anatomischen Verhältnissen nothwendigerweise der N. ulnaris mehr weniger verletzt werden. Gezerrt werden kann er bei der Luxation nach einwärts durch den vordrängenden Rand der Cavitas sigmoidea major; gequetscht und event. gezerrt werden auch bei der Luxation nach aussen in Folge seiner nahen Beziehungen zu dem Epicondylus internus etc. Thatsächlich beobachtete ich solche Ulnarisstörungen besonders regelmässig bei den Luxationen nach aussen, und zwar sowohl bei frischen, wie bei alten nicht reponirten (in Folge von Druck durch den Epicondylencallus). Auch der tiefe Ast des Radialis kann einer Zerrung, Dehnung ausgesetzt sein. Der Medianus wird, da er verschiebbar ist, weniger leicht lädirt werden, kann aber durch den Druck abnormer Callusmassen zu leiden haben (siehe auch oben § 139).

Nach den anatomischen Studien lässt sich annehmen, dass für die Reposition der Luxation nach innen eine Adduction des gebeugten Vorderarmes bei fixirtem Oberarme in Verbindung mit directem Drucke auf die Vorderarmknochen nach aussen und nachfolgende Streckung zum Ziele führt; oder Hyperextension, Adduction, Flexion des Vorderarmes. — Bei der Luxation nach aussen kann das verlagerte Bruchstück des abgerissenen Epicondylus ein Repositionshinderniss abgeben und muss daher auf die Verschiebung desselben Rücksicht genommen werden. Nach meinen Erfahrungen am Lebenden hat sich die Abduction des Vorderarmes in Extensionsstellung oder auch in mässiger Hyperextensionsstellung, Einwärtsdrängen resp. -Verschieben der Gelenkenden des Vorderarmes mit nachfolgender Beugung bewährt. Bei Kindern gelang mir die Reposition auch dadurch, dass ich dicht am mässig gebeugten Ellenbogengelenke den Vorderarm mit der einen Hand nach einwärts, den Oberarm mit der andern Hand nach auswärts drängte. Hinterher ist der Arm rechtwinklig gebeugt in halber Pronation und Supination durch einen Schienen- oder Gypsverband festzustellen. Nach der Heilung sind vorsichtig geübte Bewegungen und zur Beseitigung der Störungen von Seiten der Nerven Massage, Electricität, Bäder am Platze.

Luxation der Ulna.

§ 148. Bei der isolirten Luxation der Ulna tritt das Olecranon nach hinten oder hinten innen und ist daselbst durch die Weichtheile nachzuweisen. Besonders deutlich ist der Innenrand der Fossa sigmoidea zu fühlen. Die Tricepssehne springt mehr wie normal hervor; zwischen ihr, dem Humerus und der Fossa sigmoidea drängt sich die Haut nach innen in einer tiefen, nach aussen in einer flacheren Grube ein. Vorn springt die Trochlea und besonders scharf deren innere Kante hervor, während der Epicondylus internus eher etwas zurücktritt. Das Radiusköpfchen steht noch im Contacte mit der Eminentia capitata, ist nur nicht selten ein wenig medianwärts gerutscht, theils in Folge der Art der Gewalteinwirkung, theils in Folge des Zuges der straffen Membrana interossea oder in Folge eines Zuges von Seiten des nicht vollständig zerrissenen Lig. annulare. Letzteres dürfte bei den vollständigen Luxationen der Ulna in der Regel zerrissen sein. In Folge der Verschiebung der Ulna bildet die Achse des Vorderarmes mit der des Oberarmes nicht wie normal in der Streckung einen nach aussen offenen Winkel, sondern setzt sie entweder gerade fort, oder bildet sogar mit ihr einen einwärts offenen Winkel. Die unvollständige Luxation, bei welcher die Ulna nach Zerreissung des inneren Seitenbandes und der Kapsel nur mehr weniger einwärts über den Rand der Trochleakante getreten ist, lässt sich leicht mit dem Finger genau erkennen, wenn man am gebeugten Arme eine mässige Rotations- oder Abductionsbewegung macht, indem sich dabei der Rand der Fovea sigmoidea ulnae noch mehr von der Trochleakante abhebt.

Nothwendigerweise muss bei dieser Verrenkung das innere Seitenband mit den umgebenden Kapselpartien vollständig zerrissen sein, ebenfalls wenigstens bei den vollständigen Luxationen der Ulna in der Regel auch wohl das Lig. annulare. Bei den unvollständigen Luxationen ist es, wie auch gewöhnlich bei den künstlichen Verrenkungen an der Leiche, noch mehr weniger erhalten. Ist die Ulna nach Zerreissung des inneren Seitenbandes nur ein wenig seitwärts gewichen, so wird der N. ulnaris keine Störung erfahren. Bei der completen Luxation der Ulna nach hinten wird er ähnlich wie bei der Luxation beider Vorderarmknochen nach hinten verschoben. Ist dagegen zugleich die Ulna weiter nach einwärts verrenkt, so wird auch der Ulnarnerv mehr weniger gequetscht oder gezerrt sein, und wird sich die Läsion an Lähmungserscheinungen im Bereiche des Nerven bemerklich machen.

Diese Luxation, welche am Lebenden nach einem Stoss oder Fall auf den Ulnarrand der Hand beobachtet wurde, entstand wahrscheinlich entweder unter gleichzeitigem Auswärtsumknicken des Ellenbogens oder unter gleichzeitiger forcirter Pronation. Wahrscheinlich kann sie auch bei einem Fall oder Stoss gegen die Hand bei gebeugtem oder gestrecktem Arme durch eine forcirte, der Pronation entsprechende Auswärtsdrehung des Humerus unter gleichzeitiger seitlicher Knickung des Ellenbogengelenkes erfolgen. Diese Vermuthung hat ihren Grund in den Ergebnissen des Leichenexperimentes. Forcirte Adduction oder Abduction sowohl des gestreckten, wie des gebeugten Vorderarmes sprengt das innere Seitenband und die Kapsel in dessen Umgebung und lässt den cubitalen Gelenktheil der Ulna nach einwärts aus dem Gelenke treten. Ein kräftiger Stoss entweder von der Hand aus in der Richtung der Ulna, oder gegen die hintere Fläche des Humerusendes kann die Luxationsstellung der Ulna steigern; doch scheitert die Erzeugung einer vollständigen Luxation meist am Widerstande des Lig. annulare. Ebenso vermochte ich durch forcirte Rotationsbewegung des gebeugten Vorderarmes besonders in der Pronationsrichtung, die Ulna zu luxiren. Nach forcirter Pronation tritt die Luxation resp. Subluxation der Ulna nach einwärts weit häufiger ein, als die des Radius, welche danach gewöhnlich angenommen wird (s. u.). Am vollständigsten lässt sich jedoch die Ulna durch eine der vorher genannten Bewegungen nach hinten herausdrängen, wenn das Lig. annulare gänzlich gesprengt ist.

Die Reposition wird am Lebenden gewiss meist durch einen einfachen Zug nach vorn unter gleichzeitigem directen Drucke auf das obere Gelenkende der Ulna gelingen. Oder es wird hierzu eine Abduction mit nachfolgender Beugung zweckmässig sein, wobei auch hier gleichzeitig ein directer Druck auf die Ulna ausgeübt werden kann.

Die Luxationen des Radius. Ihre Erscheinungen. Leichenversuche über ihre Entstehungsbedingungen.

§ 149. Die isolirte Luxation des Radius kann bekanntlich nach vorn, nach hinten, nach aussen erfolgen. Da das Capitulum radii zu den unter normalen Verhältnissen stets leicht fühlbaren und oft genug auch sichtbaren Bestandtheilen des Gelenkes gehört, so sind Verrenkungen desselben unschwer zu erkennen. Bei der Verrenkung nach vorn steht das Radiusköpfchen vorn auf resp. über der Eminentia capitata, macht hier vorn unter dem Wulste des Supinator eine Vorwölbung, während hinten unter der Eminentia capitata eine Einsenkung bemerkbar wird, in welcher zuweilen die seitliche Gelenkgrube (sinus lunatus) der Ulna gefühlt werden kann. — Bei der Luxation nach hinten ragt das Capitulum hinten unter der Eminentia capitata hervor. Ebenda kann die tellerförmige Grube des Radiusköpfchens deutlich durch die Haut gesehen, jedenfalls gefühlt werden. Vorn ist unterhalb der Eminentia eine Vertiefung durchzutasten. — Bei der Verrenkung nach aussen steht das Capitulum radii auswärts neben der Eminentia capitata, macht daselbst eine abnorme, aber durch ihre Form sofort characterisirte Vorwölbung, während hinten unterhalb der Eminentia eine grubige Einsenkung zu bemerken ist, in welcher bei der Beugung die halbkugelige Gelenkfläche der Eminentia capitata zu fühlen ist. — Die angegebenen Verhältnisse sind besonders leicht zu erkennen, wenn während der Untersuchung bald in der Streckung, bald in der Beugestellung passive Pronations- und Supinationsbewegungen gemacht werden. Durch die Verschiebung des Radiusköpfchen erscheint der Vorderarm auf der Radialseite verkürzt, ist etwas abducirt. Gewöhnlich wird der Arm in halber Beugung und zugleich meist in mittlerer Pronation, bei der Luxation nach hinten sowie auch bei der nach aussen übrigens bisweilen (besonders bei gleichzeitiger Fractur der Ulna) in starker Pronation gehalten. Regelmässig sind in frischen Fällen die activen Pronations- und Supinationsbewegungen unmöglich, aber auch die passiven mehr weniger beschränkt, und bei manchen auch die Beuge- und Streckbewegungen eingeengt. Besonders ist bei der Luxation nach vorn die Beugung über einen rechten Winkel unmöglich[1]), weil sich das verschobene Köpfchen gegen die vordere Fläche des Humerus anstemmt. Bei der Verrenkung nach hinten ist vorzugsweise die Streckung behindert.

Da die äusseren diese Luxation veranlassenden Momente am Lebenden nicht ohne Weiteres eine Einsicht in den Entstehungsvorgang und in die Bedingungen der Radius-Luxation geben, und die Entstehungsbedingungen auch überhaupt noch nicht vollständig gekannt sind, so wollen wir zunächst suchen, dieselben an der Leiche festzustellen.

Betrachtet man die eigenthümliche Form und Stellung der Eminentia capitata, sowie ihr Verhalten zum Radiusköpfchen, dessen tellerförmige Gelenkgrube immer nur mit einem kleinen Segmente der Eminentia in Contact steht, von dessen Rande dagegen besonders an den Gränzen der Bewegungsexcursionen stets ein mehr weniger grosser Abschnitt frei über die Eminentia herausragt, so sind die Verhältnisse scheinbar für Radiusluxationen sehr günstig. Gleichwohl sind sie bekanntlich im Ganzen selten[2]). Augenscheinlich hindert das Zustandekommen derselben der sehr starke Bandapparat, welcher das Radiusköpfchen im Ellenbogengelenke befestigt, und weiterhin die Befestigung des Radius an seinem unteren Ende, weil dadurch auch nach der Zerreissung der Kapsel über dem Capitulum radii und des Ringbandes die Verschiebung des Radius nach oben erschwert resp. verhindert wird. Für die Entstehung der Luxation sind aber gewiss die Endstadien der Bewegungsexcursionen und zwar speciell in der Extension, Supination und Pronation von einigem prädisponirenden Einflusse. Bei der Supination des Vorderarmes tritt in der Beugestellung, mehr noch in der Streckung das Capitulum radii mit seinem freien Rande weit nach hinten (bis zu $^1/_3$ der tellerförmigen Gelenkgrube) heraus,

---

[1]) Ausnahmsweise ist jedoch auch bei der Luxation nach vorn die Beugung möglich, wenn das Köpfchen leicht seitlich verschoben werden kann, wie es zuweilen bei länger bestehenden Luxationen vorkommt. Bei solchen kann übrigens auch einerseits das Köpfchen (durch Atrophie) kleiner und anderseits die Vorderfläche des Humerus grubig vertieft worden sein und dadurch die ergiebige Beugung möglich werden.

[2]) Nach der Statistik von Krönlein (a. a. O. S. 5) machen die Radiusluxationen noch nicht ganz 4 % sämmtlicher Luxationen aus.

drängt die Gelenkfläche der Eminentia capitata vorn gegen die Kapsel, das Ringband ist straff gespannt. Bei der Pronation rutscht[1]) besonders in mittlerer Beugestellung das Capitulum radii nach vorn und drängt zuletzt mit fast der Hälfte seiner tellerförmigen Gelenkgrube über der Eminentia capitata gegen die gespannte Kapsel, während die Eminentia capitata hinten und unten zum grössten Theile mit der Kapsel in Berührung ist, und zugleich das Seitenband und Ringband straff gespannt ist. Werden nun diese Bewegungen mit Gewalt weiter getrieben, so kann allerdings die Kapsel und der Bandapparat auf der radialen Gelenkhälfte zerreissen und das Radiusköpfchen heraustreten. Aber es gelingt dies keineswegs unter allen Bedingungen und nicht annähernd so leicht und regelmässig, als nach den Angaben früherer Experimentatoren ganz allgemein angenommen wird; vielmehr gelingt es bei Erwachsenen unter gewöhnlichen Verhältnissen in den weitaus meisten Fällen nicht.

Fast ganz unbestritten hat die Ansicht Geltung behalten, dass speciell forcirte Pronation nothwendigerweise zur Radiusluxation führen müsse, weil man meinte, dass der Radius am Schlusse der Pronation die Ulna berühre und bei fortgesetzter Pronation auf der Ulna wie auf einem festen Hypomochlion eine Hebelbewegung mache, durch welche das Ligam. annulare und die Kapsel über dem Humero-Radialgelenke gesprengt und so das Capitulum luxirt würde. Man kann diese Anschauungen noch in den allerneuesten Mittheilungen über Radiusluxationen finden. Nur insofern gehen die Meinungen auseinander, dass die einen annehmen, das Radiusköpfchen werde durch forcirte Pronation nach hinten luxirt, was zuerst von Boyer, aber auch in der letzten Zeit noch von C. Hueter[2]) vertreten wurde; während die anderen wesentlich auf Grund der Streubel'schen Versuche[3]) annehmen, dass bei forcirter Pronation das Radiusköpfchen nach vorn verrenkt würde. Meine eigenen Untersuchungen hierüber haben mich zu einer durchaus anderen, von den bisherigen abweichenden Auffassung geführt. Zunächst will ich hier nochmals hervorheben, dass, wie ich schon oben (§ 140) des Näheren dargelegt habe, eine solche Berührung von Radius und Ulna am Schlusse der Pronation nicht stattfindet. Es besteht thatsächlich keine Knochenhemmung, sondern tritt die Hemmung der Pronation in Folge der Bänderspannung ein. Dieser federnde ligamentöse Hemmungsapparat muss erst gesprengt werden, wenn sich der

[1]) An Gelenken beobachtet, deren Muskeln theilweise über der Kapsel entfernt waren. Bei erhaltener Muskulatur fällt die geschilderte Verschiebung des Radius geringer aus. Sie ist auch verschieden nach dem Alter der Individuen, grösser bei jüngeren als bei älteren, weil im Allgemeinen mit zunehmendem Alter die Kapsel sich relativ verkürzt, das Ringband den Kopf straffer und knapper umschliesst, resp. der Kopf relativ breiter, die tellerförmige Grube mehr vertieft ist, u. s. f. (siehe § 130).

[2]) Siehe C. Hueter's Grundriss der Chirurgie II. Bd. S. 50. Zweite sorgfältig durchgesehene Auflage von H. Lossen. 1883.

[3]) L. c.

Radius auf der Ulna aufstemmen soll. Alle Folgerungen also, welche sich auf die Annahme einer Knochenhemmung stützen, sind von vorneherein hinfällig und jedenfalls in ihrem Umfange nicht aufrecht zu erhalten. — Nun lehrt aber ferner das Experiment, dass von allen Theilen des gesammten ligamentösen Hemmungsapparates der Pronation (und der Supination) weitaus am schwierigsten der über dem Humero-Radialgelenke gelegene zu zerreissen ist. Wie ich schon oben in § 141 mitgetheilt habe, überträgt sich bei der forcirten Pronation die Bewegung viel eher auf die Ulnarseite des Ellenbogengelenkes, macht sich überaus weit häufiger da geltend, als auf der Radialseite des Gelenkes. Es kommt weit eher oder vielmehr ganz regelmässig zur Sprengung des Lig. laterale internum, eher zu Fracturen der Knochen, häufiger zu anderen Luxationen im Ellenbogengelenke, als gerade zur Luxation des Radius.

Besonders bei Leichen älterer Erwachsener habe ich unter gewöhnlichen Verhältnissen so gut wie niemals durch forcirte Pronation eine Radiusluxation erzeugen können. Erst wenn die Weichtheile (speciell die Supinatores und die Extensores manus) von der Radialseite des Gelenkes entfernt waren, dann gelang die Sprengung des Ligam. annulare relativ leichter, aber, wie ich gegen Bonnet (l. c.) hervorhebe, ebenfalls keineswegs in jedem Falle. In sehr vielen Fällen vermochte auch nach der Entfernung der Weichtheile und bei gleichzeitiger Fixation der Ulna und des Olecranon (durch festes Aufstemmen gegen eine Tischkante) die stärkste forcirte Pronation niemals eine Radiusluxation zu erzeugen. In solchen Fällen tritt das Köpfchen nur stark nach einwärts, der radiale Bandapparat und die Kapsel ist stark gespannt. Gleichwohl blieb selbst die Spaltung der Kapsel über dem Lig. annulare vor und hinter dem Lig. laterale externum ganz ohne Einfluss. Auch halbe Durchtrennung des Ringbandes, kräftige Schläge gegen das Köpfchen bei fortgesetzter forcirter Pronation blieben wirkungslos. Erst nach vollständiger Durchtrennung des Ringbandes tritt bei der Pronation in Beugestellung das Köpfchen nach vorn über die Eminentia aus dem Gelenke, gleitet aber bei der Streckung ebenso wie bei der Supination sofort wieder zurück, aus Gründen, welche wir gleich angeben werden.

Bei forcirter Supination kann die Kapsel auf der Hinterseite des Humero-Radialgelenkes reissen und dann das Radiusköpfchen nach hinten heraustreten. In der Regel gelingt dies ebenfalls nur an Gelenken, bei welchen die Muskeln über der Radialseite entfernt sind. An unveränderten Gelenken Erwachsener ist es sehr schwer, und treten auch hier, wie schon oben § 141 angegeben ist, weit leichter und häufiger andere Verletzungen als gerade die Radiusluxation ein. Verhältnissmässig leichter lässt sich nach meinen Versuchen das Radiusköpfchen durch forcirte Supination nach hinten herausdrängen, wenn vorher der Epicondylus externus im Zusammenhange mit dem äusseren Seitenbande abgesprengt wurde. Aber es kommt auch dann, ebenso wie unter den ersterwähnten Umständen, nur zu einer Subluxation des Radius nach hinten. Ein kräftiger Schlag auf die hintere Fläche des Humerus und gleichzeitiges Rückwärtsdrängen des Radius von der Hand aus kann das Radiusköpfchen etwas stärker nach hinten bringen. Aber gleichwohl entsteht dadurch bei Erwachsenen keine bleibende Luxation. Beim Nachlassen der Supinationsbewegung, ebenso wie bei irgend einer secundären Bewegung tritt das Radiusköpfchen von selber sofort in das Gelenk zurück.

Wenn sich aber nun weder durch forcirte Pronationsbewegung, noch durch forcirte Supinationsbewegung für sich allein bei älteren Erwachsenen eine bleibende Radiusluxation erzeugen lässt, so liegt das wesentlich an der straffen Befestigung des Radius an der Ulna und an der Hand. Dieselbe erschwert oder verhindert es, dass der Radius nach der Sprengung der Kapsel und selbst nach der Durchtrennung des äusseren Seiten- und Ringbandes nach oben verschoben wird. In manchen Fällen vermochte die grösste Gewaltanstrengung nicht den Radiuskopf nach der vollständigen Durchtrennung des humero-radialen Kapselabschnittes auch nur ein wenig über die Gelenklinie hinaus zu bringen. Auch die vollständige Durchtrennung der Membrana interossea sammt den umgebenden Muskeln hatte keinen Einfluss auf die Verschiebbarkeit. Erst nach der mehr oder minder ausgedehnten Durchtrennung der Gelenkverbindung zwischen Radius und Ulna über dem Handgelenke liess sich der Radius in der Richtung seiner Axe nach oben drängen und konnte somit das Köpfchen so weit aus dem Kapselrisse hervortreten, wie es für eine dauernde Luxation erforderlich ist. In anderen Fällen wurde dagegen durch die Durchtrennung der Membrana interossea die Verschieblichkeit des Radius ein wenig vermehrt, und zwar, wie es scheint, um so mehr je jünger das Individuum ist[1]). Jedoch kann man im Allgemeinen für die Verhältnisse bei den Leichen Erwachsener (speciell aber bei älteren Individuen) festhalten, dass durch einfache forcirte Pronation und Supination, selbst wenn es gelingt, die Kapsel über dem Humero-Radialgelenke zu sprengen, wegen der straffen unnachgiebigen Verbindung des Radius mit der Ulna, resp. wegen der zu geringen Verschiebbarkeit des Radius eine bestehenbleibende, dauernde Luxation des Radius so gut wie niemals zu erreichen ist.

Wird dagegen die Ulna im oberen Drittel durchmeisselt oder durchsägt, und damit der Radius leicht verschieblich gemacht, so gelingt es ausserordentlich leicht, auch bei Erwachsenen vollständige Radiusluxationen zu erzeugen. Dann vermag eine blosse Hyperextension des Ellenbogengelenkes ihn nach vorn zu luxiren (Roser)[2]). Dabei tritt das

---

[1]) Bei jüngeren Erwachsenen von der Zeit vor den zwanziger bis in die dreissiger Jahre (und bei Frauen) liegen die Verhältnisse anders; s. u.

[2]) Siehe sein Handbuch der anatomischen Chirurgie V. Aufl. S. 700. Roser giebt dort noch an, dass durch Absprengung des „Condylus“ internus resp. des Epicond. und der Trochlea und folgende Hyperextension Radiusluxation nach vorn erzeugt wird. Nach der Absprengung des Epicondylus int. entstehen danach nur Luxationen beider

Radiusköpfchen vorn einwärts vom Seitenbande durch die Kapsel. Das äussere Seitenband und das Ringband bleiben hierbei meist vollkommen unzerrissen. Dann vermag auch verhältnissmässig leicht eine kräftige Pronation das Radiusköpfchen nach vorn, eine Supination dasselbe nach hinten zu luxiren, in der Regel ebenfalls ohne Verletzung des äusseren Seitenbandes und des Ringbandes. Es lässt sich eben nunmehr die gesammte Kraft der forcirten Pronation oder Supination wesentlich auf den humero-radialen Kapselabschnitt concentriren. Auch nach aussen lässt sich das Köpfchen leicht drängen; doch ist zu einer vollständigen Luxation nach aussen dann noch die Trennung entweder des Ringbandes oder des Seitenbandes erforderlich.

Bei jüngeren Erwachsenen gestalten sich die Verhältnisse insofern günstiger für die Radiusluxation, als der Radius selber leichter in der Richtung seiner Längsaxe verschieblich wird, und das Radiusköpfchen verhältnissmässig kleiner, der radiale Bandapparat nachgiebiger wird. Man kann bei solchen nach der Sprengung der Kapsel oder des Ringbandes relativ leichter dauernde Luxationen erzeugen. Immerhin gelingt es auch bei jüngeren Erwachsenen noch sehr schwer und selten, durch blosse reine forcirte Supination oder Pronation eine Radiusluxation hervorzurufen. Dagegen ist dies nach meinen Untersuchungen leichter möglich, wenn die forcirte Pronation und die forcirte Supination mit forcirten Seitenbewegungen in entsprechender Weise verbunden werden.

Besonders gelang es mir öfter, durch forcirte Adduction des gestreckten oder leicht gebeugten Armes unter gleichzeitiger forcirter Pronation eine Luxation des Radius bei jüngeren (nicht bei älteren) Erwachsenen hervorzurufen[1]). Dabei schlüpft das Radiusköpfchen aus dem Ringbande nach unten heraus und stellt sich nun beim Nachlassen der forcirten Bewegung nach aussen hinten, oder nach vorn (siehe Fig. 39). Augenscheinlich wird hierbei der Radius in Folge seiner grösseren Verschiebbarkeit an der Ulna resp. in Folge der grösseren Nachgiebigkeit seiner Verbindungen über dem Handgelenke nach abwärts verzogen. Zugleich begünstigt die relativ grössere Dehnbarkeit und Weite des Ringbandes das Ausschlüpfen des Köpfchens. In gleichem Sinne begünstigend kann zuweilen auch der Bruch des Proc. coracoideus, welche ich wie überhaupt bei forcirter Adduction (s. § 139), so auch bei diesen Versuchen regelmässig beobachtete, dann nämlich wirken, wenn die Bruchlinie nach der Ansatzstelle des Ringbandes zu verläuft, so dass dieses etwas

Vorderarmknochen nach hinten, oder zur Seite (vgl. auch die § 145 S. 241 erwähnten Versuche von Sprengel). Erstere Verletzung lässt sich an der Leiche nur auf obige Weise, nicht aber durch forcirte Bewegungen erzeugen, wie regelmässig die Abreissung der Eminentia und des Epic. ext. resp. des „Condylus externus".

[1]) Gewöhnlich hat diese combinirte forcirte Bewegung nur dieselben Verletzungen zur Folge wie die einfache forcirte Adduction des gestreckten Armes; vorzugsweise besonders Luxationen beider Vorderarmknochen nach hinten und zur Seite (s. § 139).

nachgiebt, lockerer wird. Dieser Verlauf der Bruchlinie kommt jedoch hierbei nur ausnahmsweise vor; weit häufiger findet er sich bei den gleich zu erwähnenden Versuchen.

Auch durch forcirte Supination unter gleichzeitiger forcirter Abduction des gestreckten Armes kann es zuweilen gelingen, den Radius nach aussen oder hinten zu luxiren[2]). Bei dieser combinirten forcirten Bewegung entstehen gewöhnlich Luxationen beider Vorderarmknochen nach aussen, oder hinten, oder innen, ähnlich wie bei der einfachen forcirten Abduction (s. § 139). Doch bricht dabei häufiger, als ich es bei der einfachen forcirten Abduction beobachtete, der Processus coronoideus, und zwar bricht gewöhnlich ein Stück vom äusseren, dem Radius zugewendeten Rande des Fortsatzes. Läuft nun die Bruchlinie bis in den Bereich des Ansatzes des Ringbandes, so wird augenscheinlich hierdurch die Entstehung der Radiusluxation begünstigt.

Fig. 39[1]).

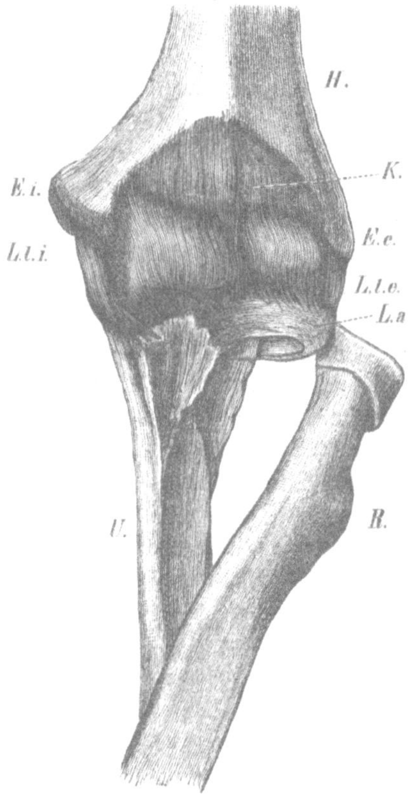

Noch will ich bemerken, dass, wenn bei Leichen jüngerer Erwachsener bis in die dreissiger Jahre die Ulna durchsägt und dann durch Hyperextension oder forcirte Pronation oder forcirte Adduction eine Radiusluxation erzeugt wird, das Radiusköpfchen gewöhnlich

[1]) Fig. 39. Halbschematische Darstellung des Verhaltens der Kapsel und des Ringbandes bei manchen Radiusluxationen. (Nach einer Radiusluxation nach vorn durch forcirte Adduction mit gleichzeitiger forcirter Pronation entstanden.) Linkes Ellenbogengelenk.

H. Humerus. R. Radius (nach aussen gezogen, um das Ringband sehen zu lassen, aus welchem der Radius herausgeschlüpft war, um dann vorn vor demselben zu liegen). U. Ulna. K. Kapsel auf der Vorderfläche des Gelenkes. Eminentia capitata und Trochlea nebst dem Processus coronoideus ulnae schimmern durch die Kapsel. E. i. Epicondylus internus. E. e. Epicondylus externus. L. l. i. Lig. laterale internum. L. l. e. Lig. laterale externum. L. a. Lig. annulare (unter demselben ist ein Stück der Fovea sigmoidea minor, der leeren Gelenkgrube für das Capitulum radii, sichtbar).

[2]) Nach forcirter Abduction unter gleichzeitiger forcirter Pronation sah ich keine anderen Verletzungen entstehen wie nach einfacher forcirter Abduction (siehe oben § 139).

ebenso, wie es oben beschrieben und in Fig. 39 dargestellt ist, unterhalb des Ringbandes aus der Gelenkkapsel schlüpft.

Bei Kindern begünstigen im Allgemeinen die anatomischen Verhältnisse die Entstehung von Radiusluxationen noch mehr wie bei Erwachsenen. Doch darf hier gleich hervorgehoben werden, dass dieselbe gleichwohl auch bei Kindern zu den ausnahmsweisen Verletzungen gehört. Das Radiusköpfchen ist, wie ein Blick auf die beiden nebenstehenden Abbildungen Fig. 40 und Fig. 41 lehrt, bei kleinen Kindern weit schmäler im Verhältniss zum Schafte wie bei Erwachsenen; die Knopfform noch nicht, und selbst bei älteren Kindern bei weiten weniger scharf ausgeprägt. Das Köpfchen geht mit nur geringer Einschnürung in den Schaft über; ist schon in Folge dessen viel leichter im Ringbande auf und nieder zu schieben. Das Ringband ist überdies bei Kindern verhältnissmässig weiter, liegt dem oberen Gelenkende des Radius nicht so knapp an. Das Ringband ist gewissermaassen anfänglich zu weit angelegt, und wird erst im Laufe der Entwicklung von dem in die Breite wachsenden Radiusköpfchen mehr und mehr ausgefüllt. Ferner ist das Ringband, wie überhaupt der äussere seitliche Bandapparat der Gelenkkapsel bei weitem nicht in so auffallender Weise fester und widerstandsfähiger als das innere Seitenband, wie wir es vom Erwachsenen als die Regel hervorgehoben haben. Im Gegentheil giebt er nicht schwer nach und geht bei entsprechenden Bewegungen besonders an der Uebergangsstelle des äusseren Seitenbandes in das Ringband relativ leicht auseinander. Endlich ist der Radius noch mehr an der Ulna in der Längsrichtung verschieblich, so dass z. B. das Radiusköpfchen leicht vermittelst eines kräftigen Stosses von der Hand aus durch einen etwa vorhandenen Kapselriss hindurch nach aufwärts getrieben werden kann; aber auch durch einen Zug am Radius nach unten bei gleichzeitiger forcirter Adduction des Vorderarmes verhältnissmässig leicht nach abwärts und aus dem Ringbande herausgezogen werden kann. — Thatsächlich lassen sich durch alle die Gewalteinwirkungen, welche bei den Leichen jüngerer Erwachsener gelegentlich zur Radiusluxation führen, auch bei Kinderleichen Radiusluxationen erzeugen. Doch sind nach meinen Leichenversuchen auch bei Kindern die mit forcirten Seitenbewegungen combinirten Pronations- und Supinationsbewegungen weit eher befähigt,

Fig. 40[1]).

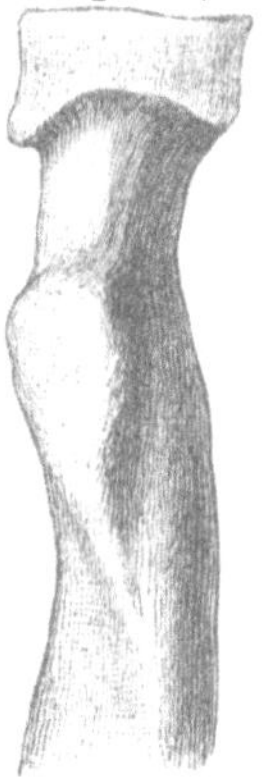

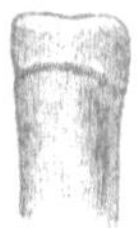

[1]) Fig. 40. Oberes Gelenkende des linken Radius von einem Erwachsenen (in Supination von vorn gezeichnet; natürliche Grösse).

[2]) Fig. 41. Oberes Gelenkende des Radius eines zehnmonatlichen Kindes in natürlicher Grösse.

Radiusluxationen hervorzubringen, als einfache forcirte Pronation und Supination, nach welchen meist nur die schon oben § 141 angegebenen Verletzungen folgen. Auffallend leicht vermochte ich hin und wieder durch eine forcirte Adduction des gestreckten und pronirten Armes den Radius zu luxiren, wenn ich während der gewaltsamen Adductionsbewegung den Daumen der Hand, welche den Humerus dicht über dem Gelenke fixirte, fest gegen die Innenseite des Ellenbogengelenkes drückte, um das Ausweichen der Ulna zu verhindern. Das Köpfchen trat nach aussen und hinten aus, und zwar, wie nach Entfernung der seitlichen Muskulatur constatirt wurde, in einigen Fällen, indem es das äussere Seitenband gerade an der Uebergangsstelle in das Ringband schlitzartig auseinander drängte (Fig. 42), in anderen Fällen, indem es unten aus dem Ringbande herausschlüpfte (Fig. 43). Letzteren Vorgang beobachtete ich *einigemale bei ganz kleinen Kindern* nach einem blossen Zug der Hand und des Vorderarmes in der Adductionsrichtung. Zahlreiche analoge Versuche an anderen kleinen Kindern *schlugen aber vollkommen fehl*. Es gab dabei niemals Radiusluxationen, sondern die schon früher beschriebenen Verletzungen im Bereiche der Epiphysen des Ellenbogengelenkes (s. § 139 S. 218). Ebenso hat bei älteren Kindern die forcirte Seitenbewegung mit forcirter Pronation in der Regel die schon früher angegebenen Verletzungen zur Folge.

Fig. 42[1]).

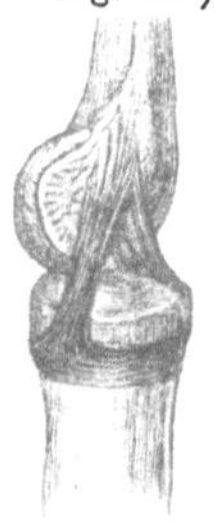

Fig. 43[2]).

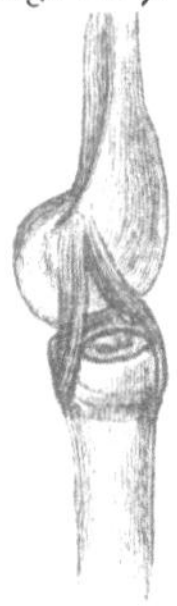

Noch will ich aber hier hervorheben, dass speciell die Abreissung der Eminentia in der Epiphysenlinie, der *Bruch über der Eminentia capitata*, welcher bei älteren (über 7 Jahre alten) Kindern und jüngeren Erwachsenen häufig nach forcirter Adduction und Abduction des pronirten oder auch supinirten Armes entsteht, ebenfalls bisweilen *mit einer Radiusluxation* verbunden sein kann. In solchen Fällen hatte sich das ganze Bruchstück nach vorn verschoben, während das Radiusköpfchen nach *hinten* aus der Kapsel getreten war. Dasselbe liess sich auch nach erfolgtem Bruche zuweilen durch eine kräftige Supinationsbewegung herbeiführen (siehe auch S. 210 und § 139).

---

[1]) Fig. 42. Vorgang der Auseinanderdrängung des äusseren Seitenbandes durch das durchtretende Radiusköpfchen, beobachtet bei manchen Radiusluxationen an Kinderleichen.

[2]) Fig. 43. Vorgang des Austretens des Radiusköpfchens aus dem nach oben zurückschlüpfenden Ringbande, beobachtet bei manchen Radiusluxationen an Kinderleichen. (Nach dem Präparate eines 10monatlichen Knaben.)

Entstehungsvorgang der Radiusluxationen am Lebenden. Verhalten des Kapselrisses. Anatomische Reposition.

§ 150. Diese aus dem Leichenexperiment gewonnenen Ergebnisse stehen gut im Einklange mit den practischen Erfahrungen über das Vorkommmen der Radiusluxationen beim Lebenden. Sie erklären es, weshalb die Radiusluxationen so selten bei älteren Erwachsenen, dagegen fast ausschliesslich bei Kindern und jüngeren Erwachsenen vorkommen. Sie erklären es aber auch, warum die Radiusluxationen überhaupt so selten sind im Vergleich zu anderen Verletzungen des Ellenbogengelenkes. Sie lassen es endlich auch besser verstehen, in welcher Weise unter den gewöhnlichen Veranlassungen am Lebenden die Radiusluxationen entstehen. Ohne hier auf das Einzelne einzugehen, heben wir nur Einiges hervor. Am Lebenden sind, soweit Angaben darüber vorliegen, die Luxationen beobachtet worden nach einem Fall oder Stoss auf die äussere Ellenbogengegend. Dabei kann das Radiusköpfchen direct getroffen und unter Zerreissung des Ringbandes nach vorn, resp. bei einem Stoss von vorn nach hinten getrieben werden. Dies dürfte wegen der relativ leichteren Zerreisslichkeit des Ringbandes eher bei Kindern vorkommen. Bei Erwachsenen wird hierbei, wie es wenigstens meine Leichenversuche ergaben, häufiger das Radiusköpfchen brechen. Ausserdem kann aber bei einer derartigen directen Gewalteinwirkung auf die Radialseite des Gelenkes selber auch der Epicondylus externus oder mit diesen die Eminentia abbrechen und unter Umständen secundär die Luxation des Radius eintreten, ähnlich wie ich es auch durch künstliche Absprengung, aber auch, wie hervorgehoben, durch forcirte Seitenluxation combinirt mit forcirter Pronation oder Supination an der Leiche herstellen konnte. Gerade diese Complication Bruch über der Eminentia schräg durch den Epicondylus externus mit Radiusluxation scheint so gut wie gar nicht bekannt. Doch ist sie bei meinen Leichenversuchen, besonders nach denjenigen über forcirte Seitenbewegungen, bei Kindern und jüngeren Erwachsenen nicht selten. Ich vermuthe hiernach, dass sie auch beim Lebenden häufiger vorkommen möchte als bislang angenommen worden ist, habe übrigens selber schon zwei Fälle beobachtet[1]). Bei einem Fall auf die Hand bei ausgestrecktem oder mässig gebeugtem Ellenbogengelenke kann der Radius entweder in Folge forcirter Pronation oder Supination, oder wahrscheinlich häufiger in Folge einer mit forcirter Pronation oder Supination verbundenen seitlichen Umknickung des Armes im Ellenbogengelenke verrenkt werden. Dabei kann übrigens nicht nur

[1]) Gurlt erwähnt (l. c.) nur wenige Fälle. Ich selber habe zwei zu behandeln gehabt und zwar eine Luxatio radii nach vorn mit Fractur über der Eminentia capitata bei einem 6jährigen Mädchen, eine Luxatio radii nach hinten mit der gleichen Fractur bei einem 6jährigen Knaben. Ebenso hatte ich eine Luxation des Radius nach vorn complicirt mit einer Absprengung des Epicondylus externus bei einem 5jährigen Knaben zu behandeln.

der Vorderarm die zum Eintreten der Luxation günstige Bewegung am Humerus machen wie beim Leichenexperimente, sondern auch umgekehrt der Humerus auf dem momentan festgestellten Vorderarm gedreht und seitlich abgeknickt werden. Die bei einem solchen Falle entwickelte Kraft ist weit grösser als wir sie im Leichenexperiment zur Anwendung bringen; demnach werden auch die Widerstände des ligamentösen Hemmungsapparates verhältnissmässig leichter überwunden. Die Luxation wird gewiss auch beim Lebenden je nach der verschiedenen Festigkeit der Gelenktheile und der besonderen Form und Angriffsweise der veranlassenden Gewalteinwirkung unter Zerreissung des Ringbandes, unter Bruch des Epicondylus externus oder der Eminentia, unter Ausschlüpfen aus dem relativ unverletzten Ringbande, erfolgen.

Dass ferner ein Zug an der Hand oder am ausgestreckten Arme, welcher besonders öfter bei kleinen Kindern zur Radiusluxation geführt haben soll, thatsächlich diese Verletzung zur Folge haben kann, erscheint nach unseren Versuchen sehr wohl möglich, wenn der Zug am Arme zugleich in einer Seitenrichtung, besonders in der Adductionsrichtung stattfindet. Indess gehören hierzu immer noch besonders günstige Verhältnisse, da es auch an der Leiche nicht immer gelingt. — Wird der Körper am Arme hängend und freischwebend gehalten, so kann eine Radiusluxation theils ähnlich wie vorher, theils durch eine forcirte Supination verbunden mit einer forcirten Seitenbewegung entstanden sein, u. s. f.

Ist die Radiusluxation mit Fractur der Ulna complicirt, so entsteht gewiss in der Regel zunächst die Fractur, dann die Luxation, da letztere an sich sehr schwer, nach der Fractur dagegen ausserordentlich leicht hervorzubringen ist. Beim Fall auf die Hand oder auf die Ulnakante bricht zunächst die Ulna. Die fortwirkende Wucht des Falles kann dann das Radiusköpfchen aus dem Gelenke schlagen, oder heraushebeln.

Man kann zwar im Allgemeinen zugeben, dass bei den Luxationen nach forcirter Supination, ebenso bei der Complication mit Fractur der Eminentia capitata das Radiusköpfchen so gut wie ausschliesslich nach hinten, bei den mit forcirter Pronation verbundenen häufig nach vorn luxirt wird. Aber man darf nicht vergessen, dass beim Lebenden die Richtung, nach welcher das Radiusköpfchen heraustritt, nicht nur von dem Entstehungsvorgang der Luxation, sondern wesentlich auch von der Richtung der einwirkenden Gewalt, sowie von der secundären Bewegung nach erfolgter Sprengung der Kapsel bestimmt wird. Dies ging zum Theil übrigens auch schon aus unseren Leichenversuchen hervor. Es scheint mir deshalb von keinem besonderem Werthe, hierüber ganz bestimmte Regeln geben zu wollen.

Wichtiger erscheint mir das von mir nach den Leichenversuchen beobachtete, sehr wesentlich verschiedene Verhalten des Kapselrisses und des Ringbandes bei den Radiusluxationen. Wie oben dargethan, kann die Kapsel über dem Humero-Radialgelenke vorn und ebenso hinten ohne Zerreissung des Seiten- und Ringbandes durchbrochen werden, desgleichen kann der Kopf nach unten aus dem Ringbande heraustreten. Ausserdem kann aber auch das Ringband vorn oder hinten neben dem Sinus lunatus zerreissen (resp. die Insertionsstelle am Knochen ausbrechen, oder wie oben bei kleinen Kindern das Seitenband an der Uebergangsstelle zum Ringbande auseinander weichen, und das Köpfchen an den entsprechenden Stellen aus dem Gelenke treten. Oder es kann, wie vielfach bei jugendlichen Individuen, durch Fractur des Epicondylus externus oder durch Fractur der Eminentia das Seitenband mobilisirt sein und daneben die Kapsel vorn oder hinten vom Kopfe durchbrochen sein. Sind nun diese Verhältnisse bei den Radiusluxationen am Lebenden die gleichen, wie ich sie an der Leiche dargethan, kommen, was gewiss sehr wahrscheinlich ist, auch am Lebenden je nach der verschiedenen Entstehungsweise, je nach der verschiedenen Art der Gewalteinwirkung, je nach dem Alter der Individuen, je nach der verschiedenen Festigkeit der einzelnen Gelenkbestandtheile dieselben Verschiedenheiten in der Durchbruchstelle der Kapsel und im Verhalten des äusseren Bandapparates, sowie des Köpfchens zum radialen Gelenkapparate vor, so ist es klar, dass dieselben von einer grossen Bedeutung für das einzuschlagende Repositionsverfahren sind. Denn es ist leicht zu begreifen, dass einige Formen der Kapselverletzung für manche Repositionsmanöver sehr beträchtliche Hindernisse darbieten, welche durch andere Verfahren leicht überwunden werden können. Es kann zur Einklemmung der Kapsel zwischen Köpfchen und Eminentia kommen, es kann das Köpfchen (nach einem vorherigen Ausschlüpfungsvorgange) das Ringband mit der anhängenden Kapsel einstülpen etc., und so die Reposition vollkommen unmöglich werden. Gerade Radiusluxationen sind bislang am Lebenden auffallend häufig unreponirbar gewesen. Dies bestärkt mich in der Ansicht, dass thatsächlich die von mir erörterten, bislang noch nicht gekannten Verhältnisse oft auch am Lebenden vorgelegen haben. Es geht aber auch hieraus hervor, dass wir thatsächlich bislang noch keine den anatomischen Verhältnissen angepasste und aus ihnen abgeleitete Repositionsverfahren haben und nicht haben konnten. Es dürften daher meine folgenden Vorschläge sehr wohl am Platze sein, welche sich auf die bei meinen Versuchen gefundenen anatomischen Verhältnisse auf die verschiedenen Formen des Kapseldurchbruches, sowie auf den Entstehungsmechanismus, und auf die durch Alter und Festigkeit der Gelenktheile bedingten Unterschiede der Radiusluxation überhaupt stützen. Die Schwierigkeit, die im Einzelfalle vorhandene Form des Kapseldurchbruches richtig oder mit annähernder Sicherheit zu diagnosticiren, lässt sich überwinden, wenn man meine obigen Angaben, und besonders die verschiedenen in Betracht kommenden Entstehungsbedingungen für die einzelnen Formen in Erwägung zieht.

Nach meinen Leichenversuchen würden sich von diesen Gesichtspunkten aus folgende Repositionsverfahren empfehlen. Würde sich eine Radiusluxation bei älteren Leuten neben einem Bruch der Ulna finden, wo ein einfacher Kapseldurchbruch vorn oder hinten ohne Verletzung des Ring- und Seitenbandes zu vermuthen ist, so würde sich empfehlen, beim Durchbruch der Kapsel nach vorn Zug des Vorderarmes gerade nach vorn, dann mässige Hyperextension unter gleichzeitiger Supination und directem Druck auf das Köpfchen von vorn nach hinten, endlich Beugung; bei Durchbruch der Kapsel hinten Zug des Vorderarmes nach vorn, jedoch in mässiger Beugestellung, directer Druck auf das Köpfchen von hinten nach vorn, Beugung. Wird der Vorderarm bis zur Ausgleichung der Verschiebung der Ulnafragmente nach abwärts vorwärts bewegt, so wird übrigens gewiss meist ein directer Druck auf das Köpfchen die Luxation beseitigen. Zur dauernden Retention wird jedoch aus leicht begreiflichen Gründen stets ein gut fixirender Verband (event. Gypsverband) erforderlich sein.

Hat man die Complication von Radiusluxation mit Ulnafractur bei jüngeren Individuen vor sich, so muss man nach meinen Erfahrungen an der Leiche daran denken, dass hier das Radiusköpfchen unten aus dem Ringbande ausgeschlüpft sein kann. In solchen Fällen empfiehlt sich, stets den Vorderarm zu adduciren, bis das Köpfchen wieder unter der Eingangspforte der Kapsel steht, und zwar wenn das Köpfchen vorn steht, in gestreckter Haltung des Ellenbogengelenkes, dann es mit einer Supination wieder durch das Ringband in die Gelenkhöhle treten zu lassen. Steht das Köpfchen hinten, so wird die Adduction bei leicht gebeugter Haltung des Ellenbogengelenkes ausgeführt, dann durch eine Pronation unter gleichzeitiger mässiger Streckung des Vorderarmes das Köpfchen in das Gelenk gebracht. Das gleiche Verfahren würde noch mehr am Platze sein, wenn das Köpfchen ohne gleichzeitigen Bruch der Ulna in Folge einer forcirten Adduction und Pronation unten aus dem Ringbande geschlüpft ist. Das Köpfchen wird unter vorgängiger Adduction gewissermassen in einer Schraubengangbewegung in das Gelenk gedreht, und geht so, wie ich besonders bei den entsprechenden Radiusluxationen kleiner Kinder sah (s. o.), spielend leicht durch die Pforte unter dem Ringbande in das Gelenk zurück. Oft genügte es übrigens, nach vorausgeschickter Adduction des Vorderarmes das Köpfchen durch directen Druck gegen die Kapselpforte zu drängen, dann mit der Adduction nachzulassen und zu strecken, um das Köpfchen ohne Schwierigkeit in das Gelenk treten zu lassen.

Ist das Ringband vorn zerrissen und das Radiusköpfchen nach vorn luxirt, so erscheint ein Zug am Arme in der Adductionsrichtung event. unter gleichzeitiger mässiger Hyperextension und directer Druck auf das Köpfchen zweckmässig. Der gleiche vorgängige Zug am Vorderarme in der Adductionsrichtung mit nachfolgendem entsprechenden Drucke direct gegen des Köpfchen event. mit gleichzeitiger Pronationsbewegung dürfte bei hinterer Zerreissung des Ringbandes und Radiusluxation nach hinten das entsprechende Verfahren sein. Adductionszug und directer Druck würde auch bei denjenigen Radiusluxationen der Kinder nützlich sein, bei welchen das

Köpfchen durch das auseinandergedrängte Seitenband nach aussen oder hinten getreten ist.

Bei den mit Fractur über der Eminentia capitata verbundenen Luxationen des Radius nach hinten, kann selbst an der Leiche das nach vorn verschobene Bruchstück der Eminentia bedeutende Schwierigkeiten für die Reposition machen, indem es sich bei jeder Bewegung am Vorderarm leicht umlegt, und dem Radius nach vorn folgt. Ich fand dieselben Schwierigkeiten in den beiden Fällen am Lebenden. Nach meinen Erfahrungen gelingt die Reposition am sichersten, wenn, während man den Vorderarm in mässiger Streckstellung und ein wenig in der Adductionsrichtung anzieht, das Bruchstück selber nach hinten drückt, bis es wieder auf der tellerförmigen Grube sitzt. — Auch in diesen, wie übrigens auch bei allen übrigen Fällen von Radiusluxationen empfiehlt es sich, den Arm für einige Zeit in einem Verbande festzustellen, und nach der Heilung sehr vorsichtig die Bewegungen einzuüben.

Fig. 44[1]).

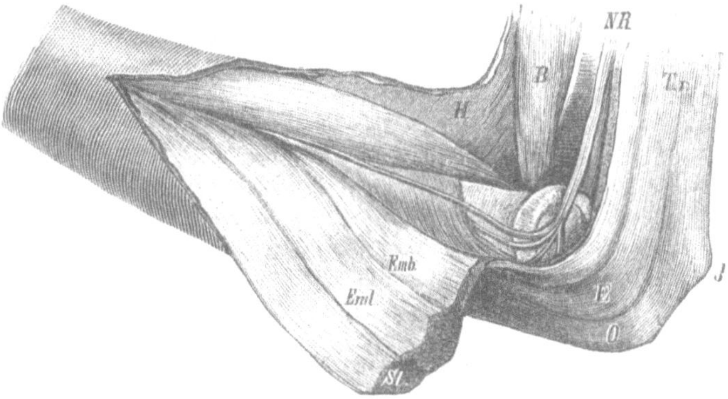

Je nach der Entstehungsweise der Radiusluxationen erfahren nicht nur die Muskeln über der Radialhälfte des Gelenkes, sondern auch ferner liegende Muskeln Verletzungen, wie leicht begreiflich ist. Am meisten hat der Supinator brevis zu leiden. Er ist meistens mehr weniger gedehnt oder zerrissen, weniger die übrigen Muskeln der Radialseite des Gelenkes; doch sind dieselben bei den Fracturen der Eminentia oder des Epicond. externus in ihrer Action gestört. Häufigen Verletzungen wird auch der Brachialis besonders bei manchen der vorderen Luxationen ausgesetzt sein.

---

[1]) Fig. 44. Luxatio radii nach vorn. Verhalten des N. radialis zum luxirten Radiusköpfchen (von mir bei experimentellen Luxationen an der Leiche beobachtet). Sl. Supinator longus. Eml. Emb. Ext. manus longus et brevis. Die Muskeln sind abgetrennt und nach aussen zurückgeschlagen. E. Epicondylus externus. O. Olecranon. J. Epicondylus internus. Tr. Triceps. B. Biceps. H. Abgelöste und zurückgeschlagene Haut. NR. Nervus radialis spannt sich gerade mit seiner Theilungsstelle über das luxirte Capitulum radii. Die wichtigsten Zweige wiedergegeben. Der Muskel am Radius ist der Supinator brevis.

Von den Nerven ist besonders der Radialis durch seine nahen anatomischen Beziehungen zum Radialgelenke und zum Radiushalse leicht Läsionen unterworfen. Er kann sowohl beim Entstehungsacte der meisten Radiusluxationen (auch bei den hinteren) mehr weniger stark gedehnt werden, als auch nach vollendeter Luxation einem Drucke oder einer Spannung durch die gegen ihn drängenden Gelenktheile ausgesetzt sein. Besonders fand ich bei den Luxationen nach vorn, dass sich der Nerv gerade mit seiner Theilungsstelle über das luxirte Radiusköpfchen und die tellerförmige Grube spannt. Dieses Verhalten illustrirt die umstehende Abbildung (Fig. 44), welche ich nach der Leiche gemacht habe. Auch bei den anderen Luxationen muss besonders der tiefe Ast nothwendiger Weise eine mehr weniger beträchtliche Spannung erleiden. Alle diese Verletzungen werden sich am Lebenden natürlich auch an entsprechenden Störungen im Verzweigungsgebiete des Nerven bemerkbar machen.

Die zuweilen nach vorausgegangenen Gelenkentzündungen beobachtete pathologische Subluxation des Radius hat kein besonderes chirurgisch-anatomisches Interesse. Ebenso können wir die sehr seltenen sogenannten congenitalen Luxationen des Ellenbogengelenkes ganz bei Seite lassen. Die etwas öfter, jedoch auch im Ganzen sehr selten zur Beobachtung gekommene angeborene Radiusluxation gewinnt insofern etwas an Interesse, als meine Leichenversuche die thatsächliche Möglichkeit vollständiger Verrenkung des Radius bei ganz kleinen Kindern dargethan haben. Möglicherweise ist diese Luxation auch in utero durch einen dem unseren experimentellen ähnlichen Vorgang entstanden, kann so vielleicht auch, aber gewiss nur ausnahmsweise, einmal bei der Armlösung erfolgen. Ob die im übrigen sehr seltenen Vorkommnisse von Defecten, mangelhafter Entwicklung, abnormer Lateralstellung auf intrauterine oder in früher Kindheit erlittene Fracturen zurückzuführen sind, steht dahin.

Die Fracturen im Bereiche des Ellenbogengelenkes.

§ 151. Der anatomische Bau des Ellenbogengelenkes wie seine häufige functionelle Aussetzung gegenüber einwirkenden Gewalten macht es begreiflich, dass die knöchernen Bestandtheile häufig sowohl directe wie indirecte Brüche der verschiedensten Art erleiden können. Directen Gewalteinwirkungen sind vorzugsweise die Epicondylen, das Olecranon, das Radiusköpfchen, die Eminentia ausgesetzt, sehr viel seltener die übrigen Theile. Unter den genannten brechen wohl am häufigsten in Folge directer Gewalt der Epicondylus internus und das Olecranon, theils weil sie an und für sich stark hervorragen, theils weil sie sowohl bei der Abwehr mittelst des emporgehaltenen Armes, wie beim Fallen auf den Arm häufig unmittelbar der Gewalteinwirkung, einem Schlage oder Stosse ausgesetzt sind. Sehr mannigfaltig sind die auf indirecte Weise erfolgenden Brüche[1]). Die gegenüberliegenden Knochen können beim Fallen auf die Hand oder den Ellenbogen eine Stosswirkung auf einander üben, welche zum Bruch führt.

---

[1]) Hierüber haben wir eine grosse Anzahl von Versuchen an der Leiche (siehe speciell das Werk von P. Bruns).

So kann beispielsweise das Radiusköpfchen an der Eminentia, die Trochlea an der Ulna zersprengt werden, oder durch die Keilwirkung des Olecranon das untere Humerusende auseinander getrieben werden (T-fracturen), umgekehrt durch die der Trochlea die Ulna der Länge nach gespalten werden. Oder es werden die Knochen bei den verschiedenen forcirten Bewegungen theils abgequetscht, abgedrückt, abgerissen, wie schon oben gelegentlich in den betreffenden Paragraphen dargethan. Ferner können auch aus der Verbindung solcher forcirter Bewegungen mit Druck- oder Stosswirkungen der Knochen auf einander Fracturen am Ellenbogengelenke entstehen. So entsteht unter anderen wahrscheinlich am Lebenden meist der Bruch über der Eminentia capitata, den wir an der Leiche jedoch auch durch blosse forcirte Seitenbewegungen erzeugen konnten. Auch für Brüche durch Muskelzug ist an den Epicondylen, am Olecranon, am Proc. coronoideus Gelegenheit gegeben.

Bezüglich der einzelnen Fracturen an den Gelenkenden muss ich auf die Lehrbücher verweisen, und werde hier nur über einige Bemerkungen machen.

Am Proc. coronoideus sind bekanntlich die directen Fracturen sehr selten und auch die Fracturen durch den Zug des Brachialis gewiss nicht so häufig als früher angenommen. Vermöge der Insertion dieses Muskels an der vorderen Fläche des Basaltheiles vom Proc. coronoideus wird es in Folge eines gewaltsamen Muskelzuges wesentlich nur zur partiellen Abreissung von Stückchen der Vorderfläche kommen, selten oder gar nicht zu einer solchen des ganzen Fortsatzes, niemals aber zu einer Abreissung der Spitze (s. o.). Der ganze Basaltheil kann dagegen durch eine Keilwirkung der Trochlea beim Fallen auf die Hand abgesprengt werden; doch gehören dazu, wie ein Blick auf die Knochen lehrt, gewiss ganz besonders günstige Bedingungen und ist dementsprechend dieser Bruch ausserordentlich selten. Weit günstiger sind die Verhältnisse für einen indirecten Bruch der Spitze des Proc. coronoideus. Er kommt auch gewiss am Lebenden häufiger vor, als bislang angenommen wurde, wo sogar noch manche Chirurgen geneigt sind, ihn überhaupt in Frage zu ziehen[1]). Die Spitze kann beim Fall auf den stark gebeugten Vorderarm vorn abgequetscht, oder beim Fall auf die Hand bei gestrecktem oder auch rechtwinklig gebeugtem Ellenbogengelenke von der Gelenkrolle des Humerus direct abgeschlagen werden. Diese Möglichkeit haben die bisher bekannten Leichenexperimente[2]) dargethan. Immerhin sind die Bedingungen für diese Art der Gewalteinwirkung auf den Kronenfortsatz beim Fall auf die Hand oder auf den Arm selten rein gegeben. Viel häufiger finden dabei, wie schon oben hervorgehoben, zugleich Seiten- oder Drehbewegungen im Ellenbogengelenke statt.

[1]) Siehe Hamilton's Werk über die Fracturen I., sowie Albert's Lehrb. d. Chir. II.

[2]) Siehe u. A. die Arbeiten von Lotzbeck (Die Fractur des Proc. coronoideus der Ulna. München 1865) und Urlichs (Deutsche Zeitschrift f. Chir. Bd. X. S. 400). In beiden Arbeiten sind auch die früheren Autoren über den Gegenstand genannt.

Aber gerade bei diesen forcirten Seiten- oder Drehbewegungen kann die Spitze des Kronenfortsatzes ausserordentlich leicht abgebrochen werden. Wie meine eigenen, schon oben mitgetheilten Versuche ergeben haben, tritt dieser Bruch ganz regelmässig besonders bei der forcirten Adductionsbewegung des gestreckten wie des gebeugten Armes und bei der forcirten Abduction mit forcirter Supination ein, häufig auch bei forcirter Supination und Pronation. Die Spitze wird dabei entweder an der inneren oder an der äusseren Kante der Trochlea, oder an der Eminentia abgedrückt, welche regelmässig auch entsprechende Eindrücke zeigen. Der Bruch kann quer verlaufen, oder dem inneren oder äusseren Rande der Spitze entlang laufen; er kann bis in den Bereich des inneren Seitenbandes, oder des Ringbandes gehen. Möglicherweise kann übrigens im letzteren Falle das entsprechende Stück des Proc. coronoideus nicht bloss abgedrückt, sondern auch durch den Zug des Ringbandes abgerissen werden. Das Bruchstück kann ganz abgesprengt und lose im Gelenke liegen, oder es hängt noch an der Kapsel, ist aber sonst relativ frei beweglich; oder es sitzt noch am Kronenfortsatze, getrennt von ihm nur durch eine Spalte. Leicht ersichtlich ist, und auch schon oben gelegentlich bemerkt worden, dass der Bruch des Kronenfortsatzes beim Verlaufe der Bruchlinie bis hinter die Insertion des Ringbandes die Entstehung sowohl der Radiusluxation wie der Luxation der Ulna begünstigen kann. — Ganz allgemein bekannt ist das gleichzeitige Vorkommen des Bruches bei der Luxation beider Vorderarmknochen nach hinten, und gerade dieses lässt mich nach meinen Leichenversuchen annehmen, dass die Luxationen mit dieser Complication wesentlich aus einer forcirten Seitenbewegung (oder Rotationsbewegung) hervorgegangen sind [1]). Das scheint mir eine weit richtigere Erklärung für dieses gemeinsame Vorkommniss, und ist viel leichter experimentell zu begründen, als die bisherige Erklärung aus dem Hyperextensionsmechanismus, bei welchem die Fractur thatsächlich viel seltener vorkommt. Die Fractur der Spitze des Kronenfortsatzes bedingt jedoch an sich noch nicht nothwendig eine Luxation, und kommt thatsächlich auch ohne solche vor. — In der Folge wird man besonders die Fälle von Distorsionen, bei welchen eine forcirte Seiten- oder Rotationsbewegung vorausgegangen ist, auf diesen Bruch zu untersuchen haben. In zweifelhaften Fällen mag es für die Diagnose ganz zweckmässig sein, nicht nur zu prüfen, ob eine Seitenbewegung möglich ist, sondern auch, ob bei einer solchen durch den Druck des Kronenfortsatzes gegen die seitlichen Partien der Trochlea Schmerz und Crepitation erzeugt wird. Im Uebrigen hat die diagnostische Untersuchung und die Behandlung den für die übrigen Fracturen am Gelenke geltenden Grundsätzen zu folgen.

Ferner will ich hier noch einige Bemerkungen über die Epiphysenbrüche am Ellenbogengelenke anschliessen. Ueber dieselben ist anschei-

[1]) Siehe übrigens auch oben § 143.

nend noch wenig bekannt. Sie scheinen allgemein für selten gehalten zu werden. Ich habe sie jedoch öfter am Lebenden, besonders bei kleinen zwischen zwei und drei Jahre alten Kindern, gefunden und glaube auch, dass sie überhaupt weit häufiger vorkommen als bislang angenommen worden ist. Das lässt sowohl der anatomische Bau des Gelenkes von vorneherein erwarten, wie es auch meine Leichenexperimente vermuthen lassen, nach welchen es mir verhältnissmässig leicht gelang, durch directe wie indirecte Gewalteinwirkungen Epiphysentrennungen zu erzeugen. Ausserordentlich leicht gelingt die Ablösung der gesammten unteren Humerusepiphyse, solange dieselbe noch ganz oder grösstentheils knorpelig ist. Später (bis zum zwölften Jahre) ist es auch noch zuweilen, aber keineswegs mehr regelmässig möglich. Die Ablösung der unteren Humerusepiphyse erfolgte nach meinen Versuchen an der Leiche regelmässig bei forcirter Abduction oder Adduction des gebeugten Vorderarmes, bei Hyperextension, häufig auch bei forcirter Pronation wie bei forcirter Supination. Seltener kann dasselbe eintreten nach forcirter Extension. Bei dieser Ablösung verschiebt sich regelmässig das ganze Epiphysenstück (incl. Epicondylus externus und internus) mit dem Vorderarm nach hinten, das Diaphysenende des Humerus nach vorn, und entsteht somit eine Formveränderung der Ellenbogengegend, welche einige Aehnlichkeit mit einer Luxation nach hinten hat. Es springt hinten das Olecranon stärker heraus, und hebt sich die Tricepssehne mehr hervor. Doch findet man bei genauer Betastung die Gelenkenden der Vorderarmknochen noch in Verbindung mit der Humerusepiphyse und kann vorn das stabähnliche Diaphysenende des Humerus durchfühlen. Ein leichter Zug am Vorderarm gleicht aber sofort die Stellungsabweichung aus. Wie schon oben (§ 136) bemerkt, wird dabei das Periost und die Gelenkkapsel im Zusammenhange mit der Epiphyse von der Diaphyse abgehoben, und kann die Gelenkkapsel unverletzt bleiben. Gewöhnlich reisst sie (besonders bei den durch forcirte Seitenbewegungen entstandenen Ablösungen) hinten über dem Olecranon und vorn über dem Kronenfortsatze etwas ein. Ist bei älteren Kindern die untere Humerus epiphyse gelöst, so braucht das Epicondylus internus nicht mit nach hinten zu weichen, da derselbe durch eine eigene Knorpelscheibe getrennt ist. Häufiger kommt es übrigens dann zur Lösung der Eminentia (s. u.). Eine ähnliche Verschiebung des Vorderarmes nach hinten kann bekanntlich die Fractur der Diaphyse dicht über der Epiphyse machen. Bei kleinen Kindern vermochte ich dieselbe regelmässig durch forcirte Abduction des gestreckten Armes, zuweilen auch durch Hyperextension zu erzeugen. Durch letztere scheint sie (nach anderen Autoren) besonders bei älteren Kindern relativ häufig zu entstehen. Bezüglich der Erscheinungen und der differentiellen Diagnose kann auf das in § 115 S. 145 Bemerkte verwiesen werden. — Durch forcirte Adduction des gestreckten Armes entsteht gewöhnlich eine mit einer theilweisen Infraction der Diaphyse verbundene Lösung der Epiphyse, indem nämlich aussen die Epiphyse (vom Epicondylus externus schräg oberhalb der Eminentia hinweg) gelöst, innen (schräg oberhalb der Trochlea) die Diaphyse eingebrochen ist (siehe S. 218). Dabei fehlt die Verschiebung des Armes nach hinten und die auffällge Formveränderung der Ellenbogengegend. Der Ellenbogen steht dagegen in abnormer Adduction. Aussen ist der Spalt zwischen Epiphyse und Diaphyse deutlich zu fühlen.

Bei älteren Kindern kommt es durch forcirte Seitenbewegungen wie auch bei jüngeren Individuen überhaupt verhältnissmässig leicht und häufig zu einer Ablösung der die Eminentia capitata und den Epicondylus externus umfassenden Epiphyse (siehe Fig. 37 ecl. ech.). Die Bruchlinie verläuft dann aussen vom Epicondylus externus schräg über der Eminentia hinweg durch die Grube der Trochlearolle in das Gelenk. Diese Ablösung wird am Lebenden bei einem Fall auf die ausgestreckte Hand gewiss auch durch den Stoss des Radiusköpfchen erfolgen können, wird jedoch in Anbetracht der grossen Leichtigkeit und geringen Gewalt, mit welcher sie nach meinen Versuchen an der Leiche besonders durch forcirte Seitenbewegungen erzeugt werden kann, auch am Lebenden häufiger noch auf eine seitliche Abknickung bezogen werden müssen, welche das Ellenbogengelenk beim Fall auf die Hand erfährt. — Die auch am Lebenden weit seltnere Ablösung der Trochleaepiphyse wurde dagegen bei meinen forcirten Gelenkbewegungen an der Leiche nicht beobachtet. Sie dürfte am Lebenden nur durch einen Gegenstoss der Ulna oder des Olecranon abgetrennt werden. — Diese letzteren Epiphysenlösungen sind nicht selten mit Luxation des Radius oder Luxation beider Vorderarmknochen nach hinten, oder auch zur Seite verbunden (s. o.). Aber auch wenn keine Luxation vorhanden ist, wird immer die Bruchseite etwas nach hinten verschoben, und weicht die Vorderarmaxe etwas nach derselben hin ab. — Die obere Radiusepiphyse fand ich öfter bei forcirter Pronation, sowie bei der forcirten Adduction und Abduction des gebeugten Vorderarmes abgelöst. Wenn dabei eine vollständige Ablösung erfolgt, können die Erscheinungen zur Verwechselung mit einer Radiusluxation Veranlassung geben, doch lässt sich das Radiusköpfchen noch in seiner Verbindung mit der Eminentia nachweisen. — Beiläufig bemerkt entstand zuweilen bei forcirter Pronation statt der Epiphysenlösung ein Bruch des Radiushalses (im Uebrigen siehe oben § 141 und § 149). Auch die Epiphysenknorpel des Olecranon und der Spitze des Kronenfortsatzes findet man nicht selten besonders bei den forcirten Seitenbewegungen gelockert. Die Spitze des Olecranon kann speciell bei den Abductionsbewegungen, aber eben so auch durch directe Schläge abgelöst werden. Doch sind die hierdurch gesetzten äusseren Erscheinungen gering, da in der Regel nur eine theilweise Lösung des Epiphysenstückes stattfindet.

Da es speciell zur Ablösung der unteren Humerusepiphyse, wie aus meinen Versuchsergebnissen ersichtlich ist, thatsächlich nur einer sehr geringen Kraft, eben nur der genannten abnormen Bewegungen bedarf, so widerlegt sich damit auch die von Gurlt in seinem bekannten Werke über die Knochenbrüche[1]) ausgesprochene Ansicht, dass zum Zustandekommen dieser Epiphysenlösung eine besonders beträchtliche Gewalt nothwendig sei. — Man wird nach meinen Versuchen ferner die Ueberzeugung gewinnen, dass dieselben Epiphysentrennungen wohl auch beim Lebenden leicht eintreten können und wahrscheinlich thatsächlich weit häufiger vorhanden sind, als im Allgemeinen vermuthet wird. Man wird in der Folge überall nach ihnen suchen, wo eine analoge forcirte Bewegung vorausgesetzt werden kann. Ich selber habe, wie schon bemerkt, wiederholt solche Epiphysenlösungen sowohl solche des gesammten unteren Humerusendes, wie solche der Eminentia inclusive Epicondylus externus, wie des oberen Radiusendes bei Kindern diagnosticirt und behandelt. Nach meinen Erfahrungen ist auch am Lebenden bei Kindern unter den Epiphysenablösungen im Ellenbogen die traumatische Ablösung der unteren Humerusepiphyse weitaus am häufigsten. Die Erscheinungen, welche man dabei beobachten kann, sind ähnlich, aber wegen des regelmässig begleitenden Blutergusses nicht so deutlich und characteristisch wie an der Leiche. Gewöhnlich ist nämlich nicht nur um das Diaphysenende unter dem abgelösten Perioste und in den umgebenden Weichtheilen Blut ergossen, sondern auch die Gelenkhöhle mit Blut erfüllt. Die-activen Bewegungen sind meist gänzlich aufgehoben. Die passiven dagegen sind in einer mittleren Excursionsweite ohne Schmerzen möglich; geht man aber über diese hinaus, so tritt sofort heftiger Schmerz ein, weil dann das Epiphysenstück selber bewegt wird. Das gleiche Verfahren lässt sich übrigens auch überhaupt bei allen im Bereiche der Epicondylenlinie befindlichen Brüche diagnostisch verwerthen. Endlich kann die eigenthümliche Stellungsabweichung des Ellenbogens, sowie besonders auch das Fortbestehen der normalen Beziehungen des Epiphysenstückes zu den Gelenkenden der Vorderarmknochen durch die Betastung nachgewiesen werden. Bei derselben kann auch festgestellt werden, dass der Schmerz bei Druck streng auf der Bruchlinie localisirt wird.

Ausserdem kommen noch etwas über der Epiphysenknorpelscheibe, etwa in der Höhe der Epicondylenlinie, quer durch den Humerus laufende Brüche bei älteren Kindern und auch noch bei jüngeren Erwachsenen vor, welche ganz ähnliche Erscheinungen darbieten, wie der Epiphysenbruch und auch in gleicher Weise diagnosticirt werden können. Man kann sie unter der Bezeichnung Fractura condylica unterbringen.

Eine gleiche Häufigkeit wie die Ablösung der unteren Humerusepiphyse hat vielleicht nur noch die Epiphyse des Epicondylus internus aufzuweisen. Diese kommt oft sowohl mit der Luxation nach aussen, wie ohne solche zur Beobachtung. Von den übrigen Epiphysenlösungen dürfte am Lebenden etwas häufiger vielleicht nur noch diejenige des Radiusköpfchen sein. Genaue Angaben hierüber fehlen uns leider bislang vollkommen.

[1]) L. c. Bd. I. S. 81 und Bd. II. S. 815.

Was die Erscheinungen der einzelnen Fracturen der Ellenbogengelenkknochen anlangt, so ergeben sie sich in ziemlich einfacher Weise aus den anatomischen Verhältnissen, so dass hier von einer eingehenden Darstellung Abstand genommen werden kann, zumal auch in den Lehrbüchern der Chirurgie das Wichtigste hierüber erschöpfend gegeben wird. Nur auf einiges wollen wir hier hinweisen, was sich unmittelbar aus der chirurgisch-anatomischen Betrachtung ergiebt. Da die Skelettheile des Ellenbogengelenks der Haut sehr nahe liegen, so machen auch die Fracturen derselben meist sehr leicht kenntliche Formveränderungen. Dieselben sind durch den Bluterguss, durch die Dislocation des Bruchstückes und unter Umständen durch die consecutive Verschiebung des Armes bedingt. Nur bei den isolirten Fracturen der Epicondylen pflegt sich der Bluterguss auf die unmittelbare Umgebung der Fracturstelle zu beschränken. Schon bei den dicht über der Epiphyse sitzenden Diaphysenbrüchen reicht der Bluterguss gewöhnlich über den Bereich des Gelenkes herab, ohne jedoch die Gelenkhöhle selber nothwendigerweise mit zu betreffen. Bei allen übrigen Fracturen der Skelettheile des Ellenbogengelenks ist dagegen regelmässig ein mehr oder minder beträchtlicher Bluterguss in dem Gelenkraume selber vorhanden, weil bei diesen entweder die Bruchlinie direct in die Gelenkhöhle hineinreicht oder ganz innerhalb derselben liegt, oder wenn sie ausnahmsweise, wie zuweilen bei einer Infraction des Olecranon, nicht bis dahin vordringt, doch das Gelenk selber eine mehr weniger beträchtliche Quetschung erfährt, die den Bluterguss erklärlich macht. Der Bluterguss beschränkt sich übrigens selten auf die Gelenkhöhle, was leicht begreiflich ist; er kann sehr beträchtlich sein und alle Conturen des Gelenks verwischen. Aber er muss schon an sich den Verdacht einer Fractur nahe legen. Der Mechanismus der vorausgegangenen Verletzung wird ebenfalls zu dieser Annahme hinführen, kann überdies, besonders wenn man sich die experimentellen Ergebnisse an der Leiche gegenwärtig hält, einigermaassen auch auf den Sitz der Verletzung hinleiten. Eine Verschiebung des Bruchstückes kann auch bei vollständigen Brüchen vollkommen fehlen, und fehlt bekanntlich regelmässig bei den Infractionen und bei den Spaltbrüchen (Fissuren). Wo sie aber vorhanden ist, hat sie auch meist einen merkbaren Antheil an der Formveränderung. So kann bei einem Epicondylenbruche die normal vorhandene Vorwölbung vollkommen fehlen, weil der abgebrochene Epicondylus durch den elastischen Zug der Muskeln (resp. des Seitenbandes) nach abwärts verschoben ist. Besonders auffällig ist dies am inneren Epicondylus. Das abgebrochene Olecranon kann zuweilen durch den Triceps so weit nach oben verzogen worden sein, dass eine mehr weniger breite klaffende Spalte selbst durch die Haut hindurch sichtbar wird. Bei den Brüchen schräg oberhalb der Eminentia kann das Bruchstück nach aussen vorgezogen, oder nach vorn umgelegt sein und macht dementsprechende Aenderungen der Form der Aussenseite des Gelenkes. Bei dem seltenen Bruche der Cubitalrolle allein kann dieselbe ebenfalls nach vorn umgelegt sein, so dass sie vorn auf der Beugeseite der Gelenkgegend sicht- und fühlbar wird. Zugleich ist dabei das Olecranon gebrochen und nach hinten verschoben, so dass hierdurch eine höcht auffällige Formabweichung entsteht u. s. f. Mit der Verschiebung des Bruchstückes muss in manchen Fällen nothwendigerweise auch eine Verschiebung des einen oder beider Vorderarmknochen verbunden sein, ganz abgesehen davon, dass die Fracturen nicht selten auch mit Luxationen verbunden sind, was sich, wie schon oben (s. die Luxationen) angegeben, aus dem Mechanismus und der Form der Gewalteinwirkung erklärt. So kann sich z. B. bei der Fractur über der Eminentia der Radius mit dem Bruchstücke nach hinten verschieben, bei isolirten Fracturen der Trochlea die Ulna mit jener; bei den Fracturen in der Epiphysenlinie, ebenso wie bei solchen durch die Epicondylenlinie oder über derselben verschieben sich, wie schon mehrfach angegeben, beide Vorderarmknochen mit dem Bruchstücke nach hinten. Alle diese Veränderungen der normalen Form sind meist leicht zu sehen, jedenfalls aber bei der Betastung, event. unter gleichzeitigen passiven Bewegungen leicht zu erkennen. Durch die Betastung lässt sich auch bei mangelnder Verschiebung genau der Sitz, die Form des Bruches feststellen (durch den Nachweis von Bruchspalten, Crepitation, Druckschmerz). Man kann hierdurch auch diejenigen Brüche erkennen, welche mehr versteckt liegen, wie z. B. diejenigen des Proc. coronoideus, die Spaltbrüche des Radiusköpfchens. Die activen wie die passiven Bewegungen zeigen je nach dem Sitze des Bruches mehr oder minder bedeutende Störungen, welche die Diagnose wesentlich unterstützen können. Meist sind die activen Bewegungen nicht in ihrer vollen Excursionsweite, zuweilen überhaupt nicht möglich, die passiven nicht ohne Schmerz über eine beschränkte mittlere Excursionsweite hinauszuführen. Bei den Fracturen der Muskelfortsätze resp. überhaupt im Bereiche der Muskelinsertionen und Muskelursprünge sind meist sowohl die activen wie die passiven Beugungen und Streckungen, resp. Pronationen und Supinationen in ihrem vollen Umfange nicht ohne Schmerz möglich, und ist ebenso meist die Action der betreffenden Muskeln aufgehoben. So sind beispielsweise bei isolirten Fracturen der Epicondylen die activen Bewegungen der von ihnen entspringenden Muskeln gestört oder gänzlich unmöglich, passive Bewegungen, welche diese Muskeln spannen oder dehnen, schmerzhaft. Dabei kann man auch zuweilen mit dem aufgelegten Finger Bewegung und Crepitation am Bruchstücke fühlen (s. auch oben § 122).

Die Unterscheidung der Fracturen von den Luxationen ergiebt sich von selber aus einer genauen topographischen Untersuchung, sowie event. auch aus der Möglichkeit, durch einfachen Zug oder Druck eine vorhandene Dislocation vorübergehend zu beseitigen. Auch für die Diagnose gleichzeitiger Luxationen und Fracturen gelten dieselben allgemeinen Regeln der Untersuchung, wie oben angegeben. Doch kann gerade bei diesen Complicationen auch die genaue Vergegenwärtigung des Verletzungsmechanismus nach den Erfahrungen unserer Leichenversuche leitende Aufschlüsse geben (s. o.).

Wie leicht begreiflich ist, können durch die meisten, ja man darf wohl sagen, durch sämmtliche im Bereiche der Ellenbogengegend vorkommenden Brüche auch länger dauernde Störungen des Gelenkes gesetzt werden. Bei denjenigen Fracturen, welche mit einem Blutergusse, mit mehr weniger beträchtlicher Verletzung der Gelenkwandungen verbunden sind, können sich entzündliche Processe der verschiedensten Art entwickeln; die Gelenkbewegungen können theils durch solche, theils durch die danach folgende narbige Schrumpfung oder papillomatöse Verdickung der Kapsel, oder auch durch massige Callusbildung, durch gelegentlich aus abgesprengten Knorpel- und Knochenstücken hervorgehende freie Gelenkkörper mehr weniger erhebliche bleibende Störungen erfahren. Eine Gelenkentzündung kann ihrerseits die Fracturheilung hindern. Ebenso muss daran gedacht werden, dass auch die bei manchen Fracturen vorkommende Zwischenlagerung von Muskel- oder Kapselfetzen die Heilung stört. Durch abnorme Callusentwicklung können auch die ferner vom Gelenke liegenden Brüche die Gelenkbewegungen stören. So ist es besonders bei der Fractur des Epicondylus internus, zumal bei nicht behobener Verschiebung des Bruchstückes, öfter (auch von mir) beobachtet worden. Der dauernde elastische und functionelle Zug der Muskeln an dislocirten Bruchstücken, wie z. B. am Olecranon, den Epicondylen kann ebenso der normalen Anheilung Schwierigkeiten und Hemmnisse bereiten.

Ferner ergiebt sich ohne Weiteres aus den anatomischen Lagerungsverhältnissen der Theile (s. bes. §. 122 und §. 129), dass auch die Nerven der Ellenbogengegend gelegentliche oder regelmässige Störungen bei den einzelnen Fracturen erfahren müssen. Der N. radialis wird besonders bei den Fracturen über der Eminentia, des Epicondylus externus, des Radiusköpfchen und des Radiushalses, sowie auch bei der Ablösung der ganzen unteren Humerusepiphyse leicht Verletzungen ausgesetzt sein. Er kann sowohl bei der Entstehung mancher dieser Fracturen (z. B. der über der Eminentia und der entsprechenden Epiphysenabtrennung) mehr weniger stark gedehnt werden, als auch durch die scharfen Kanten der Bruchstelle verletzt werden. Bei der Fractur über der Eminentia liegt der Nerv gerade auf der scharfen Kante des unteren Bruchstückes auf, bei der Ablösung der gesammten unteren Humerusepiphyse auf dem vorderen scharfen Rande des Diaphysenendes u. s. f. Dem entsprechend kommt es bei allen diesen Brüchen, besonders aber bei den zuletzt genannten nicht selten zu Schmerzen und Lähmungen im Radialis, welche überdies auch nach der Heilung der Fractur bei nicht genauer Reposition durch prominente Callusmassen fortdauernd unterhalten werden können[1]). Der N. ulnaris kann bei

[1]) Wunderbarer Weise sind diese einfachen, aus der normalen anatomischen Beziehung des Nerven ohne Weiteres verständlichen Störungen den meisten bisherigen Beobachtern unerklärlich geblieben.

Fracturen des Epicondylus internus, der Trochlea, des Olecranon, der Medianus kann bei den T-Fracturen des unteren Humerusendes, bei den Fracturen des Condylus humeri, bei denen des Proc. coronoideus die gleichen Störungen erfahren.

Von den Gefässen sind bei den Fracturen wesentlich nur die kleinen dem Knochen anliegenden Recurrentes und Collaterales häufigen Verletzungen ausgesetzt. Verletzung der arteriellen Hauptstämme sind bei einfachen Fracturen sehr selten[1]). Eine ausgedehnte Verletzung der Collateralen ist insofern nicht ohne Bedeutung, weil die starke blutige Infiltration die Ausheilung und Funktionswiederherstellung des Gelenkes verzögert.

Eine genaue Reposition und exacte Fixation ist bei den Brüchen im Bereiche des Ellenbogengelenkes wegen der leicht eintretenden dauernden Bewegungsstörungen besonders wichtig. Wollte man für die Fixation im Verbande dem Arm eine solche Stellung geben, in welcher die Bruchflächen genau aufeinander liegen und die Muskeln in gleichmässiger mittler Spannung sind, so müsste im Allgemeinen die mittlere stumpfwinklige Beugung und mittlere Pronation gewählt werden. Doch geht man in der Praxis von dem Gesichtspunkte aus, dem Arm zugleich eine solche Stellung zu geben, in welcher er bei etwa eintretender Ankylose noch gut brauchbar ist, und stellt ihn deshalb in rechtwinklige Beugung[2]). Manche wollen überdies den Vorderarm soweit supinirt haben, so dass der Patient „in seine Hohlhand sehen kann“, deshalb ein durchaus irrationelles Verfahren, weil dabei eine Spannung im gesammten Bandapparate und in der Kapsel des Gelenkes hervorgerufen wird, welche leicht zur Verschiebung der Bruchstücke führen wird. Zweckmässiger ist es, auch bei rechtwinklig gebeugtem Ellenbogengelenke den Vorderarm in eine mittlere Pronation zu stellen und die Hand bis zur Mitte der Mittelhand mit im Verbande zu fixiren, zu welchem sich hier am besten der Gypsverband eignet. Die Feststellung der Hand ist nöthig um die Pronationsbewegungen vollkommen sicher auszuschliessen. Nur bei den Fracturen des Olecranon mit Dislocation fixirt man den Arm wenigstens zunächst in der Streckung, giebt ihm aber dann allmählich eine Beugestellung. Um das gerade am Ellenbogengelenke leichte Eintreten von Contracturen zu verhüten, muss man überhaupt bei der Behandlung der Fracturen dieses Gelenkes den Grundsatz festhalten, den Verband nicht zu lange in einer bestimmten Stellung liegen zu lassen, sondern ihn öfters in veränderter Stellung zu erneuern und thunlichst früh mit passiven Bewegungen zu beginnen. Denn wenngleich auch wegen der enggeschlossenen Charnier-Schraubengang-

---

[1]) Gurlt berichtet l. c. Bd. I. S. 526 einen solchen Fall.

[2]) Ein rechtwinklig ankylosirter Arm ist aus leicht einzusehenden Gründen weit brauchbarer als ein stumpfwinkliger. Eine Ankylose in gestreckter Armstellung macht dagegen den Arm ganz unbrauchbar. Deshalb ist es in allen den Fällen von Verletzungen und auch von entzündlichen Gelenkleiden, in welchen eine Ankylose zu befürchten ist, geboten, dem Arm eine rechtwinklige Stellung zu geben (falls nicht die Resection ausgeführt werden kann, was gewiss in manchen solcher Fälle vorzuziehen wäre).

artigen Anordnung des Gelenkes Fracturen aus den oben angeführten Gründen leicht zu einer Contractur oder Ankylose führen können, so ist dies doch keineswegs eine nothwendige Folge, und wird um so eher vermieden, je sorgfältiger reponirt und nach der Reposition und Fixation die Nachbehandlung durchgeführt wird. Meiner Ueberzeugung nach kann man daher, wenn man das Ziel der möglich vollständigen Wiederherstellung der normalen Beweglichkeit practisch nicht aus dem Auge lässt, sehr wohl auch von vorneherein den Arm in einer mittleren Beugestellung resp. in der normalen Ruhehaltung fixiren. Meine eigenen bisherigen und anderer Chirurgen Erfahrungen bestätigen es, dass es auch dann bei einer, wie angedeutet, zweckmässig durchgeführten Behandlung und Nachbehandlung stets gelingt, eine vollkommen freie Beweglichkeit im Gelenke zu erzielen.

Complicirte Fracturen, Stich-, Hieb-, Schussverletzungen des Gelenkes.

§ 152. Die complicirten Fracturen des Ellenbogengelenks (mit Ausschluss der Schussfracturen) nehmen die zweite Stelle unter allen complicirten Gelenkfracturen ein [1]). Es ist dies leicht erklärlich. Am Ellenbogengelenke liegen die Skelettheile zum grossen Theile der Haut mehr weniger so unmittelbar nahe, dass sehr leicht sowohl bei directen wie indirecten Fracturen eine Zerreissung der bedeckenden Schichten erfolgen kann. Eine Statistik über die Häufigkeit der einzelnen mit Hautverletzung complicirten Fracturen des Ellenbogengelenkes ist mir nicht zur Verfügung, doch ist nach den anatomischen Verhältnissen und experimentellen Ergebnissen einzusehen, dass Hautverletzungen am häufigsten die Brüche des Olecranon, der Epicondylen sowie den Bruch über der Eminentia begleiten werden. Damit stimmen auch meine eignen practischen Erfahrungen überein. Doch sind solche auch bei den T-brüchen, bei der Fractura condylica und sogar bei Epiphysenfracturen bekannt. Häufig kommen sie übrigens auch bei den schon früher (§ 115) erwähnten etwas höher sitzenden Brüchen der unteren Humerus-Diaphyse vor.

Wenngleich Stich-, Schnitt-, Hiebverletzungen am Ellenbogengelenke nicht garade häufig vorkommen, so bietet dasselbe jedoch viele leicht zugängliche Angriffsstellen, besonders da, wo die Kapsel relativ frei nur von Haut und wenig Weichtheilen bedeckt ist. Besonders exponirt ist die über dem Radiusköpfchen gelegene Kapsel. Im Uebrigen schützen jedoch gegen Schnitt- und Hiebverletzungen der Kapsel wahrscheinlich einigermaassen die Knochenvorsprünge der Epicondylen und des Olecranon, indem dieselben soweit über das Niveau der zwischen ihnen liegenden Kapselpartien hervorragen, dass sie zuerst den Schnitt oder Hieb auffangen und event.

---

[1]) Nach einer Zusammenstellung von P. Bruns (l. c. S. 138) betrugen die complicirten Fracturen des Fussgelenkes 40 %, die des Ellenbogengelenkes 28 %, die des Kniegelenkes 17 %, die des Handgelenkes 11 %, die des Schultergelenkes 3 %, die des Hüftgelenkes 1 %.

von der Kapsel ableiten können. Stichverletzungen der Kapsel sind dagegen sowohl auf der Hinterseite wie auch auf der Vorderseite des Gelenkes möglich. Vorn vermag sogar in der Beugestellung des Gelenkes ein dicht unterhalb der Epicondylen quer von rechts nach links oder umgekehrt geführten Stich die Kapsel ohne wesentliche Nebenverletzung der Gefässe und Nerven zu durchbohren. Ebenso können auch senkrecht gegen das Gelenk geführte Stiche die Kapsel sowohl vorn, wie hinten, wie an den Seiten ohne Verletzung der grösseren Gefäss- und Nervenstämme treffen. Jedoch ist es leicht begreiflich, dass jene häufig dabei gleich mitverletzt werden (s. auch § 128).

Die Schussverletzungen des Ellenbogengelenkes nehmen nach den Erfahrungen aus den Kriegen unseres Jahrhunderts etwa die dritte Stelle unter den Schussverletzungen der Gelenke ein[1]). Sie betreffen nach den Erhebungen Gurlt's das linke Ellenbogengelenk ebenso häufig wie das rechte. Eine Verletzung der Kapsel ohne Verletzung des Skelets ist nach den anatomischen Verhältnissen am gebeugten Gelenke vorn durch einen etwa in der Höhe der Epicondylenlinie quer vor dem Humerus durchfahrenden Schuss, am gestreckten Gelenke durch eine über der Olekranonspitze quer hinter dem Humerus durchschlagenden Kugel, sowie vielleicht auch durch eine die hintere radiale Kapselpartie am stumpfwinklig gebeugten Arme schräg von oben hinten nach vorn abwärts streifende Kugel wohl möglich. Es sind auch thatsächlich einige reine Kapselschüsse (von Beck und Bergmann) aus den letzten Feldzügen bekannt. Aber es ist leicht ersichtlich, dass die reinen Kapselschüsse am Ellenbogengelenke zu den Ausnahmen gehören werden, und dass selbst an den vorhergenannten Stellen auf der Vorder- und Hinterseite des Gelenkes, an welchen die Kapsel bei der Beugung resp. Streckung eine Faltung darbietet, trotzdem leicht Streifungen resp. Infractionen der Knochen, speciell der Spitze des Kronenfortsatzes und des Olecranon, über der hinteren radialen Kapselpartie leicht Verletzungen des Radiusköpfchen oder der Eminentia stattfinden können. An allen anderen Stellen kann die Kapsel an und für sich wohl nicht ohne gleichzeitige Verletzung der Knochen von Kugeln verletzt werden. Wohl aber sind hier gewiss noch an manchen Stellen (wie z. B. an der kleinen Kapselaussackung zwischen Radius und Ulna) solche isolirte Kapselverletzungen durch Schrotkörner möglich.

Die Epiphysenknorpelscheibe am unteren Humerusende schützt hier nicht in dem Maasse das Gelenk, wie am oberen Ende (siehe § 84. S. 98). Vielmehr gehen hier auch bei den über der Epiphysenknorpelscheibe sitzenden Schüssen des Knochens die Sprünge sehr häufig bis in das Gelenk, was sich wohl wesentlich theils aus der geringen Höhe der Epiphyse

---

[1]) Nach H. Fischer (l. c. Bd. I. S. 143) wird am häufigsten durch Schüsse verletzt das Schultergelenk, dann das Kniegelenk, dann das Ellenbogengelenk, dann das Fussgelenk, Handgelenk, am seltensten das Hüftgelenk.

(Fig. 37), theils aus der Gestalt des ganzen unteren Humerusendes erklärt. Ueberhaupt setzen die Schüsse des Ellenbogengelenkes nicht selten ausgiebige Splitterungen und kann man z. B. gerade bei solchen oft die T-fracturen und sternförmige Zersprengungen sehen, auch finden sich nicht selten bei einfachen Streifschüssen der Knochen bis in den Bereich der Gelenkknorpel vordringende Fissuren. Ich sah dies mehrfach besonders bei Streifschüssen des Olecranon. Gleichwohl kommen auch hier verhältnissmässig einfachere Aussprengungen, Durchfurchungen und im übrigen alle möglichen, den subcutanen Brüchen ähnlichen Verletzungen der Skelettheile vor. Als characteristisch und aus der festen Fügung des Gelenkes erklärlich muss hier noch hervorgehoben werden, dass gerade am Ellenbogengelenke verhältnissmässig häufig nicht bloss der von der Kugel getroffene Gelenktheil verletzt ist, sondern durch den Gegenstoss oder durch eine directe Fortsetzung der Schwingungen auch der gegenüberliegende Gelenktheil gespalten oder gesprengt erscheint.

Auf die Symptomatologie, Diagnose und Therapie dieser Verletzungen kann hier nicht eingegangen werden. Es soll hier nur hervorgehoben werden, dass diese Verletzungen des Gelenkes zwar mit einem, zuweilen recht starken Bluterguss in die Gelenkhöhle, bei eintretenden Entzündungen oder secundärer Infection mit beträchtlichen theils serösen, theils eitrigen Ergüssen verbunden sein, zu einer vollständigen Verjauchung des Gelenkes führen können, dass sie aber auch ebensogut frisch nicht selten sehr geringfügige Störungen der Gelenkfunctionen zur Folge haben können, und auch zuweilen eine nur wenig merkbare Formveränderung machen, wenn der Bluterguss gering ist. Ist die Gelenkkapsel verletzt, so fliesst in der Regel Synovialflüssigkeit aus der Wunde, welche mit Recht als ein sicheres Zeichen der Gelenkverletzung angesehen wird. Doch fehlt auch diese Erscheinung zuweilen, besonders wenn die Oeffnung sehr klein ist, oder wenn die Hautwunde nicht unmittelbar über der Kapselwunde liegt. Dann kann die Diagnose der Gelenkverletzung grosse Schwierigkeiten machen. Gleichwohl ist es dann im Allgemeinen nicht gerathen zu sondiren, weil hiernach erfahrungsgemäss leicht Entzündungen und Eiterungen eintreten, welche an sich nicht eine nothwendige Folge dieser Verletzungen sind. Es ist dagegen vielfach auch am Ellenbogengelenke bestätigt, dass complicirte Fracturen, Stich-, Schnitt-, Schussverletzungen unter antiseptischen Maassregeln und bei zweckentsprechender Ruhigstellung des Gelenkes ohne Eiterung und sogar ohne Functionsstörung heilen können. Daher wird man sich zweckmässiger damit begnügen, nur etwa durch den Sitz, durch den Druckschmerz, durch die Entstehungsweise der Verletzung u. s. f. die Diagnose auf Gelenkverletzung zu stellen, und auch alle zweifelhaften Eälle eo ipso als Gelenkverletzung nach den jetzt hierüber geltenden Grundsätzen zu behandeln, d. h. sie speciell gleich von vorneherein in subcutane Verletzungen umzuwandeln suchen. Bei starken Blut- oder Serumergüssen kann die Drainage des Gelenkes von Nutzen sein. Sie hat in den entsprechenden Fällen unter selbstverständlicher gleichzeitiger Beobachtung der antiseptischen Maassregeln, wie ich nach eigenen Erfahrungen sagen darf, gute Erfolge. Dass für die volle Wiederherstellung der Gebrauchsfähigkeit auch bei diesen complicirten Gelenkverletzungen die Hauptaufgabe der Nachbehandlung zufällt, ist leicht begreiflich. Sind dagegen die Zerstörungen des Gelenkes durch die Verletzung so bedeutende, dass auch selbst bei einer aseptischen Heilung eine Ankylose eintreten muss oder dass eine normale Gebrauchsfähigkeit nicht zu erwarten ist, noch mehr wenn schon eine Eiterung eingetreten ist, so wird die Resection des Gelenkes auszuführen sein, da nur sie die unter solchen Verhältnissen für die Heilung gebotenen einfachen Wundverhältnisse schafft.

Punction, Drainage, Resection des Ellenbogengelenkes. Exarticulation des Vorderarmes.

§ 153. Soll bei acuten oder chronischen Flüssigkeitsansammlungen des Ellenbogengelenkes die Punktion ausgeführt werden, so kann dies auf der Streckseite überall an den Stellen der stärksten Kapselvorwölbung geschehen (s. §. 133). Der Ulnaris ist leicht zu vermeiden. Man kann aber auch auf der Beugeseite mit einer Hohlnadel ohne Gefahr für den Medianus etwa daumenbreit vom Epicondylus internus nach vorn durch die ulnare Muskelmasse hindurch gerade auf der hier fühlbaren scharfen inneren Kante der Trochlea in die Kapsel einstechen, und ebenso dicht nach aussen von der Bicepssehne durch den Brachialis hindurch. Auch zum Zweck der Drainage kann man die Kapsel entsprechend den stärksten Vorwölbungen öffnen. Man kann die Kapsel hart neben dem äusseren und inneren Rande des Triceps einschneiden. Innen dringt man dabei zwischen der Sehne und dem N. ulnaris hindurch. Man kann aber auch hinten auf den Epycondylus internus einschneiden und unter dem Ulnaris hinweg in die Kapsel gelangen. Ebenso kann man vorn nahe der Spitze des Epicondylus internus bis auf den Knochen einschneiden und unter den Ursprüngen der ulnaren Muskeln, sowie unter dem Innenrande des Brachialis hinweg, und ebenso vom Epicondylus externus und von der äusseren scharfen Humeruskante her unter den Ursprüngen der radialen Muskeln (Supinator und Extensores) sowie unter dem N. radialis hinweg in den Kapselraum auf der Beugefläche des Gelenkes gelangen. Endlich kann man auch noch hinten dicht unter dem Radiusköpfchen, zwischen diesem und der Ulna durch den Anconaeus quartus hindurch in die Kapsel einschneiden. Die Drainirung ist übrigens in der Regel am Ellenbogengelenke nur so zu verstehen, dass man von einer oder allen der bezeichneten Einschnittstellen aus Drainröhren bis zum Kapselraum führt. Eine vollständige quere Durchlegung der Drains durch die Kapsel, wie sie beispielsweise am Kniegelenke leicht ausführbar ist, und welche mit sehr dünnen Drains ja auch am stumpfwinklig gebeugten Ellenbogengelenke entsprechend der vorderen und hinteren Kapseltaschen gemacht werden kann, ist am Ellenbogengelenke, falls es sich nicht um ausnahmsweise excessive Ausweitungen handelt, nicht angängig und überdies deshalb auch nicht nöthig, weil der ganze engumschlossene vielbuchtige Kapselraum dadurch keineswegs vollkommener drainirt werden kann, als durch blos bis in den Raum eingelegte Drains. Gerade die eigenthümliche unregelmässige Form des Gelenkhöhlenraumes macht die Drainirung nicht so sicher wie an anderen grossflächigen Gelenken, wenn man nämlich das drainirte Gelenk einfach im trockenen Verbande verbindet. Um nach ausgiebiger Drainirung eine vollkommenere und sichrere Entleerung aus allen Buchten des Gelenkes zu erreichen, empfiehlt es sich nach meinen Erfahrungen, mit der Drainage die permanente Irrigation zu verbinden. Es lässt sich das durch sehr einfache Vorrichtungen erreichen. Man kann dann meist mit zwei Incisionsstellen an der Aussen- und Innenseite des Gelenkes resp. an den entsprechenden oben angegebenen Stellen auskommen.

Auch durch die Durchtrennung der Seitenbänder kann eine ausgiebigere Entleerung des Gelenkhöhlenraumes erzielt werden, weil dann das Gelenk auseinander weicht; und ist dies auch früher empfohlen worden. Es kann zuweilen bei Eiterdurchbrüchen aus dem Gelenke (am ehesten bei acuten nach Gelenkverletzungen) besonders in Verbindung mit permanenter Irrigation von Nutzen sein. Bei Eiterdurchbrüchen kann auch eine quere Drainlegung leicht ausgeführt werden. Hierdurch kann in der That zuweilen die Eiterung beseitigt und das Gelenk wieder vollkommen ausgeheilt werden. Im Uebrigen wird man jedoch in solchen Fällen, schon um rasch einfachere Wundverhältnisse zu schaffen, die Resection anszuführen haben.

Für die Resection ist das Gelenk am bequemsten von der Dorsalfläche und von den dorsalen Seitenpartien aus zugänglich, indem man hier auf dem kürzesten Wege und ohne Nebenverletzungen eindringen und am bequemsten die resecirten Knochen entfernen kann. Den chirurgisch-anatomischen Grundsätzen entsprechen hier am besten der Längsaxe des Gliedes folgende Eingangsschnitte und unter diesen besonders der Längsschnitt von Langenbeck's und die seitlichen Längsschnitte Hueter's, Methoden, welche jetzt auch wohl fast ausschliesslich im Gebrauche sind. Der Langenbeck'sche Längsschnitt wird etwas einwärts von der Mittellinie des Olecranon über diesem und der Tricepssehne entlang geführt. Diese wird gespalten und im Zusammenhang mit dem Perioste vom Olecranon abgelöst. Von da aus präparirt man die Weichtheile mit dem Perioste nach den Seiten hin von den Gelenkenden ab, wobei man auch, indem man sich immer dicht am Knochen hält, den N. ulnaris, ohne ihn bloss zu legen, mit den Weichtheilen ablöst. Dann folgt die Resection der Gelenkenden. Noch weniger verletzend wird der hintere Eingangsschnitt, wenn man ihn nicht durch die Tricepssehne, sondern längs ihres inneren Randes zwischen ihr und dem N. ulnaris legt[1]). — Nach Hueter trennt

[1]) Ich habe so in drei Fällen am Lebenden den Langenbeck'schen Längsschnitt ausgeführt.

man zunächst die Weichtheile über der volaren Fläche des Epicondylus internus nahe seiner Spitze durch einen kurzen Längsschnitt bis auf den Knochen, löst die Muskelursprünge mit dem Perioste ab, und hebt mit ihm das innere Seitenband ab oder trennt dasselbe hart am Epicondylus durch einen dem unteren und vorderen Umfange dieses Knochenvorsprunges folgenden bogigen Schnitt. Da das innere Seitenband nach vorn von der Basis des Epicondylus internus entspringt und dann noch mehr nach vorn zu fächerförmig über die innere Seitenpartie des Gelenkes ausstrahlt, um sich am inneren Rande der Fossa sigmoidea ulnae anzusetzen, während der N. ulnaris hinter dem Epicondylus liegt, so kann der Nerv dabei nicht verletzt werden, wenn man die Basis des Epicondylus nach vorn umschneidet, womit der Ansatz des Bandes durchtrennt ist. Hierauf spaltet man mit einem 8—10 Cm. langen Schnitte die Weichtheile genau auf der äusseren Humeruskante, auf der Spitze des Epicondylus externus und über dem Radiusköpfchen bis zum Radiushalse. Der Schnitt dringt oben bis auf den Knochen, spaltet das äussere Seitenband und das Ringband. Hierauf wird zunächst das Radiusköpfchen mit der Stichsäge abgetragen und entfernt. Danach ist die nun folgende subperiostale Abtrennung der Weichtheile mit der Kapsel auf der Vorder- und Hinterfläche des Humerus endes sehr leicht. Letzteres wird dann durch eine Adductionsbewegung aus der radialen Schnittwunde herausgedrängt und abgesägt. Bei der Adductionsbewegung gleitet auch der N. ulnaris von selber vom Oberarme ab und kommt somit auch hierbei in keine Gefahr. Endlich folgt die subperiostale Lösung der Tricepssehne vom Olecranon, während dieses durch die Wunde herausgedrängt ist. Diese Ablösung ist im Allgemeinen leichter als bei dem Langenbeck'schen Verfahren. Zuletzt wird das Olecranon abgesägt. — So verletzend das Hueter'sche Verfahren erscheint, so wenig verletzend ist es thatsächlich, und dabei doch ausserordentlich leicht und rasch auszuführen. Ueberdies ist die Wundbehandlung wegen der für den Secretabfluss practischen Lage der Seitenschnitte sehr bequem gemacht, und die Resultate dieses Verfahrens sind, wie ich durch zahlreiche fremde und eigene Erfahrungen bestätigen kann, ganz vorzüglich[1]), — der beste Beweis für die thatsächlich geringe verletzende Einwirkung des Verfahrens.

Der Hueter'sche Bilateralschnitt, wie Hueter selber seine eben beschriebenen Eingangsschnitte für die Ellenbogengelenkresection nannte, eignet sich nach den obwaltenden anatomischen Verhältnissen auch am besten für die operative Reposition von sonst nicht reponirbaren resp. veralteten Vorderarmluxationen, ein operativer Eingriff, welcher unter

[1]) Ich hatte besonders als Assistent C. Hueter's Gelegenheit, zahlreiche von ihm selber operirte Patienten auf Jahre hinaus im Auge zu behalten, habe auch selber die meisten meiner Ellenbogenresectionen nach diesem Verfahren ausgeführt und wende es auch jetzt noch mit Vorliebe an, und habe besonders eben noch bei einem erst im Jahre 1884 von mir resecirten Kinde ein vorzügliches Resultat mit diesem Verfahren in sehr kurzer Zeit erreichen können.

Anwendung des aseptischen Verfahrens auch an dem Ellenbogengelenke seine Berechtigung in dazu geeigneten Fällen hat. Man wird bei der Vorderarmluxation nach hinten nach der Anlegung der Seitenschnitte nicht nur einen ausreichenden Einblick in das Gelenk erhalten, sondern dann auch deshalb um so leichter die Reposition ausführen können, weil bei dem Hueter'schen Verfahren die Seitenbänder durchtrennt werden, von welchen übrigens bei der Vorderarmluxation nach hinten ohnehin das innere in der Regel, zuweilen auch das äussere zerrissen ist[1]). Bei der seitlichen Luxation des Vorderarmes nach aussen, welche wenn veraltet wegen der regelmässigen Abreissung des Epicondylus internus[2]) und der nachträglichen von diesem ausgehenden Callusbildungen die grössten Schwierigkeiten für die Reposition darbieten kann, wird der Hueter'sche Bilateralschnitt ebenfalls besser und leichter als irgend ein anderer Eingangsschnitt für die Resection die vorliegenden Hindernisse beseitigen und die Reposition ausführen lassen. Besonders wird sich auch vom Hueter'schen Bilateralschnitte aus sehr leicht der verschobene Epicondylus internus entfernen lassen, wenn derselbe wie gewöhnlich in Folge der Fixation durch Callusmassen an der Innenseite der Trochlea die Reposition unmöglich macht. Auch, wenn man bei Ankylosen zu reseciren hat, lässt sich mit grosser Bequemlichkeit vom Hueter'schen Bilateralschnitte aus ein Keil ausschneiden.

Ausserdem kann man aber auch nach querer Durchtrennung des Olecranon von hinten her in das Gelenk gelangen. Dieser neuerdings wieder eingeschlagene Weg wird nach den anatomischen Verhältnissen besonders nützlich sein, wenn es sich nur darum handelt, nur das cubitale Gelenkende des Humerus zu entfernen, oder an diesem eine osteoplastische Operation vorzunehmen, wie z. B. bei abnormer Verstreichung der Gruben desselben diese durch Ausschaben wiederherzustellen (wie es von Trendelenburg bei einer veralteten Luxation geschah). Nach der Operation wird dann das Olecranon wieder mit der Ulna durch eine Knochennaht vereinigt. Ebenso ist es nach den anatomischen Verhältnissen leicht möglich, auch das Radiusköpfchen oder das Olecranon für sich zu reseciren, oder z. B. auch bei complicirten Fracturen Knochennähte einzulegen. Unter aseptischen Massregeln lässt sich gewiss das operative Gebiet in mehrfacher Richtung erweitern. Zu entscheiden ob und in wie weit diese und ähnliche Eingriffe im Einzelfalle practisch von Werth sind, ist jedoch nicht hier die Aufgabe.

Wenn auch bezüglich der Behandlung der Ellenbogengelenkresectionen naturgemäss auf die Lehrbücher der Chirurgie verwiesen werden muss, so wollen wir hier nur andeuten, dass für die erste Zeit die Fixation der Extremität in stumpfwinkliger, fast gestreckter Position zweckmässig ist, weil hierbei der Abfluss der Secrete aus der Resectionshöhle am leich-

---

[1]) S. oben § 143.

[2]) S. oben § 145. 146. 147.

testen stattfinden wird und weil hierbei auch am besten Knochen und Weichtheile in ihre natürlichen Beziehungen zu einander treten. Roser hat überdies darauf aufmerksam gemacht, dass in den Fällen, in welchen nicht subperiostal resecirt und deshalb die Tricepssehne direct vom Knochen abgetrennt wurde, bei einer Fixation in Beugestellung die Sehne leichter mit dem Humerus statt mit der Ulna verwachsen kann und dass dies ein Schlottergelenk zur Folge haben kann, während dies bei einer Fixation in fast gestreckter Stellung des Armes vermieden wird. — Regelmässig wird man jedoch später den Arm allmählich mehr in die Beugestellung führen. Wichtig sind dann nach vollendeter Wundheilung exact geleitete Bewegungen. Man hat hier besonders darauf sein Augenmerk zu richten, dass die Bewegungen consequent nur in einer bestimmten Richtung und zwar zunächst als Beuge- und Streckbewegungen gemacht werden, alle Seitenbewegungen aber vermieden werden, weil nur dann sich an den Seiten hinlänglich feste, die Seitenbänder ersetzende Verbindungen zwischen Knochen entwickeln. Später erst geht man zu den Rotationsbewegungen über.

Auf die Schlottergelenkbildung will ich hier nicht eingehen. Gewiss kann sie durch eine den anatomischen Verhältnissen zuwiderlaufende Operationsweise und, wie angegeben, auch Behandlung bedingt sein. Nach meiner Ueberzeugung ist sie aber gewiss überwiegend durch besondere Verhältnisse des Wundheilungsverlaufes (langwierige Eiterungen, ausgedehnte Zerstörungen, Nekrosen, Muskelverfettung etc.) bedingt[1]). Sie ist in dem Masse geringer geworden, als die Operation immer allgemeiner nicht bloss nach den beiden oben genannten vorzüglichen Operationsmethoden ausgeführt wurde, sondern vor allen Dingen auch immer allgemeiner streng antiseptisch durchgeführt wurde.

Bei der Exarticulation im Ellenbogengelenke hat man sich daran zu erinnern, dass die Gelenklinie daumenbreit unter der Epicondylenlinie liegt, dass die Gelenklinie schräg verläuft, nach einwärts tiefer steht als aussen, und dass sich die Haut und die Weichtheile auf der Beugefläche nach der Durchschneidung stärker zurückziehen als auf der Streckseite, dagegen vorn besser ernährt sind und sich besser zur Deckung des Knochens eignen. Bei Lappenschnitten wird am zweckmässigsten ein grösserer Lappen von der Beugeseite ausgeschnitten, welche entsprechend tief unter den Epicondylen beginnen muss. Ihn durch Einstich zu bilden ist wegen der leicht zu schräg ausfallenden oder auch mehrfachen Durchschneidung der Gefässe nicht zweckmässig. Am einfachsten dürfte der Cirkelschnitt sein, welcher etwa 8 Ctm. unterhalb der Gelenklinie den Vorderarm schräg um-

---

[1]) Gewiss haben darauf einen Einfluss jedoch auch die trophoneurotischen Störungen, welche so häufig schon vorher bei den betreffenden Gelenkleiden vorhanden waren (s. oben Gelenknerven), oder welche sich zuweilen auch später entwickeln (s. oben § 5 und 6).

kreisen kann, so dass der hintere Bogen ein wenig höher liegt. Nachdem man eine Hautmanschette zurückgeschlagen hat, dringt man am zweckmässigsten von vorn über dem Radiusköpfchen in das Gelenk. Dann ist die weitere Exarticulation meist leicht zu beenden.

IV. Vorderarm.

Aeussere Form. Topographische Oberflächen-Untersuchung.

§ 154. Der Vorderarm schliesst sich ohne Unterbrechung an die Ellenbogengegend an. Doch lässt sich der dem Vorderarme zu Grunde liegende Gliedabschnitt von jener durch eine Ebene abgränzen, welche bei Erwachsenen drei Finger breit unterhalb der beide Epicondylen verbindenden Linie durch den Arm gelegt wird, von der Handgelenkgegend durch eine Ebene, welche Daumenbreit oberhalb der beide Processus styloidei verbindenden Linie durch den Arm gelegt wird. Der Vorderarm, welcher bei Kindern fast walzenförmig ist, und auch bei gut gebauten Frauen eine mehr cylindrisch abgerundete Form darbietet, hat bei kräftigen Erwachsenen die Gestalt eines entsprechend der Beugefläche und Streckfläche abgeplatteten, mit der Spitze nach abwärts gerichteten Kegels. Am herabhängenden Arme ist die Beugefläche während der Supination fast gerade nach vorn gerichtet, die Streckfläche fast gerade nach hinten; der ulnare Rand des Armes sieht dann gerade nach einwärts, der radiale gerade nach auswärts. Bei der gewöhnlichen ruhig hängenden Haltung des Armes befindet sich dagegen, wie schon früher angegeben, der Vorderarm in halber Pronation resp. in der Mitte zwischen Pronation und Supination und das Ellenbogengelenk in leichter Beugung. Dann ist die Beugefläche wesentlich nach einwärts, in dem oberen Drittel zugleich ein wenig nach vorn, im unteren Drittel mehr nach hinten, dagegen die Streckseite in den obersten Partien nach hinten und auswärts, in den unteren fast nach vorn, nur wenig nach auswärts gerichtet. Die Hand ist mit ihrer Palmarfläche gegen die Aussenseite des Oberschenkels gewendet. Dementsprechend sieht in der Ruhehaltung der radiale Rand des Armes nach vorn und zugleich ein wenig nach einwärts, der ulnare nach hinten und auswärts. Bei voller Pronation dreht sich die untere Partie des Vorderarmes und der Hand soweit nach einwärts, dass die Beuge- resp. Volarfläche gerade nach hinten, die Streckfläche gerade nach vorn gerichtet ist. Noch mehr nach einwärts hinten verdreht wird der Arm, wenn sich wie gewöhnlich an die Pronationsbewegung im Ellenbogen eine entsprechende Rotationsbewegung im

Schultergelenke anschliesst. Bei dem eben beschriebenen Wechsel von der Supination zur Pronation ändert sich auch, besonders in den oberen und mittleren Partien, die Form des Armes, indem er hier an Stelle eines querovalen einen mehr rundlichen Querschnitt darbietet, was bedingt ist theils durch die Drehung des Radius, theils wesentlich durch die Verlagerung der Muskeln, welche mit dem Radius nach einwärts verschoben werden. — Die Form des Vorderarmes wird im oberen Theile wesentlich durch die Muskeln, im unteren vorzugsweise durch die beiden Vorderarmknochen bestimmt, da hier die Muskeln zum grössten Theile in die Sehnen übergehen, welche dem Knochen dicht anliegen und diese um so mehr hervortreten lassen.

Auf der Beugefläche vereinigen sich entsprechend dem oberen Abschnitte des Vorderarms der radiale und ulnare Muskelwulst, welche die Y-förmige Grube begränzen, mit den in der Tiefe liegenden Muskeln zu einer mehr flachhügligen Anschwellung, welche sich besonders bei muskelkräftigen Männern etwas unterhalb der Mitte des Vorderarmes nach abwärts zu rasch verjüngt. Doch lässt dieselbe auch am ruhig herabhängenden Arme noch eine in der Mitte des Armes nach abwärts ziehende seichte Furche erkennen, welche die flache Anschwellung noch in eine radiale und ulnare Hälfte trennt, welche jedoch nicht die unmittelbare Fortsetzung der Y furche ist, sondern von dieser durch den leicht sichtbaren daumenbreiten Muskelwulst des Pronator teres geschieden ist. Letzterer zieht entsprechend der inneren Begränzung der Y-furche von der Ulnarseite her schräg radialwärts über den Bereich des Vorderarmes, um sich unter der radialen durch den Supinator longus und die beiden Extensores manus repräsentirten Hälfte der Anschwellung zu verlieren. Die ulnare Hälfte der Anschwellung wird unterhalb des Pronator teres wesentlich von den Bäuchen der schon früher[1]) genannten Muskeln gebildet. Zunächst der Mittellinie liegt hier der Bauch des Flexor manus radialis, dann kommt der des Flexor digitorum sublimis und zwischen beiden der Palmaris l., welcher jedoch gewöhnlich schon handbreit unter der Epicondylenlinie in seine dünne Sehne übergegangen ist. Weiter ulnarwärts folgt der Flexor manus ulnaris und endlich noch ein etwa fingerstarker spindelförmiger Streifen von dem mit seiner Hauptmasse unter jenen Muskeln liegenden Flexor digitorum profundus. Das von aussen tastbare Stück des letzteren Muskels reicht unmittelbar neben der leicht fühlbaren Ulna bis etwas unterhalb der Mitte derselben herab und schwillt besonders bei der Beugung der Endphalangen sichtbar über den Rand der Ulna heraus. Nach abwärts verflacht sich die Beugefläche des Vorderarmes besonders radialwärts von der Mittellinie, indem die hier liegenden Muskeln rasch in ihre Sehnen übergehen, während ulnarwärts sich die Anschwellung entsprechend der grösseren Längeausdehnung der Muskelsubstanz bis zur

[1]) Siehe Ellenbogengegend.

Handgelenkgegend nur unter allmählicher Verschmälerung nach abwärts fortsetzt. Im unteren Drittel des Vorderarmes sind stets schon in der Ruhehaltung des Armes einzelne Sehnen des Vorderarmes zu sehen und lassen zwischen und neben sich längliche Furchen in der Haut erkennen. Stets hebt sich hier besonders die Sehne des Flexor manus radialis in Form eines Stranges radialwärts von der Mittellinie hervor. Ulnarwärts von der Mittellinie machen die hiernach dicht neben und aufeinander liegenden Sehnen der Fingerbeuger eine etwa daumenbreite längliche Anschwellung. Zwischen den Sehnenreliefs der ebengenannten Muskeln ist eine tiefe Furche zu sehen, die Fortsetzung der seichten mittleren Längsfurche des Vorderarmes, hinter welcher der Medianus anzutreffen ist. Seitlich von diesen länglichen Vorwölbungen über den eben genannten Sehnen sind gleichfalls längsverlaufende Vertiefungen zu bemerken, eine breitere radialwärts von der Sehne des Flexor manus radialis, in welcher die Pulsationen der Art. radialis sichtbar und fühlbar sind. Zuweilen sieht man auch hier oberhalb des Handgelenkes eine sehr mässige rundliche Vorwölbung, welche durch die Arterie bewirkt wird. Eine schmälere Furche ist ulnarwärts von dem Längswulste der Sehnen des Flexor digitorum sublimis zwischen diesem und dem schmalen fast schon dem Ulnarrande des Vorderarmes entlanglaufenden Wulste zu sehen, welcher durch das Ende des Flexor manus ulnaris gebildet wird. In dieser letzteren Furche lassen sich die Pulsationen der Art. ulnaris, wenn auch weniger deutlich als die der Radialis sehen, jedenfalls aber fühlen. Seitwärts von diesen eben geschilderten Theilen werden auch von der Vorderseite aus die unteren Enden der Vorderarmknochen sichtbar. Die kleine rundliche Vorwölbung über dem Handgelenke ulnarwärts von und hinter der Sehne des Flexor manus ulnaris entspricht dem Capitulum ulnae, die radialwärts von der Radialarterie vorspringende Kante dem Aussenrande des unteren Endes und des Proc. styloideus vom Radius. Sehr deutlich treten bei den Bewegungen der Hand und Finger die einzelnen Muskeln und besonders auch die Sehnen hervor. Zwischen der Sehne des Flexor manus radialis und den Sehnen der Fingerbeuger kann man dann zuweilen auch die dünne Sehne des Palmaris longus sehen und fühlen.

Der Betastung sind die meisten der einzelnen Weichtheilorgane auf der Beugeseite zugänglich. Für die obere Hälfte der Vorderarmgegend ist dies schon oben hervorgehoben (siehe Ellenbogengegend). Aber auch in der unteren Hälfte des Vorderarmes lassen sich nicht nur die schon sichtbaren Sehnen leicht betasten, sondern auch noch einige der übrigen Muskeln. Die Sehne des Supinator longus fühlt man entlang der Volarseite des Radius. Zwischen dieser und der Sehne des Flexor manus radialis lässt sich vom unteren Drittel des Radius ab nach abwärts der unter der Art. radialis liegende Flexor pollicus longus betasten. Dagegen sind die Sehnen des tiefen Fingerbeugers und der Pronator quadratus der directen Betastung hier nicht zugänglich. Vom Pronator quadratus würde noch am ehesten sein an der Ulna sitzender Theil zu betasten sein, wenn man das sehnige Ende des Flexor manus ulnaris von der Ulna nach der Mittellinie hinweg drängt und auf die volare Fläche der Ulna durch fühlt. Am Radius wird er ganz vom Flexor pollicis longus bedeckt.

Die Art. radialis, welche in der Mitte einer beide Epicondylen verbindenden Linie am Vorderarm gerade nach abwärts bis zur Mitte zwischen Proc. styloideus radii und der Sehne des Flexor manus radialis läuft, ist unter dem Innenrande des Supinator longus nur ausnahmsweise zu fühlen. Erst wo der Bauch dieses Muskels anfängt, in seine Sehne überzugehen, vermag man die Pulsationen, und zwar in der angegebenen Richtungslinie nach abwärts immer deutlicher zu fühlen. Die Art. ulnaris ist in ihrem obersten Abschnitte, welcher von der Tiefe der Fossa cubiti zwischen Flexor digitorum sublimis und profundus schräg ulnarwärts bis zur Gränze des oberen und mittleren Drittels der Ulna zieht, nicht fühlbar. Auch von da nach abwärts, wo sie nun die Längsrichtung des Armes einhaltend zwischen Flexor digitorum profundus und Flexor manus ulnaris resp. Flexor dig. sublimis nach abwärts läuft, sind ihre Pulsationen nur undeutlich zu fühlen, da sie tiefer als die Radialis liegt. Erst dicht über dem Handgelenke werden sie an der schon angegebenen Stelle bemerkbar. Der Medianus, welcher übrigens nicht genau in der Mittellinie des Armes nach abwärts läuft, sondern sich mit jener unter sehr spitzem Winkel kreuzt, ist in dem oberen und mittleren Abschnitte des Vorderarms, wo er unter dem Flexor digitorum sublimis liegt, nicht zu betasten. Dagegen tritt er über der Handgelenkgegend der Oberfläche näher. Er liegt hier zwischen den Sehnen des Flexor manus radialis und Palmaris longus, zuweilen der Haut so nahe, dass er betastet werden kann, nicht selten allerdings mehr unter der Palmarissehne. Man kann ihn aber hier leicht mit der Electrode treffen. Er wird übrigens nach meinen Erfahrungen in den meisten Fällen etwas gegen die Oberfläche gehoben, wenn der Zeigefinger gestreckt resp. dorsalflectirt wird, was bei manchen Operationen am Nerven zur leichteren Auffindung des Nerven dienen kann. — Der Ulnaris ist oben, wo er zwischen den Muskelbäuchen des Flexor manus ulnaris und Flexor profundus liegt, ebenfalls nicht für den Finger zu erreichen; dagegen wird er im unteren Drittel des Armes oberflächlicher. Er liegt hier ulnarwärts neben der Arterie noch unter der fühlbaren Sehne des Flexor ulnaris. — Der oberflächliche Ast des N. radialis läuft auswärts von der Arterie unter dem Supinator longus nach abwärts und ist da, wo die Pulsationen der Arterie beginnen deutlicher zu werden, neben der Arterie bis etwa handbreit oberhalb des Proc. styloideus zu betasten. Von da wendet er sich unter der Sehne des Supinator longus hinweg schräg spiralig um den Radiusrand des Vorderarms auf die Dorsalseite der Hand. Hier ist er nicht bloss leicht zu fühlen, sondern bei mageren Individuen sogar als feiner Strang zu sehen.

Die Streckseite des Vorderarmes bietet am ruhig hängenden Arme eine mässig gewölbte Fläche dar, in welcher gewöhnlich nur einige Furchen eben angedeutet sind. Der oben am Ellenbogengelenke nach hinten stark vorquellende radiale Muskelwulst geht nach abwärts in eine gleichmässige flache Anschwellung über, welche ausser jenen Muskeln auch den Extensor digitorum umfasst. Diese wird oben durch die tiefe Einsenkung über dem Radialtheile des Ellenbogengelenkes von der dreieckigen, nach unten spitz zulaufenden beetartigen Anschwellung des Anconaeus quartus, nach abwärts durch eine seichte Furche von der fingerstarken dem Ulnarrande entlanglaufenden Anschwellung des Extensor manus ulnaris geschieden. Hinter diesem ist ebenfalls eine seichte Furche angedeutet, in deren Grunde die Ulna zu fühlen ist. Diese Furche liegt zwischen dem Extensor manus ulnaris und den Bäuchen des Flexor digitorum communis profundus und des Flexor manus ulnaris, welche von der Beugeseite her über den Rand der Ulna nach hinten vorquellen. Man sieht schon, dass diese Furche entlang der ganzen Ulna nach oben zwischen Anconaeus quartus und Olecranon, nach unten unter allmählicher Verflachung und Verbreiterung auf das seitlich hervorragende, in der Hautoberfläche sehr deutlich ausgeprägte untere Gelenkende der Ulna mit dem Proc. styloideus ulnae führt. Noch besser kann man in dieser Furche die Ulna bei der Digitaluntersuchung nachweisen. Man kann sie hier wesentlich auf ihrem inneren abgerundeten Rande bis zur äusseren hinteren Fläche des Olecranon und bis zum Processus styloideus betasten. In der unteren Hälfte der Streckfläche des Vorderarms hebt sich bei ruhig hängender Position nur über dem Radiusrande eine leichte Anschwellung etwas stärker von dem im übrigen fast flachen Vorderarmende ab. Dieselbe entspricht den von der Dorsalseite her unter dem Fingerstrecker vorkommenden und spiralig um den Radius nach dem Daumen zulaufenden Daumenmuskeln, dem Abductor pollicis longus und Extensor pollicis brevis. In dem Winkel, welchen der obere Rand dieser Muskeln mit dem äusseren des Extensor digitorum communis bilden, lässt sich überdies zuweilen auch eine leichte Einsenkung der Haut bemerken, welche nach vorn durch den Radius begränzt wird. — Werden dagegen Bewegungen gemacht, oder die Muskeln nur in Spannung resp. in Contraction versetzt, so vertiefen sich sofort die geschilderten Furchen, entstehen neue zwischen den einzelnen Muskeln, welche selber plastisch hervortreten. Man sieht dann von der tiefen Einsenkung über dem Radialabschnitte des Gelenkes in absteigender Höhe Furchen abgehen, welche die Muskeln der Reihe nach von einander scheiden und kann so sehr leicht den Supinator longus, Extensor manus longus et brevis, Extensor digitorum communis, Extensor ulnaris erkennen. Unten tritt der spiralige Wulst der genannten Daumenmuskeln sehr plastisch hervor und über ihm vertieft sich die Einsenkung zwischen den drei hier zusammen treffenden Muskeln, dem Extensor digitorum communis, Extensor manus brevis, Abductor pollicis longus bis zum Knochen. Diese eng begränzte Stelle, in welcher der Radius frei unter der Haut angetroffen wird, liegt ein wenig unterhalb der Mitte des gesammten Radius und zwar auf dessen Dorsalfläche. Hier kann man auf den Radius einschneiden, ohne einen Muskel zu verletzen. — Alle die genannten Muskeln der Streckseite lassen sich leicht durch die Haut hindurch betasten. Der Supinator brevis ist nur indirect zu fühlen, wenn man unterhalb des Capitulum radii mit dem Finger die radialen Muskeln nach vorn drängt. Der Extensor pollicis longus, dessen Sehne schräg über die Handgelenkgegend zum Daumen setzt und bei der Streckung des Daumens sehr deutlich hervorspringt, ist ebenfalls nur indirect zu betasten, da dieser Muskel ebenso wie der Extensor indicis und Extensor digiti quinti ganz vom Extensor communis bedeckt wird. — Der tiefe Ast des Radialis ist etwa vier Finger breit unter dem Epicondylus externus zwischen dem Muskelwulste des gemeinschaftlichen Fingerstreckers und dem des Extensor manus ulnaris zu suchen, kann hier auch direct faradisirt werden und ebenso wenn man die Electrode ein wenig hinter dem Extensor manus radialis brevis eindrückt.

Von den beiden Vorderarmknochen ist die Ulna, wie schon hervorgehoben, hinten in ganzer Ausdehnung zwischen den oben genannten Muskeln zu sehen und zu betasten, und lassen sich somit Verletzungen und Erkrankungen hier sehr leicht nachweisen. Vom Radius ist der obere Abschnitt nur bei erschlaffter Musculatur zu betasten, wenn man zwischen dem gemeinschaftlichen Fingerstrecker und den radialen Handstreckern durchgreift. Dann findet man unterhalb der Mitte in dem oben hervorgehobenen Muskelwinkel handbreit über dem Proc. styloideus radii eine von Muskeln entblösste Stelle. Von da ab nach abwärts lässt sich der Radius leicht durch die ihn bedeckenden Muskeln und Sehnen durchfühlen. Somit sind auch die durch Verletzungen und Erkrankungen dieses Knochens gesetzten Veränderungen leicht zu erkennen.

Endlich macht sich stets das subcutane Venennetz bemerklich. Man sieht gewöhnlich drei Hauptzüge, einen vom Handrücken über den Radialrand nach der Volarfläche, welcher in die V. cephalica übergeht, einen von der Kleinfingerseite, der in die V. basilica übergeht, einen schwächeren, der von der Vola manus in der Mitte des Armes zur Mediana zieht. Die einzelnen Venen schwellen besonders stark bei Bewegungen, bei Compression der Hauptstämme in der Ellenbeuge an.

Haut, Fascien, Muskeln, Bindegewebsräume des Vorderarmes.

§ 155. Die Haut des Vorderarms ist auf der Beugefläche dünn, zart, weniger behaart als auf der Streckfläche, auf beiden Flächen leicht verschieblich und besonders auch auf der Streckfläche viel mehr verschieblich als auf der Streckfläche des Oberarms. Ueberdies verschiebt sich bei den Pronations- und Supinationsbewegungen der ganze Hautcylinder über die Ulna hinweg, folgt den Rotationsbewegungen des Radius (s. S. 224). Die wechselnde Spannung, welche hierbei einzelne Abschnitte der Haut erfahren, wird nothwendigerweise bei Wunden an denselben Verschiebungen und Zerrung herbeiführen müssen, woraus sich wenigstens bei einigermaassen ausgedehnten Wunden die Forderung ergiebt, die Naht stets in der Mittellage des Arms auszuführen und in dieser auch den Arm während der Dauer der Heilung zu erhalten. — Im meist fettreichen Unterhautbindegewebe verlaufen theilweise von einem dünnen Blatte der oberflächlichen Fascie bedeckt die zahlreichen Hautvenen und Nerven. Die Hautvenen haben wir schon oben in ihren drei Hauptzügen genannt. In diese treten starke Aeste ein und finden sich auch zwischen denselben oft sehr reich entwickelte Verbindungswege, so dass thatsächlich meist förmliche Venennetze unter der Haut liegen. Dieselben stehen an mehreren Stellen durch Communicationsvenen mit den unter der eigentlichen Vorderarmfascie liegenden tiefen Venen in Verbindung[1]). Sie schwellen bei Bewegungen der Hand und des Armes stark an, ebenso auch bei centralen Hindernissen des Blutabflusses, sowie bei subfascialen Schwellungen am Vorderarm. Bei der Anschwellung werden zahlreiche Klappen an kleinen Vorwölbungen der Gefässe deutlich. Die Hautnerven breiten sich am reichlichsten auf der Beugeseite aus. Sie liegen bald über, bald unter den Venen. Ueber der Radialseite kommt vom Oberarm her der Vorderarmhautast des Radialis. In weit grösserer Ausdehnung breitet sich neben jenem der Hautzweig des Musculocutaneus aus, dessen Austrittsstelle aus der Fascie und oberstes Stück schon oben (§ 120 S. 162) beschrieben worden ist. Er verbreitet sich wesentlich in der radialen Hälfte der vorderen Beugefläche bis in die Haut des Daumenballens und Daumenrückens nach abwärts. Die ulnare Hälfte der Vorderarm-Beugefläche wird dagegen weitaus zum grössten Theile vom Cutaneus internus major versorgt. Seine Endäste gehen bis herab zum Handgelenke. Ausserdem gehen in die Haut der Beugeseite noch ein mit jenem communicirender Ast vom Ulnaris und ein vom Medianus kommender Ast. Letzterer verbreitet sich überdies wesentlich in der Haut des Handtellers. Die Haut der Streckfläche wird von dem schon genannten Aste des Radialis ulnaris, oben von einem dorsalen Aste des Cutaneus internus versorgt. Im unteren Drittel trifft man radialwärts etwa Handbreit oberhalb des Proc. styloideus radii auf den superficiellen Ast des Radius, welcher an dieser Stelle unter der Supinatorsehne über die Sehnen der Extensores manus und über den Abductor pollicis longus und Extensor pollicis brevis hinweg längs des Radialrandes der Streckseite schräg nach abwärts über das Handgelenk steigt, um dort in die Fingeräste zu zerfallen. Der Rückenast des N. ulnaris gehört in der Regel nicht mehr dem Gebiete des Vorderarmes an, indem er meist erst über der Ulnarseite des Handgelenkes auf die Dorsalfläche tritt. Nur ganz ausnahmsweise sah ich ihn schon oberhalb des Capitulum ulnae auf der Streckseite des Vorderarmes nach abwärts ziehen.

---

[1]) Siehe auch den Abschnitt „Hand“.

Die Anordnung der Fascien und Muskeln des Vorderarmes haben wir schon zum grössten Theile bei der Ellenbogengegend geschildert (s. § 122 und folgende §). Hier erübrigt nur noch, weniges nachzutragen. — Auf der Beugeseite geht die Fascie nicht einfach über den Weichtheilen hinweg, sondern schliesst, wie man am besten an Querschnitten durch den Arm sehen kann, die oberste Muskelschicht, den Flexor manus radialis, den Palmaris longus, den Flexor manus ulnaris und auch die radialen Gefässe nebst dem N. radialis in besonderen Fächern mit in sich ein. Den genannten Muskeln resp. ihren Sehnen sowie dem radialen Gefässnervenstrange entsprechend besteht die Fascie aus zwei Blättern, einem oberen und unteren, welche an den Rändern der eingeschlossenen Organe wieder zu einem einfachen Blatte verschmelzen. Die eingeschlossenen Theile bilden mit der Fascie eine zusammenhängende Decke, zwischen welcher und den beiden Vorderarmknochen die übrigen Weichtheile der Beugefläche des Vorderarmes liegen. Einwärts vom Flexor manus ulnaris setzt sich nämlich die Fascie längs des ganzen freien Randes der Ulna an diesem Knochen oben fest, nachdem sie über das, wie schon mehrfach angegeben, unter dem Flexor manus ulnaris frei hervortretende Stück vom Bauche des Flexor digitorum profundus hinweggesetzt ist. Nach aussen vom Flexor manus rad. setzt sich die Fascie oberflächlich zwar über den Supinator resp. die radialen Muskeln nach der Streckseite hin fort, thatsächlich schliesst sie zunächst in einem besonderen Spalt die Art., Ven. und den Nerv. radialis ein und heftet sich dann nach aussen von diesen resp. unter diesen direct an den Radius an. Diese Fascienanheftung am Radius gränzt den subfascialen Raum der Beugeseite des Vorderarmes ab gegen den früher schon beschriebenen Fascienraum, welcher vom Supinator longus und den beiden Extensores manus eingenommen wird. Oben liegt der Fascienspalt der Art. radialis genau unter dem inneren Rande der Supinatorscheide, weiter nach abwärts jedoch neben derselben. Ebenso liegt der Supinator mit seinem inneren Rande oben gerade über der Fascienanheftung am Radius, unten liegt die Fascienanheftung zwischen der Arteria radialis und der Fascienscheide der Supinatorsehne. — Art. und Nerv. ulnaris werden nicht mit in die oberflächlich deckende Fascie eingeschlossen. Sie liegen unter dem hinteren Spaltblatte des Raumes für den Flexor manus ulnaris, sind aber ihrerseits von einem dünnen Fascienblatte eingescheidet, welches mit jenem lose zusammenhängt. Es wird deshalb von Einigen auch jenem zugerechnet. Wie Durchschnitte lehren, kann es mit mehr Berechtigung zu der dünnen die Flexores digitorum deckenden Fascie gerechnet werden. In praktischer Beziehung ist jedenfalls daran festzuhalten, dass die ulnaren Gefässe und Nerven nicht innerhalb eines Spaltes der deckenden Fascie, sondern hinter dieser, resp. hinter dem Fascienspalte des Flexor manus ulnaris liegen. Ausserdem trifft man unter der deckenden Fascie der Beugeseite und den in ihr eingeschlossenen Organen zunächst ein lockeres Bindegewebe, dann den oberflächlichen Fingerbeuger, und unter diesem den Medianus. Auch diese Organe sind von einer besonderen, meist jedoch sehr dünnen Fascie eingeschlossen, welche sich besonders nach abwärts vollständig in lockeres Bindegewebe auflöst. Unter dem oberflächlichen Beuger befinden sich der tiefe Fingerbeuger und der lange Daumenbeuger, unten oberhalb des Handgelenkes noch der Pronator quadratus. Diese drei Muskeln, welche die tiefste Schicht über der Membrana interossea bilden, sind meist nur von einer dünnen häutigen Bindegewebslage bedeckt, welche unmittelbar in das zwischen dem oberflächlichen Beuger und diesen Muskeln befindliche lockere Bindegewebe übergeht. Letzteres führt nach aufwärts längs des Medianus in den Bindegewebsraum der Fossa cubiti, nach abwärts in den subaponeurotischen Bindegewebsraum der Hohlhand. Auf denselben Wegen breiten sich auch die hier vorkommenden Entzündungen und Eiterungen unter Entwicklung mehr weniger bedeutender Anschwellung der Beugeseite des Vorderarmes aus. Diese pflegen bekanntlich nur ausnahmsweise innerhalb dieses Bindegewebsraumes des Vorderarmes selber zu entstehen, sondern sind weitaus am häufigsten und regelmässig vom Ellenbogen oder von der Hand her fortgeleitet. Besonders kommen sie von durchgebrochenen Sehnenscheideneiterungen her[1]). — Durch die Oeffnungen in der Membrana interossea können solche Processe auch von hier aus nach der Streckseite des Vorderarmes vordringen u. s. f.

Von den Spalträumen innerhalb der deckenden Fascie auf der Beugeseite sind diejenigen für den Palmaris longus und Flexor manus ulnaris nach unten geschlossen, derjenige für den Flexor manus radialis stösst unter dem Lig. carpi volare auf die kurze Sehnenscheide, welche das Ende dieser Sehne umgiebt. Entzündungen und Eiterungen aus dieser Sehnenscheide können demnach in den Spaltraum treten. Isolirte Anfüllungen der einzelnen Spalträume werden entsprechende Anschwellungen machen. Solche können auch längs der Gefässe laufen. Doch werden sie sich gerade hierauf selten beschränken, sondern leicht auf den zahlreichen Verbindungswegen sich in den grossen benachbarten Bindegewebsraum zwischen der Beugemusculatur des Vorderarmes ausbreiten.

Bei jeder stärkeren Anfüllung des grossen subfascialen Bindegewebsraumes der Beugeseite muss nicht nur Beugestellung der Finger erfolgen, sondern nothwendigerweise auch ein Druck auf die eingeschlossenen Gefässe und Nerven ausgeübt werden. Derselbe wird dem anatomischen Verhalten entsprechend vorzugsweise den Medianus und Art. und N. ulnaris, event. auch die Interossealgefässe und Nerven betreffen und entsprechende Erscheinungen veranlassen (wie Schmerzen, Paresen, Circulationsstörungen). Die Art. radialis dürfte nur bei stärkster Spannung einer Compression ausgesetzt sein.

Unter den Muskeln der Beugeseite haben wir nur noch des Pronator quadratus zu gedenken, welcher in der Breite von zwei Fingern dicht

---

[1]) Siehe den Abschnitt „Hand“.

oberhalb der Gelenkenden zwischen den beiden Vorderarmknochen ausgespannt ist. Aus seinen anatomischen Beziehungen ist leicht begreiflich, dass er bei den Fracturen und Erkrankungen des unteren Endes sowohl des Radius wie auch der Ulna entsprechende Störungen erfahren wird, dass dementsprechend die Pronation behindert oder unmöglich gemacht ist, wie es thatsächlich bereits oft bei den häufigen Fracturen des Radius beobachtet worden ist. Ich fand ebenso dieselben Störungen in einem der seltenen Fälle von Fractur des unteren Endes der Ulna, welchen ich eben noch zu behandeln habe.

Die Fascie auf der Streckseite des Vorderarmes bildet, indem sich von ihrer oberflächlich deckenden Schicht Blätter senkrecht zwischen den Muskeln in die Tiefe senken, um sich an den beiden Vorderarmknochen anzuheften, drei Hauptfächer. Ulnarwärts setzt sich die dorsale Fascie neben der Fascie der Beugeseite auf dem freien Rande der Ulna an, schickt dann ein Blatt zwischen Extensor manus ulnaris und Extensor digitorum communis ebenfalls an die Ulna. Somit wird der Extensor manus ulnaris in einem Fache für sich vollständig abgeschlossen. Diese Fascieneinscheidung folgt dem Muskel in seiner ganzen Längenausdehnung am Vorderarm nach abwärts und geht unmittelbar über in das entsprechende Fach des Lig. carpi dorsale.

In gleicher Weise steigt am Aussenrande des Extensor digitorum communis ein Fascienblatt in die Tiefe, um sich an den Radius anzuheften, überspannt den Extensor communis und bildet mit den beiden Vorderarmknochen das mittlere breiteste Fach der dorsalen Fascie, in welchem sich ausser dem Extensor digitorum communis noch der Extensor digiti quinti und indicis proprius, der Extensor pollicis longus, sowie die Anfangsstücke des Extensor pollicis brevis und Abductor pollicis longus befinden. Diese Muskeln sind innerhalb dieses grossen subfascialen Raumes so angeordnet, dass der Extensor digitorum communis und ulnarwärts neben ihm der Extensor digiti quinti zu oberst liegen. Letzterer ist übrigens nicht selten durch ein besonderes dünneres Fascienblatt von jenem getrennt, welches regelmässig im unteren Drittel derber wird, indem sich hier die Sehne des Muskels mehr ulnarwärts wendet, um durch ein besonderes Fach des Lig. carpi dorsale hindurch zu treten. Unter jenen Muskeln liegt zunächst der Extensor indicis proprius, welcher unter dem Extensor ulnaris vom mittleren Drittel der Ulna und der Membrana interossea entspringt und schräg unter dem Extensor communis nach abwärts und mit diesem durch das grosse mittlere Fach des Ligam. carpi dorsale zieht; dann folgt der Extensor pollicis longus, welcher oberhalb des Extensor indicis, dann einwärts neben ihm von der Ulna, sowie von der Membrana interossea entspringt. Die Sehne dieses Muskels verlässt den mittleren grossen subfascialen Raum der Streckseite am Lig. carpi dorsale, um durch ein besonderes Fach derselben schräg radialwärts zum Daumen zu laufen. Neben dem eben genannten Muskel liegen der Extensor pollicis brevis und Abductor pollicis longus. — Sie nehmen mit ihren Ursprüngen den grössten Theil der Membrana interossea und hinteren Fläche des Radius ein, von welchen beiden sie entspringen. Der radiale Ursprungskopf des Abductor reicht bis hinter dem Supinator brevis hinauf; ausserdem entspringt er aber auch noch dicht neben der Membrana interossea vom mittleren Drittel der Ulna. Diese beiden Muskeln wenden sich in der unteren Hälfte des Vorderarmes spiralig um den Radius, verlassen den grossen mittleren subfascialen Raum und treten über den Sehnen der beiden Extensores radiales hinweg durch den diesen Muskeln entsprechenden dritten subfascialen Raum nach dem Daumen. — Auch über diesen Muskeln liegt eine dünnere, zuweilen fascienartige Bindegewebslage. Solche umgeben auch, meist jedoch nur wenig ausgebildet die übrigen Muskeln. Im Uebrigen findet sich jedoch wesentlich nur lockeres zartes Bindegewebe zwischen den oberen und tiefen Muskeln.

Das dritte Hauptfach der dorsalen Fascie wird wesentlich über den beiden Extensores manus radiales, nämlich durch die zwischen dem Extensor digitorum communis und dem Extensores manus zum Radius gehende Fascieneinsenkung und durch die Fascienanheftung am Radius auswärts von der Scheide der Radialarterie gebildet. Die diesen Raum seitlich begränzenden Fascieneinsenkungen heften sich am Dorsal- und Volarrande der Aussenfläche des Radius an und bilden mit der deckenden Fascie einen nach abwärts schmäler werdenden Raum, welcher über den Sehnen der beiden Extensores manus bis zur Handgelenksgegend reicht, um dort in das entsprechende Fach unter dem Lig. carpi dorsale überzugehen. Ausserdem tritt aber auch der Supinator longus wenigstens in dem oberen Abschnitte in eine nähere Beziehung zu diesem Raume. In der Ellenbogengegend wird er bekanntlich mit den beiden Muskeln in einen gemeinsamen Fascienraum eingeschlossen. Die ihn von jenen trennende dünne fascienartige Bindegewebsschicht wurde bei Flüssigkeitsinjectionen regelmässig durchbrochen und dabei stets der Raum längs der radialen Extensorensehnen angefüllt (siehe oben § 123). Im oberen Drittel des Vorderarmes liegt der Supinator noch zum grossen Theil über beiden Extensoren, durch eine dünnere Fascie von ihnen getrennt. Nach abwärts läuft dagegen seine Sehne mehr nach einwärts von jenen, nämlich mehr in der radialen Wand der Scheide; zugleich wird das sie von jenen trennende Fascienblatt dicker. Weiter nach abwärts, wo sich die Sehnen der Extensoren mehr und mehr dorsalwärts wenden, isolirt sich die Supinatorsehne und der ihr zukommende Fascienspalt vollends von jenen und liegt über dem Handgelenke ganz ausserhalb des entsprechenden Raumes. Die Sehne liegt da gerade über der Anheftungsstelle der Volarfascie. Oberhalb des Handgelenkes treten die schon oben genannten Daumenmuskeln durch den fascialen Raum über den Extensorensehnen hinweg. Auch unter den beiden Extensores manus findet sich ein Fascienblatt. Dieses ist die Fortsetzung des oberen, den grossen Spaltraum der radialen Muskeln begränzenden Blattes (s. S. 174, 175).

Von da ab liegt zwischen ihm und dem Knochen lockeres Bindegewebe, welches nach abwärts immer mehr abnimmt. Oberhalb des Handgelenkes haftet es dem Knochen fest an.

Die Anfüllung dieser drei grossen subfascialen Bindegewebsräume macht der Streckseite entlang laufende Anschwellungen, sowie solche längs der gröberen Communicationswege. Am Lebenden kommen mehr oder weniger auf die einzelnen subfascialen Räume, oft auch nur auf einzelne Muskelscheiden beschränkte Anschwellungen gerade hier nicht selten in Folge von Blutergüssen, Fibrinausscheidungen oder auch einfachen serösen Entzündungen des subfascialen Bindegewebes vor. Dahin gehört auch die als Tenalgia crepitans bekannte, besonders an den spiralig um den Radius ziehenden Muskeln beobachtete Erscheinung, bei welcher eine entsprechende spindelförmige, bei Bewegungen des Daumens crepitirende Anschwellung entsteht. Die ausgedehnteren und stärkeren Anfüllungen der drei Haupträume der Streckseite gehen jedoch in der Regel von phlegmonösen Entzündungsprocessen an den Fingern und der Hand, sowie von solchen der Sehnenscheiden der in den Räumen liegenden Muskeln aus. Das lockere subfasciale Bindegewebe stösst hier überall an die über den Sehnen befindlichen Sehnenscheiden, setzt sich aber auch neben denselben längs der Sehnen bis zu den Fingern fort. Entzündungen können auf diesen Wegen ausserordentlich leicht nach dem Arm zu fortgeleitet werden. Doch können auch bei Verletzungen und Entzündungsprocessen der beiden Vorderarmknochen und der Muskeln die benachbarten subfascialen Bindegewebsräume angefüllt werden. Entzündliche Processe schreiten übrigens gewöhnlich auch auf den feineren Communicationswegen (längs der Gefässe und Nerven) leicht aus dem relativ am meisten abgeschlossenen Raume über dem Extensor ulnaris in die übrigen und umgekehrt, sowie auch aus dem mittleren Raume längs des tiefen Radialisastes oder längs der Interossealgefässe u. s. f. in die benachbarten Räume der Ellenbeuge; aus dem radialen Raum in dem tiefen der Beugeseite des Vorderarmes, und umgekehrt, u. s. w.

Noch will ich darauf hindeuten, dass bei praller Anfüllung des mittleren dorsalen Bindegewebsraumes die Hand leicht dorsal flectirt, die Finger in halber Beugung zu stehen pflegen; sowie dass durch den Druck auf den tiefen Ast des Radialis Schmerzen und Lähmungserscheinungen im Bereiche des Nerven entstehen können (siehe auch §§ 123 und 124).

Die Gefässe und Nerven des Vorderarmes.

§ 156. Die Lage der Arterien im oberen Theile des Vorderarmes resp. an der Uebergangsstelle der Ellenbeuge zur Vorderarmgegend ist schon (siehe § 125) angegeben. Die Art. radialis läuft am Vorderarme in der

---

[1]) Eine solche durch Gefässe und Nerven vermittelte Communication findet sich z. B. hoch oben vier Finger breit unter den Epicondylus externus zwischen dem ulnaren und dem mittleren subfascialen Raum.

Richtung einer von der Mitte der Epicondylenlinie zum inneren Umfange des Proc. styloideus radii ziehenden Linie. Sie läuft in einem besonderen Fascienspalte oben unter dem Supinator, nach abwärts dagegen oberflächlich in der Fascie zwischen der Sehne des Supinator und derjenigen des Flexor manus radialis auf dem Flexor pollicis longus resp. auf dem Pronator quadratus nach abwärts, um der Hauptmasse nach zwischen dem Processus styloideus radii und dem Os naviculare in den Dorsalast überzugehen, welcher wesentlich den tiefen Hohlhandbogen bildet. Sie ist gewöhnlich von zwei dünnen Venen begleitet, während auswärts von ihr der Ramus superficialis des N. radialis liegt. Derselbe tritt etwa drei Finger breit unter der Epicondylenlinie zur Arterie, und verlässt sie etwa handbreit über dem Proc. styloideus radii, um sich unter der Supinatorsehne zum Handrücken zu begeben. Die Art. ulnaris läuft von der Fossa cubiti unter dem Pronator teres hinweg zwischen dem oberflächlichen und tiefen Fingerbeuger schräg ulnarwärts in einer von der Mitte der Plica cubiti etwa nach der Gränze zwischen dem oberen und mittleren Drittel der Ulna gezogenen Linie, um von hier aus entsprechend einer etwa vom inneren Epicondylus nach dem Radialrande des Os pisiforme gezogenen Linie auf dem tiefen gemeinschaftlichen Fingerbeuger und unter dem Flexor manus ulnaris gerade nach abwärts zusteigen, und dann radialwärts vom Os pisiforme über das Lig. carpi volare proprium hinweg in den oberflächlichen Hohlhandbogen überzugehen. Auch sie ist gewöhnlich von zwei Venen begleitet. An der Gränze des oberen und mittleren Drittels der Ulna tritt an die Ulnarseite der Arterie der Nerv. ulnaris. Derselbe liegt auch am Vorderarme nach abwärts ulnarwärts von der Arterie und folgt ihr ebenso in das Gebiet der Hand. Sein dorsaler Ast geht an der schon oben erwähnten Stelle über dem Gelenkende der Ulna oder auch erst am Capitulum selber von ihm ab, um unter der Sehne des Flexor manus ulnaris gewöhnlich etwa zwischen Processus styloideus ulnae und Os pisiforme schräg nach dem Handrücken zu gehen.

Die Art. radialis kann in ihrer ganzen Ausdehnung gegen den Radius comprimirt werden, besonders leicht aber in dem untersten Abschnitte. Bei der Ulnaris ist die Compression im obersten Abschnitte wegen ihrer tieferen Lage zwischen den Muskeln nicht, im mittleren nicht ohne gleichzeitige Compression des N. ulnaris ausführbar, und auch im untersten Drittel schwieriger. Es gelingt hier aber, wenn man den Finger am radialen Rande der Sehne des Flexor manus ulnaris gegen die Ulna drängt. — Die Digitalcompression kann jedoch hier wegen der breiten Anastomosen zwischen beiden Arterien, wie auch zwischen dem arteriellen Gebiete des Ellenbogens und der Hand (s. u.) nicht die ausgedehnte Verwendung finden, wie an den centralgelegenen grösseren Arterienstämmen der Extremität. Sie kommt vorzugsweise bei Verletzungen im Bereiche des Vorderarmes selber zur Anwendung, und ist besonders von Nutzen, wenn man hier verletzte Gefässstämme behufs ihrer Unterbindung aufsuchen will. Dann wird am besten unmittelbar über und unter der Verletzungsstelle comprimirt. Doch kann in diesen Fällen auch die Compression der Brachialis am Arm ausgeführt werden.

Die Unterbindung der beiden Vorderarmarterien wird wesentlich nur bei Verletzungen, und dann stets dicht beiderseits an der Verletzungsstelle ausgeführt. Seltener geben dazu Aneurysmen Anlass. Die Unterbindung der Art. radialis kann an allen Stellen auf der oben angegebenen Linie vorgenommen werden. Im oberen Drittel des Armes dringt man nach Spaltung der Fascie zwischen Pronator teres und Supinator auf die Arterie, muss aber, um hier zu ihr zu gelangen, noch das sogen. hintere Blatt der Supinatorscheide durchtrennen. Dasselbe ist auch noch bei der Unterbindung im mittleren Drittel nothwendig. Im untersten Drittel hat man jedoch nur das die Arterie einschliessende Fascienfach zu eröffnen, da sich hier die Supinatorsehne seitlich nach aussen von der Arterie befindet und diese selber mit ihrem Fascienfache, ganz oberflächlich unter die Haut zu liegen kommt. — Wenn die Unterbindung der Art. ulnaris im obersten schrägen Abschnitte nothwendig ist, wie z. B. bei Verletzungen, so ist wegen der tiefen Lage ein sehr grosser Erweiterungsschnitt erforderlich. Doch wird man denselben nicht parallel der hier schräg verlaufenden Arterie machen dürfen, da dadurch die gesammten vom inneren Epicondylus kommenden Muskeln quer durchschnitten würden, sondern muss mehr in der Längsaxe des Armes erweitern und zwischen den deckenden Muskeln vordringen. Liegt die Verletzung nahe der Mittellinie, so muss man darauf gefasst sein, auch dem Medianus zu begegnen, welcher unter resp. in dem Pronator sich mit der Arterie kreuzt. Bei Aneurysmen an dieser Stelle würde am besten der Sack ebenfalls der Verlaufsrichtung der ulnaren Muskeln entsprechend blossgelegt und gespalten, und würden von ihm aus die einzelnen ein- und abgehenden Arterien unterbunden werden müssen. Weiter nach abwärts, da wo die Arterie die Längsrichtung der Ulna einschlägt, kann die Unterbindung leicht von einem zwischen Flexor digitorum sublimis und Flexor manus ulnaris fallenden Schnitte aus vorgenommen werden. Man kann sich hierfür an die oben angegebene Richtungslinie halten und darf nur nicht vergessen, dass man nach der Eröffnung der Fascienscheide des Flexor manus ulnaris noch deren hinteres, sehr derbes Blatt zu spalten hat, um dahinter erst auf die von einer dünneren Scheide umschlossene Arterie zu gelangen. — Eben derselben Linie und der gleichen Maassregel hat man bei der Unterbindung weiter nach abwärts zu folgen. — Beide Vorderarmarterien stehen sowohl durch die Hohlhandbögen und das Rete carpi volare und dorsale, wie durch die Interosseae und einige quere Anastomosen unter einander in breiter Verbindung, so dass bei der Unterbindung nur einer der beiden Vorderarmarterien der Collateralkreislauf sich meist momentan herstellt. Aber auch bei der Unterbindung beider Vorderarmarterien wird derselbe sehr schnell und vollständig durch die Interosseae bewirkt. Sind beide Arterien dicht unter der Theilungsstelle der Brachialis unterbunden, so wird die Verbindung des peripheren Arteriensystems mit dem centralen durch die Collateralen der Ellenbogengegend vermittelt, welche schon oben beschrieben sind (siehe § 125).

Ausser der Radialis und Ulnaris ist die bedeutendste Arterie des Vorderarmes die Interossea. Nachdem dieselbe häufig noch im Bereiche der Ellenbeuge mit einem kurzen starken Stamme aus der Ulnaris getreten, giebt sie zunächst die dünne, dem Medianus folgende Arterie ab, welche nur insofern wichtig ist, als sie, wie schon oben erwähnt, bisweilen die Stärke einer Radialis haben und dann wesentlich den Hohlhandbogen versorgen kann. Sodann spaltet sich der Stamm der Interossea in die Interossea interna und externa. Die Interossea interna steigt zwischen Flexor pollicis longus und Flexor digitorum profundus auf der Membrana interossea oder häufiger auf der zugeschärften medialen Kante des Radius zugleich mit einer oder zwei Venen und dem für den Flexor pollicis und Pronator quadratus bestimmten Nerv. interosseus (vom Medianus) nach abwärts bis hinter dem Pronator, wo sie in das Rete carpi volare übergeht. Vorher sendet sie aber über dem Pronator quadratus einen Ast durch die Zwischenknochenmembran zur Dorsalfläche derselben. Die Interossea externa geht oben durch die Membran zwischen die tiefe Musculatur der Streckseite. Dort geht von ihr die Interossea recurrens nach oben, während sie selber unter dem Extensor digitorum communis schräg über den übrigen Fingermuskeln und nahe der Ulna nach abwärts läuft, um theils oberhalb des Handgelenkes mit dem von der Interossea externa kommenden Ramus perforans zu anastomosiren, theils in das dorsale Rete carpi überzugehen. Durch die engen anatomischen Beziehungen der Interossea interna und des N. interosseus zum Radius und zur Zwischenknochenmembran, sowie der externa zum unteren Drittel der Ulna wird es begreiflich, dass jene bei Radiusfracturen im mittleren Drittel verletzt werden können, diese bei tiefen Ulnabrüchen. Uebrigens geben die Interosseae auch, wie schon oben erwähnt, die Art. nutritiae für den Radius und die Ulna ab und stehen auch dadurch in enger Beziehung zu den beiden Knochen. — Ausnahmsweise kann die Interossea auch die Radialis und Ulnaris vollständig vertreten. Im Uebrigen geben beide Vorderarmarterien nur unbedeutende Muskeläste ab.

Zahlreiche Lymphgefässe ziehen mit den oberflächlichen Venen und zwischen ihnen von der Hand über die Volarfläche. Auch die Lymphgefässe der Dorsalseite biegen über den Ulnarrand nach der Beugeseite um, um hier der Hauptmasse nach der inneren Bicepsfurche entlang zu steigen. Nur einige folgen der Cephalica, oder enden in den Cubitaldrüsen. Man sieht sehr häufig bei Entzündungen an den Fingern und der Hand den Vorderarmlymphgefässen entsprechende rothe Streifen in der Haut. Weit weniger Lymphgefässe folgen in der Tiefe den Armgefässen.

Der Medianus hält ungefähr die Richtung einer Linie ein, welche kleinfingerbreit nach einwärts von der Mitte der Epicondylenlinie bis ein wenig nach auswärts von der Mitte zwischen den Griffelfortsätzen der Vorderarmknochen läuft. Nach seinem Durchtritte durch den Pronator teres läuft er zwischen dem oberflächlichen und tiefen Fingerbeuger nach abwärts. Je weiter er nach abwärts geht, um so näher rückt er der Oberfläche, so dass er dicht über der Hand, zuweilen unmittelbar hinter der Fascie zwischen den Sehnen des Flexor manus radialis und Palmaris longus angetroffen wird, jedenfalls hier nicht blos leicht faradisirt, sondern auch für Operationen (Naht, Nehnung) leicht aufgefunden werden kann. Ebenso leicht sind die übrigen Nervenstämme des Vorderarms zugänglich, was im Einzelnen nicht weiter ausgeführt zu werden braucht, da es sich vollständig aus den obigen Angaben ergiebt[1]).

Hieb-, Schnitt-, Stichverletzungen sind die Vorderarmgefässe nicht nur von der Beugeseite her, sondern zum Theil auch von der Streckseite her ausgesetzt. Von dem obersten Abschnitte bis zur Mitte des Armes können besonders die radialen Gefässe und Nerven durch solche auch von der Streckseite aus betroffen werden, und zwar ebenso in der Pronationsstellung wie in der Supinationsstellung. Weiter nach abwärts liegen dieselben dagegen mehr einwärts auf dem Radius und sind überdies weniger verschieblich mit ihm verbunden, und sind daher gegen solche gerade von rückwärts kommende Verletzungen durch den Knochen mehr oder weniger geschützt, können aber auch dann noch durch schräg kommende Stiche leicht getroffen werden. Solchen sind auch die ulnaren Gefässe und Nerven in der ganzen Ausdehnung des Vorderarms ausgesetzt, während sie gegen gerade von hinten nach vorn kommende Stiche durch die Ulna gesichert sind. — In extremer Pronationsstellung sind übrigens solchen von der Streckseite kommenden Verletzungen in der oberen Hälfte des Armes die radialen Gefässe und Nerven mehr ausgesetzt, in der unteren dagegen mehr die ulnaren, während für die radialen durch die Pronation die Möglichkeit einer solchen Verletzung in der unteren Hälfte und besonders im unteren Drittel immer mehr abnimmt. Beide Gefäss-Nervenstränge und ebenso der Medianus können aber auch sowohl in der Pronations- wie in der Supinationsstellung durch quer geführte Stiche verletzt werden. Weitaus am häufigsten sind die sämmtlichen volaren Gefässe und Nervenstämme an ihrem untersten Abschnitte über dem Handgelenke gefährdet. Die Radialis wird verhältnissmässig häufig bei Selbstmordversuchen verletzt. Die Ulnaris ist zwar durch die Sehne des Flexor ulnaris viel mehr geschützt, als die Radialis, wird auch seltener verletzt, kann aber beim Fall auf die Hand in Glasscherben durchschnitten werden, weil bei einem Fall auf die Hand gewöhnlich die Ulnarseite zuerst aufschlägt. Doch kommt es bei solchen Anlässen, wie z. B. besonders beim Fallen durch eine Fensterscheibe, auch leicht zu Verletzungen der Art. radialis, sowie des Medianus, was aus ihrer oberflächlichen Lage begreiflich ist. Mit der Radialis ist gewöhnlich die Sehne des Flexor radialis, oft auch der Medianus durchschnitten, mit der Ulnaris die Sehne des Flexor ulnaris und der Ulnarnerv.

---

[1]) Bezüglich der Innervation der Muskeln und der Stellen für die locale Faradisirung ist schon in § 137 das Nöthigste angegeben.

Bei einem Selbstmordversuch mit Durchschneidung der Art. radialis wird die Ulnaris gewöhnlich durch das besonders bei Dorsalflexion der Hand vorspringende Packet der Sehnen der Fingerbeuger geschützt. Wird sie aber gleichzeitig mit durchschnitten, so sind gewöhnlich auch einige Sehnen der Fingerbeuger durchtrennt. — Alle diese Thatsachen, welche durch vielfache Erfahrungen bestätigt sind, erklären sich in einfachster Weise aus dem anatomischen Verhältnisse ebenso sehr wie aus der Art der Verletzung. — Der tiefe Ast des Radialis kann ebenso von hinten her, wie der dorsalwärts tretende Ast des Ulnaris und der oberflächliche des Radialis an den Seitenrändern leicht verletzt werden. —

Nicht selten sind auch Schussverletzungen der radialen und ulnaren Vorderarmgefässe und Nerven beobachtet. Ihr häufiges Vorkommen mit Schussfracturen der Knochen[1]) ist ohne Weiteres aus ihren anatomischen Beziehungen zu den Knochen verständlich. Der Medianus dagegen dürfte wohl häufiger bei Fleischschüssen verletzt werden. — Bei allen Durchtrennungen der Nerven und Sehnen am Vorderarm ist die Naht der Enden ebenso dringlich wie übrigens in frischen Fällen leicht. Sie ist aber auch nach vollendetem Wundverschluss überall noch auszuführen, wo entsprechende Störungen vorhanden sind. Bei den Sehnen kann sie freilich dann wegen der starken Verkürzung schwierig sein. Man kann aber dann entweder Sehnenstücke und dergl. einnähen, oder Stücke aus den Vorderarmknochen reseciren, diese dann wieder vereinigen und den Arm soweit verkürzen, dass die durchtrennten Sehnen vereinigt werden können. Beides ist mit Erfolg geschehen.

Lähmungen der Nerven in Folge stumpf einwirkender Gewalten kommen am Vorderarm weit seltener vor, augenscheinlich weil sie, speciell die Nerven der Beugeseite, verhältnissmässig geschützt liegen. Nur bei Fracturen besonders am unteren Ende der beiden Knochen, speciell des Radius sind sie häufiger (s. u.). Auch der tiefe Ast des Radialis ist am Vorderarm weit weniger exponirt, als im Bereiche der Ellenbogengegend.

Die Vorderarmknochen. Die Amputation des Vorderarmes.

§ 157. In dem der Vorderarmgegend zu Grunde liegenden Abschnitte haben die beiden Vorderarmknochen besonders in ihrer Mitte eine nahezu gleiche, messerschneidenähnliche Form. Beide haben nach aussen abgerundete Flächen, welche nach hinten und vorn von stumpfen Kanten begränzt sind,

[1]) Nach Fischer (l. c. Bd. I. S. 198) kamen unter 17 Verletzungen der Vorderarmgefässe nur 5 bei Weichtheilwunden, 12 bei Schussfracturen vor. Ich selber habe im letzten französisch-deutschen Feldzuge mehrere solche Fälle beobachtet, darunter einen, bei welchem sich neben einer Schussfractur beider Knochen im unteren Drittel eine Verletzung der Radialis, sowie des Medianus, Ulnaris und Ramus superficialis des Radialis vorfand. Der Schuss war quer durch beide Vorderarmknochen gegangen. Die Ulnaris schien nicht verletzt zu sein (siehe Schüller, kriegschir. Skizzen S. 53).

und gehen nach einwärts in scharfe Ränder über, zwischen welchen die Zwischenknochenmembran ausgespannt ist. Während aber die Ulna fast ganz grade verläuft und gegen ihr unteres Gelenkende schmäler und mehr cylindrisch wird, ist der Radius bogenförmig ausgeschweift und wird nach dem unteren Gelenkende hin breiter und zugleich vierflächig. Der Radius ist am dünnsten ein wenig unterhalb der Mitte, hier zugleich am meisten ausgeschweift. Die dünnste Partie der Ulna liegt etwa Daumenbreit über dem unteren Gelenkende. Bei Kindern ist auch der Radius mehr gerade, liegen überdies die schmalsten Stellen an beiden Knochen ziemlich gleich hoch, etwas unterhalb der Mitte. Dementsprechend kommen auch die gleichzeitigen Brüche beider Vorderarmknochen am häufigsten bei Kindern und wesentlich im mittleren Drittel vor[1]). Bei Erwachsenen sind diese Brüche erfahrungsgemäss viel seltener, werden aber gewöhnlich ebenfalls im mittleren und unteren Drittel beobachtet. Der Bruch beider Vorderarmknochen kann theils durch einen Fall auf die Hand, theils durch directe Gewalteinwirkung, sehr selten durch Muskelaction entstehen. Bei Kindern kommt es häufig zu blossen Infractionen. Aber auch dann pflegt der ganze Vorderarm eine entsprechende seitliche oder volar gerichtete Knickung zu zeigen. Nicht selten kommt es aber bei diesen Brüchen, besonders aber bei den vollständigen, überhaupt gleichzeitig zu einer Verschiebung der vier Bruchenden gegen die Mittellinie oder auch gegen- resp. übereinander, was sich meist auch in der äusseren Form des Vorderarmes an einer entsprechenden Einschnürung kenntlich macht, so dass die Diagnose ausserordentlich leicht ist. Nur bei den hochsitzenden Fracturen kann wegen der Dicke der Musculatur eine auffällige Veränderung der äusseren Form fehlen. Man wird in solchen Fällen wesentlich auf die Betastung und auf die Prüfung der Bewegungen angewiesen sein und es wird besonders auch noch darauf zu achten sein, ob sich die Vorderarmknochen volarwärts oder dorsalwärts biegen lassen, u. s. f. — Dass die isolirten Fracturen des Radius oder der Ulna im Bereiche der Vorderarmgegend weit seltener sind[2]), fast nur durch directe Gewalteinwirkung, auf indirecte Weise relativ häufiger noch am Radius entsprechend seines ausgeschweiften Mittelstückes vorkommen, ist leicht aus dem anatomischen Bau begreiflich. Wenn diese Brüche mit Dislocation der Knochen verbunden sind, so sind sie auch an der Formveränderung leicht kenntlich. Schwieriger wird die Diagnose, wenn eine solche nicht vorhanden. Dann kann aber nicht nur eine sorgfältige Betastung (s. o.), sondern auch die Prüfung der Bewegungen darauf hinführen. Es werden dann stets an den Excursionsgränzen der Pronations- und Supinationsbewegungen Schmerzen an der Bruchstelle eintreten, weil dabei die Bruchenden in Folge der Spannung des ligamentösen Hemmungsapparates bewegt werden. Bei nicht eingekeilten Brüchen des Radius wird

---

[1]) Siehe u. A. die schon mehrfach angeführte Statistik von P. Bruns (l. c.).

[2]) Die im Gegensatz hierzu ausserordentlich häufigen Fracturen des unteren Radiusendes werden aus practischen Gründen im folgenden Abschnitte besprochen.

dabei auch constatirt werden können, dass sich das Radiusköpfchen nicht mit bewegt. — Bei allen Fracturen der Vorderarmknochen werden die denselben anliegenden Theile mehr weniger verletzt. Bei den Fracturen des Radius kann sowohl der Flexor pollicis longus, wie der Abductor pollicis longus, wie die volaren Interosseal-Gefässe und Nerven sowie der Radialis-. zweig für den Abductor verletzt werden, und werden dann dieser Verletzung entsprechende Störungen zu erwarten sein (Bewegungsstörungen der genannten Muskeln sowie des Pronator quadratus); bei der Fractur der Ulna analoge Störungen im Gebiete des Flexor digitorum profundus, des Extensor ulnaris, des Nerv. ulnaris. Bei der Fractur beider Vorderarmknochen kann ausserdem auch der Medianus, ausnahmsweise auch die Radialis und Ulnaris lädirt werden, u. s. f. Ferner können auch besonders bei dem Bruche beider Vorderarmknochen • mit Dislocation Muskeln zwischen die Fragmente eingeklemmt werden. Ob jedoch hierdurch die zuweilen beobachteten Pseudarthrosen bedingt wurden, ist nicht sicher. — Die Reposition bei dem Vorderarmbrüchen mit Dislocation kann leicht theils durch Zug, theils durch directen Druck und directe Verschiebung mit den Fingern ausgeführt werden. Zur dauernden Erhaltung der Bruchstücke in normaler Lage ist der Arm in mittlerer Pronationsstellung am besten auf einer breiten, den Arm seitlich überragenden Schiene zu befestigen, oder in einem Gypsverband, unter gleichzeitiger Einschliessung des Ellenbogen- und Handgelenkes in den Verband. Dabei muss ebensowohl die vorherige circuläre Bindeneinwicklung vermieden werden, wie eine Zwischenpolsterung zur Auseinanderdrängung der Bruchenden, weil durch jene die Knochen an der Bruchstelle nach einwärts gedrängt werden können, durch diese dagegen, wenn sie wirksam sein soll, leicht ein zu starker Druck auf die Gefässe und Nerven ausgeübt wird, welcher Oedeme, venöse Stauung und sogar Gangrän zur Folge haben kann. Auch bei den isolirten Brüchen des Radius oder der Ulna wird zweckmässig stets das Ellenbogengelenk und das Handgelenk mit fixirt, um die Rotationsbewegungen sicher auszuschliessen.

Auch bei den entzündlichen Erkrankungen der Vorderarmknochen können die gleichen benachbarten Organe Störungen erleiden, wie bei den Fracturen. Im Allgemeinen kommen solche Erkrankungen der Knochen in diesem Schaftstücke vielleicht wegen ihrer exponirten Lage häufiger an der Ulna vor. Wo die Knochen für operative Eingriffe am leichtesten zugänglich sind, ist schon oben angegeben. An den genannten Stellen sind die Knochen überall leicht zu treffen. Am Radius würde man oben auch zwischen dem Extensor communis und Extensor manus rad. brevis vordringen können. Auch bei Pseudarthrosen kann man sich an den angegebenen Stellen leicht den Weg zu den Knochen bahnen.

Die Amputation des Vorderarms gewährt für die chirurgisch-anatomische Betrachtung nur geringes Interesse. Theils wegen der ungleichen Vertheilung der Musculatur am Vorderarm, theils wegen der zahlreichen Sehnen empfiehlt es sich nicht, Weichtheillappen zu bilden.

Am zweckmässigsten und zugleich am einfachsten erscheint im Allgemeinen ein Cirkelschnitt mit Manschettbildung aus der Haut. Auch bei der Bevorzugung oder nicht zu umgehenden Anwendung des Lappenschnittes wird der Lappen am bequemsten nur aus der Haut gebildet. Die Durchschneidung der Weichtheile in der Höhlung zwischen beiden Knochen macht es abgesehen von der zur Durchtrennung der Zwischenknochenmembran erforderlichen Anwendung der Catline practischer, sich von vorneherein bei dieser Amputation eines kurzen kräftigen, nicht zu spitzen, mehr bauchigen Skalpells zu bedienen. Man kann damit die Weichtheile zwischen den Knochen viel leichter und schneller, als mit den üblichen kleinen Amputationsmessern durchtrennen. Aber auch im unteren Abschnitte des Armes macht die Durchtrennung der zahlreichen Sehnen und Nerven über der harten Unterlage der Knochen ein sehr scharfes, kräftiges und kurzes Skalpell erwünscht. — Zur vollständigen Durchschneidung der Interosseal-gefässe und Nerven muss das Messer hart über die Knochen hinweg geführt werden, auf der Beugeseite besonders über den Radius, auf der Streckseite in den untersten Abschnitt über die Ulna. Bei der Durchsägung setzt man die Säge zweckmässig senkrecht auf beide Knochen auf. Da wegen der verschiedenen Retraction der Muskeln gewöhnlich einige Sehnen mehr hervorragen, so müssen sie nachträglich mit der Scheere abgetragen werden. Die Unterbindung der Radialis und Ulnaris pflegt keine Schwierigkeiten zu machen. Dagegen müssen die Interossealgefässe regelmässig umstochen werden. Die Umstechung empfiehlt sich auch für manche sonst schwer zu fassende Muskeläste.

V. Hand.

Topographische Oberflächen-Untersuchung der Hand und der Finger.

§ 158. Das chirurgisch-anatomische Gebiet der Hand kann nicht auf den durch seine characteristische Form hinlänglich gekennzeichneten Endtheil der oberen Extremität, welchen wir gewöhnlich unter der Hand verstehen, beschränkt werden, sondern muss nothwendigerweise auch noch die Enden der beiden Vorderarmknochen mit umfassen, da diese theils direct zum Handgelenke gehören, theils in vielfacher enger Beziehung zu demselben stehen. Dementsprechend können wir, wie schon im vorigen Abschnitte angegeben, das chirurgisch-anatomische Gebiet der Hand von der Vorderarmgegend abgränzen durch eine etwa daumenbreit oberhalb der deutlich sicht- und fühlbaren Griffelfortsätze beider Vorderarmknochen gelegte Ebene. Das so umschriebene Gebiet umfasst von Skelettheilen die untersten Gelenkenden beider Vorderarmknochen, die Carpalknochen, Mittelhandknochen und Phalangen, resp. das untere Radio-Ulnargelenk, das Handgelenk, das Intercarpalgelenk, die Metacarpalgelenke, die Metacarpo-Phalangealgelenke, die Phalangealgelenke.

Obwohl diese Skelettheile an mehreren Stellen, besonders auf der Rückenfläche sichtbar hervortreten und gewissermaassen den Grundriss der Hand bestimmen, so hat doch die sie bedeckende Weichtheilmasse und die Haut ebenso auf dem Handrücken wie noch mehr auf der Beugefläche einen sehr wesentlichen Antheil an der characteristischen Form der Hand und der Finger. Diese characteristische Form zeigt eine so ausserordentlich grosse Fülle von wechselnden Erscheinungen nach dem Alter, nach dem Geschlechte, nach der Beschäftigung der Individuen, nach den Völkerracen u. s. f., dass ihre genaue Kenntniss ein besonderes Studium für sich ausmachen würde. Für den Chirurgen ist es jedoch von grösserem Interesse und von grösserem praktischen Werthe, zu wissen, in welcher verschiedenen Weise sich unter den genannten Bedingungen die einzelnen die Hand zusammensetzenden Organe in der Form ausprägen. In der That macht in dieser Beziehung besonders das Alter, das Geschlecht und die Beschäftigung sehr wesentliche Unterschiede. Im Allgemeinen prägen sich bei Kindern und Frauen in Folge der stärkeren Anhäufung des Unterhautfettgewebes einerseits, der schwächeren Entwicklung der Knochen und der Musculatur anderseits die unter der Haut liegenden Theile der Hand weit weniger klar an der Oberfläche aus als bei Männern. Doch geben auch bei jenen sichtbare und fühlbare Knochenreliefs, sowie einzelne fühlbare, und bei Bewegungen auch sichtbar hervortretende Sehnen hinlänglich sichere Orientirungspunkte für die topographische Untersuchung der Hand und der Finger.

Auf der Beugeseite resp. Volarseite der Hand[1]) ist die Hauptmasse der Weichtheile angehäuft. Sie decken hier das Skelett weit ausgedehnter und vollständiger als auf der Streckseite. Ueber den unteren Gelenkenden der Vorderarmknochen liegen hier die Sehnen der vom Vorderarm zur Hand und den Fingern laufenden Beugemuskeln. Schon oben haben wir ihre in der Haut hervortretenden Reliefs, die zwischen ihnen liegenden Furchen und die constanten Beziehungen der letzteren zu den beiden Vorderarmarterien und zum Medianus geschildert. Von den beiden Vorderarmknochen ist hier nur der radiale Rand des unteren Radiusendes und der Proc. styloideus radii nach aussen neben der Arteria radialis zu sehen und zu fühlen; von der Ulna tritt das Capitulum besonders bei der Supination und bei der Dorsalflexion der Hand in Gestalt einer kleinen hügligen Vorwölbung unter dem Längswulste der Sehne des Flexor ulnaris zu Tage. Seinen Proc. styloideus findet man mehr nach hinten von dieser Vorwölbung am Innenrande des Vorderarmes. Es lässt

[1]) Bei der folgenden Darstellung ist die Hand, wenn nichts anderes bemerkt ist, stets in ruhiger Haltung liegend oder hängend gedacht.

sich aber das Capitulum sehr gut von der Volarseite aus betasten, wenn man die aufliegende Sehne des Flexor ulnaris ein wenig zur Seite drängt. Etwas oberhalb der Verbindungsebene beider Proc. styloidei bemerkt man in der Haut eine seichte, und kurz vor der eigentlichen Hohlhand eine tiefere Querfurche. Diese beiden Furchen rühren von der regelmässigen Einfaltung der Haut bei der Beugung der Hand her und umgränzen ungefähr den Bezirk des Handgelenkes. Genau unter der Mitte zwischen beiden Querfurchen trifft man den unteren Rand der Beugeseite des Radius. Knapp an der tieferen Querfurche, welche die zarte Haut des Vorderarmes von der derben der Hohlhand abgränzt, ist nahe dem Ulnarrande der rundliche Höcker des Os pisiforme, näher dem Radialrande der flachere, aber breitere Höcker des Os naviculare zu sehen. Letzterer liegt gerade in der Fortsetzung des Reliefs der Sehne vom Flexor manus radialis und tritt besonders stark hervor, wenn die Hand dorsal flectirt wird. Das Os pisiforme lässt sich besser bei einer mittleren Stellung der Hand abtasten. Das Os triquetrum lässt sich von der Volarseite aus nicht fühlen; ebensowenig das Os lunatum. Letzteres liegt tief unter den Sehnen der Fingerbeuger. Das Os triquetrum liegt am Ulnarrande hinter der Sehne des Flexor manus ulnaris, kann hier, wie noch besser am Handrücken betastet werden. Zwischen den Vorsprüngen des Os naviculare und Os pisiforme ist eine flache, fast dreieckige, nach vorn spitz auslaufende Einsenkung, welche dem Lig. carpi volare proprium entspricht, während sich nach vorn an die Höcker der beiden Carpalknochen die breiten Muskelwülste des Daumen- und des Kleinfingerballens anschliessen. Zwischen beiden Muskelballen ist die Hand tellerförmig zur eigentlichen Hohlhand eingetieft. In derselben bemerkt man verschiedene Furchen, in welchen die Haut fester auf der unterliegenden Fascie resp. Aponeurose haftet. Sie entsprechen wesentlich den Einfaltungsstellen der Haut bei den Beugebewegungen der Grundphalangen der Finger sowie bei den Pronationsbewegungen der Mittelhandknochen des Daumens und fünften Fingers. Eine Furche umzieht den Daumenballen in der Form eines Halbmondes. Eine andere, welche daumenbreit oberhalb und nach einwärts vom Os pisiforme beginnt, läuft ihr anfänglich parallel, zieht aber dann schräg durch die Mitte der Hohlhand gegen den Radialrand des Mittelfingers, ohne jedoch denselben zu erreichen. Eine dritte kreuzt sich mit der letzteren, indem sie von der radialen Gränze des Kleinfingerballens schräg herüber zwischen Daumen und Zeigefinger zieht. Hier entspricht sie der Gelenkverbindung zwischen Mittelhandknochen und Grundphalanx des Zeigefingers. Eine vierte, welche letzterer im mittleren Theile fast parallel läuft, beginnt nahe am Ulnarrande des Kleinfingerballens gerade über der Gelenklinie zwischen der Grundphalanx und dem Mittelhandknochen des fünften Fingers, zieht in einem nach abwärts offenen Bogen über die nämlichen Gelenkverbindungen des vierten und dritten Fingers hinweg bis nahe an den ulnaren Rand des Zeigefingers. In sonstiger Beziehung sind diese Linien nicht als Orientirungslinien für die Auffindung in der Tiefe liegender Theile zu empfehlen. Kleinere Hügel sieht man vor den Fingercommissuren. Sie rühren von subcutanen Fettanhäufungen her, welche sich hier zwischen den auseinander weichenden Zipfeln der Palmaraponeurose besonders bei der Streckung der Finger vordrängen. Bei der Streckung treten übrigens auch die Gelenkköpfchen der Metacarpalknochen als rundliche Vorwölbungen in der Hohlhand hervor. Sie liegen immer noch reichlich daumenbreit oberhalb des freien Hautsaumes zwischen den Fingern.

Im Daumenballen trifft man zuoberst den Abductor pollicis brevis, darunter den Opponens, den Flexor pollicis brevis, dann etwa entsprechend der Hautfalte zwischen Daumen und Zeigefinger den schräg vom Daumen nach der Hohlhand ziehenden Adductor pollicis. Diese sind mit Ausnahme des Flexor brevis sämmtlich durch die Haut zu betasten, am ausgiebigsten der Abductor brevis, der Opponens nur an einem schmalen, vom vorigen freigelassene Theile neben dem Rande des Daumen-Mittelhandknochens, vom Adductor nur ein kleines Stück von seinem freien Rande. Die Muskeln des Daumenballens überlagern einen Theil des Os naviculare, das Os multangulum majus und minus, des Os capitatum sowie die entsprechenden Flächen des Mittelhandknochens vom Daumen, Zeigefinger und Mittelfinger. Von diesen Knochen ist durch die Musculatur des Ballens ausser dem Os naviculare nur noch der Höcker des Os multangulum majus fingerspitzenbreit nach vorn von jenem, aber weniger deutlich zu fühlen. — Der Kleinfingerballen wird zuoberst durch den Palmaris brevis, am Ulnarrande durch den Abductor, radialwärts neben diesem durch den Flexor digit. V. brevis, zu unterst vom Opponens gebildet. Sämmtliche sind durch die Haut zu betasten, in geringster Ausdehnung und am weitesten radialwärts der Opponens. Diese Muskeln überlagern zum Theil noch das Os pisiforme, ganz dagegen das Os hamatum, sowie den fünften Mittelhandknochen. Von diesen ist, abgesehen vom Os pisiforme, wesentlich nur der Haken des Os hamatum durch die Ballenmusculatur fühlbar. Man findet ihn daumenbreit nach vorn und radialwärts vom Os pisiforme. Die unter der Haut liegende Palmaraponeurose tritt nur ausnahmsweise bei manchen Individuen auf die Contraction des Palmaris longus in Form einzelner von der Mitte zwischen beiden Ballen fächerförmig nach den Fingern hin ausstrahlender Stränge hervor. In der Regel ist sie activ nicht in Spannung zu versetzen, kann aber, da sie mit der Haut eng zusammenhängt, wenigstens in ihrer ganzen Oberflächenausbreitung mit dem Finger untersucht werden. Von den unter der Palmaraponeurose liegenden Theilen sind unter normalen Verhältnissen mit einiger Deutlichkeit nur die Sehnen bei den Beugebewegungen der Finger zu fühlen. Pulsationen vom Arcus volaris sind gewöhnlich nur undeutlich, besser dagegen die seiner Mittelhandäste wahrzunehmen. Die Kuppe des oberen Hohlhandbogens kann man treffen, wenn man daumenbreit über dem Os pisiforme bis zur Gelenkfurche über dem Metacarpo-Phalangealgelenke des Zeigefingers einschneidet. Ulnarwärts vom Haken des Hakenbeines liegt der N. ulnaris der Haut verhältnissmässig nahe. Ein wenig weiter nach vorn senkt sich sein tiefer Ast in die Tiefe der Hohlhand. Setzt man eine schmale Electrode ganz dicht nach vorn und ulnarwärts vom fühlbaren Os hamatum oder knapp zwei Finger breit nach vorn vom Os pisiforme auf die Innenhälfte des Kleinfingerballens auf, so kann der tiefe Hohlhandast des N. ulnaris sehr leicht faradisirt werden. Die Fingerzweige des Medianus laufen mit den Mittelhandarterien den Zwischenknochenräumen der Mittelhandknochen entlang.

Auf der Dorsalseite der Hand sieht man unter der Haut die meist sehr stark entwickelten Venen. Dann erkennt man auch unter normalen Verhältnissen, wenn nicht ein zu starkes Fettpolster die Theile verhüllt, schon in ruhiger Haltung der Hand einzelne Sehnen. Dieselben treten noch mehr bei Bewegungen der Finger und der Hand hervor. Man kann sich damit fast die sämmtlichen hier liegenden Sehnen deutlich machen, kann sie jedenfalls aber sämmtlich betasten. Von dem radialen Rande der Handgelenkgegend ausgehend bemerkt man nahe der Volarseite neben der Art. radialis dicht über dem äusseren Rande des Proc. styloideus radii hinwegziehend die vereinigten Sehnen des Abductor pollicis longus und Extensor pollicis brevis. Weiter dorsalwärts springt besonders bei der Streckung des Daumens der Extensor pollicis longus hervor. Zwischen beiden vertieft sich bei dieser Extensionsstellung des Daumens die Haut zu einer ungefähr rautenförmigen Grube, welche nach oben von dem Gelenkende des Radius, nach unten vom Basaltheile des ersten Mittelhandknochens begränzt wird. In der Tiefe dieser Grube fühlt man die Dorsalfläche des Os naviculare und über dieser die Pulsationen der Radialis, welche sich hier unter jenen Sehnen hinweg begiebt, um in dem Winkel des ersten und zweiten Mittelhandknochens zwischen den Köpfen des Interosseus externus in die Tiefe der Hohlhand zum tiefen Hohlhandbogen zu gehen. Die Sehne des Extensor pollicis longus kreuzt sich gerade da, wo sie vom fühlbaren Dorsalrande des Radiusgelenkendes schräg über den Carpus hinweg zum ersten Mittelhandknochen umbiegt, mit den unter ihr verlaufenden Sehnen der Extensores manus radiales. Letztere liegen hier dem Radius dicht an, springen aber bei der Streckung der Hand etwas vor und sind dann auch bequem zu betasten. Weiterhin sieht und fühlt man die Sehnen des gemeinschaftlichen Fingerstreckers etwa in der Mitte zwischen beiden Proc. styloideis zu einem Bündel vereinigt, welches nach vorn in die einzelnen Sehnen für die Finger zerfällt. Ferner kann man sich die Sehne des Extensor dig. V. proprius und am meisten ulnarwärts die des Extensor manus ulnaris deutlich machen. Letztere prägt sich übrigens auch zuweilen schon bei ruhiger Haltung der Hand aus, und kann unter allen Verhältnissen als ein dorsalwärts über dem Capitulum ulnae nach dem fünften Mittelhandknochen laufender Strang gefühlt werden. Derselbe wird übrigens hier gewöhnlich neben dem Capitulum ulnae vom Dorsalaste des Ulnaris gekreuzt. Dagegen geht der oberflächliche Ast des N. radialis höher oben unter der Supinatorsehne hinweg auf die Dorsalseite und läuft in einer langgezogenen Spirallinie über die Daumensehnen hinweg. Gerade entsprechend der oben geschilderten Grube zwischen Extensor pollicis longus und Extensor pollicis brevis kreuzt die Mehrzahl der Zweige dieses Nerven die genannten Sehnen. Die Aeste des Radialis wie Ulnaris liegen übrigens so oberflächlich, dass sie gar nicht selten bei mageren Händen, besonders während der Fingerbewegungen, als feine, schräg über die Rückenfläche der Hand nach den Fingern zustrebende Stränge gesehen werden können.

Auf der Dorsalfläche der Mittelhand treten nicht nur die Sehnen der vorhergenannten Fingerstrecker, besonders bei entsprechenden Bewegungen der Finger und Hand hervor, sondern prägen sich auch die Mittelhandknochen mehr weniger in der Oberfläche der Hand aus, besonders um so mehr, je näher man der Gelenkverbindung der Mittelhandknochen mit den Fingern kommt, während sich zwischen den Knochenreliefs leicht vertiefte längliche Einsenkungen finden. Die hinter diesen Einsenkungen liegenden äusseren Interossealmuskeln sind stets zu betasten, und leicht zu faradisiren, machen übrigens auch zuweilen bei den Bewegungen der Finger sichtbare flache Anschwellungen. Ueber den Ulnarrand des fünften Mittelhandknochen ragt das Polster des Kleinfingerballens und speciell der Abductor digiti quinti hervor. Dieser dorsale Abschnitt des Kleinfingerballens quillt noch etwas mehr heraus, wenn die Hand zur Faust geballt wird, geht auch dann, wie gewöhnlich auch an der freigehaltenen gestreckten Hand äusserlich ohne sichtbare Gränze in die Oberfläche des Handrückens über, wird aber vom Mittelhandknochen durch eine Furche getrennt, sowie die Hand flach auf eine Unterlage gelegt wird. Der dreieckige Zwischenraum zwischen dem zweiten Mittelhandknochen und demjenigen des Daumens wird dorsalwärts wesentlich durch den ersten Interosseus externus ausgefüllt. Derselbe macht bei kräftig gebauten Händen auch in der Ruhelage eine flache Anschwellung zwischen den genannten Knochen, bei der Abduction des Zeigefingers projicirt er sich als ein harter dreiseitig begränzter Wulst, dessen Spitze nach dem zweiten Mittelhandknochen-Finger-Gelenke, dessen Basis gegen den Ulnarrand der oberen Hälfte des ersten Mittelhandknochens gerichtet ist. Vor dem äusseren Rande des Muskels senkt sich dann die Hautoberfläche zu einer gleichfalls dreieckigen unebenen Vertiefung über dem Adductor pollicis ein, welche sich muldenförmig zwischen beiden Muskeln vertieft, wenn bei abducirtem Zeigefinger der Daumen adducirt wird.

Die Gelenke im chirurgisch-anatomischen Bereiche der Hand sind am bequemsten von der Dorsalseite aus zu untersuchen, da dieselben auf der Volarfläche meist von zu derben, dicken Schichten bedeckt sind, um eine deutliche Untersuchung zuzulassen. Nur das untere Radio-Ulnargelenk kann nicht bloss auf der Dorsalfläche, sondern auch auf der Volarfläche sehr leicht betastet werden. Wenn man abwechselnd Pronation und Supination auf einander folgen lässt, kann man nicht nur das Capitulum ulnae, sondern auch die dasselbe bedeckende Kapsel, sehr ausgiebig palpiren. Bei der Pronation wird der dorsale Abschnitt der Kapsel zwischen den Sehnen der Fingerstrecker und des ulnaren Handstreckers, bei der Supination der volare Abschnitt zwischen den Sehnen der Fingerbeuger und der des ulnaren Handbeugers nahezu vollständig für den tastenden Finger zugänglich. — Das Radio-Carpalgelenk ist am besten auf der Dorsalfläche zu untersuchen. Die Gelenklinie verläuft mit einem nach dem Vorderarm zu gekrümmten flachen Bogen ungefähr von einem Processus styloideus zum anderen. Man kann, besonders in der Ruhehaltung der Hand oder bei mässiger Beugung, zwischen den deckenden Sehnen sehr leicht den dorsalen Rand der Gelenkfläche vom Radius, das Os naviculare und Os triquetrum betasten, während das Os lunatum gerade unter den Sehnen des gemeinschaftlichen Fingerstreckers liegt. Die Kapsel ist am bequemsten zwischen den Sehnen des Extensor pollicis longus und Extensor indicis resp. der Extensores manus, ebenso zwischen Extensor ulnaris und Extensor digitorum communis zu palpiren. Ein kleineres Stück der Kapsel wird zwischen den Sehnen des Extensor pollicis longus und brevis, ferner auch noch mehr nach der Volarseite zu neben dem Abductor longus pollicis verhältnissmässig frei. Weiter nach der Volarseite hin entzieht sich die Kapsel dieses Gelenkes vollständig der directen Untersuchung. — Das Intercarpalgelenk wird etwa kleinfingerspitzenbreit abwärts von der die Griffelfortsätze verbindenden Linie getroffen. Man kann hier ulnarwärts neben den Sehnen des gemeinschaftlichen Fingerstreckers die Gelenkspalte zwischen Os triquetrum und Os hamatum, sowie radialwärts von jenen Sehnen die Gelenkspalte zwischen Os naviculare einerseits, Os capitatum, multangulum minus andererseits, weiter nach aussen von den Sehnen der Handstrecker die Gelenklinie zwischen Os naviculare und Os multangulum manus betasten. Die der Verbindung zwischen Os capitatum und Os lunatum entsprechende Stelle des Intercarpalgelenkes liegt in der Fortsetzung des dritten Mittelhandknochens unter dem Sehnenbündel des gemeinschaftlichen Fingerstreckers, und zwar 0,5 Ctm. unterhalb der Mitte zwischen beiden Griffelfortsätzen. Man kann diese Stelle am besten bei passiven Bewegungen der Hand, besonders bei passiver Beugung dem untersuchenden Finger entgegenführen. Es lassen sich dabei diese Knochen durch die Sehnen hindurch fühlen, und werden besonders traumatische oder pathologische Veränderungen hier leicht wahrgenommen. — Das Carpo-Metacarpalgelenk der vier letzten Mittelhandknochen findet man ungefähr zwei Querfinger breit vor resp. unter der beide Griffelfortsätze verbindenden Linie. Am leichtesten ist dieses Gelenk beiderseits von dem Sehnenbündel des gemeinschaftlichen Fingerstreckers zu betasten. Doch ist es auch hier noch von Sehnen bedeckt, radialwärts von den zu den Basaltheilen des zweiten und dritten Mittelhandknochen tretenden Sehnen der beiden radialen Handstrecker, ulnarwärts, von den zum kleinen Finger laufenden Sehnen, welche schräg über den dem vierten und fünften Mittelhandknochen entsprechenden Abschnitt dieses Gelenkes gehen, aber zwischen sich kleine Stellen desselben frei lassen. — Das besondere Carpo-Metacarpalgelenk des Daumens ist weit leichter aufzufinden. Man sieht gewöhnlich schon sowohl das Os multangulum majus wie den Basaltheil des Daumen-Mittelhandknochens bei den Bewegungen des Daumens zwischen den Sehnen des langen und kurzen Daumenstreckers hervortreten, und kann nicht nur hier, sondern auch mehr auf der Volarseite neben dem Daumenballen sehr leicht die Gelenkränder dieser Knochen und die zwischen ihnen liegende Kapsel betasten.

Die Gelenkverbindungen zwischen den Mittelhandknochen und den Grundphalangen der Finger sind ebenfalls am zweckmässigsten von der Streckseite aus zu untersuchen. Bei ruhiger Haltung der Hand resp. bei der einer leichten stumpfwinkligen Beugung entsprechenden Mittelstellung dieser Gelenke bilden sie auf der Streckseite vor den vier Fingern rundliche, besonders bei zunehmender Beugung der Finger stark hervortretende Höcker „Knöchel". Die halbkugligen Hervorragungen derselben werden wesentlich gebildet durch die Köpfe der Mittelhandknochen. Indem die weit schmäleren Basaltheile der Grundphalangen bei der Beugung auf den volaren Umfang der weit grösseren Gelenkköpfe der Mittelhandknochen gleiten, kommt nunmehr der dorsale Umfang der letzteren unmittelbar unter der Haut zu liegen, und bildet die sichtbaren characteristischen Höcker. Dann legt sich die Haut glatt über dieselben, und senkt sich zwischen ihnen grubig ein. Bei der Streckung der Finger verschwinden dagegen die runden Höcker, indem nun die Gelenkflächen der Phalangen auf die dorsale Hälfte des Köpfchen rücken. Die Haut faltet sich über den Gelenken, oder bildet kleine Grübchen. Es spannen sich dann auch die Sehnen des Fingerstreckers gerade über dem Gelenke und hindern die Untersuchung des Gelenkes. Bei einer mittleren Ruhestellung, ebenso wie bei passiven Bewegungen der Finger kann man aber seitlich von der Strecksehne sehr deutlich die Conturen der Gelenkenden, sowohl der Phalangen wie der Metacarpal-Capitula und die Kapsel betasten. Auf der Volarseite sind diese Gelenke zwar ebenfalls leichter nachzuweisen wie die vorhergenannten, indem hier die Köpfchen besonders bei der Streckung der Finger flachhüglige Vorwölbungen machen, und auch gefühlt werden können. Aber gleichwohl sind hier einer genauen Untersuchung der Gelenke die dicken deckenden Schichten hinderlich.

Von diesen Gelenkverbindungen aus setzt sich die Haut sowohl auf der Volarseite wie auf der Dorsalseite noch etwas über daumenbreit zwischen den Fingern nach vorn fort, um etwas vor der Mitte der Grundphalanx mit einem dünnen, beim Spreizen der Finger scharf vortretenden Saume (Fingercommissur) zu enden.

Die Finger sind nicht gleichmässig cylindrisch, sondern nur auf der

Volar- und Dorsalfläche, sowie an den freien Flächen des kleinen Fingers und Zeigefingers abgerundet, an den einander gegenüberstehenden Flächen dagegen mehr plan, an den Nagelgliedern zugleich mehr von der Dorsalfläche zur Volarfläche platt gedrückt. Letzteres ist besonders am Daumen ausgesprochen. Das dicke rundliche Polster an der Volarseite der Endglieder macht die Finger besonders geschickt zur Vermittlung der Tasteindrücke. Während die Haut an der Uebergangsstelle vom Handrücken zu den Fingern auf der Dorsalfläche keine Unterbrechung zeigt, setzt sich die Volarhaut der Finger durch eine tiefe, quere Beugefurche von der Haut der Hohlhand ab. Doch entsprechen diese Furchen nicht den Gelenken zwischen den Grundphalangen und Mittelhandknochen, sondern liegen fast fingerbreit unterhalb jener. Dagegen liegen die folgenden queren Beugefurchen in der Volarhaut der Finger ungefähr über den entsprechenden Interphalangealgelenken; und zwar findet sich gewöhnlich entsprechend jedem Interphalangealgelenke je eine längere Hauptfurche und parallel unter ihr (peripher) eine kürzere Nebenfurche. Schneidet man am gestreckten Finger in die Hauptfurche über dem oberen Interphalangealgelenke ein, so gelangt man gewöhnlich gerade entsprechend der Gelenklinie in das Gelenk zwischen Grundphalanx und Mittelphalanx. Dagegen trifft man, wenn man auf die Hauptfurche über dem unteren Interphalangealgelenke einschneidet, nicht in das Gelenk zwischen Mittelphalanx und Endphalanx, sondern auf das Ende der Mittelphalanx oberhalb des Köpfchens. Erst 3 Mm. nach der Peripherie zu trifft man die Gelenkspalte. Die Gelenke selber und die Knochen sind von der Volarseite aus wegen der dicken deckenden Schichten nicht oder doch nicht zweckentsprechend zu untersuchen. Die der Beugefläche der Finger entlang laufenden Beugesehnen sind unter gewöhnlichen Verhältnissen nicht isolirt zu fühlen, da sie dem Knochen dicht anliegen. Wohl aber kann man sie durch das deckende Hautpolster hindurch betasten, und bei Erkrankungen vorhandene Veränderungen ihrer Form und besonders Anfüllungen ihrer Scheiden leicht mit dem Finger, wie zuweilen auch durch das Auge nachweisen. — Auf der Dorsalfläche der Finger bemerkt man über den Interphalangealgelenken Hautfurchen, und zwar über dem oberen Interphalangealgelenke mehrere elliptisch um eine mittlere angeordnete, über dem unteren Interphalangealgelenke mehrere quere. Werden die Finger gestreckt, so legt sich die Haut zwischen diesen Furchen in quere Falten. Wegen ihrer wechselnden Zahl sind aber diese Furchen und Falten nicht zweckmässig zu einer genauen Orientirung für das unterliegende Gelenk zu benutzen. Man kann nur daran festhalten, dass die mittelsten Furchen nicht über der Gelenkspalte, sondern noch oberhalb des Capitulum der Grundphalanx resp. auf dem Capitulum der Mittelphalanx liegen. Besser ist es, sich durch die Betastung zu orientiren, welche hier sehr leicht genaue Aufschlüsse giebt. Beugt man die Fingergelenke oder macht man während der Betastung abwechselnd mässige Beuge- und Streckbewegungen, so vermag man sehr leicht das Köpfchen der oberen Phalanx, den Basalrand der unteren und die Gelenkspalte zwischen beiden zu fühlen. Man constatirt, dass bei der Beugung das Köpfchen stärker hervorragt, während die Basis der mit jenem im Gelenke verbundenen unteren (peripher gelegenen) Phalanx auf die Volarwölbung des Capitulum nach hinten rückt. Die platte, den Knochen und Gelenken dicht anliegende Extensorensehne hindert die Digitaluntersuchung in keiner Weise. Sehr leicht kann man das Gelenk aber auch an den Seiten der Finger durch die hier viel dünnere Haut betasten. Ebenso bequem sind auch die Phalangealknochen von der Streckseite und von den Seiten her zu betasten. An den Seiten der Finger fühlt man zuweilen die Pulsationen der hier liegenden Fingerarterien, an der Grundphalanx auch die strangförmigen Sehnen der Interossei hindurch.

Die leichte Zugänglichkeit der meisten Gebilde der Hand macht die diagnostische Untersuchung bei Verletzungen und Erkrankungen nicht schwer.

Haut und Fascien der Volarseite. Die Palmaraponeurose.

§ 159. Haut und Fascie, sowie die von letzterer eingeschlossenen resp. umhüllten Weichtheile zeigen auf der Volarseite der Handgelenkgegend anfänglich noch das schon früher (beim Vorderarm) angegebene Verhalten. In der Nähe der Hohlhand wird dagegen die Haut derber und zugleich straffer. Während sie kurz vorher, wie am Vorderarm, leicht verschieblich und in Falten zu erheben ist, ist sie an der Uebergangsstelle zur Hohlhand und noch mehr in dieser selber fest an der unterliegenden Fascie angeheftet, in Folge dessen nicht mehr für sich zu falten und zu verschieben. Die über der Handgelenkgegend durch quer verlaufende Fasern verstärkte Vorderarmfascie geht nach abwärts der Hauptmasse nach in das sogen. Lig. carpi volare proprium über, zum Theil setzt sie sich auch oberflächlich in die fetterfüllte Bindegewebslage fort, welche die Musculatur des Daumen- und Kleinfingerballens bedeckt, sowie auch mit einzelnen Fasern in die Palmaraponeurose. Das Lig. carpi volare proprium stellt nicht nur ein breites starkes fibröses Band zwischen dem Os pisiforme, Os triquetrum, Os hamatum einerseits, dem Os naviculare und Os multangulum majus anderseits dar, sondern schickt auch auf die einander zugekehrten Flächen dieser Carpalknochen, sowie auf die volaren Flächen der übrigen Carpalknochen eine derbe fascienartige, den Knochen anhaftende Fortsetzung, welche ihrerseits in unmittelbarem Zusammenhange mit der dünnen, den Pronator quadratus und das Handgelenk bedeckenden Fascie steht, und nach abwärts in die dünne, die Interossealmuskeln und den Adductor pollicis bedeckende Fascie übergeht. Das Ende der oberflächlichen Vorderarmfascie und das Lig. carpi volare bilden somit mit der tiefen, die vorhergenannten Theile bedeckenden Fascie einen Hohlkanal, Carpalkanal, durch welchen die Sehnen der gemeinschaftlichen

Fingerbeuger, des langen Daumenbeugers und der Medianus vom Vorderarm zum Hohlhandraum herabsteigen. Die Sehne des Flexor manus radialis geht auswärts von diesem fibrösen Kanal, dicht neben der äusseren Wand desselben durch die Hohlrinne des Os multangulum majus nach der Basis des zweiten Mittelhandknochens, um sich wesentlich hier zu inseriren, haftet aber mit einem Bündel auch dem Os multangulum majus an. Die Sehne des Flexor manus ulnaris bleibt ebenfalls ausserhalb des fibrösen Hohlkanales. Sie setzt sich neben seiner inneren Wand theils am Os pisiforme, theils mit einigen wenigen Fasern an dem Haken des Os hamatum, seltener auch noch an den benachbarten Basaltheilen des fünften und vierten Mittelhandknochen an. Auch die Arteria, die Venae und der Nerv. ulnaris sowie der kleine, vom Stamme der Art. radialis in der Richtung derselben über resp. durch die Daumenmusculatur zum Arcus volaris sublimis gehende Ast bleiben oberhalb des Lig. carpi volare proprium. Von diesem starken Bande entspringen die meisten Muskeln des Daumenballens und Kleinfingerballens. Im Wesentlichen hat es aber wohl die Aufgabe den Sehnen der Fingerbeuger als ein fester Unterstützungspunkt zu dienen, vermittelst dessen sie sich in wirksamer Weise an der Beugung der Hand betheiligen können. Es vertritt bei dieser Bewegung die Stelle einer Gelenkrolle. Das Gleiten der Sehnen am Lebenden und in dem Hohlkanale wird noch besonders erleichtert durch die glatte Synovialauskleidung der grossen Sehnenscheide, welche die den Hohlkanal passirenden Sehnen umgiebt, und deren parietales Blatt an mehreren Stellen mit der Innenwandung des Lig. carpi volare proprium resp. des eben beschriebenen Kanales verwachsen ist.

Mit dem Lig. carpi volare proprium vielfach verwachsen, und theilweise von ihm entspringend breitet sich unmittelbar unter der Haut der Hohlhand ein eigenthümlich geformtes Fascienblatt, die sogenannte Palmaraponeurose aus. Sie stellt eine in der Mitte zwischen dem Os pisiforme und dem fühlbaren Höcker des Os naviculare resp. zwischen Kleinfingerballen und Daumenballen über dem Lig. carpi volare proprium beginnende, fächerförmig nach den vier Fingern ausstrahlende, über der Mittelhand ausgebreitete sehnige Membran dar, welche mit der Palmarhaut durch kurze senkrechte Fasern ganz straff verbunden ist, so jedoch, dass zwischen der Palmarhaut und der Palmaraponeurose eine dünne Schicht gefässreichen Fettgewebes eingeschlossen ist. In die Palmaraponeurose geht die Sehne des Palmaris longus über. Doch kann gleichwohl die Palmaraponeurose nicht ausschliesslich als die Endausbreitung derselben aufgefasst werden, da sie bekanntlich auch in jenen Fällen vorhanden ist, in welchen der Palmaris longus überhaupt fehlt. Wie schon angeführt, gehen auch Faserbündel von der Vorderarmfascie in die Palmaraponeurose über, andere entspringen selbstständig vom Lig. carpi volare proprium, Die anfänglich dicht neben einander liegenden Längsfasern der Palmaraponeurose rücken von der Mitte der Hohlhand strahlenförmig auseinander und bilden einzelne nach den Metacarpalgelenken des zweiten, dritten, vierten, fünften Fingers zu verlaufende Längsbündel. Einzelne straffe quer verlaufende Fasern sind schon über dem Lig. carpi volare proprium in die Aponeurose eingewebt, und gehen solche auch regelmässig in die dünne, den Daumenballen und Kleinfingerballen deckende Fascie über. Besonders finde ich auch, dass quer verlaufende, mit der Aponeurose zusammenhängende Fasern regelmässig das subcutane Fettpolster über dem Kleinfingerballen durchsetzen[1]). Zwischen den Längssträngen der Aponeurose sind quere Fasern besonders reichlich stets oberhalb der Metacarpophalangealgelenke eingewebt. Von diesen Theilen der Palmaraponeurose senken sich aber auch straffe Faserzüge zu den festen fibrösen Scheiden, die hier die Beugesehnen über den Metacarpophalangealgelenken festheften, hinab. Theilweise gehen letztere Faserzüge in die dünne, die Interossealmuskeln deckende Fascie über. In Folge dessen ist auch die Volarhaut gerade an diesen Stellen vor den Gelenken besonders kurz angeheftet. Die Längsbündel der Palmaraponeurose ziehen gerade über die Mitte der Metacarpalköpfe hinweg, um etwa entsprechend den Basaltheilen der Grundphalangen sich wieder zu theilen in Bündel, welche gerade über den Gefässen und Nerven den Seitenrändern der Finger entlang laufen (siehe Fig. 45). Diese Fingerfortsetzungen der Palmaraponeurose lösen sich in zahlreiche Fasern und Fäserchen auf, welche reiserförmig das ganze subcutane Fettgewebe auf der Beugeseite der Finger durchsetzen und sowohl mit der Sehnenscheide, wie mit dem Perioste in Verbindung treten, während anderseits auch einzelne Fäden direct in die Lederhaut übergehen. Ausserdem zweigen sich aber regelmässig über den Fingergelenken etwas stärkere Faserbündel von den seitlichen Längszügen ab, welche in schräger Richtung theils nach der Dorsalseite, theils nach der Volarseite der Finger gehen. Durch diese Verbreitung der Ausläufer der Palmaraponeurose wird die Haut besonders über den volaren Beugefalten der Finger fest mit den unterliegenden Theilen verbunden. Quer verlaufende Faserstränge, welche sich entsprechend den Grundphalangen von den Längssträngen abzweigen, liegen auch der Haut der Fingercommissuren zu Grunde. Sie spannen sich, wenn die Finger gespreizt werden.

Die Palmaraponeurose ist bei Kindern und Frauen zarter wie bei kräftigen Männern. Sie dient offenbar nicht nur dazu, die unter ihr liegenden Theile: Gefässe, Nerven, Sehnen und Muskeln bei den verschiedenen functionellen Aufgaben der Hand gegen einen Druck zu schützen, sondern auch um eine störende Faltung und die Verschiebung der Haut zu verhüten.

Aus dieser normalen Ausdehnung der Palmaraponeurose bis über die

---

[1]) Die Darstellung der Palmaraponeurose, welche ich hier gebe, weicht an einigen Punkten von der üblichen Auffassung ab, stützt sich aber auf zahlreiche eigene Untersuchungen.

Finger erklärt es sich, dass bei der eigenthümlichen Erkrankung der Palmaraponeurose, welche man als Contractur der Palmaraponeurose oder auch als Dupuytren'sche Fingercontractur bezeichnet, sich der

Fig. 45[1]).

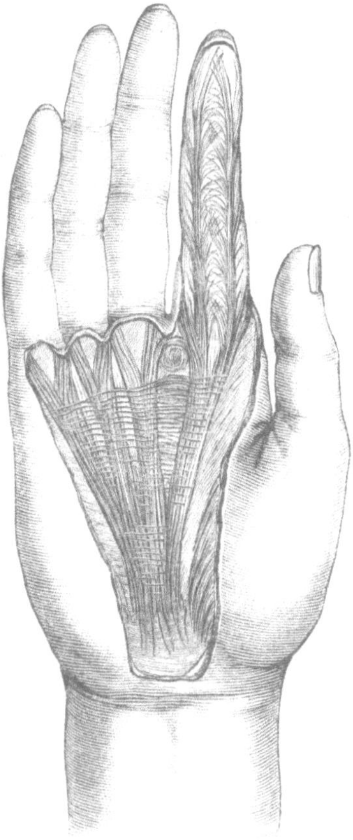

Fig. 46[2]).

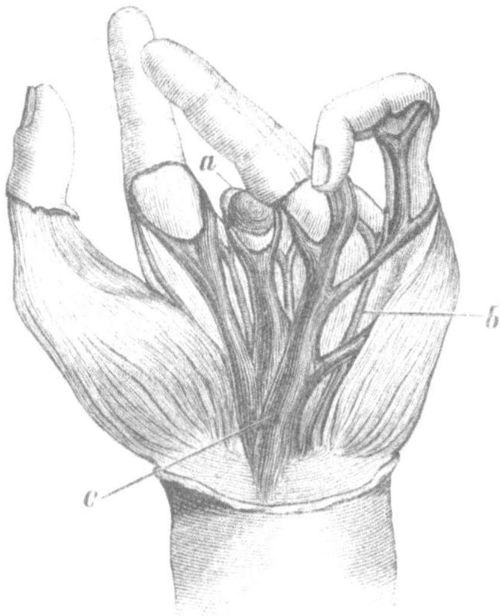

Process ganz regelmässig auch auf die Finger erstreckt. Die Dupuytren-sche Fingercontractur beginnt bekanntlich gewöhnlich mit einer Art narbiger Schrumpfung und Verdickung eines der palmaren Längsstränge der Palmaraponeurose. Dieser verkürzt sich und springt firstartig in der Hohlhand hervor. Regelmässig wird aber in Folge der Verkürzung des Hauptstranges der betreffende Finger im Metacarpo-Phalangealgelenke in Beugung gestellt und kann nicht mehr gestreckt werden. Jedem Versuche der Streckung leistet der Strang Widerstand. Schreitet der Schrumpfungs-

[1]) Fig. 45. Normale Form und Ausdehnung der Palmaraponeurose. Nach der Leiche eines jungen Mannes gezeichnet.

[2]) Fig. 46. Contractur der Palmaraponeurose. Bei a ein Finger exarticulirt. b deutet die Lage der Mittelhandgefässe an. c die verdickten Stränge der Palmaraponeurose.

process wie gewöhnlich auch auf die Fingerfortsätze der Palmaraponeurose fort, so kommt auch noch das obere Interphalangealgelenk in Beugestellung, und werden dann auch strangförmige Fortsetzungen unter der Fingervolarhaut bemerkbar. Weitaus am häufigsten und gewöhnlich zunächst wird der zum vierten Finger gehende Hauptstrang der Palmaraponeurose von der Contractur betroffen. Weiterhin greift der Process dann gewöhnlich auch auf den zum fünften Finger gehenden Strang über, seltener auch auf den zum dritten und zweiten Finger gehenden. Dass gerade der zum vierten Finger gehende Hauptstrang vorzugsweise betroffen wird, mag vielleicht dadurch begünstigt werden, dass er beim Zufassen und noch mehr beim Aufstützen der Hand z. B. auf eine Stockkrücke vorzugsweise einem Drucke ausgesetzt wird. In welcher Weise in hochgradigen Fällen die Palmaraponeurose verändert wird, zeigt die Abbildung, welche ich nach einem mir gehörigen Präparate in Fig. 46 beigegeben habe. Die Haut selber wird in solchen hochgradigen Fällen gefaltet, übrigens auch nicht selten durch den Druck der harten aponeurotischen Stränge atrophisch. — Diese eigenthümliche Contractur wird von Anfängern nicht selten als eine Contractur der Beugesehnen angesehen, welche jedoch ganz unbetheiligt an der starren Beugestellung sind und hinter jenen Strängen der Aponeurose liegen. Diese Stränge heben sich soweit ab von den unterliegenden Gefässen und Nerven der Hohlhand, dass eine subcutane Spaltung mit Leichtigkeit ausgeführt werden könnte. Doch ergiebt sich schon aus der anatomischen Anordnung der Palmaraponeurose, dass eine solche Spaltung höchstens im Beginne des Processes bei einer Beschränkung auf einen palmaren Hauptstrang zulässig ist, bei allen älteren und besonders auch bei den ausgedehnten Fällen aber nutzlos sein muss. Hier ist vielmehr die Exstirpation der narbig geschrumpften und der verdickten Fascikel (C. Hueter) nothwendig, wie sie jetzt ja auch gewöhnlich mit dem Verfahren von W. Busch verbunden wird. Nach derselben lassen sich, wie ich in einer kleinen Anzahl von mir selber operirter Fälle sah, die betroffenen Finger meist sofort ohne Schwierigkeit strecken.

Die Weichtheile und die Bindegewebsausbreitung der Hohlhand.

§ 160. In den grösseren Lücken der Palmaraponeurose, so besonders zwischen den Metacarpalgelenken und über den Basaltheilen der Grundphalangen liegen runde Fettklümpchen, welche das subcutane Bindegewebe und Fettgewebe der Hohlhand in unmittelbare Verbindung setzen mit dem unter der Palmaraponeurose und weiterhin im Carpalkanale befindlichen Bindegewebe. Diese Lücken stellen gewissermaassen Pforten dar, durch welche der tiefe, durch die Palmaraponeurose abgeschlossene Bindegewebsraum der Hohlhand nach aussen communicirt. In diesem Raume liegen innerhalb eines zarten, nur wenig fetthaltigen Bindegewebes im oberen Theile der Hohlhand zuoberst der Hohlhandbogen mit seinen

Mittelhandästen (A. digit. volares communes), darunter der Medianus, ulnarwärts der oberflächliche Volarast des N. ulnaris. Dann kommen die Sehnen der Fingerbeuger mit den Lumbricalmuskeln. Im unteren Abschnitte der Hohlhand laufen die Beugesehnen entlang der Mittelhandknochen, die Nervenäste und die Mittelhandgefässe mit den aus den Sehnen des tiefen Fingerbeugers entspringenden Lumbricales zwischen den Sehnen in der Richtung der Zwischenknochenräume. Die dorsale Wand des Hohlhandraumes bildet das Knochengerüste der Mittelhandknochen mit den Interossealmuskeln; vom dritten Mittelhandknochen ab nach aussen auch noch der Adductor pollicis, und nach dem Carpalkanal hin ein Theil vom tiefen Kopfe des Flexor pollicis brevis, welche Muskeln, jener vom dritten Mittelhandknochen, dieser vom Os multangulum majus, Os capitatum, Os hamatum entspringend, die radiale Hälfte der Mittelhand bedecken. Die Volarfläche dieser Muskeln, sowie der Interossealmuskeln des dritten und vierten Zwischenknochenraumes ist bedeckt mit einer dünnen Fortsetzung der tiefen Vorderarmfascie, unter welcher der tiefe Volarast des Ulnaris, sowie der tiefe Hohlhandbogen liegen. Dieser grosse Hohlhandraum communicirt durch die erwähnten Lücken der Palmaraponeurose mit dem subcutanen Bindegewebe der Volarhaut, wie längs der Gefässe, Nerven und Lumbricales mit dem Bindegewebe der Fingercommissuren und durch dieses mit dem subfascialen Bindegewebe des Handrückens, und durch den Carpalkanal mit dem subfascialen und tiefen submusculären Bindegewebe der Beugeseite des Vorderarmes.

Spritzt man an der Leiche in das Fettgewebe zwischen den Lücken der Palmaraponeurose über den Metacarpo-Phalangealgelenken oder zwischen diesen oberhalb der Fingercommissuren Flüssigkeit ein, so entsteht zunächst eine local beschränkte Anschwellung, weiterhin aber lässt sich bei fortgesetzter Injection von hier aus der ganze Raum unter der Hohlhandaponeurose prall anfüllen. Die Flüssigkeit dringt von da aus nach dem Vorderarm und ebenso in das subfasciale und subcutane Bindegewebe des Handrückens. Dabei entsteht eine entsprechende Anschwellung und stellen sich die Finger in Folge der Spannung der Aponeurose etwas in Beugung.

Bei Entzündungen und Eiterungen unter der Palmaraponeurose werden ähnliche Erscheinungen beobachtet. Da die derbe, mit der Palmaraponeurose verbundene Palmarhaut nur einer geringen Ausdehnung fähig ist, so tritt dabei besonders sehr früh eine ödematöse Anschwellung auf dem Handrücken ein, welche den Unkundigen verleiten kann, den Sitz des Processes dahin zu verlegen. Die genaue Untersuchung der Hohlhand wird aber leicht den Heerd der Erkrankung erkennen lassen. Entzündungen und Eiterungen innerhalb der subcutanen Fettanhäufungen können an den genannten Stellen sich unter die Palmaraponeurose in den tiefen Hohlhandraum und weiter nach dem Vorderarm fortsetzen. Diese Fortpflanzung subaponeurotischer Eiterungen geschieht um so leichter, je bedeutender die Spannung der Palmaraponeurose und je grösser der Widerstand der

Palmarhaut ist. Eiterungen im Hohlhandraume können aber anderseits auch durch die geschilderten Pforten in der Hohlhandaponeurose nach aussen durchbrechen. — Jede Anfüllung des Hohlhandraumes wird nothwendigerweise verhältnissmässig rasch mit einem Drucke auf die eingeschlossenen Gefässe und Nerven und demnach mit den entsprechenden Folgeerscheinungen, Stauung, Schmerzen etc. verbunden sein. Bei Eiterungen ist eben aus diesem Umstande, wie um die Fortpflanzung der Eiterung nach dem Vorderarme zu zu verhüten, eine frühe Entleerung dringlich geboten. Am zweckmässigsten wird der Schnitt in der Richtung eines Mittelhandknochens über dem Metacarpo-Phalangealgelenke gemacht, da hier am sichersten die Verletzung der Gefässe und Nerven vermieden wird. Hier lässt sich der Schnitt bis nahe zu der mittleren Querfurche der Hohlhand fortführen. An den Fingercommissuren trifft man meist schon nicht ganz 1 Cm über dem freien Hautrande die Theilung der volaren Mittelhandarterien in die Fingerzweige. Man würde hier also am besten nach einer entsprechenden vorsichtigen Spaltung der Commissur und des darunter gelegenen queren Fascikels der Aponeurose mit der Kornzange den Eiterheerd stumpf öffnen.

Von diesem mittleren Hohlhandraum getrennt findet man auch unter der Fascie, welche die beiden Ballen deckt, und welche sich beiderseits neben dem volaren Rande des entsprechenden Opponens festsetzt, sowie zwischen den Ballenmuskeln relativ abgeschlossene Bindegewebsräume, welche nur auf den Bahnen eintretender Nerven und Gefässe mit dem tiefen Bindegewebe der Hohlhand und des Vorderarmes in Verbindung stehen. Entzündungen und Eiterungen können hier demnach auf die Ballen beschränkte Anschwellungen machen, unterscheiden sich daher sehr wesentlich von den Entzündungen und Eiterungen innerhalb des eigentlichen Hohlhandraumes. Immerhin können sie sich auf den genannten Communicationswegen auch in den mittleren Hohlhandraum fortsetzen und dementsprechend eine diffuse Ausbreitung gewinnen. Die Incisionen können in der Richtung der entsprechenden Metacarpalknochen knapp zwischen dem Knochenrande und dem Ballen durch die Fascie gemacht werden, wenn man nicht vorzieht, direct auf die grösste Anschwellung einzuschneiden. Je früher die Incisionen gemacht werden, um so sicherer wird man die diffuse Ausbreitung nach dem grossen Nachbarraume verhüten.

Ferner haben wir noch einen ungefähr dreieckigen Bindegewebsraum zwischen dem Adductor pollicis und Interosseus primus externus. Derselbe reicht hinter dem Adductor noch unter den mittleren grossen Hohlhandraum hinweg, communicirt aber mit demselben unter Vermittlung des die Radialis begleitenden Bindegewebes. Ausserdem findet sich auch regelmässig am oberen Rande des Adductor eine dünne Stelle, durch welche man leicht von dem mittleren grossen Hohlhandraum eindringen kann. Dorsalwärts wird er durch den Interosseus und die starke, diesen bedeckende Fascie, welche am ersten und zweiten Mittelhandknochen angeheftet ist, abgeschlossen und hat nur eine enge Pforte an der Eintrittsstelle der Radialis. Anfüllungen dieses Bindegewebsraumes machen auch anfänglich eine entsprechende, auf denselben beschränkte Anschwellung, bei welcher die Hautfalte zwischen Daumen und Zeigefinger verstreicht. — Bei Eiterungen kann dieser Raum am zweckmässigsten und ohne Nebenverletzungen eröffnet werden, wenn man von der Dorsalseite her parallel dem äusseren Rande des Interosseus d. h. vom Radialrande des Capitulum metacarpi II nach der Mitte des Metacarpus I Haut und Fascie einschneidet. Sieht man den freien Rand des Muskels, so hat man den Raum eröffnet.

Unter der tiefen Hohlhandfascie befindet sich der tiefe Hohlhandbogen und der Ramus volaris profundus des N. ulnaris, die theils auf den Mittelhandknochen, theils zwischen denselben liegenden Zwischenknochenmuskeln und die schon oben genannten Daumenmuskeln, der tiefe Abschnitt des Flexor brevis und der Adductor. Dorsalwärts sind die Zwischenknochenfächer durch die tiefe dorsale mit den Knochenrändern und mit den äusseren Zwischenknochenmuskeln verwachsene Fascie abgeschlossen. Doch steht das unter der tiefen Hohlhand befindliche Bindegewebe gleichwohl mit dem dorsalen in Zusammenhang, nämlich durch die dorsalwärts in dem Zwischenknochenraum eintretenden Gefässe, sowie durch das Bindegewebe, welches die Interossealmuskeln bis zum Uebergang in ihre Sehnen zwischen den Metacarpo-phalangealgelenken begleitet. Von dort gelangt man ohne Schwierigkeit in das Bindegewebe unter den Fingercommissuren, welches sowohl mit demjenigen des Handrückens, wie der Finger, wie der Hohlhand im Zusammenhange ist. Ferner setzt sich das Bindegewebe unter der tiefen Hohlhandfascie durch die Vermittlung des tiefen Hohlhandbogens in den Bindegewebsraum zwischen dem Adductor pollicis und Interosseus primus, durch Vermittlung des Ulnarisastes in das Vorderarmbindegewebe fort. Somit können entzündliche Processe unter der tiefen Fascie auch auf diesen verschiedenen Wegen sich ausbreiten. Am häufigsten aber werden dabei zunächst die Zwischenknochenräume auf dem Handrücken emporgewölbt und entsteht eine Anschwellung zwischen den Mittelhandfingergelenken. — Die nothwendigen Incisionen macht man hier am besten von der Dorsalfläche her. Man kann bei gespreizten Fingern entweder in der Mitte vom Saum der Fingercommissur bis nahe an die Niveaulinie der Mittelhandfingergelenke die Haut und Fascie durchtrennen und dann gerade zwischen den dorsalen und volaren Gefässstämmchen in den Zwischenknochenraum eindringen. Oder man schneidet knapp an der seitlichen Wölbung eines Mittelhandfingergelenkes durch Haut und Fascie und dringt zwischen dem Gelenke und dem dorsalen Gefässstämmchen in das Bindegewebe des Zwischenknochenraumes. Bei letzterem Schnitte werden weniger von den im Fingerwinkel zusammentreffenden Venen verletzt. Doch ist darauf praktisch kein allzugrosses Gewicht zu legen. Sind mehrere Zwischenknochenräume oder die benachbarten Bindegewebsräume ergriffen, so müssen natürlich auch diese an den betreffenden Stellen eröffnet werden.

Die Sehnenscheiden und Schleimbeutel der Hohlhand und Finger.

§ 161. Die Sehnen des oberflächlichen und tiefen Fingerbeugers sind im Carpalkanale von einem eigenthümlich gestalteten, grossen gemeinschaftlichen, innen mit einer Serosa ausgekleideten Sehnenscheidensack umgeben. Das parietale Blatt desselben haftet den Wandungen des Carpalkanals an einzelnen Stellen, so besonders an der Ulnarwandung, unmittelbar fest an, an anderen jedoch erst unter Vermittlung eines weitmaschigen lockeren Bindegewebes. Solch lockeres Bindegewebe findet sich besonders in der Umgebung des über die obere Wand des Sehnenscheidensackes hinwegziehenden Medianus, sowie in der Umgebung der Ursprungsstellen der Visceralblätter (s. u.). Dieses zarte weitmaschige Bindegewebe hindert die Verschiebung der Sehnen in keiner Weise und vermittelt übrigens, wie schon im vorigen Paragraphen angegeben, den Zusammenhang des Hohlhandbindegewebes mit dem Bindegewebe in der Tiefe der Vorderarmmusculatur. Oberflächlich reicht das parietale Blatt nach oben nur wenig, kaum 1 Ctm. über den oberen Rand des Lig. carpi volare proprium hinauf, um da auf die hier noch zu einem Bündel vereinigten Sehnen überzugehen. In der Tiefe unter dem Sehnenbündel erstreckt sich die Wandung des Sehnenscheidensackes resp. das parietale Blatt jedoch meist etwas höher hinauf, bis in die Höhe des Gelenkrandes des Radiusendes, um sich dann auf die Unterfläche des Sehnenbündels zu schlagen. Dieser Theil der Sackwandung liegt also auch auf der fibrösen Kapsel des Handgelenkes. Abwärts nach der Hohlhand zu folgt dagegen die Sackwandung mit kurzen Zipfeln den für die einzelnen Finger auseinanderweichenden Sehnen noch etwa bis zur Mitte der Mittelhandknochen, um sich dann erst auf die einzelnen Sehnenpaare zu schlagen. Dieser Theil der Scheide ist allseitig von dem lockeren Bindegewebe der Hohlhand umgeben.

Neben der radialen dünnen Wandung des grossen Sehnenscheidensackes liegt ebenfalls unter dem Lig. carpi volare proprium die weite Sehnenscheide des Flexor pollicis longus. Die Wandungen beider lehnen sich unmittelbar an einander. Ueberdies communiciren beide Hohlräume ganz regelmässig durch eine gerade unter dem oberen Theile des Lig. carpi volare proprium befindliche Lücke mit einander, nach abwärts dagegen trennt sich die Scheide für den Daumenbeuger noch unter dem Lig. volare, um sich in dem Maasse, als sich die Sehne ihrem Insertionspunkte an der Basis der Nagelphalanx nähert, immer mehr von dem gemeinschaftlichen Sehnenscheidensacke zu entfernen. Die Sehne des Daumenbeugers ist gewöhnlich nur nahe ihrer Insertionsstelle durch ein kurzes seröses Doppelblatt am Kopfende der Grundphalanx angeheftet, läuft aber im Wesentlichen ganz frei in ihrem Scheidenkanale, wenngleich sie auch hier von einer dünnen Serosa überzogen ist. Dagegen gleiten die Sehnen der Fingerbeuger innerhalb des grossen gemeinschaftlichen Sehnenscheidensackes nicht ganz frei, sondern stehen vielmehr in einzelnen Gruppen durch zarte Hautduplicaturen mit der Serosa der Wandung, sowie unter sich in Verbindung, — etwa in ähnlicher Weise, wie der Darm am Mesenterium mit dem parietalen Peritoneum verbunden ist. Man kann dieses Verhalten am besten auf Durchschnitten studiren. Im Bereiche des Carpalkanales geht regelmässig ein seröses Doppelblatt gleich hinter dem Medianus ab, ein anderes von der hinteren Wand des Sehnenscheidensackes. Diese Blätter trennen den grösseren Raum in eine ulnare und in eine radiale Hälfte. Sie umfassen die Sehnen derart, dass entweder jede einzelne, oder je zwei gemeinschaftlich in besonderen Falten oder Schleifen dieser Blätter liegen, und nun relativ frei beweglich theils in die ulnare, theils in die radiale Hälfte des Raumes hereinhängen. Die Trennung des grossen Sehnenscheidensackes in zwei Hälften setzt sich auch nach aufwärts bis an das obere Ende fort, nach abwärts dagegen treten entsprechend den auseinander weichenden Sehnenpaaren mehrere, zuletzt vollständig von einander getrennte Hohlräume auf. Das eben beschriebene Verhalten der Sehnen zum Sack kann im Allgemeinen als das typische angesehen werden. Doch kommen mehrfache Abweichungen vor, welche aber practisch von keiner Bedeutung sind.

Sehr gute Aufschlüsse über die Form und Ausdehnung des grossen Sehnenscheidensackes, sowie der Sehnenscheide des Daumenbeugers, und über die Beziehungen beider seröser Hohlorgane zu einander geben künstliche Injectionen mit Wasser oder mit erstarrenden Leimmassen, wie ich solche schon früher[1]) bekannt gemacht, und deren Ergebnisse ich seitdem durch zahlreiche Wiederholungen theils bestätigt, theils erweitert habe.

Spritzt man am Daumen in die Sehnenscheide des Daumenbeugers Flüssigkeit ein, so läuft dieselbe nicht nur in der ganzen Ausdehnung der Sehnenscheide von der Basis des Nagelgliedes bis etwa zwei Finger breit oberhalb des fühlbaren Höckers des Os naviculare entlang, sondern dringt regelmässig auch in den grossen Sehnenscheidensack der Fingerbeuger ein. Häufig füllt sich dabei nur die radiale Hälfte. In anderen Fällen gelingt es, gleichzeitig auch die ulnare Hälfte zu füllen. Sonst war es erforderlich, diese für sich durch einen Einstich über dem Lig. carpi volare dicht am Os pisiforme zu füllen. Nur ausnahmsweise fand ich es unmöglich, vom Daumen aus Flüssigkeit in den grossen Sehnenscheidensack einzutreiben. — Demnach muss ich es nach meinen Untersuchungen, wie schon vorher angegeben, als die Regel ansehen, dass beide Scheiden communiciren[2]). Dagegen scheinen die von mir beschriebenen Abtheilungen des grossen Sehnenscheidensackes, nämlich eine radiale und ulnare, nicht stets streng von einander geschieden zu sein, sondern in manchen Fällen thatsächlich mit

[1]) Max Schüller, Chirurgisch-anatomische Studien über die Sehnenscheiden der Hand (mit Abbildungen). „Deutsche Medicinische Wochenschrift". No. 29—31. 1878.

[2]) In der oben erwähnten Schrift sind die bekannteren Ergebnisse früherer Autoren angegeben.

Fig. 47 [1]).

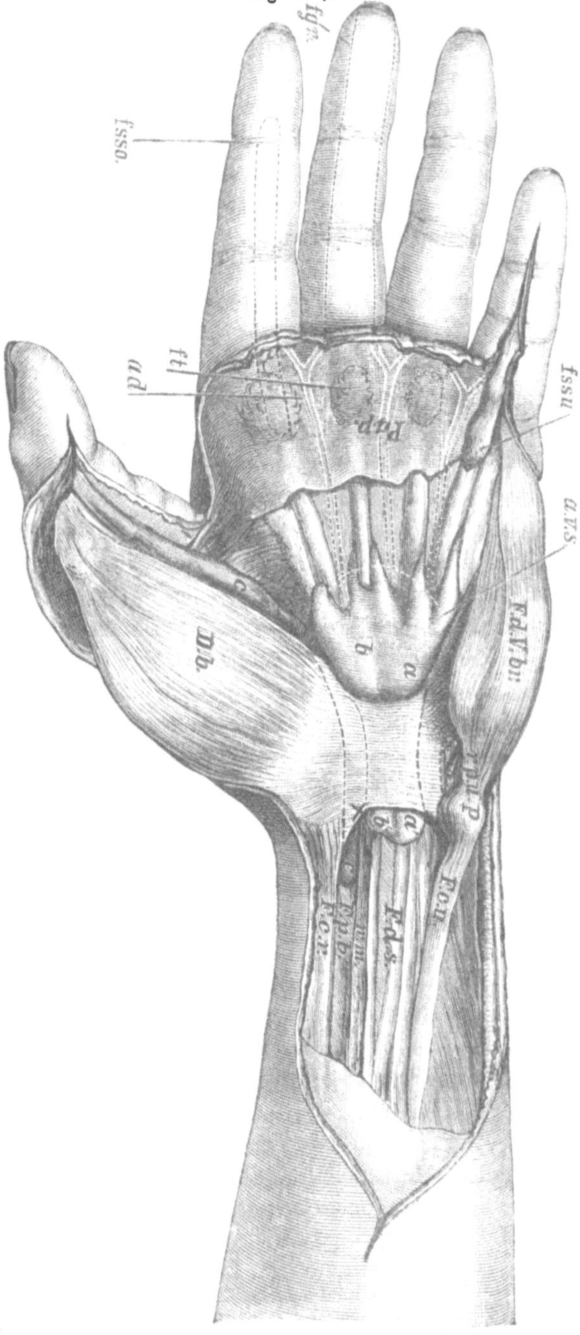

[1]) Fig. 47. Injection der Sehnenscheiden der Hohlhand, des Daumens und fünften Fingers (mit gefärbter Gelatine). — a a' b b' der grosse Sehnenscheiden-

einander durch vorgebildete Oeffnungen zu communiciren, während in anderen Fällen das trennende Septum (die oben beschriebenen von der vorderen und hinteren Wand aus zu dem Sehnenbündel gehenden Doppelblätter) zu dünn sind, um dem Drucke der eingespritzten Flüssigkeit genügenden Widerstand zu leisten.

Der grosse Sehnenscheidensack zeigt, wie man besonders schön an mit Leim injicirten Präparaten sehen kann, entsprechend dem Lig. carpi volare proprium eine Einschnürung und oberhalb und unterhalb derselben eine plattovale Anschwellung, von welchen die obere oberhalb jenes Bandes kuppelförmig endet, die untere in vier oder fünf den Sehnenpaaren der 2.—5. Fingerbeuger anliegende, stumpf- oder spitzkegelförmige Enden übergeht. Letztere reichen etwa bis in die Mitte der Mittelhandknochen, nehmen aber vom 2. bis 5. Sehnenpaare an Länge zu (siehe Fig. 47). Die injicirte Scheide des Daumenbeugers endet oberhalb des Lig. carpi volare proprium mit einer kolbigen Anschwellung. Da wo sie dem grossen Sehnenscheidensacke anliegt, ist sie meist nur durch eine Furche von jenem getrennt; weiter macht sie eine cylindrische, dem Daumen entlang laufende Anschwellung[1]), welche auch äusserlich bemerkbar ist. Bei der Anfüllung des grossen Sehnenscheidensackes sieht man ebenfalls eine entsprechende Veränderung der äusseren Form. Es entsteht eine Vorwölbung in der Gegend der queren Beugefurche, welche an der Uebergangsstelle der Vorderarmhaut zu Haut der Hohlhand liegt. Dagegen verflacht sich die Hohlhandgrube vorn vor dem Lig. carpi volare proprium, und bei den höchsten Füllungsgraden erscheint auch hier eine flachhüglige Vorwölbung. Bei zunehmender Füllung stellen sich die Finger in Beugung.

Diese Erscheinungen, besonders aber die Formveränderungen im Bereiche der Volarfläche der Hand sind im Allgemeinen dieselben bei den pathologischen Anfüllungen dieser volaren Sehnenscheiden (durch Blut, Serum, Eiter, Reiskörper, Zottenbildungen, Granulationsmassen etc.) und können daher diagnostisch verwerthet werden. Relativ am reinsten hat man das Bild der Flüssigkeitserfüllung bei den chronischen serösen Ergüssen in den Scheiden. Doch kommen auch hierbei in der Regel weit

---

sack. a′ b′ Partie oberhalb; a b unterhalb des Lig. carpi volare. a a′ ulnare, b b′ radiale Hälfte angedeutet. c c′ die injicirte Sehnenscheide des Flexor pollicis longus. fssu Hand-Ende der Sehnenscheide am kleinen Finger. fsso zeigt schematisch die Ausdehnung der Sehnenscheide am Zeigefinger. ft Fettklümpchen; darunter finden sich zuweilen kleine Schleimbeutel. a. v. s. und ad zeigt schematisch die Lage und den Verlauf des Hohlhandbogens und seiner Aeste mit deren Theilungsstelle unterhalb der Fingercommissuren. r. p. u. die Eintrittsstelle des ram. profundus N. ulnaris. P. Os pisiforme. F. c. u. Flexor manus ulnaris. F. d. s. Flexor digitorum sublimis. nm. Medianus (verschoben). F. p. l. Flexor pollicis longus. F. c. r. Flexor manus radialis. D. b. Daumenballenmusculatur. F. d. V. br. Kleinfingerballen. Pap. Rest der Palmaraponeurose. fgn. Andeutung des Verlaufes der Finger-Gefässe und Nerven.

[1]) Gewöhnlich reicht dieselbe weiter nach abwärts, als in der Abbildung Fig. 47 (c) angegeben ist, nämlich meist bis über die interphalangeale Beugefalte.

bedeutendere Ausweitungen der Scheiden vor, als sie durch künstliche Injection erreicht werden. Besonders characteristisch für die Anfüllung des grossen Sehnenscheidensackes ist die doppelte Vorwölbung an den eben genannten Stellen zu beiden Seiten des Lig. carpi volare, welche man mit einem Zwergsacke verglichen hat, sowie der Nachweis der Fluctuation zwischen beiden Anschwellungen. Legt man nämlich den einen Finger auf die eine Anschwellung, etwa auf die der Hohlhand, und drückt man mit dem anderen auf die obere Anschwellung an der Gränze des Vorderarmes, so wird in der unteren Fluctuation erzeugt und umgekehrt. Dies beweist den Zusammenhang beider Anschwellungen und erklärt sich aus der Form des angefüllten, unter dem Lig. carpi volare proprium eingeschnürten, verengten, nach oben und nach unten davon hingegen ausdehnbaren Sackes. Ebenso lässt sich bei serösen Ergüssen der Daumenbeugerscheide eine entsprechende Anschwellung und Fluctuation sowohl am Daumen wie am Vorderarme gerade unter der Radialis nachweisen. In einem von mir beobachteten und operirten Falle fand ich daneben gleichzeitig auch die radiale Hälfte des grossen Sehnenscheidensackes, übrigens nicht bloss mit Flüssigkeit, sondern auch mit einer grossen Menge von sogenannten Reiskörperchen angefüllt.

Bei acuten Entzündungen und Eiterungen innerhalb dieser Sehnenscheiden sind die physikalischen Erscheinungen ähnliche wie bei der künstlichen Anfüllung, aber sie treten wegen der begleitenden ödematösen Schwellung und entzündlichen Infiltration der umgebenden Weichtheile nicht so scharf ausgeprägt hervor. Bekanntlich gehen nicht selten solche Processe von Panaritien oder von Stichverletzungen etc. am Daumen aus, indem der Entzündungsprocess entweder auf die Sehnenscheide des Daumenbeugers übergreift, oder diese direct verletzt wurde. In solchen Fällen tritt sehr schnell eine Anschwellung entlang der Sehne und des Bauches vom Flexor pollicis longus unter der Radialis auf; danach kommt es gewöhnlich zu einer prallen Anschwellung unter der Palmaraponeurose sowie der Beugeseite der Handgelenksgegend, welche der Anfüllung des grossen Sehnenscheidensackes entspricht. Sehr bald schliesst sich hieran eine diffuse Anschwellung in der Vorderarmmusculatur, indem sich speciell acute Entzündungen sehr leicht auf den zahlreichen Saftkanalbahnen, durch welche die Sehnenscheiden als seröse Höhlen mit dem umgebenden Bindegewebe in Verbindung stehen, in dieses fortsetzen, während bei Eiterungen ebenso leicht die dünnen Scheidenwandungen durchbrochen werden. Der Eiter breitet sich dann augenscheinlich an denselben Stellen aus, an welchen bei gewaltsam fortgesetzter Flüssigkeitsfüllung die Flüssigkeit durchbricht, nämlich bei der Scheide des langen Daumenbeugers am Vorderarmende, am grossen Sehnenscheidensacke ebenso nach dem tiefen Vorderarmbindegewebe, wie nach dem Hohlhandbindegewebe hin.

Die nahe anatomische Beziehung der Sehnenscheidenwandungen zu den Wandungen resp. fibrösen Kapseln der Gelenke am Daumen, des Intercarpalgelenkes, des Handgelenkes (s. oben) machen es begreiflich, dass gelegentlich auch diese Gelenke in Mitleidenschaft gezogen werden können. Ich beobachtete dies mehrmals bei acuten phlegmonösen Sehnenscheideneiterungen. Es wird dies um so leichter eintreten, je später die Sehnenscheiden entleert werden. Der starke Druck unter der Fascie macht die acuten Sehnenscheidenprocesse sehr schmerzhaft, erleichtert aber auch die Resorption der Infectionssubstanzen. Frühzeitige Incision und Entleerung ist daher in allen solchen Fällen dringend erforderlich. Bei der Ausführung der Incisionen kann man sich an ganz bestimmte Stellen halten. Das obere Ende der Sehnenscheide des Daumenbeugers wird am sichersten gespalten durch einen hart am Radiusrande auswärts von der Arteria radialis, aber dieser parallel geführten Schnitt. Sind die Pulsationen der Arterie in Folge starker Schwellung unfühlbar, so schneidet man auf die Kante des Radius selber ein, spaltet das oberflächliche die Arterie umschliessende Fascienblatt, dann nöthigenfalls noch das zarte, den Flexor pollicis deckende Blatt. Letzteres ist jedoch so dünn, dass es sehr bald durchbrochen wird. Die ausserdem erforderliche Spaltung der Scheide am Daumen selber hat keine Schwierigkeiten, wenn man, etwas oberhalb der interphalangealen Beugefurche beginnend, sich genau an die Mittellinie der Beugefläche hält. Der grosse Sehnenscheidensack kann an seinem oberen Theile geöffnet werden, wenn man, um den Medianus nicht zu verletzen, etwas ulnarwärts von der Mitte zwischen den Griffelfortsätzen, welche beide unter allen Verhältnissen fühlbar sind, in der Längsrichtung einschneidet. Trennt man übrigens Haut und Fascie präparatorisch, so wird es nicht schwer sein, den Medianus zu vermeiden, welcher gerade auf der radialen Hälfte des Sehnenscheidensackes liegt, und in solchen Fällen allerdings mehr gegen die Oberfläche gehoben wird[1]). In der Hohlhand ist der Sehnenscheidensack viel schwieriger zu eröffnen, weil auf ihm nicht nur der Medianus, sondern auch der Hohlhandbogen liegt, welcher überdies mancherlei Unregelmässigkeiten darbietet. Am ehesten wird man ohne Nebenverletzung radialwärts vom fühlbaren Höcker des Os hamatum, etwa knapp in der Mitte des oberen Randes vom Lig. carpi volare proprium einschneiden. Ueberdies wird man hier nach vorsichtiger Spaltung der Aponeurose die Oeffnung am zweckmässigsten mit der Kornzange stumpf erweitern. Beim Durchbruch in den Hohlhandbindegewebsraum ist es zweckmässig, in der Richtung der Finger einzuschneiden. Beim Durchbruch nach dem Vorderarme wird am zweckmässigsten längs des Ulnarrandes des Flexor manus ulnaris resp. entlang der Ulna, sowie entlang des Radialrandes der Art. radialis eingeschnitten. Dabei muss man nicht vergessen, dass man an den meisten Stellen zwei Fascien, die Spaltblätter der oberflächlichen Fascie (s. § 155) zu trennen hat. Die vollständige Entleerung des buchtigen Hohlraumes macht grosse Incisionen und gründliche antiseptische

---

[1]) Siehe übrigens die Bemerkung in § 158.

Ausspülung (event. auch noch permanente Irrigation) nothwendig. So wünschenswerth bei den Sehnenscheideneiterungen eine ausgiebige Drainirung erscheint, so ist dieselbe in der Hohland und an den Sehnenscheiden selber unthunlich und sowohl nach den anatomischen Verhältnissen wie aus praktischen Gründen nicht zu empfehlen, aber auch am Vorderarme nicht ohne einige Vorsicht durchführbar. Jedenfalls muss man es hier vermeiden, die Drains direct hinter oder neben den grossen Gefäss- und Nervenstämmen zu legen[1]). Verbindet man überdies, wie es für die ersten Tage jedenfalls zu empfehlen ist, die Drainage mit permanenter antiseptischer Irrigation, so genügt es vollkommen, die Drains nur bis in die geöffneten Sehnenscheidenräume resp. Bindegewebsräume zu legen. Im Uebrigen muss natürlich bezüglich der Behandlung dieser Processe auf die praktischen Handbücher verwiesen werden.

Wie die geschilderten Beziehungen der Sehnenscheide des Daumenbeugers eine besondere Beachtung der Panaritien und Verletzungen der Daumenpulpa räthlich erscheinen lassen, so muss hier hervorgehoben werden, dass in manchen Fällen auch vom fünften Finger Entzündungen durch die Sehnenscheide nach dem grossen Sehnenscheidensack fortgeleitet werden können. Nach einigen, besonders französischen Autoren soll die Sehnenscheide des fünften Fingers stets direct mit dem grossen Sehnenscheidensacke communiciren. Nach meinen Untersuchungen findet dies jedoch nicht regelmässig, sondern nur ausnahmsweise statt. In der Mehrzahl der Fälle reicht, wie es u. A. auch schon von Henle beschrieben worden ist, der entsprechende Zipfel des grossen Sehnenscheidensackes nur sehr nahe an das Ende der Sehnenscheide des fünften Fingers heran, ist aber gewöhnlich noch von ihr geschieden. Vermag somit die Fingersehnenscheide am fünften Finger für sich zu erkranken, ohne nothwendigerweise den grossen Sehnenscheidensack in Mitleidenschaft zu ziehen, so verdient sie immerhin wegen der möglichen Communication, sowie auch wenn eine solche nicht vorhanden schon wegen der grossen Nähe an dem grossen Sehnenscheidensacke die gleiche Beachtung bei Erkrankungen und Verletzungen in ihrem Bereiche, wie die des Daumenbeugers. — Mit den Sehnenscheiden der übrigen Finger, welche bis zum Capitulum metacarpi reichen, steht dagegen der grosse Sehnenscheidensack, sehr seltene Ausnahmefälle abgerechnet, niemals in offener Communication (s. unten).

Auch das Ende der Sehne des Flexor manus radialis, welches in einem von den Ursprungsfasern des Lig. carpi volare und dem Os naviculare und Os multangulum majus gebildeten Kanale zur Basis des zweiten Mittelhandknochen läuft, ist hier von einer Sehnenscheide umgeben, welche dicht oberhalb der Vorwölbung des Os naviculare beginnt und dementsprechend bei abnormer Anfüllung daselbst unter der Sehne eine An-

---

[1]) Ich sah einmal nach einer Querdrainage eine heftige arterielle Blutung durch Arrosion der Ulnaris knapp über der Handgelenkgegend entstehen.

schwellung machen wird. — Ferner wird zuweilen auch an der Sehne des Palmaris longus oberhalb des Lig. carpi volare proprium eine kurze, aber relativ breite Scheide oder auch ein flacher Schleimbeutel gefunden. Ebenso ist auch noch zwischen der Sehne des Flexor manus ulnaris und dem Os pisiforme ein kleiner Schleimbeutel. Auch diese können isolirt erkranken. Ich konnte an ihnen mehrmals Anschwellungen constatiren, welche in Folge einer Quetschung beim Fall auf die Hand, durch einen Schlag oder dergleichen entstanden waren. Endlich kommen auch in dem Fett über den Metacarpo-Phalangealgelenken sowie zwischen diesen kleine Schleimbeutel vor, welche für sich erkranken können.

Haut, Fascien, Sehnen und Sehnenscheiden der Streckseite der Hand.

§ 162. Die Haut auf der Streckseite der Handgelenkgegend ist ähnlich der des Vorderarms. Auf dem Handrücken wird sie zarter, ist beim Manne gewöhnlich behaart. Ein lockeres grossmaschiges Unterhautbindegewebe befähigt besonders die dünne zarte Haut des Handrückens im Gegensatz zu der Haut der Hohlhand zu grosser Verschieblichkeit, leichter Faltenbildung, sowie zu beträchtlicher ödematöser oder entzündlicher Anschwellung. Letztere tritt in Folge der angegebenen Beziehungen zum Bindegewebe der Hohlhand besonders rasch und häufig gerade bei den entsprechenden entzündlichen Processen der Hohlhand auf. In diesem lockeren Unterhautbindegewebe liegen die früher genannten Nerven und die in der Haut sichtbaren Venennetze. Die Vorderarmfascie der Streckseite wird etwa vom unteren Viertel der Ulna ab, über dieser zweiblättrig, indem sich über dem, wie oben beschrieben (§ 155) an der Ulna anheftenden Theile der Fascie neben der Sehne des Extensor digiti quinti eine besondere Lamelle abhebt, welche um die freie Fläche der Ulna herumgeht und sich in die Fascie verliert, welche der Unterfläche der Ulnaris und des tiefen Fingerbeugers anliegt. Zwischen derselben und dem Knochen befindet sich lockeres Bindegewebe. Diese Fascienlamelle verschiebt sich bei den Rotationsbewegungen des Radius mit der Haut über der Ulna. Sie vertritt mit dem lockeren Bindegewebe unter ihr gewissermaassen einen Schleimbeutel und erleichtert augenscheinlich die Verschiebung der Haut[1]). Im Wesentlichen aber verdichtet sich die Vorderarmfascie über den Vorderarmenden zum Lig. carpi dorsale, welches sich vom Griffelfortsatze des Radius zu dem der Ulna erstreckt, und hier von der vorher erwähnten Fascienlamelle bedeckt wird. Mit den Enden der Vorderarmknochen durch einzelne senkrechte Fortsätze verbunden, bildet es mit diesem Fächer, durch welche die Sehnen hindurchtreten. Am meisten radialwärts gehen durch ein solches Fach die Sehnen des Abductor pollicis longus und Extensor pollicis brevis, durch das folgende die Sehnen der beiden Extensores manus radialis, durch das dritte die des Extensor pollicis longus, durch

[1]) Siehe oben § 140 „die Pronations- und Supinationsbewegungen“.

das vierte grösste Fach die Sehnen des Extensor indicis proprius und Extensor digitorum communis, durch das fünfte die des Extensor digiti quinti, durch das sechste zwischen Capitulum und Proc. styloideus ulnae die Sehne des Extensor manus ulnaris. Sämmtliche Sehnen sind innerhalb dieser Fascienkanäle mit Sehnenscheiden bekleidet, deren Form und Ausdehnung bei mässiger Anfüllung aus der beigegebenen Abbildung (Fig. 48) ersichtlich ist. Nur diejenigen für den Extensor ulnaris und die für Ex-

Fig. 48 [1]).

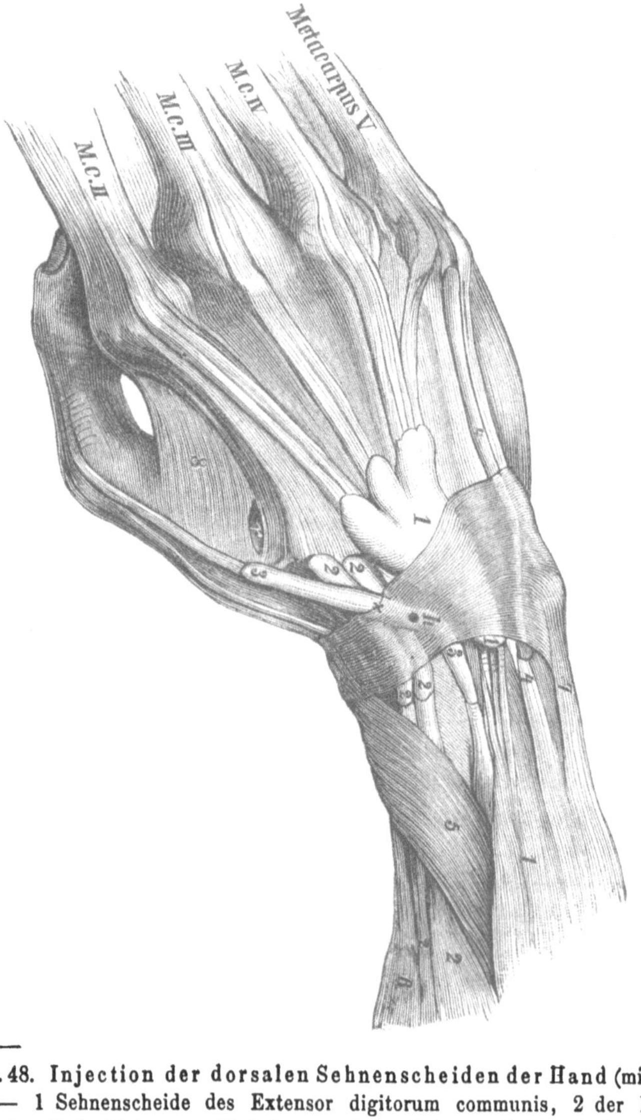

[1]) Fig. 48. Injection der dorsalen Sehnenscheiden der Hand (mit gefärbter Gelatine). — 1 Sehnenscheide des Extensor digitorum communis, 2 der Extensores manus radiales, 3 des Extensor pollicis longus, 4 des Extensor digiti quinti. 5 Extensor

tensor pollicis brevis und Abductor pollicis longus sind auf der Abbildung nicht dargestellt. Von diesen reicht die erstere von fingerbreit oberhalb des Proc. styloideus ulnae bis nahe zur Insertionsstelle der Sehne an der Basis des fünften Metacarpus, während letztere daumenbreit über der Spitze des Proc. styloideus radii beginnend bis zur Basis des ersten Mittelhandknochen reicht.

Pathologische Anfüllungen dieser Sehnenscheiden machen entsprechende Anschwellungen auf der Dorsalfläche. Im Allgemeinen sind die dorsalen Sehnenscheiden weit seltener so schweren Entzündungen ausgesetzt, wie die volaren, augenscheinlich weil ihnen die Beziehungen zu digitalen Sehnenscheiden abgehen und weil überhaupt auch die Rückenfläche der Finger und der Hand weit seltener Verletzungen ausgesetzt ist, wie die Volarfläche. Am häufigsten werden Blutergüsse oder Fibrinausscheidungen in ihnen beobachtet, welche in der Regel durch eine gewaltsame Anstrengung der betreffenden Muskeln veranlasst werden, aber auch durch Quetschungen, durch Fracturen der Gelenkenden, speciell des Radius und dergl. bedingt sein können. In diesen Fällen hat man neben der characteristischen Anschwellung gewöhnlich noch das Gefühl des „Sehnenknirschens" bei den Bewegungen der betreffenden Muskeln sowie auf Druck. — Doch habe ich selber mehrfach auch chronische Serumansammlungen mit ziemlich beträchtlicher Ausweitung besonders an der Scheide des Extensor digitorum communis beobachtet. Wenn hierbei die Scheidenenden aus den Pforten des den mittleren Theil der Scheide einschnürenden Lig. carpi dorsale stärker vorgedrängt werden, so kann ebenfalls eine Zwerchsackform der Anschwellung mit zusammenhängender Fluctuation entstehen, wie bei der Anfüllung des grossen volaren Sehnenscheidensacks. Endlich kommen auch sowohl acut entzündliche, wie chronische, besonders syphilitische und skrophulöse Erkrankungen der dorsalen Sehnenscheiden mit entsprechender Anschwellung und äusserer Formveränderung vor, welche meist abhängen von entsprechenden Processen im Knochen. Mehrmals habe ich besonders solche Erkrankungen der Scheide des Extensor digitorum communis bei skrophulösen Kindern mit skrophulösen Heerden im Bereiche der Radiusepiphyse zu behandeln gehabt. Die Knochenrinnen der Sehnenfächer stehen in unmittelbarer Beziehung zum Rande der Epiphysenknorpelscheibe und vermitteln leicht die Erkrankungen zur Sehnenscheide (s. u.). — Die Diagnose und Therapie dieser verschiedenen krankhaften Sehnenscheidenanfüllungen bietet in anatomischer Hinsicht keine besondere Schwierigkeiten, Nur darf man bei etwaigen operativen Eingriffen an den Sehnenscheiden des Extensor pollicis longus und der Extensores manus radialis nicht vergessen, dass der zum Mittelfinger gehende Zweig des dorsalen Radialis-

---

pollicis brevis und Abductor pollicis longus. 6 Supinator longus. 7 Extensor manus ulnaris. 8 Interosseus primus externus. r Schlitz für die A. radialis. h Hernienartige Ausstülpung der Scheide des Extensor pollicis longus durch einen Schlitz des Lig. carpi dorsale. x Communicationsstelle der übereinanderliegenden Sehnenscheiden von 2 und 3.

astes beide kreuzt. Die Kreuzung liegt gewöhnlich knapp unterhalb und auswärts von der Stelle, welche in Fig. 48 mit x bezeichnet ist. Ebenso wird die Sehnenscheide des Extensor manus ulnaris zwischen dem Proc. styloideus ulnae und der Basis des fünften Mittelhandknochens vom Dorsalaste des N. ulnaris gekreuzt.

Zwischen den Sehnenscheiden des Extensor pollicis longus und der Extensores manus radiales findet sich häufig eine mehr weniger breite Communicationsöffnung, so dass beide gewöhnlich gleichzeitig angefüllt werden. Nicht selten sieht man kleine hernienartige Ausstülpungen der Sehnenscheide in Lücken des Lig. carpi dorsale, aus welchen gewiss manche der hier vorkommenden serösen Säcke hervorgehen, welche unter der Bezeichnung Ganglien bekannt sind. Dieselben können jedoch hier auch dadurch entstehen, dass die oberhalb oder unterhalb des Lig. carpi dorsale an den Pforten unter der nachgiebigen Fascie gelegenen Anfangs- oder Endtheile der Sehnenscheiden sackartig ausgeweitet werden. Diese Sehnenscheidenganglien dürfen nicht verwechselt werden mit den vom Handgelenke ausgehenden Ganglien, welche gerade hier zuweilen, jedoch wit seltener als jene vorkommen. Die arthrogenen Ganglien drängen sich meist da zwischen den Sehnen heraus, wo dieselben schon unter normalen Verhältnissen einen kleinen Abschnitt der Gelenkkapsel frei lassen (s. oben § 158, und vergl. Fig. 48). — Aehnliche Geschwülste können endlich auch die hier unter den Sehnen liegenden Schleimbeutel machen. Solche finden sich regelmässig zwischen den Sehnenenden der Extensores manus radiales und der Basis des zweiten resp. dritten Mittelhandknochens, sowie zwischen der Sehne des Extensor manus ulnaris und der Basis des fünften Mittelhandknochens. Von diesen Schleimbeuteln ist der unter der Sehne des kurzen radialen Handstreckers am constantesten und grössten. Er ist übrigens gewöhnlich nur erbsen- bis bohnengross. Da derselbe aber zuweilen auch mit dem Intercarpalgelenke communiciren kann, so verdienen seine Entzündungen, welche allerdings sehr selten vorzukommen scheinen, immerhin eine besondere Beachtung. — Die Unterscheidung der Schleimbeutelanschwellungen von solchen der Sehnenscheiden wird wegen der leichten Zugänglichkeit der einzelnen Theile dieser Gegend keine grosse Schwierigkeit machen.

Abwärts vom Lig. carpi dorsale schliesst die Fascie die nach den Fingern zu auseinander strebenden Sehnen der Fingerstrecker knapp in sich ein und bildet mit ihnen eine zusammenhängende Schicht, welche seitlich an dem zweiten und fünften Mittelhandknochen sowie nach vorn an den Seitentheilen der Metacarpalcapitula fester anhaftet, zwischen diesen aber durchbrochen ist. Unter der Fascie ist ein sehr lockeres weitmaschiges Bindegewebe ausgebreitet. Vermittelst desselben vermögen die Sehnen ausserordentlich leicht auf der von einer besonderen tiefen Fascie bedeckten Dorsalfläche der Mittelhandknochen hin und her zu gleiten. Dieses Bindegewebe stösst an die Sehnenscheiden und setzt sich neben und zwischen den Köpfen der Mittelhandknochen durch die Fascienlücken in das Bindegewebe der Fingercommissuren resp. in das Hohlhandbindegewebe fort. Eiterungen der dorsalen Sehnenscheiden können sich demnach in demselben ausbreiten, ebenso wie sie nach oben in die früher beschriebenen dorsalen Bindegewebsräume des Vorderarmes eintreten können. — Die tiefe dorsale Fascie haftet der Kapsel des Handgelenkes, Intercarpalgelenkes, des Metacarpophalangealgelenkes, den Dorsalflächen der Mittelhandknochen, sowie den zwischen letzteren liegenden äusseren Zwischenknochenmuskeln an. Unter ihr liegt das Rete carpi dorsale nebst den Art. interosseae dorsales.

Gefässe und Nerven der Hand.

§ 163. Die beiden grossen Vorderarmarterien ändern über der Handgelenkgegend insofern ihre bisherigen anatomischen Beziehungen, als nur die Ulnaris ungefähr noch ihre ursprüngliche Verlaufsrichtung bis in den Bereich der Hohlhand beibehält, während die Radialis knapp unterhalb des Proc. styloideus radii sich dorsalwärts wendet, um erst von der Dorsalfläche her zwischen dem ersten und zweiten Mittelhandknochen in die Hohlhand einzutreten. Dort fliessen beide in zwei übereinander liegenden Bögen zusammen. Der oberflächliche Hohlhandbogen wird wesentlich gebildet von der Fortsetzung der Ulnaris und einem dünnen Aste der Radialis. Letzterer, der Ramus volaris superficialis, geht knapp vor dem Griffelfortsatz des Radius aus der Radialis gerade nach abwärts über die Daumenballenmusculatur oder durch die oberste Schicht derselben und mündet am Rande derselben unter der Hohlhandaponeurose in den Bogentheil der Ulnaris ein. Die Ulnaris steigt radialwärts neben dem Os pisiforme, begleitet hier noch vom Stamme des N. ulnaris, über das Lig. carpi volare proprium hinweg, unter dem subfascialen Fettpolster des Kleinfingerballens am Ulnarrande des Hakens vom Hakenbeine vorbei, um sich unterhalb desselben mit einem Bogen unter die Palmaraponeurose zu begeben. Diese oberflächliche Anastomose, der Arcus volaris sublimis liegt in dem lockeren Bindegewebe unter der Hohlhandaponeurose auf den unter ihr durchtretenden Aesten des Medianus sowie auf den Sehnen der Fingerbeuger. Der Scheitel des Bogens reicht fast bis zur Mitte der Hohlhand hinab. Vom Hohlhandbogen geht ein Arterienast nach dem Ulnarrand des fünften Fingers und drei verhältnissmässig starke Stämme längs der Zwischenknochenräume, die Art. digit. volares commmunes, welche ich einfacher als volare Mittelhandäste bezeichne. Diese laufen mit den nach den Fingern zustrebenden Nervenzweigen des Medianus resp. Ulnaris zwischen den Beugesehnen bis etwas unterhalb der Fingercommissuren. Dort theilen sie sich unter spitzem Winkel in die den Volarrändern der Finger entlang laufenden Fingerarterien (Art. digitales volares propriae). Die Theilungsstelle liegt nicht immer in gleicher Tiefe unter dem freien Rande der

Fingercommissur, aber stets noch unterhalb der Niveaulinie der Mittelhandfingergelenke.

Aus der anatomischen Vertheilung der volaren Arterien und Nerven längs der Ränder der Finger und Mittelhandknochen ergiebt sich, dass bei operativen Eingriffen gegen Sehnenscheideneiterungen, tiefe Panaritien, Abscedirungen der über den Metacarpo-Phlangealgelenken liegenden volaren Schleimbeutel, Hohlhandeiterungen am sichersten die Gefäss- und Nervenstämme vermieden werden, wenn mitten in der Längsrichtung der Finger und Mittelhandknochen eingeschnitten wird. Man kann hier bis fast zur Mitte der Hohlhand vorgehen.

Der tiefe Hohlhandbogen bezeichnet die Anastomose zwischen der Fortsetzung des Stammes der Radialis und dem tiefen Hohlhandaste der Art. ulnaris. Letzterer senkt sich, begleitet vom gleichnamigen Hohlhandzweige des Nervus ulnaris, zwischen Os pisiforme und dem Haken des Hakenbeines durch eine Spalte des Opponens digiti minimi in die Hohlhand. Der tiefe Hohlhandbogen liegt unter den Beugesehnen, noch bedeckt von der tiefen Hohlhandfascie, also eigentlich in der Wandung des Hohlhandraumes. Er ist weit flacher als der oberflächliche Hohlhandbogen und reicht nicht soweit nach abwärts. Er ruht etwa auf den Basaltheilen der Mittelhandknochen. Rückwärts vermittelt er durch das Rete carpi volare eine Anastomose mit der Interossea interna des Vorderarmes. Nach vorn gehen vom tiefen Hohlhandbogen die dem volaren Aussenrande des zweiten Mittelhandknochens und Fingers entlang laufende Art. volaris indicis radialis und die den Zwischenknochenräumen entlang laufenden dünnen Interosseae volares ab, welche in die Art. digitales communes des oberflächlichen Hohlhandbogens kurz vor ihrer Theilung eintreten, ausserdem aber vorher durch die Zwischenknochenräume hindurch Zweige (ram. perforantes) zu den Interosseae dorsales schicken. Letztere liegen unter der tiefen Dorsalfascie des Handrückens auf den äusseren Zwischenknochenmuskeln und gehen wesentlich aus den Dorsalästen der Art. radialis hervor. Die Art. radialis senkt sich, indem sie sich am Proc. styloideus radii unter den Sehnen des Abductor pollicis longus und Extensor pollicis brevis schräg dorsalwärts und zwar zwischen diesen Sehnen und dem Os naviculare, und von da im Grunde der Rautengrube („Tabatière") unter der Sehne des langen Daumenstreckers zum Interosseusschlitz zwischen den Basen des ersten und zweiten Mittelhandknochens zieht, zugleich unter die tiefe Dorsalfascie und bei ihrem Eintritte in die Daumenmusculatur unter die tiefe Hohlhandfascie. Sie passirt auf diesem Wege die Kapsel des Radiocarpalgelenkes, des Gelenkes zwischen Os naviculare und Os multangulum majus, des Gelenkes zwischen Os multangulum majus und der Basis des ersten Mittelhandknochens, und tritt in der Hohlhand der Basis des zweiten Mittelhandknochens, der Hohlhandbogen den Basaltheilen der übrigen nahe. Gewöhnlich noch in der Tabatière giebt die Radialis die Interossea dorsalis I ab, deren Aeste der Dorsalfläche des Daumens und dem dorsalen Aussenrande des zweiten Metacarpus und Fingers entlang laufen; oder diese entspringen getrennt in verschiedener Höhe aus der Arterie. Ferner schickt sie den schon vorhergenannten Ramus carpi dorsalis quer unter den Sehnen der Extensores manus radiales über den Carpus hinweg. Letzterer bildet mit den Ausläufern der beiden Interosseae das Rete carpi dorsale, in welches ausserdem noch in der Gegend des Proc. styloideus ulnae ein kleiner Ast von der Ulnaris eintritt. Endlich geht noch gewöhnlich gerade zwischen beiden Mittelhandknochen von der Art. radialis die die volare Fläche des Daumens versorgende Art. princeps pollicis ab. Man kann am Daumen zwischen ihren beiden Aesten längs der Mittellinie der Volarfläche einschneiden.

Sehr häufig kommen Abweichungen von dieser typischen Anordnung der arteriellen Gefässe vor. Solche werden zumal an den Hohlhandbögen, und von diesen vorzugsweise am oberen gefunden, so dass die üblichen Angaben der Lehrbücher für die Lage und Auffindung desselben nur einen eingeschränkten Werth haben. Oefter fand ich besonders, dass der obere Hohlhandbogen als solcher gar nicht existirte, sondern dass die Ulnaris oder auch eine besonders stark entwickelte Mediana oder auch der Volarzweig des Radialis direct in die Mittelhandzweige zerfiel, welche ihrerseits jedoch die oben angegebene Verlaufsrichtung und Lage innehalten. In der Anlage des tiefen Hohlhandbogen können besonders stark entwickelte Ausläufer der Interossea oder des Rete volare Unregelmässigkeiten erzeugen; der Ramus profundus der Art. ulnaris kann doppelt vorhanden sein und dann an zwei getrennten Stellen den Opponens durchbohren; ebenso der einfach vorhandene vom Nerven entfernt eintreten, u. s. f.

Von besonderer Bedeutung ist der Anastomosenreichthum innerhalb der Handgefässe. Neben den zwei starken Anastomosen der beiden Vorderarmarterien durch die Hohlhandbögen und den schwächeren durch das volare und dorsale Carpalnetz sind noch solche zwischen den Hohlhandbögen selber durch die Interosseae volares, ferner Anastomosen zwischen den dorsalen und volaren Gefässen der Mittelhand und der Finger. Für den arteriellen Kreislauf der Hand ist somit in ausgiebigster Weise gesorgt, so dass auch während der Thätigkeit der Hand beim Fassen, Halten, Greifen die Circulation ungestört vor sich gehen kann.

Hierfür ist auch die Anordnung der Venen der Hand besonders günstig. Diese verlaufen der Hauptmasse nach verhältnissmässig unabhängig von den Arterien. Sie sind[1]) sowohl an den Fingern wie an der Mittelhand vorzugsweise auf der Rückenfläche angehäuft, während sie auf der Volarfläche schwächer sind, und überdies von da aus zum grössten Theil durch Vermittlung einer Art von Sammelröhrensystem unter den Fingercommissuren und zwischen den Metacarpo-Phalangealgelenken auf der Dorsalfläche nach den beiden Venensystemen der Mittelhand-Rückenfläche, dem subcutanen und subfascialen geleitet werden. An den genannten

---

[1]) Siehe das Genauere hierüber in Wilhelm Braune und A. Trübiger, die Venen der menschlichen Hand. Mit 4 Tafeln in photographischem Lichtdruck. Leipzig 1873.

Sammelstellen münden auch die Begleitvenen der Zweige des oberflächlichen Hohlhandbogens ein, während die stärker entwickelten Venen der Zweige des tiefen Hohlhandbogens nach beiden Seiten in die die Ulnaris und Radialis begleitenden Venen hin ihr Blut entleeren. Doch finden sich auch zwischen den tiefen Hohlhandvenen und den dorsalen, sowie zwischen den beiden dorsalen Handvenennetzen Communicationen. Die meist reichlicher als in der eigentlichen Hohlhand entwickelten Venennetze der beiden Ballen sammeln sich ebenfalls zum Theil in nach der Dorsalfläche umbiegenden Venen. Nur wenige vereinigen sich mit den Hohlhandvenen zu den in der Mitte des Vorderarmes aufwärts ziehenden Venen. Die dorsalen Handvenen gehen auf dem Handrücken in die von Alters her bekannten Hauptstämme, die V. salvatella und die V. cephalica pollicis über, welche in der Handgelenksgegend und im unteren Drittel des Vorderarmes der Hauptmasse nach über den Radialrand, mit weit kleineren Venenzügen über den Ulnarrand nach der Volarfläche des Vorderarmes ziehen, um dort sich in die schon genannten drei Hauptzüge zu ordnen.

Dieser grosse Reichthum der Hand an arteriellen und venösen Gefässen begünstigt die Entstehung von Gefässerkrankungen und gefässreichen Geschwülsten. Man trifft gerade an der Hand nicht selten Angiome, cirsoide Aneurysmen, cavernöse Geschwülste, auf deren Entstehung, so verschieden auch ihre eigentlichen Ursachen sein mögen, es doch vielleicht nicht ohne Einfluss ist, dass gerade die Hand und die Finger besonders häufigen Verletzungen und Insulten ausgesetzt sind.

Die Lymphgefässe der Hand entstehen besonders auf der Volarfläche und an den Seitenflächen der Finger, weniger auf der Dorsalfläche aus reichen Netzen, laufen in mehreren Stämmchen vereint den Arterien entlang bis zu den Commissuren und von da über den Handrücken hinweg und ziehen schräg über die Streckseite des Vorderarmes nach der Ellenbeuge. Andere sammeln sich aus Netzen in der Hohlhand und laufen zu einzelnen Stämmchen vereinzelt theils unter der Aponeurose nach dem Vorderarm, theils in den Zwischenknochenräumen aus der Tiefe der Hohlhand auf die Rückenfläche. Andere gehen theils über den Daumenballen und Daumenrücken mit der V. cephalica pollicis, theils längs der Vena mediana, welcher auch die oberflächlichen Lymphgefässe der Hohlhand folgen. Ebenso ziehen solche vom Kleinfingerballen mit den Venen volarwärts am Vorderarme entlang, um hier den schon früher beschriebenen Hauptbahnen zu folgen. — Die Lymphgefässe der Finger und Hand sind so ausserordentlich zahlreich entwickelt, dass kaum an einem anderen Körpertheile so häufig und so rasch die kleinsten Verletzungen von Lymphgefässentzündungen resp. auch von Entzündungen der central gelegenen Drüsen gefolgt sind. Es ist deshalb nicht nur geboten, auch den kleinsten Verletzungen der Finger die nöthige Sorgfalt, vor allen Dingen Reinlichkeit und event. einen kleinen antiseptischen Verband zu gewähren, sondern auch bei allen solchen mit Fieber oder lebhafteren Schmerzen und Entzündungserscheinungen verbundenen kleinen Finger- oder Handverletzungen stets die centralen Lymphdrüsen am Ellenbogen und in der Achselhöhle zu untersuchen. Man wird dann oft genug sie geschwollen finden und gewöhnlich auch rothe, auf Druck schmerzende Streifen an den Fingern, der Hand, und am Vorderarme wahrnehmen und dann die entsprechende Behandlung einleiten.

Der Medianus giebt noch unter dem Lig. carpi volare einige Aeste an den Abductor, Opponens und Flexor brevis des Daumens ab, welche behufs localisirter Faradisirung sehr leicht der Reihe nach auswärts von der den Daumenballen umziehenden Furche mit einer schmalen Electrode zu treffen sind. Die aus dem Zerfall der Hauptmasse des Nerven hervorgehenden sensiblen Fingeräste laufen in dem Bindegewebe unter dem oberen Hohlhandbogen auf den Sehnen hinweg, folgen dann weiterhin den volaren Mittelhandarterien zwischen den Sehnen und theilen sich gleich diesen für die einander zugekehrten volaren Fingerränder des 2., 3., 4. Fingers, sowie für den volaren Radialrand des Zeigefingers und für die Volarränder des Daumens. Von den noch ungetheilten Stämmen gehen in der Hohlhand kleine Zweige für den 1., 2., 3. Lumbricalis ab. Dieselben sind etwa in der Höhe der mittleren Querfurche der Hohlhandfläche entsprechend den Radialrändern der Mittelhandknochen zu faradisiren, doch kommt man dabei leicht mit den sensiblen Fingernerven in Collision. — Der auch in der Handgelenkgegend ulnarwärts neben der Arterie liegende Ulnaris zerfällt, nachdem er schon höher oben an der früher erwähnten Stelle (oberhalb des unteren Gelenkendes der Ulna) den sensiblen Dorsalast abgegeben hat, neben dem Os pisiforme in den oberflächlichen und in den tiefen Volarast. Der Ram. volaris superficialis folgt zunächst noch der Art. ulnaris über das Lig. carpi volare proprium zwischen Os pisiforme und dem Haken des Hakenbeines, und zerfällt ulnarwärts von letzterem in die drei Fingerzweige, welche mit den entsprechenden Gefässstämmen des Hohlhandbogens theils über den Kleinfingerballen, theils zwischen den Sehnen des 4. und 5. Fingerbeugers zu den beiden Volarrändern des fünften und zum volaren Ulnarrande des vierten Fingers gehen. Von letzterem tritt ein kleiner Zweig zu dem 4. Lumbricalis; ausserdem aber auch ein dünner Verbindungszweig schräg unter der Palmaraponeurose zu dem nächst gelegenen Fingeraste des Medianus. Der ausschliesslich motorische Ramus volaris profundus folgt nach Abgabe von Zweigen für den Abductor, Flexor brevis dig. V dem gleichnamigen Aste der Art. ulnaris an der oben angegebenen Stelle neben dem Haken des Hakenbeines durch den Opponens in die tiefe Hohlhandwand. Dort zieht er unter der tiefen Hohlhandfascie bogenförmig über die Interossealmuskeln hinweg bis zum Adductor pollicis, diesen wie die sämmtlichen Interossealmuskeln mit Zweigen versorgend. Die Stelle für die locale Faradisirung des tiefen Hohlhandastes haben wir schon oben angegeben. — Auf der Rückenfläche der Hand läuft von der Ulnarseite her der Dorsalast des N. ulnaris. Derselbe durchbricht unter der Sehne des Flexor manus ulnaris hervorkommend die Fascie oberhalb des Proc. styloideus ulnae, wendet sich über die Sehne des Extensor manus ulnaris, schickt einen Zweig entlang des Ulnarrandes des 5. Mittelhandknochens und Fingers, während die übrigen schräg über die Strecksehnen des fünften und vierten Fingers ziehen. Die Endzweige des Nerven laufen den Rändern des fünften, vierten und dem Ulnarrande des dritten Fingers entlang, und lösen sich unter dem Nagel in ein feines Netz auf. Entlang dem Radialrande des dritten Fingers, den beiden Dorsalrändern des zweiten Fingers, und des Daumens laufen dagegen die Endäste des Ramus superficialis vom N. radialis. Dieser kommt an der schon früher angegebenen Stelle unter der Supinatorsehne hervor, durchbricht die Fascie und zieht schräg spiralig um den Radius über Abductor pollicis longus und Extensor pollicis brevis. Ein Ast folgt diesen Sehnen und läuft auf ihnen entlang des Radialrandes des Daumenmittelhandknochens. Die anderen überschreiten schräg die Tabatière und den Extensor pollicis longus. Von diesen läuft der Zweig für den Ulnarrand des Daumens hier ulnarwärts neben der Sehne des Extensor pollicis longus. Beide Zweige können also bei der Auslösung des Mittelhandknochens geschont werden, wenn wie gewöhnlich gerade zwischen den genannten Sehnen eingeschnitten wird. Die übrigen für den 2. und 3. Finger bestimmten Aeste liegen so, dass sie bei dem Langenbeck'schen Dorsoradialschnitte für die Handgelenkresection nicht nothwendig verletzt zu werden brauchen, aber leicht verletzt werden können, wenn der Schnitt nur wenig auf der Basis des 2. Mittelhandknochens nach abwärts verlängert wird[1]).

Verletzungen der Gefässe und Nerven im Bereiche der Hand. Blutstillung. Operatives.

§ 164. Verletzungen durch Schnitte oder Stiche und dergleichen sind die Gefässe und Nerven im Bereiche der Hand weitaus am häufigsten an den Fingern ausgesetzt. Gleichwohl sind sie auch an der Mittelhand und Handgelenkgegend nicht selten. Die Radialis liegt für derartige verwundende Einwirkungen am meisten exponirt in der volaren Handgelenkgegend, wo sie auch, wie schon oben angegeben, thatsächlich oft durchschnitten wird. In der Tabatière ist sie ebenso wie in dem Winkel zwischen dem ersten und zweiten Metacarpalknochen theils durch die über ihr liegenden Daumensehnen, theils wegen ihrer tieferen Lage weit mehr geschützt, falls sie nicht, was ich selber einige Male am Lebenden beobachtete, ausnahmsweise ganz oberflächlich über jenen Sehnen hinwegläuft. Wird sie unter normalen anatomischen Verhältnissen hier durch einen Schnitt getroffen, so sind gewiss in der Regel auch die Sehnen und auch einer oder mehrere Zweige des oberflächlichen Astes vom N. radialis durchschnitten.

[1]) Die chirurgisch wenig bedeutsamen Nerven der Hohlhandhaut sind schon oben § 155 erwähnt.

Dagegen kann sie hier sehr wohl durch einen Stich verletzt sein, wobei man übrigens darauf gefasst sein muss, dass zugleich auch eines der Gelenke eröffnet ist, über welche die Arterie läuft (s. oben).

Bezüglich der Verletzungen der Ulnaris über der Handgelenkgegend kann auf das im vorigen Abschnitte (Vorderarm) Bemerkte verwiesen werden. Im Bereiche des Kleinfingerballens ist sie zwar durch das vorspringende Os pisiforme und das überlagernde Fettpolster relativ geschützt, doch liegt sie hier der Haut nahe genug und überdies an einer besonders beim Falle auf die Hand exponirten Stelle, so dass sie auch hier Schnittverletzungen (z. B. durch Glasscherben) erfahren kann. Dabei wird meistens auch der sie begleitende Nerv verletzt werden. Stichverletzungen der ulnaren Gefässe und Nerven können am Vorderarmende zugleich das untere Radio-Ulnargelenk, weiter nach abwärts das Radio-Carpalgelenk, das Gelenk zwischen Os triquetrum und Os hamatum, event. auch das zwischen diesem und dem fünften Mittelhandknochen betreffen. — Verletzungen des oberflächlichen Hohlhandbogens scheinen nicht sehr häufig vorzukommen. Derselbe liegt aber der Hautoberfläche so nahe, dass er leicht getroffen werden kann. Mit demselben kann nicht nur der Medianus, sondern auch der grosse Sehnenscheidensack verletzt werden. Das Gleiche ist auch bei den von der Hohlhand her kommenden Verletzungen des tiefen Hohlhandbogens anzunehmen. Ein Stich kann allerdings auch zwischen den einzelnen Medianuszweigen durchgehen. Beide Hohlhandbögen können aber auch durch vom Handrücken aus in den Zwischenknochenräumen eindringende Stiche verletzt werden. Der tiefe Hohlhandbogen durch solche, welche durch das obere Ende zwischen den Basaltheilen, der obere Hohlhandbogen durch solche, welche etwa in der Mitte der Zwischenknochenräume eingedrungen sind. Bei jenen kann dabei der Sehnenscheidensack und Medianus unverletzt bleiben, bei letzteren wird dagegen wenigstens der Sehnenscheidensack leicht mit verletzt werden können. Hierauf ist, wie leicht begreiflich ist, die jeweilige Stellung der Hand und der Finger von einigem Einflusse. — Der Medianus ist in der Hohlhand nicht nur durch das breite starke Lig. carpi volare proprium, sondern auch durch die Palmaraponeurose geschützt, so dass schon wegen dieser anatomischen Verhältnisse Verletzungen desselben in der Hohlhand weniger häufig sind als über der Handgelenkgegend [1]). In der Hohlhand werden sie, wie leicht begreiflich ist, meistens mit Verletzung der Gefässe und event. auch mit solchen der Sehnen verbunden sein. Dagegen können die zum Daumen gehenden Zweige sehr leicht isolirt durchschnitten werden. In ähnlicher Weise können auch die volaren Ulnariszweige isolirt durchschnitten werden, so besonders leicht der zum Ulnarrand des kleinen Fingers gehende Ast, die Zweige für die Ballenmuskeln, aber auch der tiefe Hohlhandast, da derselbe radialwärts vor dem Os pisiforme nicht selten auf eine kleine

---

[1]) Bezüglich derselben siehe § 156.

Strecke relativ frei liegt. Er kann übrigens auch bei vom Handrücken herkommenden Stichen getroffen werden können. Die dorsalen Nerven des Handrückens sind längs ihres ganzen Verlaufes Verletzungen ausgesetzt. Dieselben sind übrigens, wie leicht verständlich ist, oft bei den Schnittverletzungen der dorsalen Sehnen gleichzeitig durchschnitten.

Vielfache Gefäss- und Nervenverletzungen kommen auch bei Schussverletzungen der Hand vor. Die Schussverletzungen der Hand haben, wie überhaupt die Wunden der Hand und Finger verhältnissmässig oft zu Tetanus geführt[1]). Von den Gefässen im Bereiche der Hand wurde durch Schüsse besonders oft die Radialis verletzt, seltener die Ulnaris, was augenscheinlich zum Theil aus den weit engeren anatomischen Beziehungen jener zum Skelet der Hand erklärt werden kann. Ueber die Schussverletzungen der Nerven fehlen mir genaue Angaben. Nach dem anatomischen Verhalten derselben kann nur vermuthet werden, dass im Bereiche der Hohlhand der Ulnaris mehr exponirt ist als der Medianus, weil er weniger leicht ausweichen kann, dass letzterer aber leicht bei vom Handrücken her kommenden Knochen- resp. Gelenkschüssen verletzt werden kann, während die dorsalen Nerven sowohl den von der Hohlhand, wie vom Handrücken her eintretenden Schüssen, wie besonders auch Streifschüssen des Handrückens ausgesetzt sind. Beiläufig will ich noch bemerken, dass Schüsse auch quer durch die Hohlhand gehen können, ohne erhebliche Gefässe und Nerven zu verletzen. — Bei vielen dieser Schüsse werden übrigens begreiflich auch die Sehnen und die Sehnenscheiden mit verletzt, und gerade letztere Complication macht die Handschüsse oft sehr gefährlich.

In gleicher Weise sind die Gefässe und Nerven der Hand auch vielfach den ohne äussere Verwundung erfolgenden Verletzungen ausgesetzt, wie z. B. verschiedenen Läsionen bei Fracturen der unterliegenden Knochen, Quetschungen gegen dieselben beim Fall, bei Stössen, Schlägen gegen die Hand, u. s. f. So kann bei einem Fall auf die flache Hand besonders leicht der Ulnaris, der tiefe Hohlhandast desselben gequetscht werden. Lähmungen im Bereiche der Nerven können oft auch nach Quetschung beim Gebrauch von Scheeren, Zangen, oder durch einen gewaltsamen Druck, durch einen Faustschlag gegen eine feste Unterlage u. s. f. entstehen. Ich selber habe mehrere solcher Fälle beobachtet. Der tiefe Hohlhandast kann ebenso wie die Ulnaris bei einer Fractur des Hakenbeines verletzt werden; jener auch bei Fracturen der Mittelhandknochen. Mehr geschützt gegen die genannten Einwirkungen erscheint der Medianus. Nur die zu den Daumenmuskeln gehenden Zweige können leicht lädirt werden. Doch beobachtete ich auch Lähmung einzelner seiner Zweige in Folge von Druck zuweilen bei Radiusfracturen mit starker Dislocation.

---

[1]) Nach Thamhayn (H. Fischer l. c. S. 297) kamen auf 395 Fälle von Tetanus **27,42** % auf Läsionen von Finger und Hand, 25,08 % auf solche von Ober- und Unterschenkel, 22,19 % auf solche von Fuss und Zehen, 10,99 % auf solche von Kopf, Gesicht und Hals, 8,09 % auf Oberarm und Unterarm, 6,28 % auf den Rumpf.

Auch der oberflächliche Ast des Radialis kann bei Fracturen des unteren Radiusendes, der dorsale Ulnarisast bei solchen des unteren Ulnaendes verletzt werden, beide durch Schläge auf den Handrücken u. s. f.

Radialis und Ulnaris können oberhalb des Lig. carpi volare leicht auf den Vorderarmknochen, die Ulnaris ferner auf dem Hakenbeine, die Radialis in der Tabatière, besonders vor ihrem Eintritt durch den Interosseusschlitz comprimirt und ebenso auch unterbunden werden. Aber beides ist zur Blutstillung bei Verletzungen im Bereiche der Hand meistens unzweckmässig, falls es sich nicht um die Verletzung dieser Gefässe selber an den genannten Stellen handelt. Selbst für die temporäre Blutstillung zur Erleichterung der Aufsuchung und Unterbindung ferner liegender Gefässe der Hand ist die Compression an jenen Stellen unzuverlässig, und besser durch die Compression der Brachialis oder durch die Esmarch'sche Einwicklung zu ersetzen. Wegen der zahlreichen und starken Anastomosen zwischen den Handgefässen sowie zwischen diesen und dem oberen Vorderarmarterien-Abschnitte (durch Vermittlung der Interosseae) ist die Unterbindung der central gelegenen Stämme meist nutzlos, und zu rathen, stets am Orte der Verletzung beiderseits von der Verletzungsstelle zu unterbinden, so beträchtliche Schwierigkeiten dies auch im Einzelfalle darbieten kann. Aber sie werden sich unter Benutzung der Esmarch'schen Constriction und unter genauer Berücksichtigung der anatomischen Verhältnisse überwinden lassen. Mit Ausnahme des tiefen Hohlhandbogens sind übrigens die sämmtlichen wichtigen Gefässstämme der Hand bei Verletzungen unschwer für den Chirurgen zugänglich. Die hierzu bisweilen nothwendigen Erweiterungsschnitte müssen natürlich unter thunlichster Schonung der benachbarten Nerven angelegt werden. Hierfür kann nur wiederum auf die topographische Darstellung verwiesen werden. — Bei den Verletzungen des tiefen Hohlhandbogens würde man, wenn eine Wunde in der Vola liegt, heutigen Tages sich unter aseptischen Maassregeln wohl nicht zu scheuen brauchen, unter entsprechender Erweiterung durch den Sehnenscheidensack hindurch zur blutenden Stelle vorzudringen, und zu umstechen oder zu unterbinden. Liegt dagegen nur eine Wunde auf dem Handrücken vor, so würde man im Nothfalle einen der der Wunde benachbarten Mittelhandknochen reseciren können, um Platz für die Unterbindung oder Umstechung im Zwischenknochenraume zu schaffen. — Gewiss wird man aber in manchem Falle von Verletzung des tiefen Hohlhandbogens mit einer exacten Compression der Hand und der Wundstelle auskommen, welche nach sorgfältiger Reinigung der Wunde und der Hand selber am besten mittelst eines antiseptischen Compressivverbandes ausgeführt wird. Hinterher muss dann die Hand und der Arm in aufgerichteter Haltung festgestellt werden. So schwer auch eine zur Blutstillung ausreichende Compression wegen des gleichzeitigen Druckes auf die Nerven ertragen wird, und so sehr sie auch eine besonders sorgfältige Ueberwachung erfordert, so ist man doch in manchen

Fällen gezwungen, hierzu seine Zuflucht zu nehmen. Wie die antiseptische Compression im Einzelfalle ausgeführt ist und wann ein solches Verfahren an Stelle der Unterbindung zu setzen ist, kann jedoch hier nicht weiter erörtert werden.

Dass auch durchschnittene Sehnen und Nerven stets zweckmässig durch die Naht zu vereinigen sind, braucht hier kaum wiederholt zu werden. Wir wollen nur darauf hinweisen, dass die Sehnen nach der Durchschneidung im Bereiche der Fingerscheiden oder über dem Lig. carpi volare proprium leicht bei Bewegungen der Finger in ihre Scheiden resp. in den Carpalkanal unter das Volarband zurückschlüpfen und dass auch die Muskelenden zurückgezogen werden. Deshalb müssen Hand und Finger bei der Sehnennaht stets so gestellt werden, dass die Sehnen hervortreten, leicht gefasst und genäht werden können; und müssen dann auch nach der Naht in derselben Position durch einen Verband festgestellt werden.

Nach der Durchtrennung der motorischen Nerven werden nicht nur Lähmungserscheinungen im Bereiche ihrer Ausbreitung, welche nach den obigen Angaben leicht verständlich sind, bemerkt, sondern auch in Folge des sich mehr oder weniger geltend machenden Uebergewichtes der Antagonisten eigenthümliche Stellungsveränderungen der Hand und Finger. Dieselben sind so characteristisch, dass aus ihnen ohne weiteres der Schluss auf die entsprechende Nervenläsion gemacht werden kann (s. u.). — Eine besondere Beachtung verdienen auch die Verletzungen der sensiblen Nerven im Bereiche der Hand, theils weil die nach ihnen beobachtete Aufhebung der Empfindungen an den Fingern den Gebrauch der Finger und der Hand ganz wesentlich beeinträchtigt, theils weil nach denselben auch leicht Ernährungsstörungen eintreten, welche zumal an den häufigen Insulten ausgesetzten Fingern zu langwierigen Ulcerationen und Nekrosen führen können. Einen solchen Fall nach einer vor einem halben Jahre erfolgten Medianusverletzung habe ich eben in Behandlung. Solche Ulcerationen heilen in der Regel nicht, wenn nicht die durchschnittenen Nerven wieder vereinigt und gewissermassen wegsam gemacht werden. Die Verletzungen der sensiblen Nerven der Hand können somit unter Umständen thatsächlich arbeitsunfähig machen, und ist es deshalb dringend geboten, bei frischen Verwundungen im Bereiche der grösseren Nervenstämme der Hand darauf zu untersuchen, ob auch die Empfindungen an den Fingern aufgehoben sind, und wenn dies der Fall ist, sofort die verletzten Nerven aufzusuchen und durch die Naht zu vereinigen. Aber auch nach schon vollendetem Wundverschlusse ist die Naht der wieder angefrischten Nervenenden dringend geboten, wenn durch die Nervenverletzung Störungen im Gebrauche oder in der Ernährung der Hand und Finger verursacht werden. Bei Operationen wird man sich immer wesentlich an die normalen anatomischen Lagerungsverhältnisse halten dürfen.

Knochen und Gelenke im Bereiche der Hand.

§ 165. Die dem chirurgisch-anatomischen Bereiche der Hand zu Grunde liegenden Skelettheile sind im Wesentlichen schon genannt worden. Die demselben zugehörigen Abschnitte der beiden Vorderarmknochen weichen beträchtlich von der Form ab, welche die Knochen im Bereiche des Vorderarmes darbieten. Der Radius wird nach unten breiter und dicker, spongiös, und nimmt, indem sich der scharfe innere Rand in eine dreiseitige Fläche auflöst, rasch die Form des seitlich von vier ungleichen Flächen, unten dagegen von der flachen, etwa dreieckigen Handgelenkgrube begränzten unteren Gelenkendes an. Letzteres ist von der Dorsalfläche nach der Volarfläche etwas abgeplattet und zugleich ein wenig gegen die Volarfläche umgebogen. Dementsprechend erscheint auch die Volarfläche, welche überdies die breiteste des Gelenkendes ist, leicht vertieft, und zwar um so mehr, je stärker zugleich der Volarrand der Handgelenkgrube volarwärts hervorspringt. Die Volarfläche wird vom Pronator quadratus verdeckt. Die aus dem inneren scharfen Rande entstandene dreiseitige Fläche sieht gegen die Ulna und geht nach abwärts in die leicht ausgehohlte überknorpelte Gelenkgrube — sinus lunatus — für das Köpfchen der Ulna über. Die Dorsalfläche des unteren Radiusendes erscheint im Gegensatze zur Volarfläche gewölbt, und wird überdies durch einen mittleren Knochenfirst dicht vor dem Rande der Handgelenkgrube in eine ulnare und radiale Fläche getrennt, welche wesentlich aus der Fortsetzung der abgestumpften äusseren Kante und der dorsalen Fläche des Vorderarmstückes vom Radius hervorgehen. Zu beiden Seiten dieses Knochenfirstes sind tiefere und seichtere Furchen im Knochen zu bemerken, welche den Fascienfächern der über den Radius laufenden Sehnen entsprechen. Die ulnarwärts von dem Knochenfirste liegende dorsale Fläche, über welche die Sehnen des Extensor pollicis longus, des Extensor digitorum communis, des Extensor digiti indicis und digiti quinti laufen, ist verhältnissmässig am meisten vertieft, die radialwärts gelegene dorsale Fläche, über welcher die Sehnen der beiden Extensores manus radiales liegen, etwas mehr gewölbt. Weiter nach aussen abwärts geht diese radial gelegene dorsale Fläche unmittelbar über in die spitze Hervorragung des Processus styloideus radii, welche ihrerseits ebenfalls eine Furche zeigt, in welcher die Sehnen des Extensor pollicis brevis und Abductor pollicis longus verlaufen. Die äussere über dem Processus styloideus fühlbare scharfe Kante trennt die Volarfläche von der eben beschriebenen dorsalen. Die unten schräg durch den Radius gelegte, für die Verbindung mit dem Carpus bestimmte Handgelenkgrube des Radius reicht bis zur Spitze des Proc. styloideus und fällt demnach von der Ulnarseite nach der Radialseite zu ab. Sie ist sowohl von der Volarfläche nach den Dorsalflächen, wie von der Ulnarseite her nach dem Griffelfortsatze hin ausgehohlt. Indem sie sich gegen den Sinus lunatus geradlinig abgränzt, hat sie die Form eines

Dreiecks, welches übrigens unter normalen Verhältnissen durch die Cartilago triangularis zu einer Gelenkgrube mit ungefähr breitspindelförmiger Umgränzungslinie umgewandelt wird. Die Gelenkfläche des Radius wird durch eine von vorn nach hinten durchgehende flache Kante in ein äusseres dreiseitiges dem Os naviculare und ein inneres vierseitiges dem Os lunatum entsprechendes Feld getheilt. Diese Kante ist augenscheinlich um so mehr ausgesprochen, je mehr das Radiocapalgelenk ausschliesslich bloss den volaren und dorsalen Beugebewegungen dient. Bei Frauen nnd jugendlichen Individuen ist sie oft nur wenig ausgeprägt. Bei diesen sind übrigens auch die Furchen und Erhebungen auf der Dorsalfläche schwächer angedeutet.

Die Ulna wird unter allmählicher Verflachung des medialen scharfen Randes mehr cylindrisch und verschmälert sich im Gegensatze zum Radius nach unten bis kurz über dem Gelenkende. Das Capitulum ulnae hat unten eine flache oder auch leicht vertiefte Gelenkfläche und einen breiten leicht abgerundeten, ebenfalls überknorpelten Rand. Dieser Gelenktheil, welcher mit dem Sinus lunatus in Verbindung tritt, hat einige Aehnlichkeit mit dem Radiusköpfchen, stellt jedoch nur den Abschnitt einer ähnlichen breitrandigen Scheibe dar, indem ein Theil seines Umfanges von der Basis des Proc. styloideus ulnae eingenommen wird. Dieser überragt das Köpfchen nach abwärts und ist von ihm durch eine tiefe Furche getrennt, welche volarwärts in eine kurze, dorsalwärts in eine tiefere und längere, dem Schaftstück entlang laufende Furche übergeht, welche letztere das Fach für den Extensor manus ulnaris enthält. Der Griffelfortsatz der Ulna ist nicht überknorpelt, hat keine directe Beziehung zu den Höhlen der benachbarten Gelenke, sondern dient nur zum Ansatze für das starke zum Os triquetrum gehende Ligam. laterale ulnare. Der Radius reicht tiefer nach abwärts als die Ulna. Die Gelenkfläche des Capitulum ulnae steht höher als die Handgelenkfläche des Radius, und zwar nicht bloss soviel, als die Dicke der Cartilago triangularis beträgt, sondern soviel mehr, als die Handgelenkfläche des Radius sich nach dem Proc. styloideus radii schräg hinabsenkt. Dementsprechend steht auch der Griffelfortsatz des Radius tiefer, und ist schon aus diesem Grunde weit öfter Verletzungen beim Falle ausgesetzt als der der Ulna.

Die starke dicke Cartilago triangularis, welche einerseits am ulnaren Rande der Handgelenkgrube des Radius, anderseits neben und am Proc. styloideus ulnae (vermittelst des Lig. subcruentum) festsitzt, ergänzt den Sinus lunatus des Radiusendes zu einer Gelenkpfanne für das Capitulum ulnae. Die Synovialkapsel des unteren Radio-Ulnargelenkes entspringt an den freien Rändern des Sinus lunatus radii, der Cartilago triangularis und des Capitulum ulnae, liegt über letzterem noch auf eine kurze Strecke der Ulna an und bildet zwischen beiden Knochen eine verhältnissmässig weite sackartige Tasche, welche vorn und hinten nur durch wenige fibröse Faserzüge verstärkt wird. Bei kleinen Kindern stellt der Gelenkraum nur einen schmalen Spalt dar und ist die Kapsel kurz und straff.

Dementsprechend sind auch die rotatorischen Bewegungsexcursionen im Gelenke beschränkter. — Bei Erwachsenen macht die künstliche Anfüllung der Gelenkkapsel ebenso wie die Ausdehnung durch pathologische Flüssigkeitsergüsse eine geringe, wesentlich nur auf der Dorsalfläche bemerkbare Anschwellung über dem Capitulum ulnae. Veränderungen der Kapsel wie der überknorpelten Gelenktheile können sehr leicht an den schon oben (§ 158 S. 303) angegebenen Stellen nachgewiesen werden. Im Allgemeinen ist übrigens dieses kleine Gelenk nicht häufig Erkrankungen ausgesetzt. — In Folge der geringen Festigkeit der Kapsel ist dieses Gelenk scheinbar für Verletzungen disponirt. Doch wird es speciell gegen Luxationen durch den starken ligamentösen Hemmungsapparat für die Rotationsbewegungen des Radius, besonders aber durch das starke Zwischenknochenband geschützt. Bei gewaltsamen Rotationsbewegungen kann es zwar (siehe § 141) zur Kapselsprengung und zur theilweisen Ablösung der Cartilago triangularis kommen. Aber auch dann bleibt es in der Regel bei einer leicht spontan zurückgehenden Subluxation, indem die Zwischenknochenmembran sowie der starke am Griffelfortsatze befestigte Bandapparat eine vollständige Verschiebung der Gelenktheile hindert. Dieselben Verhältnisse lassen es auch bei der Radiusfractur, deren häufigster Entstehungsvorgang nicht selten auch eine Sprengung der Kapsel dieses Gelenkes zur Folge hat, in der überwiegenden Mehrzahl der Fälle nur zu einer Subluxation kommen (s. u.). Eigentliche Luxationen des Capitulum ulnae sind nur unter mehr weniger vollständiger Zerreissung des Bandapparates am Griffelfortsatze möglich, an und für sich ausserordentlich selten und gewöhnlich neben gleichzeitiger unterer Radiusfractur nach der Dorsalseite wie nach der Volarseite beobachtet worden. — Nicht selten wird übrigens ein stärkeres Hervorragen des Ulnaköpfchen nach der Dorsalseite in Folge abnormer Schlaffheit und Ausweitung der Kapsel nach Erkrankung des Gelenkes, sowie auch öfter bei Arbeitern nach übermässigen Anstrengungen und dergleichen beobachtet, welches zuweilen fälschlich als Luxation bezeichnet wird.

Im Radio-Carpalgelenke bildet die untere Gelenkgrube des Radius im Verein mit der Cartilago triangularis eine flache Gelenkpfanne, die erste Reihe der Handwurzelknochen, des Os naviculare, Os lunatum, Os triquetrum, welche gegen das Gelenk hin fest mit einander verbunden sind, einen von hinten nach vorn plattgedrückten überknorpelten Gelenkkopf. An demselben sind vorzugsweise das Os naviculare und das Os lunatum betheiligt, während das Os triquetrum nur ein kleines Stück dazu beiträgt, welches der Cartilago triangularis gegenüberliegt. Die Gelenklinie läuft in einem nach aufwärts convexen Bogen vom Griffelfortsatz des Radius bis ein wenig unterhalb des Griffelfortsatzes der Ulna (siehe unten Fig. 49). Die Synovialis entspringt sowohl am Radius wie am Carpalkopfe an den Knorpelrändern der Gelenkflächen und ebenso am Rande der Cartilago triangularis, geht aber auf der Dorsalfläche über dem Os lunatum noch eine kurze Strecke auf dem Knochen nach abwärts. Dementsprechend ist der Gelenkhöhlenraum auf der Dorsalseite weiter als auf der Volarseite. Aber auch im übrigen ist er von sehr ungleicher Weite, indem er nicht nur eine schmale taschenartige Ausbuchtung zwischen der Cartilago triangularis und der kleinen Gelenkfläche des Os triquetrum aufweist, sondern auch ganz regelmässig durch zuweilen sichelförmig gegen den Raum hereinspringende Falten in der Dorsalwand wie in der Volarwand der Synovialis kleinere ungleiche Ausbuchtungen erfährt. Solche Falten sind regelmässig zwischen dem Radius und der Verbindungsstelle des Os lunatum mit dem Os naviculare ausgespannt. Kleine Fältchen und Zotten sitzen gewöhnlich auch nahe dem Knorpelsaume, besonders am Radius, in der Synovialis. Es ist leicht ersichtlich, dass ihre Vergrösserung bei pathologischen Processen zu Bewegungsstörungen im Gelenke führen muss. Die Gelenkhöhle ist in der Regel vollkommen abgeschlossen gegen die benachbarten Gelenkräume. Nur ausnahmsweise steht sie durch eine feine Spaltöffnung in der Cartilago triangularis mit dem unteren Radio-Ulnargelenke in Verbindung, und ebenso selten mit dem kleinen Gelenke zwischen dem Erbsenbein und dem Os triquetrum. Doch ist die Wand, welche das letztere Gelenk vom Radiocarpalgelenke trennt, so dünn, dass eine Fortpflanzung der Entzündungsprocesse aus dem Handgelenk sehr leicht und gewöhnlich auch auf das Erbsenbeingelenk übergreift[1]). — Die Synovialkapsel wird am Handgelenke von einem sehr starken Bandapparate umgeben. An der Aussenseite geht ein Band von der Spitze des Proc. styloideus radii zum Os naviculare, an der Innenseite ein weit stärkeres vom Proc. styloideus ulnae zum Os triquetrum; auf der Dorsalfläche des Gelenkes befindet sich ein breites Band zwischen dem Radiusrande und dem Os triquetrum; auf der Volarseite ein ausserordentlich starkes Band (Lig. obliquum) zwischen dem Griffelfortsatze und dem benachbarten volaren Gelenkrande des Radius einerseits und dem Os lunatum, capitatum und triquetrum anderseits, und ein minder starkes (Lig. rectum) zwischen dem Radius und dem Os lunatum. Die geringste Festigkeit besitzt die dorsale Wand der Gelenkkapsel, die grösste die volare. Doch wird die geringere Festigkeit einigermassen compensirt durch die der Dorsalwand anliegenden Strecksehnen, welche wesentlich zur Verstärkung der Kapsel dienen. In gleicher Weise wirken für den radialen seitlichen Abschnitt des Gelenkes verstärkend die hier über die Kapsel verlaufenden Sehnen, insbesondere diejenigen des Extensor pollicis brevis und Abductor pollicis longus, für den ulnaren Abschnitt besonders die Sehne

[1]) Im Erbsenbeingelenke sind die fast ebenen Contactflächen des Os pisiforme und Os triquetrum durch eine schlaffe Synovialkapsel verbunden. Es kann sowohl für sich allein erkranken, wie auch für sich gelegentlich (z. B. bei einem Falle auf die Hand) verletzt werden.

Bezüglich der Beziehungen des Radio-Carpalgelenkes zum Intercarpalgelenk siehe unten.

des Extensor manus ulnaris. — Die starke Festigung des Gelenkes durch den Bandapparat der Kapsel und die das Gelenk umgebenden Sehnen gewährt dem Gelenke bei grosser Beweglichkeit grosse Sicherheit und Kraft, und macht an sich für die Entstehung von Luxationen im Handgelenke die Verhältnisse nicht günstig.

Wird das Radiocarpalgelenk mit Flüssigkeit angefüllt, so stellt sich die Hand fast gerade in die Richtungslinie des Vorderarmes, und nur bei stärkster Füllung ein wenig in Dorsalflexion. Wie man an mit erstarrenden Massen injicirten Gelenken sieht, werden hierbei die Gelenkflächen ein wenig (etwa 4—5 Millimeter) von einander abgedrängt. Die Flüssigkeit wölbt vorzugsweise die weiteren und nachgiebigeren Partien der Dorsalwand empor. Dementsprechend bemerkt man auf der Dorsalfläche der Handgelenkgegend eine kaum bleistiftstarke, fast quer verlaufende Anschwellung mit stärkeren Vorwölbungen zu beiden Seiten des Sehnenbündels vom Extensor digitorum communis, sowie radialwärts neben der Sehne des langen Handstreckers. Die hierdurch gesetzte Anschwellung unterscheidet sich somit schon durch ihre Form von derjenigen, welche durch Anfüllung der über dem Gelenke liegenden Sehnenscheide entsteht.

Im Allgemeinen ähnliche Erscheinungen machen die pathologischen Anfüllungen besonders die durch Blut, oder durch einen chronischen serösen Erguss des Gelenkes; nur kommt es in der Regel nicht zu einer so prallen Anfüllung der Kapsel, dass die Bewegungen aufgehoben werden, wie bei künstlicher Injection. Meist werden die Bewegungen nur eingeschränkt. — Bei acuten serösen Ergüssen und noch mehr bei Eiterungen im Handgelenke sind dagegen auch die Formveränderungen seltener genau die gleichen, weil hierbei theils die Weichtheile mehr weniger ödematös oder entzündlich angeschwollen, theils auch die benachbarten Gelenkräume gleichzeitig angefüllt sind. Man findet dann eine diffuse über die Handgelenkgegend verbreitete Anschwellung, innerhalb welcher man nicht nur über dem Handgelenke, sondern auch über den übrigen benachbarten Gelenken, so vorzüglich auch über dem Intercarpalgelenke besondere Anschwellungen und Fluctuation nachweisen kann. Am Radiocarpalgelenke wird auf Fluctuation am besten zu beiden Seiten des Sehnenbündels des Extensor communis geprüft. —

Die Gelenklinie des zwischen der ersten und zweiten Reihe der Handwurzelknochen befindlichen Intercarpalgelenkes hat ungefähr die Form eines S. Die Knochen der ersten Handwurzelreihe Os triquetrum, Os lunatum und Os naviculare bilden mit ihren unteren von rückwärts nach vorwärts ausgehohlten Flächen eine von der Ulnarseite nach der Radialseite stark gekrümmte, nach abwärts sehende Gelenkpfanne für einen entsprechend gewölbten, ulnarwärts etwas abgeschrägten Gelenkkopf, welcher von den oberen überknorpelten Theilen des Os hamatum und Os capitatum gebildet wird, während dagegen die radiale Seitenfläche des Os capitatum und die oberen leicht ausgehohlten Gelenkflächen des Os multangulum minus und majus zusammen eine kurz gekrümmte, radialwärts und aufwärts sehende kleine Gelenkgrube bilden für die überknorpelte rundliche Vorwölbung des Os naviculare. Letztere repräsentirt für die eben genannte kleinere Gelenkgrube einen Gelenkkopf (s. auch u. Fig. 49). Die Synovialis dieses Gelenkes entspringt theils von den Knorpelrändern der einander gegenüber liegenden Handwurzelknochen, theils von den Spalträndern der seitlichen ebenfalls überknorpelten Flächen der oberen und unteren Handwurzelknochen. Diese Spalten zwischen den nebeneinander liegenden Knochen reichen an der oberen Handwurzelreihe bis nahe an das Radiocarpalgelenk und sind gegen dieses durch die straffen Bänder zwischen den einzelnen Knochen abgeschlossen. An der unteren Handwurzelreihe reicht der Spalt zwischen Os hamatum und capitatum nur bis zur Mitte dieser Knochen, am Os multangulum minus dagegen auf einer, zuweilen auch auf beiden Seiten bis in das Carpo-Metacarpalgelenk. Hierdurch wird ein sehr eigenthümlich gestalteter Gelenkraum mit schmalen Seitenräumen geschaffen, welcher dadurch noch unregelmässiger wird, dass auch hier auf der Innenfläche der Synovialis vielfach kleinere Falten und Taschen, sowie fetthaltige Synovialzotten an den Knorpelrändern vorhanden sind. Auch hier hat die Synovialis auf der Dorsalfläche eine grössere Ausdehnung, indem sie sich besonders über dem Os capitatum noch ein wenig unter dem Knorpelrande nach abwärts erstreckt. Seitliche, dorsale und volare Bänder verstärken die Synovialkapsel, und besondere Querbänder festigen die nebeneinander liegenden Knochen der beiden Reihen aneinander. Die grössere Festigkeit besitzt auch hier die volare Wand der Kapsel, indem der Bandapparat hier noch verstärkt wird durch die Wand des Carpalkanals, resp. die Ausstrahlungen des Lig. carpi volare proprium (s. o.). — Auch bei Flüssigkeitsanfüllung des Intercarpalgelenkes entsteht die grösste Anschwellung auf der Dorsalfläche entsprechend der grösseren Weite und Nachgiebigkeit der dorsalen Kapselwand. Die Anschwellung verläuft ebenfalls etwas quer, sitzt aber etwas tiefer als bei der Anfüllung des Radiocarpalgelenkes. Mit der Kapsel werden die dorsalen Sehnen emporgehoben. Auf Fluctuation wird am bequemsten zwischen den Sehnen des Extensor communis und Extensor manus radialis, sowie zwischen diesen und der des Extensor pollicis longus geprüft, an welchen Stellen die Kapsel gewöhnlich etwas stärker vorgewölbt wird. Pathologische Anfüllungen dieses Gelenkes kommen sehr selten rein und selten auf dieses Gelenk allein beschränkt vor, machen aber dann ähnliche Formveränderungen. Bei den häufigeren von den Knochen ausgehenden Erkrankungen dieses Gelenkes entstehen mehr diffuse Anschwellungen der ganzen Handwurzel- resp. Handgelenkgegend. —

Bezüglich der Gelenkverbindungen der Mittelhandknochen mit den Handwurzelknochen können wir uns noch kürzer fassen, da ihre chirurgischen Interessen selbst am Daumen sehr beschränkt sind. Der Mittelhandknochen des Daumens ist durch ein freies Sattelgelenk mit dem Os multangulum majus verbunden. Die schlaffe Synovialkapsel geht am Os multangulum majus knapp vom Knorpelsaume ab, an der Basis des Mittelhandknochens dagegen geht sie noch eine Strecke über den Knochen hinweg und gewährt hierdurch besonders nach der Hohlhand hin und ulnarwärts einen grösseren Spielraum. Sie wird weniger durch die fibröse Kapsel als durch die Musculatur des Daumenballens auf der Volarseite und durch die Sehnen der langen Daumenmuskeln auf der Aussenseite und Dorsalseite verstärkt. Diese Theile geben dem Gelenke eine solche Festigkeit, dass trotz seiner freien Beweglichkeit Luxationen ausserordentlich selten vorkommen. Etwaige Erkrankungen des Gelenkes sind an den schon früher angegebenen Stellen leicht zu erkennen. — Die übrigen Mittelhandknochen sind mit den unteren Flächen der unteren Handwurzelknochen durch einen sehr festen, straffen Bandapparat zu einem nur wenig beweglichen und daher auch gegen Luxationen relativ geschützten Gelenke verbunden. Nur der fünfte Mittelhandknochen bildet mit der ulnaren Facette des Os hamatum ein unvollkommenes Sattelgelenk und ist ausserdem die radiale Fläche seines Basaltheiles nicht eben, sondern leicht gewölbt mit der entsprechend grubig ausgehohlten Seitenfläche des vierten Mittelhandknochen verbunden. Hierdurch ist der fünfte Mittelhandknochen etwas beweglicher als die übrigen und vermag nicht nur Beuge- und Streckbewegungen, sondern auch eine Art Kegelmantelbewegung in sehr mässigem Umfange auszuführen. — Das gesammte Carpo-Metacarpalgelenk stellt im Wesentlichen einen quer verlaufenden Spaltraum dar, welcher mit kurzen seitlichen Spalten zwischen den Basaltheilen der Mittelhandknochen und zwischen den Handwurzelknochen, sowie durch Vermittlung des durchgehenden Spaltes neben dem Os multangulum minus auch mit dem Intercarpalgelenke in Verbindung steht. Entsprechend dem dritten und vierten Mittelhandknochen findet sich eine meist unvollständige Synovialscheidewand, welche bisweilen das Metacarpalgelenk in von einander abgeschlossene ulnare und radiale Abtheilungen trennt. An diesem Gelenk kann man es überhaupt öfter beobachten, dass sich chronische Gelenkprocesse nur auf einen Theil beschränken, vielleicht weil die geringe Beweglichkeit die Ausbreitung hindert. Verhältnissmässig häufiger findet man dies an der Verbindung des Os capitatum mit dem dritten Mittelhandknochen. —

Die Gelenknerven[1]) für das untere Radio-Ulnargelenk, für das Radio-Carpalgelenk und für das Intercarpalgelenk kommen vom Interosseus externus (Radialis) und internus (Medianus). Das Carpo-Metacarpalgelenk des Daumens und Zeigefingers wird von den benachbarten Zweigen des Radialis und Medianus mit Nerven versorgt. Auf der Volarseite kommen zum Carpo-Metacarpalgelenke des zweiten Fingers sowie zu den benachbarten

[1]) Siehe N. Rüdinger l. c. S. 14.

Kapselpartien auch noch Gelenknervenzweige vom Ramus profundus des N. ulnaris. Die Carpo-Metacarpalgelenke des 3., 4., 5. Fingers werden auf der Dorsalseite noch vom Interosseus externus (Radialis) versorgt, auf der Volarseite dagegen vom tiefen Aste des N. ulnaris. Letzterer sendet auch zum Erbsenbeingelenk einen feinen Zweig. Nach unseren früheren[1]) Darlegungen werden auch hier bei Verletzungen und Erkrankungen der einzelnen genannten Gelenke Schmerzen in den entsprechenden Nerven oder Störungen innerhalb des mit den Gelenknerven in Verbindung stehenden motorischen Gebietes zu gewärtigen sein.

Die engen anatomischen Beziehungen der Gelenke im Bereiche der Handgelenk- und Handwurzelgegend machen es erklärlich, dass bei Erkrankungen des einen Gelenkes leicht auch eines oder mehrere der benachbarten miterkranken, sowie auch, dass Erkrankungen der Knochen, besonders am Carpus, sich leicht auch den Gelenken mittheilen. Die Entzündungsprocesse können nicht nur auf den anatomisch vorgebildeten Verbindungswegen vorschreiten, sondern auch leicht die zuweilen sehr dünnen trennenden Schichten zwischen den Synovialhöhlen durchbrechen. So kann man besonders bei den skrophulösen und tuberculösen Processen der Carpalknochen häufig eine diffuse Ausbreitung über sämmtliche oder doch über die Mehrzahl der Gelenke beobachten. Dass hierbei, wie auch bei acut entzündlichen Processen der Gelenke leicht auch die benachbarten Sehnenscheiden mit ergriffen werden können, ist nach den bestehenden anatomischen Beziehungen dieser Organe ebenso verständlich, wie dass umgekehrt Sehnenscheidenprocesse auf eines der Gelenke übergreifen können. — Bei septischen Gelenkentzündungen, wie sie z. B. nach Stich- oder Schussverletzungen vorkommen können, trägt augenscheinlich die enge Aneinanderfügung der Carpalknochen durch sehr starke Bandmassen dazu bei, dass es hier oft verhältnissmässig rasch zu einer Lösung des Periostes im Zusammenhang mit der Kapsel und zu ausgedehnter Entblössung der Carpalknochen kommt. Dergleichen Vorgänge konnte ich während des Feldzuges 1870/71 zuweilen auch am Radiocarpalgelenke beobachten. — Doch kommen auch auf einzelne Knochen oder Gelenke beschränkte Erkrankungen vor, und zwar unter den besprochenen Gelenken verhältnissmässig am häufigsten am Radiocarpalgelenke. Dies steht augenscheinlich nicht so viel mit dem anatomischen Verhalten der Epiphysenknorpelscheiben (s. u.) im Zusammenhange, als wahrscheinlich mit der Thatsache, dass dieses Gelenk vorwiegend funktionell in Anspruch genommen wird, und verhältnissmässig häufiger verletzend einwirkenden Gewalten exponirt ist.

Das Verhalten der Epiphysenknorpelgränzen an den Gelenkenden der beiden Vorderarmknochen zu den benachbarten Gelenken ergiebt sich ohne Weiteres aus dem in Fig. 49 gegebenen Flächen-

---

[1]) Siehe § 78.

schnitte. Beide Epiphysen sind etwa bis zum fünften Lebensjahre knorplig, und verwachsen vollkommen knöchern mit der Diaphyse etwa im 20. Jahre. Nach dieser Lebensperiode sind Epiphysenbrüche, welche vorher besonders am Radius häufig vorkommen, nur noch sehr selten. Die Epiphysenknorpelscheibe des Radius liegt ungefähr senkrecht zur Diaphyse ganz ausser dem Bereiche der Gelenkhöhle des Radio-Carpalgelenkes. Ulnarwärts entspringt die Gelenkkapsel des Radio-Ulnargelenkes von ihrem oberen Rande. An der Ulna verläuft die Epiphysengränze quer oberhalb des Capitulum. Gegen das Radio-Ulnargelenk hin entspringt die Kapsel desselben von ihrem oberen Rande resp. von der Epiphyse selber. Demnach würde wesentlich nur das Radio-Ulnargelenk bei der traumatischen Ablösung der Epiphysen verletzt und auch bei den Erkrankungen im Bereiche der Epiphysenlinie vorzugsweise in Mitleidenschaft gezogen werden können. Doch kann, wie ich auch durch eigene Versuche an Kinderleichen bestätigen kann, auch bei der traumatischen Epiphysenlösung sowohl des Radius wie der Ulna selbst das Radio-Ulnargelenk uneröffnet bleiben, indem die Kapsel sowohl mit der abgelösten Epiphyse, wie mit dem Perioste im Zusammenhange bleibt (s. u.). Auf ähnliche Weise bleibt bei den gar nicht seltenen entzündlichen Lösungen der unteren Radiusepiphyse (besonders in

Fig. 49[1]).

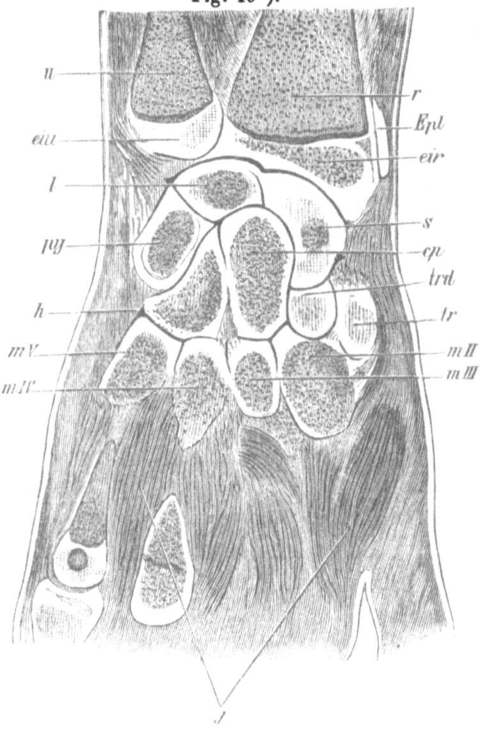

[1]) Fig. 49. Frontalschnitt durch die rechte Hand eines 8jährigen Knaben. Vordere Schnittfläche (nach von Brunn l. c. Taf. II. Fig. 10). — u. Ulna. r. Radius. eiu. eir. untere Epiphysen beider Vorderarmknochen. s. Os naviculare. l. Os lunatum. py. Os triquetrum. tr. Os multangulum majus. trd. Os multangulum minus. cp. Os capitatum. h. Os hamatum. m. II., III., IV., V. Basaltheile des Metacarpus II.—V. J. Interossei. Epl. Sehne des Extensor pollicis longus. Man sieht oben zwischen den Epiphysen des Radius und der Ulna das untere Radio-Ulnargelenk, zwischen Radius und erster Handwurzelreihe das Radio-Carpalgelenk, zwischen erster und zweiter Handwurzelreihe das Intercarpalgelenk, zwischen zweiter Handwurzelreihe und den Metacarpalknochen das Carpo-Metacarpalgelenk auf dem Durchschnitte.

Folge von skrophulösen, syphilitischen Processen) nicht nur das Radio-Carpalgelenk, sondern gewöhnlich auch das Radio-Ulnargelenk frei. — Dass vorzugsweise an der Radiusepiphyse Erkrankungen wie traumatische Ablösungen zur Beobachtung kommen, erklärt sich ohne nähere Darlegung von selber, ebenso wie es ersichtlich ist, dass sie gleichwohl an den Erkrankungen speciell des Radio-Carpalgelenkes nur einen sehr geringen resp. keinen Antheil haben. Dagegen werden entsprechend den anatomischen Beziehungen der Epiphysen zu den dorsalen Sehnenscheiden nicht selten auf diese die Erkrankungsprocesse vom Knochen fortgeleitet, und muss man demzufolge, wie schon angeführt, besonders bei skrophulösen Entzündungen der Scheiden stets die Epiphysen selber untersuchen. Ausserordentlich häufig findet man besonders an der Radiusepiphyse Anschwellungen, zuweilen auch Infractionen bei Rachitis. Diese und auch die anderen Erkrankungen im Bereiche der Epiphyse sind ebenso wie die der Gelenke selber hier wegen ihrer oberflächlichen Lage sehr leicht zu erkennen.

Die anatomischen Verhältnisse gestatten es unschwer, ohne mit den Gelenkhöhlen in Collision zu kommen, gegen die entzündlichen Processe an der Epiphyse operativ einzuschreiten. Ich selber habe wiederholt besonders skrophulöse Heerde an der Epiphysengränze des Radius bei Kindern entfernt, ohne dass die Gelenke eine Störung erfuhren. An der Radiusepiphyse kann man zweckmässig auf dem dorsalen Firste zwischen den Sehnen der Extensores manus und des Extensor digitorum communis eindringen, an der Ulnarepiphyse etwas oberhalb des Griffelfortsatzes zwischen den Sehnen des ulnaren Beugers und Streckers.

Auf den Verlauf und die Ausdehnung der Fissuren bei Schussverletzungen des Diaphysenendes des Radius hat die Epiphysenknorpelscheibe anscheinend keinen wesentlichen Einfluss. Hierbei kommen nicht selten bis in das Gelenk reichende Sprünge vor. Ueberdies ist nicht zu vergessen, dass in dem Alter, in welchem unsere wehrpflichtige Jugend am meisten Schussverletzungen (im Kriege) ausgesetzt ist, die unteren Vorderarmepiphysen in der Regel schon knöchern mit der Diaphyse verwachsen sind.

Die Bewegungen in den Gelenken der Hand und Finger. Forcirte Bewegungen. Bewegungsstörungen. Contracturen. Bewegende Muskeln. Lähmungen.

§ 166. Von den Bewegungen des unteren Radio-Ulnargelenkes kann hier abgesehen werden, da in demselben nur Rotationsbewegungen des Radius mit der Hand um die Ulna erfolgen, bezüglich welcher auf die früheren Paragraphen über die Pronation und Supination[1]) verwiesen werden kann. Aber auch auf eine eingehende Darstellung der Bewegungen in den übrigen Gelenken können wir uns hier nicht einlassen, da die Analyse derselben an sich sehr schwer und noch durchaus Gegenstand der Controverse derjenigen ist, welche sich bislang mit den Bewegungen beschäftigten. Wir

---

[1]) Siehe den Abschnitt „Ellenbogengelenk“.

müssen diejenigen, welche sich des Genaueren über diese schwierigen Fragen unterrichten wollen, auf die bekannten Arbeiten von Henke, H. v. Meyer, W. Braune u. A. verweisen. Für die praktischen Aufgaben unseres Buches mag es genügen hervorzuheben, dass die eigenthümliche Vereinigung des Radio-Carpalgelenkes mit dem Intercarpalgelenke eine sehr ausgiebige Beweglichkeit der Hand gestattet. Fasst man nach dem Vorgange von H. v. Meyer die geradlinige Stellung der Hand zum Vorderarm als Streckung der Hand auf, so kann die Hand von dieser Position aus volarwärts etwa um 45°, dorsalwärts etwa um 60° gebeugt, ulnarwärts wie radialwärts etwa um je 20° adducirt resp. abducirt werden. Ausserdem kann aber die Hand auch in der Form von Kegelmantel-Bewegungen von verschiedener Grösse um die Vorderarmaxe geführt werden. Alle diese Bewegungen erfolgen nicht ausschliesslich im Radio-Carpalgelenke, sondern auch mehr weniger zugleich im Intercarpalgelenke. Letzteres wird gewöhnlich nur als ein einachsiges Gelenk, resp. als ein Charniergelenk aufgefasst. Nach meinen Beobachtungen wird es jedoch vermöge der wenn auch geringen Verschieblichkeit der oberen Handwurzelknochen an einander, wie vermöge seiner relativ weiten dorsalen Kapselwand befähigt, Bewegungen um verschiedene Axen zuzulassen, so z. B. auch Beweguugen in der Adductions- und Abductionsrichtung, wie auch beschränkten Schraubenganggbewegungen. Ich fand dies besonders öfter bei Händen von Arbeitern und speciell von Arbeiterfrauen, bei welchen in der That oft eine übrigens auch am Lebenden zu constatirende verhältnissmässig grosse Schlaffheit des Intercarpalgelenkes die Regel ist.

Die Hemmung der normalen Bewegungen der Hand ist gegeben theils durch das Aufstemmen der mit einander articulirenden Knochen, theils durch die Spannung des Bandapparates und der die Gelenke umgebenden Sehnen. So stemmt sich bei der Dorsalflexion der Hand der dorsale Rand der Radiusgelenkfläche besonders auf das Os naviculare, das Os lunatum und die angrenzende Ecke des Os naviculare auf den Hals des Os capitatum, zugleich spannt sich aber der volare Bandapparat, bei der Volarflexion stemmt sich der Volarrand der Radiusgelenkfläche vorzugsweise auf das Os lunatum, dieses auf die Volarfläche des Halses vom Os capitatum, während der dorsale Bandapparat und die dorsalen Sehnen gespannt werden. Bei der Radialflexion stemmt sich der Griffelfortsatz des Radius auf die Tuberositas des Naviculare, während das ulnare Seitenband gespannt wird, bei der Ulnarflexion kann sich der Proc. styloideus ulnae auf den Ulnarrand des Os triquetrum aufstemmen, während sich wesentlich der radiale Bandapparat spannt. Hemmend wirken auf die Seitenbewegungen auch die Sehnen ein. Die Drehungen resp. Kegelmantelbewegungen der Hand erfahren ihre Hemmung theils durch die Verschränkung der Handwurzelknochen resp. durch das Anstemmen mit ihren Seitenrändern, theils durch die Spannung des Bandapparates und der Sehnen.

Auch an der Hand haben die bi- und polyarthrodialen Muskeln einen je nach der jeweiligen Stellung und Haltung einzelner Gelenke verschiedenen begünstigenden oder hemmenden Einfluss auf die Bewegung anderer. Sie machen sich aber mehr auf die Bewegungen der Finger als auf die Bewegungen der Hand geltend (siehe das Nähere hierüber u. A. in C. Hueter's Klinik der Gelenkkrankheiten 2. Aufl. II. S. 478).

Werden die normalen Bewegungen der Hand gewaltsam über die normalen Excursionsgränzen hinausgetrieben, so entstehen auch hier an den einzelnen bei der Hemmung betheiligten Theilen je nach ihrer verschiedenen Festigkeit und Inanspruchnahme entsprechende Verletzungen. Forcirte Dorsalflexion der Hand bewirkt in der Regel eine Abreissung des Proc. styloideus radii und des anschliessenden Volarrandes der Radiusgelenkfläche oder auch einen vollständigen Bruch über der Gelenkfläche durch den übermässig gespannten Bandapparat. Dieser selber und die Kapsel ist entweder nicht oder wie in der Regel nur an einer beschränkten Stelle nahe an der Ulnargränze des Radius durchgerissen. Zugleich wird aber dabei zuweilen auch ein Stückchen vom Dorsalrande der Radiusgelenkfläche oder auch vom Os naviculare abgesprengt. Bei forcirter Volarflexion dagegen kann entweder die Kapsel und der dorsale Bandapparat über dem Radio-Carpalgelenke oder über dem Intercarpalgelenke zerrissen werden. Zuweilen wurde jedoch statt dieser das Gelenk zwischen dem Carpus und den Metacarpalknochen zersprengt. Radiusfracturen werden hierbei in der Regel nicht erzeugt. Forcirte Ulnarflexion kann Fractur des Os triquetrum, sowie Zerreissung der Kapsel auf der Radialseite des Handgelenkes erzeugen. Letzteres erfolgte jedoch zuweilen erst nach Trennung der Sehnen auf der Radialseite. Forcirte Radialflexion bewirkt gewöhnlich einen Bruch des Os naviculare, oder auch des Griffelfortsatzes des Radius. Fracturen einzelner Handwurzelknochen, Lockerungen oder Sprengung der Bänder zwischen denselben, sowie der Kapseln der hier zusammentreffenden Gelenke kommen auch bei den forcirten Bewegungen der Hand nach andern Richtungen zur Beobachtung. Bezüglich der forcirten Rotationsbewegungen kann auf § 141 verwiesen werden.

Gewiss werden auch am Lebenden dieselben Verletzungen bei den entsprechend einwirkenden Gewalten entstehen. Allgemein bekannt ist dies von den Radiusfracturen; nicht so von den übrigen Verletzungen. Man wird aber auch diese erkennen können, wenn man sich gewöhnt, bei derartigen Verletzungen genau localisirt zu untersuchen. Eine genaue Diagnose ist auch für die Wahl und den Erfolg der Behandlung nicht ohne Bedeutung. Am Lebenden kann man bei solchen Gewalteinwirkungen auch häufig genug Blutergüsse nicht nur in den Gelenken, sondern auch in den Sehnenscheiden der dorsalen Sehnen beobachten. —

Für die Freiheit der Bewegungen des Radio-Carpalgelenkes und Intercarpalgelenkes ist nicht nur die normale Beschaffenheit dieser Gelenke erforderlich, sondern ist es auch nothwendig, dass die umgebenden Sehnen frei in ihren Sehnenscheiden hin und hergleiten können. Wird nämlich z. B. die Hand gebeugt, so müssen nothwendigerweise die Strecksehnen in den dorsalen Scheiden nach abwärts bewegt werden. Sie werden nach abwärts gezogen. Sind nun die Sehnen durch Entzündungsprocesse mit ihren Scheiden verwachsen, so sind damit auch die Bewegungen der Gelenke nothwendigerweise gehemmt, weil die Muskeln der festgehefteten Sehnen ihre Einwirkung auf die normalen Insertionsstellen verlieren, und weil auch die Sehnen selber bei der Action der Antagonistenmuskeln nicht dem Zuge zu folgen vermögen, nicht in den Scheiden sich fortziehen lassen. — An diesen Gelenken bringen es aber ferner die natürlichen anatomischen Verhältnisse mit sich, dass bei Verletzungen Blutergüsse, Zerreissungen und später narbige Verkürzungen häufig ebenso die Gelenkkapseln wie die Sehnenscheiden betreffen, dass z. B. bei Radiusfracturen Callusmassen den Gelenkraum einengen und die Sehnen resp. Sehnenscheiden umwachsen können, dass viele Entzündungsprocesse ganz gewöhnlich Gelenke und Sehnenscheiden in Mitleidenschaft ziehen, und dass in Folge dessen die Beweglichkeit der Gelenke wie der Sehnen beschränkt oder aufgehoben wird. Und selbst wenn bei traumatischen oder entzündlichen Einwirkungen nur der eine von beiden benachbarten Theilen betroffen wird, entweder nur das Gelenk oder nur die Sehnenscheiden resp. die Sehnen, so bedingt auch schon die nothwendige Ruhestellung des Gelenkes ganz regelmässig zunehmende Hemmung der freien Beweglichkeit des anderen Theiles, sei es in Folge von secundärer Schrumpfung resp. Verkürzung der Kapsel, oder von Verkürzung der Muskeln und Sehnen, Verengerung der Scheiden u. s. f.

Hieraus können sich dauernde Contracturen oder auch Ankylosen entwickeln, bei welchen die Hand bald in gestreckter Haltung, bald in Krallenstellung fixirt wird. Jede derartige Contractur im Bereiche der Handgelenke hat nothwendigerweise auch Störungen in der Funktion und in den Bewegungen der Fingergelenke resp. der Finger zur Folge, indem auch, wenn die Sehnenbewegungen dabei noch frei sind, die Hand nicht mehr in diejenigen Stellungen (Dorsal- und Volarflexion) gebracht werden kann, welche für die Ausführung der kraftvollsten Fingerbewegungen nothwendig sind. Immerhin ist dann wenigstens die Hand nicht unbrauchbar, wie bei den Contracturen mit gleichzeitiger oder vorwiegender Fixation der Sehnen in der Handgelenkgegend. Für die Behandlung ist es daher in solchen Fällen mindestens ebenso wichtig, die festgehefteten Sehnen wieder beweglich zu machen, wie die Beweglichkeit des Gelenkes anzustreben, und in den Fällen von Ankylosen, welche auch durch die Resection nicht beseitigt werden können, empfiehlt es sich, wenigstens die freie Beweglichkeit der Sehnen wiederherzustellen. In dieser Beziehung kann nach meinen eigenen Erfahrungen gerade am Handgelenke sowohl für die Wiederherstellung der Sehnen- wie der Gelenkbewegungen ausserordentlich viel durch eine zweckentsprechende Massagebehandlung verbunden mit methodischen Bewegungen geleistet werden. Die anatomische Lage der Gelenke wie der Sehnen eignet die Handgelenkgegend besonders auf der Dorsalfläche und an den Seitentheilen ganz vorzüglich für die Anwendung der verschiedenen hier passenden Formen der Massage. Bei den künstlichen Bewegungen empfiehlt es sich auch nach den chirurgisch-anatomischen Verhältnissen, mit der Volar- und Dorsalflexion als den einfachsten und wichtigsten zu beginnen. — Vor allen Dingen ist aber auch allen festen Verbänden an der Hand besondere Aufmerksamkeit zu widmen, da gerade hiernach, selbst wenn die Hand weder verletzt noch erkrankt ist, leicht Steifheit u. s. f.[1]) entstehen kann. Die Verbände müssen wennmöglich stets die Metacarpo-Phalangealgelenke und die Finger freilassen und dürfen nie länger liegen bleiben als absolut nothwendig; u. s. f.

Der Daumen kann in seinem Carpo-Metacarpalgelenke vom Zeigefinger abducirt und gegen ihn adducirt werden, einwärts gegen die Hohlhand und wieder auswärts gedreht werden, eine Bewegung, welche mit der Pronation und Supination verglichen werden kann. Endlich kann er Kegelmantelbewegungen beschreiben. Die Verbindungen der übrigen Carpal- und Metacarpalknochen besitzen so gut wie keine Beweglichkeit. Nur diejenige zwischen der ulnaren Facette des Os hamatum und dem fünften Mittelhandknochen ermöglicht es diesem, sowohl eine Bewegung in reiner Volar- und Dorsalbeugung resp. Beugung und Streckung, wie eine beschränkte Kegelmantelbewegung, eine Drehung volarwärts und auswärts auszuführen. Bei letzterer Bewegung wird auch stets der vierte Mittelhandknochen ein wenig volarwärts gezogen resp. flectirt. Die Beweglichkeit der Carpo-Metacarpalverbindung des fünften Fingers wird wesentlich erleichtert durch die freiere Beweglichkeit resp. Verschieblichkeit seines Köpfchen an dem des vierten. Vermöge dieser, wenn auch beschränkten Beweglichkeit, kann der Ulnartheil der Hand dem Daumen näher gebracht werden, die Hand fester geschlossen werden, sicherer fassen und das Gefasste besser umschliessen. Je mehr die Hand zu feinen Arbeiten ausgebildet wird, um so mehr nimmt im Allgemeinen auch die Beweglichkeit der eben genannten Gelenkverbindung zu. Ueberdies ist sie bei Frauen im Allgemeinen grösser wie bei Männern.

Während im Metacarpo-Phalangealgelenke des Daumens ebenso wie in den Interphalangealgelenken sämmtlicher Finger in Folge der Charniereinrichtung nur Beugung und Streckung möglich ist, so besitzen dagegen die Metacarpo-Phalangealverbindungen des 2.—5. Fingers vermöge ihrer nur durch die Anordnung des Bandapparates und der anliegenden Sehnen beschränkten Einrichtung als Kugelgelenke (Ginglymo-Arthrodieen nach H. von Meyer) eine weit freiere Beweglichkeit. In diesen Gelenken sind Beuge- und Streckbewegungen, Ab- und

---

[1]) Volkmann hat erst neuerdings wieder auf das häufige Vorkommen „ischämischer“ Lähmungen und Contracturen nach zu festen Verbänden speciell am Arm aufmerksam gemacht. Siehe Centralbl. f. Chirurgie 1881. No. 51. Siehe auch seine „Krankheiten der Bewegungsorgane“ p. 846 in Pitha-Billroth, Handbuch der Chirurgie.

Adductionsbewegungen, Kegelmantelbewegungen, sowie minimale Rotationen um die Längsaxe der Phalanx (sowohl bei mässiger Beugung wie in der Streckung) möglich.

Bei allen den vorher beschriebenen Bewegungen sind unter den gewöhnlichen Verhältnissen des Gebrauches der Hand nicht nur die speciell dafür bekannten Muskeln betheiligt, sondern stets noch mehrere. Dieselben treten besonders bei kraftvoller Action mit in Thätigheit; so bei der Beugung wie bei der Streckung der Hand neben den Handbeugern und Streckern auch die zu den Fingern gehenden Beuger und Strecker. An der Radialflexion betheiligen sich neben den radialen Handstreckern und Handbeugern auch die langen Daumenmuskeln, an der Ulnarflexion der ulnaren Handbeuger und Strecker. Die Beugung in dem 2.—5. Metacarpo-Phalangealgelenke vollführen wesentlich die Interossei und Lumbricales, sie strecken aber zugleich die Fingergelenke. Die Beugung des oberen Interphalangealgelenkes besorgt der sich mit seiner Sehne an die Basis der Mittelphalanx ansetzende oberflächliche Fingerbeuger, die Beugung des unteren Interphalangealgelenkes der am Endgliede endende tiefe Fingerbeuger. An der Spreizung der Finger sind die Interossei ebenso wie die Fingerstrecker, an dem Schliessen der Finger jene mit den Fingerbeugern betheiligt, u. s. f. — Ueberdies gerathen regelmässig bei den verschiedenen Bewegungen die Antagonisten in Spannung, und zwar um so mehr, je kraftvoller die Bewegungen ausgeführt werden. Alles dessen hat man sich bei der Untersuchung wie bei der Behandlung von Muskelverletzungen in Folge gewaltsam angestrengter Bewegungen zu erinnern; — worauf wir schon bei anderer Gelegenheit hingewiesen haben [1]).

Lähmungen der Muskeln oder der sie innervirenden Nerven führen nicht nur zu entsprechenden Bewegungsstörungen, sondern häufig auch zu eigenthümlichen Veränderungen der normalen Haltung, besonders der Finger, indem nach der Lähmung nun die Wirkung antagonistischer Muskeln einseitig zur Geltung kommt. Vergegenwärtigt man sich die normalen Verhältnisse, so werden sich die nach den Lähmungen des Medianus, Ulnaris, Radialis, oder einzelner Muskelgruppen entstehenden Veränderungen leicht entwickeln und verstehen lassen. Wir nennen unter Verweisung auf die einschlägigen Werke über Nervenerkrankungen hier nur beispielshalber die Radialislähmung. Hierbei hängt die Hand lose in mässiger Volarbeugestellung, sie kann nicht gestreckt werden. Die Mittelhandfingergelenke sind gebeugt in Folge der Einwirkung der Interossei; sie können nicht gestreckt werden, wohl aber die Fingergelenke durch die vom Ulnaris innervirten Interossei. Bei der Ulnarislähmung werden in Folge der Lähmung der Interossei die Finger in den Mittelhandfingergelenken dorsalflectirt durch den Zug der Strecker, in den Interphalangealgelenken durch den Zug der Beuger flectirt. Hierdurch entsteht eine

[1]) Vergl. z. B. S. 211. 226.

eigenthümliche Krallenstellung der Hand, welche besonders in höheren Graden und bei längerer Dauer sehr auffällig ist; u. s. f.

Abgesehen von den eigenthümlichen Bewegungsstörungen und Veränderungen in der natürlichen Stellung der Hand und Finger, welche durch verschiedene Erkrankungen der Gelenke, durch Narbenbildungen nach Verletzungen, Phlegmonen, Sehnenscheideneiterungen, Sehnennekrose und dergleichen erzeugt werden, wollen wir hier noch darauf hinweisen, dass auch in Folge des vorwiegenden Gebrauches der Hand zu bestimmten Arbeiten, bei welchen, wie z. B. bei manchen fabrikartig betriebenen Thätigkeiten Jahr aus Jahr ein immer nur dieselben Bewegungen ausgeführt werden, sich ganz typische Stellungs- und Bewegungsabweichungen ausbilden. Besonders rasch können solche bei jugendlichen Arbeitern entstehen, indem sich bei diesen die knöchernen Gelenktheile leicht umformen. Eine solche häufiger vorkommende Form, bei welcher die Hand volarwärts zurücksinkt, wie subluxirt erscheint, hat vor einiger Zeit durch Madelung eine besondere Bearbeitung erfahren [1]).

Bemerkungen über die Luxationen der Hand und über die unteren Radiusfracturen.

§ 167. Schon oben haben wir darauf hingewiesen, dass die anatomischen Verhältnisse der Gelenke im Bereiche der Handwurzel die Entstehung von Luxationen nicht begünstigen. Thatsächlich sind sie auch so selten, ihre Erscheinungen anderseits so klar, dass wir uns mit einigen Bemerkungen begnügen können. Bei den Luxationen der Hand kann nach den bisherigen Beobachtungen der Carpalkopf entweder dorsalwärts oder volarwärts auf die unteren Gelenkenden der Vorderarmknochen verrenkt sein; und macht eine entsprechende Anschwellung auf der Dorsalseite resp. Volarseite, während die beiden Vorderarmenden mit den Griffelfortsätzen verhältnissmässig frei auf der entgegengesetzten Seite unter der Haut hervorragen. Meist wird ein Fall auf die Hand oder auf den Handrücken als Ursache angenommen. Nach meinen Versuchen an Leichen vermuthe ich jedoch, dass ein Fall auf die stark ulnarflectirte Hand verhältnissmässig am meisten die Entstehung einer Verrenkung der Hand begünstigt. Forcirte Dorsalflexion bewirkt meist Radiusfracturen. Bei forcirter Volarflexion kann zwar die Kapsel auf der Dorsalfläche des Radio-Carpalgelenkes zerreissen. Aber der straffe starke volare Bandapparat hindert jede weitere Verschiebung. Dieser muss ebenfalls zerreissen, wenn eine Luxation entstehen soll. Bei einem Fall auf die volarflectirte Hand wird aber wahrscheinlich immer noch eher der Volarrand des Radius vom Carpus abgedrückt. Dagegen zerreisst bei forcirter Ulnarflexion ziemlich ausgiebig sowohl der volare wie der dorsale Bandapparat am Radiusende und kann gewiss bei einem Fall auf die ulnarflectirte Hand der Radius sich weit leichter am Carpuskopfe vorbei sowohl dorsalwärts wie volarwärts

---

[1]) S. Madelung, Die spontane Subluxation der Hand nach vorn. Von Langenbeck's Archiv für klin. Chirurgie. Bd. 23. S. 394. Mit guten Abbildungen und mit Durchschnittsbildern zur Erläuterung der Skeletveränderungen.

verschieben. Wenn aber erst die Verbindungen des Radius mit dem Carpus gelöst sind, kann das Capitulum ulnae mit oder ohne Bruch seines Griffelfortsatzes ohne Schwierigkeit in der gleichen Richtung verschoben werden. Vom Radius selber bricht bei der forcirten Ulnarflexion an der Leiche höchstens die Spitze des Griffelfortsatzes. Thatsächlich hat man auch am Lebenden verhältnissmässig häufig bei der Luxation der Hand den Bruch bald des einen, bald des anderen Griffelfortsatzes constatirt. — Gewiss wird in allen Fällen eine bedeutende Gewalt vorauszusetzen sein. Aus den bisher vorliegenden Krankengeschichten lässt sich jedoch leider meist nichts Genaues über die Art des Falles resp. der Gewalteinwirkung, welche zur Luxation führte, entnehmen. Es würde daher bei den in der Folge vorkommenden Luxationen hierauf zu untersuchen sein.

Häufig kommt die Luxation oder Subluxation des Os capitatum auf das Os naviculare zur Beobachtung. Ich konnte sie zuweilen auch an der Leiche bei forcirter Volarflexion oder bei Seitenbewegungen erzeugen. Oben wurde angegeben, dass öfter wohl auch Subluxationen, Distorsionen und Fracturen der Carpalknochen und traumatische Lockerungen des Carpo-Metacarpalgelenkes vorkommen dürften, als sie bislang beobachtet sind, da sie thatsächlich verhältnissmässig leicht und regelmässig schon bei den einfachsten Versuchen über forcirte Bewegungen der Hand entstanden[1]).

Weit häufiger und von grösserem praktischen Interesse sind dagegen die Fracturen des unteren Radiusendes. Doch müssen wir uns auch hier auf einige kurze chirurgisch-anatomische Bemerkungen beschränken und können das um so eher, als wir gerade über diese Verletzung sehr vollkommene Darstellungen in allen unseren bekannten Lehrbüchern der Chirurgie besitzen, auf welche wir hier ausdrücklich verweisen müssen. — Diese Fracturen entstehen bekanntlich vorwiegend bei einem Fall auf die Hand und zwar wesentlich auf die dorsalflectirte Hand. Dabei kann entweder wie bei den oben angeführten Leichenversuchen über forcirte Dorsalflexion der starke volare Bandapparat die untere Gelenkfläche des Radius mit dem Griffelfortsatze einfach abreissen. Dann verläuft die Bruchlinie mehr weniger hoch über der Gelenkfläche meist schräg nach dem Ulnarrande derselben, und dringt nicht selten neben letzterem in das Gelenk. Bei Kindern und jugendlichen Individuen bis zum 20. Jahre kommt es dagegen hierbei gewöhnlich zur traumatischen Ablösung der Radiusepiphyse. Oder es wirkt ausser dem Zuge des volaren Bandapparates der Stoss gegen den Carpalkopf. In Folge dessen wird ein grösseres Bruchstück abgesprengt, dessen Bruchlinie entweder von der Volarfläche des Knochens schräg aufwärts nach der Dorsalfläche, oder mehr quer verläuft. Die Wucht des Falles kann die Bruch-

[1]) Bezüglich der seltenen vollständigen Luxationen dieser Gelenke muss auf die Handbücher der Chirurgie verwiesen werden.

enden sowohl neben einander verschieben, als auch in einander einkeilen. — Weit weniger günstig sind die Verhältnisse für die Entstehung der Fractur bei einem Fall auf die volarflectirte Hand. Hier wird wesentlich nur der Stoss des Volarrandes der Radius-Gelenkfläche gegen den Carpalkopf eine Fractur bewirken.

Ganz characteristisch ist besonders bei stärkerer Dislocation die Stellungsveränderung der Hand. Die Hand steht bajonettförmig abgeknickt zum Vorderarme, indem das obere Bruchende volarwärts vorgedrängt, das untere kleine Bruchstück dagegen mit der Hand dorsalwärts und gegen die Ulna hin verschoben wird. Zugleich ist die Hand radialwärts geneigt und pronirt. Theils in Folge der Pronationsstellung der Hand, theils aber auch zuweilen in Folge einer thatsächlichen unvollkommenen Subluxation (mit Kapselzerreissung) ragt das Capitulum ulnae gewöhnlich stärker hervor. An Stelle der fast ebenen Fläche über dem unteren Radiusende bemerkt man auf der Dorsalfläche eine Vorwölbung, oberhalb seines Griffelfortsatzes eine Einknickung. In Folge dieser Verschiebung an der Bruchstelle treten besonders die Sehnen der beiden radialen Handstrecker weit schärfer hervor als normal. Zwischen ihnen und den Sehnen des gemeinschaftlichen Fingerstreckers ist dagegen die Haut grubig eingesunken. Volarwärts bemerkt man daumenbreit oberhalb des Griffelfortsatzes eine breite Vorwölbung über dem nach abwärts vorgedrängten oberen Bruchende. Die Formveränderungen bei der Radiusfractur können bei flüchtiger Betrachtung zur Verwechselung mit einer Handgelenkluxation Veranlassung geben. Doch wird dagegen eine sorgfältige Localuntersuchung leicht schützen, ganz abgesehen von der schon mehrfach hervorgehobenen Thatsache, dass die Radiusfractur zu den typischen, die Luxation zu den ausnahmsweisen Verletzungen der Handgelenkgegend gehört. Schwieriger kann die Diagnose bei den queren Radiusfracturen mit Einkeilung sein, bei welchen die bajonettförmige Abknickung der Hand fehlt oder nur wenig ausgesprochen ist. Doch ist auch dabei die Hand abnorm radialwärts geneigt, ist an der Bruchstelle eine Verkürzung und Verbreiterung des unteren Radiusendes, sowie Schmerz auf Druck nachzuweisen, und springt gleichfalls das Capitulum ulnae hervor.

Auch bei der traumatischen Ablösung der unteren Radiusepiphyse tritt die beschriebene characteristische Veränderung der Form und Stellung ein. Bei der durch forcirte Dorsalflexion der Hand an der Leiche erzeugten traumatischen Epiphysenlösung[1]) zerreisst gewöhnlich die Periosthülse auf der Volarseite vor der Epiphyse. Das Diaphysenende tritt

---

[1]) Bei kleinen Kindern bricht bei forcirter Dorsalflexion der Hand leicht gleichzeitig die Ulnadiaphyse dicht über dem Epiphysenknorpel. Auch forcirte Ulnarflexion bewirkt Ablösung der Radiusepiphyse. Forcirte Volarflexion hat oft gar keine Verletzung, oder Infraction über der Epiphyse zur Folge. Forcirte Extension bewirkt keine Epiphysenlösung; sondern nur eine Dehnung der Bänder. Verletzungen der Cartilago triangularis habe ich dabei ebensowenig bemerken können.

volarwärts, während die Epiphyse sich mit dem Carpus dorsalwärts verschiebt. Dabei kann bei kleinen Kindern sowohl das Radio-Carpalgelenk wie das Radio-Ulnargelenk vollkommen unverletzt bleiben. In späteren Lebensperioden, wenn nur noch eine dünne Epiphysenknorpelscheibe die Epiphyse von der Diaphyse trennt, kommt es dagegen bei der traumatischen Epiphysenabsprengung am Lebenden wie an der Leiche in der Regel zur gleichzeitigen Verletzung des unteren Radio-Ulnargelenkes und zuweilen auch des Radio-Carpalgelenkes.

Da bei Erwachsenen die Bruchlinie häufig, sei es in das Radio-Carpalgelenk, sei es in das untere Radio-Ulnargelenk verläuft, häufig auch die Cartilago triangularis mehr weniger vom Radius abgelöst, die Kapsel des Radio-Ulnargelenkes wie des Radio-Carpalgelenkes nicht selten (auch bei den Versuchen an der Leiche) eingerissen ist, so ist es begreiflich, dass am Lebenden neben der Radiusfractur in beiden Gelenken häufig ein Bluterguss nachweisbar ist. Er kann dagegen auch fehlen, und fehlt besonders im Radio-Carpalgelenke regelmässig bei denjenigen Fracturen und Epiphysenlösungen, welche dieses Gelenk intact lassen. Ferner findet man schon bei den Leichenversuchen häufig die dorsalen Sehnenscheiden auf dem Radiusende verletzt, den subfascialen Raum hinter dem Extensor pollicis brevis und Abductor pollicis longus eröffnet, und dementsprechend auch am Lebenden häufig in jenen wie in diesem einen Bluterguss oder eine fibrinöse Ausscheidung. Sogar der grosse Sehnenscheidensack der Beugeseite kann durch das dislocirte obere Bruchstück gelegentlich verletzt werden. Vom Pronator quadratus sind gewöhnlich einige Fasern zerrissen. Das obere Bruchstück kann bei starker Dislocation die Radialis platt drücken. Ob Verletzungen derselben durch Radiusfracturen am Lebenden vorgekommen sind, ist mir unbekannt. Die Möglichkeit ist sicherlich in den anatomischen Verhältnissen gegeben. Ferner drängt das obere Bruchstück mit seiner volaren Bruchkante auch gegen den Medianus an, indem die Sehnen der gemeinschaftlichen Fingerbeuger mehr zur Seite weichen. Auf diesen Druck wird man die Erscheinungen von Parese und Schmerzen im Verlaufe der Medianusverzweigungen beziehen können, welche zuweilen am Lebenden bei Radiusfracturen beobachtet werden. Ebenso kann gelegentlich der oberflächliche sensible Ast des Radialis durch die scharfe Kante des unteren Bruchstückes lädirt werden. Häufiger hat derselbe jedoch durch eine zu starke Callusbildung zu leiden. Nicht zu vergessen ist, dass auch die von den Interossealzweigen des Medianus und Radialis kommenden Gelenknerven bei unteren Radiusbrüchen mehr weniger verletzt werden können, und dass nach unseren früher ausgesprochenen Vermuthungen vielleicht auch hierauf nicht nur Schmerzen, sondern auch später nach der Heilung noch eintretende Lähmungen im Bereiche des Medianus und Radialis bezogen werden können.

Nach dieser Skizze über die regelmässigen und möglichen Nebenverletzungen bei den unteren Radiusfracturen wird es von selber verständlich, dass sehr leicht nach Radiusfracturen nicht nur Schmerzen, Lähmungen und Bewegungsstörungen im Bereiche der verletzten Nerven und Muskeln entstehen können, sondern auch Entzündungen in den Sehnenscheiden und in den betroffenen Gelenken, welche ebenfalls Bewegungsstörungen im Gefolge haben, und dass diese Folgen keineswegs bedingungslos stets der eingeleiteten Behandlung zur Last gelegt werden dürfen. Diese Folgen werden allerdings um so leichter eintreten, je mangelhafter die Reposition und Fixation des Bruches ausgeführt wird. Dann kann auch eine stärkere Callusbildung die Sehnen und Gelenke unbeweglich machen. Ferner kann ein zu fest angelegter, unnöthig weit herabreichender Verband, wie eine unnöthig lange dauernde Ruhestellung der Hand und Finger leicht zu Bewegungsstörungen führen, welche die Hand auf weitere lange Zeit hinaus unbrauchbar machen können. Ja es wird begreiflich, dass dauernde Lähmungen, Gelenksteifigkeit und sogar Ankylose des Handgelenkes nach Radiusfracturen beobachtet werden konnte. — Aus dem Gesagten ergiebt sich hinlänglich die grosse praktische Wichtigkeit dieser Verletzungen. Es erhellt hieraus nicht bloss wie nothwendig eine sorgfältige Reposition und Fixation in geeigneten Verbänden ist, sondern vor allen auch wie wichtig gerade hier eine recht sorgfältige und zweckentsprechende Nachbehandlung ist. Unter Verweisung auf die praktischen Handbücher begnüge ich mich, nur einiges hervorzuheben, was sich unmittelbar aus der chirurgisch-anatomischen Betrachtung ergiebt. Hinsichtlich der Fracturen (incl. der Epiphysenbrüche) mit beweglicher Dislocation bemerke ich, dass die Reposition zweckmässig durch directen Druck auf die Bruchenden, auf das obere Bruchende von der Volarseite nach der Dorsalseite, auf das untere von der Dorsalseite nach der Volarseite und zugleich nach vorn hin ausgeführt wird. Auch mässig starke Volarflexion mit Zug an der Hand führt leicht zur Reposition. Einfacher Zug ohne gleichzeitigen coaptirenden Druck ist meist ungenügend. Nach der Reposition ist die früher empfohlene Lagerung der Extremität in einer Mitella, aus welcher die Hand ulnarwärts herabhängen soll, durchaus unzweckmässig, da dabei, wie man auch an der Leiche constatiren kann, die Dislocation leicht wieder eintritt, eine bestehende bajonettförmige Knickung nicht ausgeglichen wird und die Bruchspalte überdies klaffend erhalten wird. Auch die Fixation der Hand in reiner Ulnarflexion ist nicht zu empfehlen. weil dabei die Bruchstelle auf der Radialseite klafft. Günstiger ist dagegen nach den anatomischen Verhältnissen die Verbindung einer volaren Flexion der Hand mit der Ulnarflexion. Zu starke Pronation, wie zu starke Supination bewirkt stets von neuem Dislocation. Sicherer lässt sich der Bruch reponirt erhalten, wenn die supinirte Hand zugleich in mässiger Volarflexion fixirt wird. Am natürlichsten aber erscheint es, nach bewirkter genauer Reposition den Arm bei mittlerer Pronation und mässiger Beugung der Hand in einem gut gepolsterten Gypsverbande, oder in einem Verbande mit zweckentsprechend für den Fall geformten

Schienen zu fixiren. Der Verband darf, mag man einen Gypsverband oder einen Schienenverband wählen, keinesfalls zu fest angelegt werden, damit abgesehen von anderen Nachtheilen zu den durch die Fractur gesetzten Läsionen nicht auch noch ischämische Ernährungsstörungen in den Muskeln mit ihren schweren Folgeerscheinungen (siehe S. 348) hinzutrteten. Anderseits ist es aber besonders wegen der Mitverletzung der benachbarten Gelenke und Sehnenscheiden nothwendig, dass durch den Verband alle Bewegungen an der Fracturstelle selber sicher ausgeschlossen werden. Er muss daher das (rechtwinklig gebeugte) Ellenbogengelenk mit einschliessen, und bis zur Mitte der Mittelhand herabgehen, um sowohl die Rotationsbewegungen des Radius, wie die Bewegungen im Radio-Carpalgelenke sicher zu hemmen. Die Mittelhand-Fingergelenke müssen dagegen freibleiben. Man kann den Verband ein oder zwei Mal wechseln. Besonders wichtig aber ist es, nach Abschluss der Fracturheilung methodisch zu massiren und die Gelenkbewegungen zu üben, nachdem die Fingerbewegungen schon bald nach der Verletzung noch im Verbande beginnen konnten.

Punction. Incision der Gelenke. Resection des Handgelenkes. Exarticulation der Hand.

§ 168. Die Gelenke im Bereiche der Handgelenk- und Handwurzelgegend können leicht von der Dorsalfläche her an den Stellen punktirt werden, an welchen man freie Abschnitte der Gelenkspalten resp. der Kapsel zwischen den Sehnen betasten kann (s. § 158). Die Querdrainage ist wegen der Kürze der Kapseln nicht durchzuführen, würde auch wegen der unregelmässigen vielbuchtigen Form besonders der grösseren Gelenkräume keinen besonderen Werth haben. Die Drainage kommt hier überhaupt wesentlich nur nach der Resection in Anwendung.

Das Intercarpalgelenk kann leicht zwischen den Sehnen des Extensor indicis und Extensor manus radialis brevis, ebenso wie neben dem Ulnarrande des Sehnenbündels des gemeinschaftlichen Fingerstreckers geöffnet werden. Von diesen Schnitten aus wird man auch auf einzelne Knochen der unteren Handwurzelreihe beschränkte Erkrankungsheerde entfernen können. An denselben Stellen, sowie noch zwischen den Sehnen des Extensor manus radialis longus und Extensor pollicis longus kann man ferner in die Carpo-Metacarpal-Gelenkverbindung eindringen, während das Gelenk zwischen erstem Metacarpus und Os multangulum majus zwischen den Sehnen der beiden Daumenstrecker eröffnet werden kann. Dabei muss nur die dicht oberhalb der Gelenklinie vorbei passirende Radialis vermieden werden, was nicht schwer ist, wenn man sich an die Sehne des Extensor pollicis brevis hält, nach Eröffnung des Gelenks die Kapsel mit dem Perioste ablöst, und die Radialis aufwärts schiebt. — Auch die Eröffnung des Radio-Carpalgelenkes ist leicht, kommt aber für sich, ebenso wie die der vorher genannten Gelenke, praktisch kaum in Anwendung, sondern wohl stets nur in Verbindung mit der Resection des Handgelenkes.

Behufs der Resection des Handgelenkes kann man nach den anatomischen Verhältnissen nur von der Dorsalfläche oder von den Seiten her eindringen, und zwar ergiebt sich am Handgelenke noch weit mehr als an irgend einem anderen Gelenke die Nothwendigkeit, mit thunlichster Schonung der Sehnen zu reseciren, weil von ihrer Erhaltung resp. von ihrer Beweglichkeit zum grössten Theile die spätere Gebrauchsfähigkeit der resecirten Hand abhängt. Man wird dementsprechend hier principiell nur solche Schnitte wählen, welche nicht nur auf dem kürzesten Wege in das Gelenk führen und am bequemsten und schnellsten die erkrankten Theile entfernen lassen, sondern welche auch die Sehnen am meisten schonen. Handelt es sich daher um die ausschliessliche Entfernung beider Vorderarmenden, so empfiehlt sich ein ulnarer und ein radialer Längsschnitt. Der ulnare Längsschnitt fällt zwischen die Sehnen des ulnaren Beugers und Streckers gerade auf den Knochen; nach abwärts vom Griffelfortsatze darf er jedoch, um den hier vorbeiziehenden Dorsalast des N. ulnaris zu schonen, nur durch die Haut geführt werden. Dann wird man den Nerven sehen und, ohne ihn zu verletzen, die Isolirung und Auslösung des Gelenkendes leicht bewirken können, indem man zunächst oberhalb des Capitulum durchsägt, und das Gelenkstück unter allmählichem Hervorziehen von oben nach unten ablöst. — Am Radius kann der Längsschnitt auf der Radiuskante neben dem Daumengelenke gemacht werden. Auch hier geht man, um die Sehnen zu schonen und die Radialis zu vermeiden, am besten unter schichtweiser Trennung bis auf den Knochen und löst ihn subperiostal aus. Das neuerdings empfohlene Abmeisseln der Corticalschichten des Knochens ist insofern zweckmässig und weniger verletzend, weil es die Sehnen und Sehnenscheiden thatsächlich noch besser schonen lässt. — Ist auch der Carpalkopf erkrankt oder verletzt, ebenso wenn er, was die Regel ist, allein entfernt werden soll, so sind diese Seitenschnitte nicht ausreichend. Hierfür ist ein Schnitt auf der Dorsalfläche nothwendig. Am zweckmässigsten und wohl auch am allgemeinsten im Gebrauche ist hierfür der dorso-radiale Längsschnitt nach von Langenbeck, welcher vom Ulnarrande des zweiten Metacarpus neben der Strecksehne des Zeigefingers, dann ulnarwärts neben der Insertionsstelle der Sehne des kurzen Handstreckers sowie zwischen den Sehnen des langen Daumenstreckers und der Fingerstrecker am Radius nach aufwärts geführt wird. Von diesem Schnitte aus lassen sich sowohl die Carpalknochen wie die beiden Vorderarmenden entfernen. Hierbei kommt gewöhnlich der zum dritten Finger gehende Radialisast unter das Messer, kann aber bei vorsichtiger Schnittführung sehr wohl geschont werden.

Zur Resection des Intercarpalgelenkes resp. zur Auslösung der Carpalknochen fand ich an der Leiche einen Schnitt von dem Basaltheile des 4. Metacarpus nach dem Ulnarrande des Radiusendes sehr bequem.

Man dringt hier zwischen den Sehnen des gemeinschaftlichen Fingerstreckers und des fünften Fingerstreckers zunächst über dem Os hamatum in das Intercarpalgelenk, und kann von da nach subperiostaler Ablösung der Kapsel mit den Sehnen sehr leicht diejenigen Carpalknochen entfernen, welche man gewöhnlich wegnimmt. Der Dorsalast des N. ulnaris kann hierbei stets geschont werden, und ebenso bleibt das Radio-Ulnargelenk uneröffnet. —

Für den Erfolg der Resection ist es, wie aus den anatomischen Verhältnissen leicht verständlich, günstiger, wenn man sich nur auf die Entfernung der Carpalknochen beschränken kann, als wenn auch die Vorderarmenden mit entfernt werden müssen. Man wird daher, wo es angeht, letztere zu erhalten suchen. Da die Resultate der Handgelenkresection auch nach Wegfall des Gelenkes gute sind, wenn nur die Sehnen beweglich und functionsfähig erhalten werden, so ist bei der Nachbehandlung der Resection hierauf vor allen Dingen der Schwerpunkt zu legen. Gleichwohl ist der Grundsatz, deshalb daneben in jedem Falle Ankylose anzustreben, falsch, denn die Gebrauchsfähigkeit der Finger und Hand wird viel vollkommener, wenn auch im neugebildeten Gelenke die Bewegungen erhalten werden; nur kommt die Wiederherstellung der Gelenkbewegungen erst in die zweite Linie.

Bezüglich der chirurgisch-anatomischen Interessen der Exarticulation der Hand können wir uns kurz fassen. Die fast volarwärts hervorragenden Griffelfortsätze werden am leichtesten durch Bildung einer Hautmanschette bedeckt werden können. Dabei muss man nicht vergessen, dass sich die Dorsalhaut viel mehr verschieben lässt, wie die Volarhaut. Man muss daher darauf achten, dass sie nicht in ungünstiger Weise verschoben wird. Die Durchschneidung der zahlreichen Sehnen erfordert auch hier ein kurzes starkes und sehr scharfes Messer.

Die Mittelhandknochen und die Mittelhand-Finger-Gelenke. Ihre Erkrankungen und Verletzungen. Versuche über ihre Luxationen, speciell am Daumen. Operatives.

§ 169. Die Mittelhandknochen des 2.—5. Fingers sind zu einem flachen Gewölbe vereinigt, dessen Hohlung gegen die Hohlhand, dessen Wölbung gegen den Handrücken sieht. Jeder einzelne Mittelhandknochen ist in entsprechender Weise leicht gekrümmt, verschmälert sich gleich unterhalb des vierseitigen Basaltheiles, wird dann nach abwärts wieder breiter, um allmählich in sein, einem Kugelstreifen entsprechendes, volarwärts stärker vorspringendes Köpfchen überzugehen (s. Fig. 50). Im Mittelstücke ist eine breite Fläche dorsalwärts gerichtet, während zwei seitliche leicht gewölbte Flächen auf der Volarseite in einer mittleren Kante zusammentreffen. Die Köpfchen sind durch Querbänder ein wenig beweglicher als die Basaltheile mit einander verbunden. Die zwischen den einzelnen Mittelhandknochen bleibenden Zwischenknochenräume sind etwas oberhalb der Mitte am breitesten, verschmälern sich nach abwärts. Der 2. und 3. Mittelhandknochen sind ungefähr gleich lang, nach dem 5. hin nehmen sie allmählich an Grösse ab. Am meisten ragt der 3. Mittelhandknochen hervor, und ist dementsprechend verhältnissmässig mehr wie die übrigen exponirt. Vielleicht hängt es damit zusammen, dass er und das mit ihm verbundene Os capitatum wenigstens nach meinen Erfahrungen etwas häufiger erkrankt als die übrigen, wie er auch häufiger bricht. —

Fig. 50[1]).

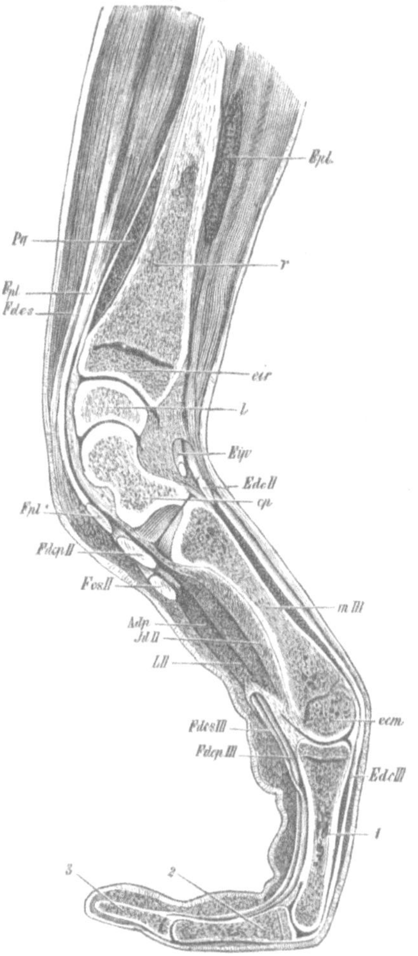

Die feste Aneinanderfügung der Mittelhandknochen hindert bei Fracturen, denen sie übrigens nach den mehrfach genannten Statistiken seltener ausgesetzt sind, wie die Phalangen, erheblichere Verschiebungen. Anderseits macht die oberflächliche Lage ihrer Rückenfläche sowohl die Diagnose von Fracturen und Erkrankungen, wie auch Operationen am Knochen nicht schwer. Nur bei der **vollständigen Auslösung eines erkrankten Mittelhandknochens** wird man Vorsicht anzuwenden haben, um nicht den tiefen Hohlhandbogen und den Hohlhandast des Ulnaris zu verletzen, welche den Basaltheilen ziemlich nahe liegen und mit ihnen durch die tiefe Hohlhandfascie verbunden sind. Bei der am häufigsten geübten subperiostalen Resection des Mittelhandknochens braucht dieser tiefe

[1]) Fig. 50. Sagittalschnitt durch die linke Hand eines 14jährigen Knaben. Schnitt durch den Mittelfinger. Kleinfingerseite des Schnittes (nach v. Brunn).

Pq. Pronator quadratus. r. Radius: l. Os lunatum. cp. Os capitatum. m III Metacarpus III. ecm. sein Capitulum mit der Epiphysenlinie. 1. 2. 3. Phalangen. Eip. Edc II Edc III Sehnen des Extensor indicis prop., dig. II, dig. III (vom E. communis). Epl. Ext. pollicis longus. Fpl. Flexor pollicis longus. Fdcp II, Fdcs II, Fdcs III, Fdcp III die betreffenden Sehnen des Flexor dig. communis profundus und Flexor dig. communis sublimis. L II Lumbricalis. Adp. Adductur pollicis; (der Strich ist im Holzschnitt zu kurz ausgefallen). Jd II Interosseus. Man sieht an mehreren Knochen die Epiphysenknorpelscheiben auf dem Durchschnitt.

subfasciale Hohlhandraum[1]) gar nicht eröffnet zu werden. Hat man nur ein Stück eines Mittelhandknochens zu reseciren, so geschieht das aus chirurgisch-anatomischen Rücksichten am zweckmässigsten nicht mit der Stichsäge, sondern mit dem Meissel. Können bei dieser partiellen Resection die Gelenkenden erhalten werden, so ist dies ein Gewinn für den Gebrauch des Fingers. Doch kann der Finger auch nach vollkommener Auslösung des Mittelhandknochens noch ganz gut functioniren, und ist deshalb, wenn er selbst gesund ist, stets sammt der Strecksehne zu erhalten.

Die Köpfchen der Mittelhandknochen bilden mit den flachen, in der Form von kleinen Kugelsegmenten ausgehohlten Gelenkflächen der Grundphalangen die Mittelhandfingergelenke. Die eine relativ weite Kapsel darstellende Synovialis setzt sich etwas unterhalb des Randes der Gelenkgrube an der Phalanx an, am Mittelhandköpfchen entspringt sie an dem Randsaume des Gelenkknorpels, geht aber je nach der Stellung des Fingers volarwärts oder dorsalwärts mit einer Umschlagsfalte noch ein wenig am Knochen in die Höhe. An den Seiten sind beide Gelenkenden durch sehr starke breite, von den Capitulis ausgehende Seitenbänder zusammen gehalten, während die Volarseite durch eine dicke fibröse Platte verstärkt wird, welche zugleich die fibröse Sehnenscheide für die volarwärts gerade über die Gelenke in der Mittellinie der Finger entlang ziehenden Beugesehnen sowie auch noch die Querbänder zwischen den Capitulis mitbildet. Dorsalwärts wird die Synovialis direct von der Sehnenplatte der Strecksehne bedeckt, welche hier überdies durch von der Volarplatte kommende Bandfasern noch sicherer über dem Gelenke befestigt wird. — Diese ungemein starke Festigung des Gelenkes macht Luxationen ausserordentlich schwer. Sie kommen verhältnissmässig öfter dorsalwärts als volarwärts und zur Seite vor. Da nach meinen Versuchen an der Leiche einfache forcirte Volarflexion oder Dorsalflexion nicht oder nur unvollkommen, forcirte Seitenbewegung oder Rotation des Fingers dagegen verhältnissmässig leicht zu einer Luxation in den Mittelhandfingergelenken führt, so vermuthe ich, dass die Luxation vielleicht auch am Lebenden bei einem Fall auf die Finger häufig aus den gleichen forcirten Bewegungen hervorgeht. Nach der Sprengung der Kapsel kann die Basis der Grundphalanx ebenso leicht dorsalwärts wie volarwärts gestellt werden. Dabei kommt es übrigens an der Leiche gewöhnlich zu einer Interposition der Kapsel. Bei der Reposition am Lebenden würde nach vorheriger Seitenbewegung zu strecken sein. — Oefter beobachtete ich Stichverletzungen an diesen Gelenken und besonders an dem am meisten exponirten Köpfchen des Metacarpus durch Feilenspitzen bei Schlossern, durch Pfriemen bei Schustern etc. Auch epiphysäre Erkrankungen können am Köpfchen leicht zu Gelenkaffectionen führen (siehe Fig. 50 ecm. das Verhalten der Epiphyse zur Kapsel). Bei einer Flüssigkeits-Anfüllung der Kapsel stellt sich das Gelenk in mittlere Beugung und

---

[1]) Siehe § 160.

wölben sich die dorsalen Kapselpartien mit der Strecksehne empor, sowie die seitlich neben der Strecksehne gelegenen Partien. — Für operative Eingriffe eignet sich am besten die Dorsalseite. Zur Resection kann man neben der Strecksehne auf das Köpfchen einschneiden, welches in der Beugung klar hervortritt. In der Regel genügt die Entfernung des Köpfchens. — Für die Exarticulation des Fingers im Mittelhandfingergelenke ist der hier traditionelle Ovalärschnitt, dessen Spitze auf der Dorsalfläche des Capitulum liegt, ganz zweckmässig, besonders auch weil dadurch vermieden wird, dass nach der Heilung die Narbe in die Hohlhand fällt. Lässt sich übrigens dabei das stark hervorragende Köpfchen nicht vollkommen bedecken, so ist es nach den anatomischen Verhältnissen durchaus rationell, das Köpfchen kurz abzutragen, weil dann die nebenstehenden Finger näher aneinander rücken, was nicht bloss besser aussieht, sondern, wie es wenigstens nach meinen Erfahrungen hierüber schien, die Hand brauchbarer macht, als wenn die Finger durch das stehenbleibende Köpfchen weit auseinander gehalten werden.

Der Mittelhandknochen des Daumens unterscheidet sich von jenen nicht nur durch die Form der Sattel-Gelenkfläche für das Os multangulum majus, sondern auch durch die kürzere, gedrungenere, von der Dorsalseite nach der Volarseite flachgedrückte Form und durch seine grössere Breite, sowie durch die breitere, flachere und kürzere Anlage des Capitulum. Da er auf der Dorsalseite nur von den Sehnen der Daumenstrecker bedeckt wird, so kann man hier Erkrankungen und Verletzungen ebenso leicht nachweisen, wie leicht operativ eingreifen. Bei der Auslösung des Knochens, welche von einem zwischen den Sehnen der beiden Daumenstrecker geführten Längsschnitte gemacht werden kann, hat man sich der Beziehungen der Radialis zum Knochen zu erinnern.

Das Mittelhand-Fingergelenk des Daumens ist wie schon angegeben im Gegensatz zu denen der übrigen Finger ein Charniergelenk. Dem niederen breiten, fast dem Abschnitte einer Walze vergleichbaren Gelenkkopfe entspricht eine flache, wesentlich querovale Gelenkgrube. Das Verhalten der Synovialis und Kapsel ist ähnlich dem an den übrigen Mittelhandfingergelenken. Die Seitenbänder werden überdies durch die an der Basis der Grundphalanx sich inserirenden Muskeln des Daumenballens verstärkt. Auch werden hier die Sehnen der Daumenstrecker in ähnlicher Weise durch eine mit der Kapsel verwachsene Platte zusammengehalten; aber diese Platte selber haftet bei weitem nicht so fest an den Gelenktheilen wie bei den übrigen Mittelhandfingergelenken. Volarwärts sind in die Kapsel zwei Sesambeinchen eingeschlossen, über welchen die Sehne des langen Daumenbeugers verläuft. Aber auch diese Sehne ist bei weitem nicht so dicht und ausgedehnt mit den beiden Gelenkenden verbunden wie die Beugesehnen mit den übrigen Metacarpophalangealgelenken.

Alle die eben aufgeführten anatomischen Verhältnisse nebst der freieren Beweglichkeit des Daumens disponiren dieses Gelenk in hervorragender

Weise zu Luxationen. Beim Daumen bedarf es nur einer forcirten Dorsalflexion, um ohne Weiteres die Luxation der Grundphalanx auf die Dorsalfläche des Metacarpus — Dorsalluxation — zu erzeugen. An den übrigen Mittelhandfingergelenken gelingt dies nicht oder erst nach der Durchschneidung der Beugesehnen. Am Lebenden entsteht diese Daumenluxation gewöhnlich durch eine gleiche Bewegung beim Fallen auf den ausgestreckten Daumen, und dergl. Dabei reisst die volare Kapsel regelmässig an der unteren Umrandung des Köpfchens (s. Fig. 51 x Stelle des Kapselrisses bei der Daumenluxation) und wird sammt den Sesambeinchen von der auf die Dorsalfläche des Mittelhandknochens tretenden Phalanx mit nach oben geführt und liegt dann entweder auf oder vor dem Kopf. Auch die Dorsal-Kapsel wird gewöhnlich ein wenig abgehoben oder eingerissen, dagegen brauchen die Seitenbänder nicht zerrissen zu sein. Das Capitulum des Metacarpus dringt durch diesen volaren Kapselschlitz und ragt unter der Haut frei hervor, während die Basis der Phalanx auf seinem Halse aufruht, das Nagelglied aber gewöhnlich in Folge des Zuges des langen Daumenbeugers etwas flectirt gehalten wird. Die Sehne des langen Daumenbeugers weicht regelmässig an die Ulnarseite des Capitulum. Hinlänglich klar gestellt ist, dass am häufigsten durch Zwischenlagerung der Kapsel, weit seltener durch die der Sehne und ebenso selten durch die Einklemmung des Capitulum zwischen den Muskelinsertionen an der Phalanx, ein Repositionshinderniss entstehen kann. In der Regel lässt sich dies ohne Schwierigkeit vermeiden resp. beseitigen, wenn der Daumen erst wieder dorsalflectirt wird, und so ein wenig nach vorn geschoben, dann gebeugt wird, während gleichzeitig ein Druck auf den Metacarpus von unten geübt wird. Alles das kann mit der einen Hand geschehen, während die andere die Hand des Patienten fixirt. Mit diesem Roser'schen Verfahren, welches in der That den anatomischen Verhältnissen am besten Rechnung trägt, ist mir bisher in den fünf Fällen, welche ich beobachtete, stets die Reposition gelungen. Würde gleichwohl eine Reposition nicht möglich sein, so wird man nach den anatomischen Verhältnissen am besten auf der Dorsalseite zwischen den Sehnen der Daumenstrecker das Gelenk durch einen Längsschnitt öffnen, und von da aus leicht das Repositionshinderniss beseitigen wie die Reposition herbeiführen können. Dabei volarwärts einzuschneiden, scheint mir weniger zweckmässig. Die Resection des Capitulum wegen einer frischen irreponiblen Daumenluxation wird wohl meist nicht nothwendig sein.

Fig. 51[2].

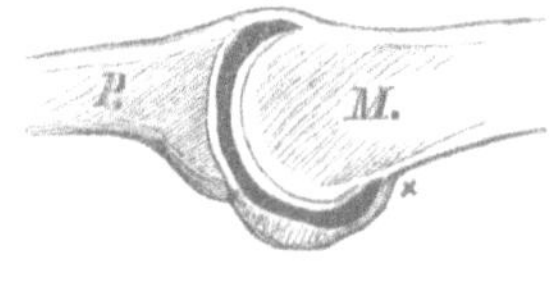

[1]) Sie ist die häufigste Luxation im Bereiche der Hand.

[2]) Fig. 51. Metacarpo-Phalangealgelenk des Daumens auf dem Durchschnitt. P. Phalanx. M. Metacarpus. x Stelle des Kapselrisses bei der Daumenluxation.

Durch starke Volarflexion gelang es mir an der Leiche, eine Volarluxation oder besser eine Subluxation des Daumens zu erzeugen, welche anscheinend noch nicht beobachtet ist, wegen der Leichtigkeit ihrer Entstehung aber vielleicht auch am Lebenden vorkommen dürfte. Nur mag sie deshalb bislang übersehen worden sein, weil sie ebenso leicht zurückgeht resp. sich reponiren lässt. Die Basis der Phalanx rutscht bei forcirter Volarflexion mit einem Ruck am Capitulum des Metacarpus volarwärts und wird dort auf dem untern Segmente federnd festgehalten durch die intacten Seitenbänder. Die Kapsel ist ein wenig sowohl volarwärts wie dorsalwärts eingerissen. Das Interphalangealgelenk steht in Streckung. Die Reposition erfolgt ebenfalls mit einem Ruck durch einfache Streckung der Grundphalanx.

Die Finger in chirurgisch-anatomischer Beziehung.

§ 170. An der Rückenfläche der Finger ist die Haut gewöhnlich behaart, deshalb oft Sitz von Furunkeln, leicht verschiebbar, zeigt die schon früher beschriebenen Falten (s. S. 305). Das Unterhautzellgewebe ist locker und weitmaschig, so dass sich hier Oedeme und Entzündungen sehr rasch ausbreiten können. Nur an den Seitenrändern besonders der Grundphalanx ist es entsprechend den seitlichen bis zum Knochen vordringenden Strängen der Ausläufer der Palmaraponeurose etwas straffer, und hängt hier am Rande der Interosseussehne mit dem Bindegewebe unter der Strecksehne zusammen. In Folge dessen dringt auch bei künstlicher Injection in das subcutane dorsale Bindegewebe die Flüssigkeit nur schwer in das volare Bindegewebe, und bei Gelatineinjectionen an der Leiche giebt es eine an den Seitenrändern, kurz vorn über dem Capitulum, und hinten über der Basis abschliessende beetartige Anschwellung, welche auch bei stärkerer Füllung sich wesentlich auf den Fingerrücken beschränkt und nur ausnahmsweise in das volare Bindegewebe vordringt. Dies ist insofern nicht ohne Interesse, weil entzündliche Infiltrationen nicht selten genau die gleiche Beschränkung auf den Fingerrücken zeigen. Unter einer dünnen Bindegewebslage liegt die Strecksehne, welche verbreitert durch die an den Seitenflächen der Grundphalanx in sie übergehenden Sehnen der Interossei und Lumbricales das Metacarpo-Phalangealgelenk und die Grundphalanx mantelartig bedeckt, dann an deren Kopfende in drei Zipfel zerfällt, von welchen der mittlere sich an die Basis der Mittelphalanx ansetzt, während die beiden anderen dem Seitenrande der Mittelphalanx entlang zur Basis der Endphalanx gehen. An den Fingergelenken resp. Interphalangealgelenken sind die Sehnenzipfel unmittelbar mit der Synovialkapsel verwachsen, so dass bei der Durchtrennung der Sehnen auch leicht das Gelenk verletzt wird. Zwischen den Gelenken ist unter der Sehne, resp. unter der mit ihr verbundenen Fascie ein zartes maschenreiches Bindegewebe, welches unmittelbar mit dem Perioste der Phalangen in Verbindung steht.

Die Endphalanx trägt auf dem Rücken den Nagel. Die Nägel sind gewissermaassen in eine Hautfalte, Nagelfalz, eingeschoben. Sie setzen sich noch etwas unter dem Nagelwall fort, und zwar unter dem mittleren Bogentheile desselben noch etwas weiter, als unter den Seitentheilen. Das Unterhautbindegewebe des Nagelbettes steht durch senkrechte Bindegewebsfasern mit dem Perioste der Phalanx in fester Verbindung. Es ist ebenso wie die Lederhaut des Nagelbettes mit ihren papillenartigen Erhebungen, über und zwischen welchen die Schleimschichte (Rete Malpighii) des Nagelbettes liegt, besonders reich an Blutgefässen und Nervenfasern. Das Nagelbett geht nach vorn unmittelbar in die Haut der Fingerpulpa, und an den seitlichen und hinteren Rändern des Nagels in die untere, dem Nagel zugekehrte Fläche des Nagelwalles über. In seiner vorderen Hälfte nach dem freien Rande zu ist der Nagel fester auf dem Nagelbette angeheftet und zugleich gewöhnlich etwas dicker. Die hintere Hälfte liegt dagegen relativ lose auf dem Nagelbette, weil hier die weiche Schleimschichte des Nagelbettes bis gegen den hinteren Winkel des Nagelfalzes hin besonders stark entwickelt ist. Aus diesen Verhältnissen wird es erklärlich, dass bei Quetschungen des Nagels das Blut sich regelmässig am raschesten unter dem hintern Theil des Nagels ansammelt, dass besonders dieser Theil des Nagels sowohl bei Traumen, wie bei Entzündungen leicht vom Nagelbette abgehoben wird und, wenn keine Resorption oder Entleerung der unter dem Nagel befindlichen Flüssigkeit erfolgt, am frühesten abstirbt. Aus der festen Einschliessung erklärt sich auch die grosse Schmerzhaftigkeit bei Blutergüssen unter dem Nagel und bei Entzündungen des Nagelbettes. Daher erscheint in solchen Fällen ein früher Einschnitt durch den Nagel oder unter demselben ganz zweckmässig.

Stärkere Flüssigkeitsansammlungen (Blut, Serum, Eiter) drängen den Nagel auch in seiner vorderen Hälfte vom Nagelbette ab, heben aber ganz gewöhnlich gleichzeitig und im Zusammenhange mit dem Nagel sowohl die sehr dicke Hornschichte der Pulpahaut unter dem freien Nagelrande, wie diejenige des Nagelwalles blasig ab. Dies ist nach meinen Untersuchungen ebenfalls in der anatomischen Anordnung der Theile begründet, wie man sich leicht überzeugen kann, wenn man an der Leiche mittelst einer Pravaz'schen Spritze durch Einstich eine erstarrende Flüssigkeit unter den Nagel spritzt. Dann erhält man genau das gleiche Bild, welches gewöhnlich bei einem starken Bluterguss unter dem Nagel oder bei der als „Umlauf" bekannten Entzündung des Nagelwalles und Nagelbettes beobachtet wird (s. Fig. 52). Der Nagel wird

Fig. 52[1]).

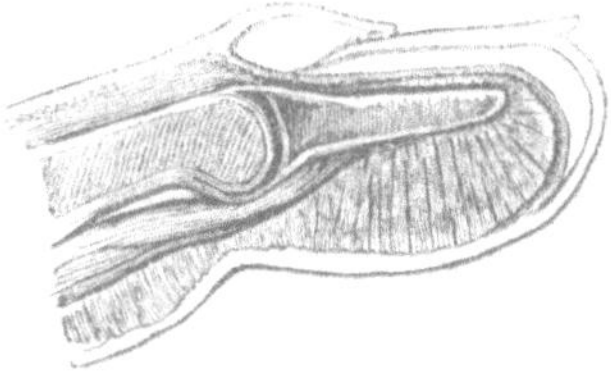

[1]) Fig. 52. Künstliche Injection unter den Nagel mit gefärbter Gelatine. Durchschnitt (vergl. den Text).

emporgehoben, der Nagelwall und die Hornhaut der Pulpa unter dem Nagelrande treiben sich blasig auf. Die Injectionsmasse liegt zwischen Hornschichte resp. Nagel und Schleimschichte der Haut des Nagelwalles und Nagelbettes. Injicirt man dagegen in das Unterhautbindegewebe des Nagelbettes, so dringt die Flüssigkeit dem Perioste entlang.

Die haarlose, aber an Schweissdrüsen reiche Volarhaut der Finger ist glatt, durch kurze senkrecht gestellte starre Fasern des Unterhautbindegewebes straff mit den unterliegenden Theilen verbunden und deshalb weniger verschieblich. Wie schon oben angegeben, strahlen speciell in das volare Unterhautbindegewebe die Fingerausläufer der Palmarapeneurose. In den Maschen dieses Bindegewebsgerüstes liegen kleine Fetttraubchen, durch die Bindegewebsfäden wie ein Polster durchsteppt. Wesentlich aus dieser anatomischen Anordnung erklärt es sich, dass es auch schon bei den kleinen Entzündungsheerden — Panaritien —, welche sich hier nicht selten entwickeln, leicht und rasch zu einer Einklemmung, zur Nekrose des entzündeten Gewebes, zu sehr heftigen Schmerzen und oft zu Fieber kommt. Eine thunlichst frühe Incision event. mit nachfolgender Durchtrennung der starren Fasern und mit Entleerung des Entzündungsheerdes (event. mittelst des scharfen Löffels) ist hier anerkannt das zweckmässigste. — Künstliche Injection der Fingerpulpa an der Leiche — mit gefärbtem Leim — ergiebt regelmässig eine auf die Pulpa beschränkte harte Anschwellung. Die Injectionsmasse geht nicht in das dorsale Bindegewebe, meist auch nicht über die volare Beugefurche hinaus.

Genau in der Mitte der Finger verlaufen die Beugesehnen (s. Fig. 50.). Die Sehne des tiefen Fingerbeugers tritt oberhalb der dem ersten Interphalangealgelenke entsprechenden Hautfurche unter der hier schon gespaltenen Sehne des oberflächlichen Fingerbeugers hervor und setzt sich an die Basis der Endphalanx an, während die beiden Sehnenenden des oberflächlichen Beugers, der Profundussehne dicht anliegend, sich an die Basis der Mittelphalanx ansetzen. Die Sehnen sind von einer besonderen Scheide umgeben und in dieser sowohl unter sich, wie mit der leicht ausgehöhlten Beugefläche der Phalangen durch mesenteriumartige Synovialfalten und Fäden verbunden. Durch die Verkürzung oder Verdickung der letzteren wird die gleitende Bewegung der Sehnen erheblich behindert oder gänzlich aufgehoben, eine Erscheinung, welche nach der länger dauernden Anwendung fester Verbände ebenso wie noch mehr nach Entzündungsprocessen eintreten kann, und am zweckmässigsten durch methodische Bewegungen und Massage behandelt wird. — Verdickung und Knotenbildung einer der Sehnen an den Kreuzungsstellen beider oder auch Verengerung der Scheide bei bestehender Knotenbildung in der Sehne kann die eigenthümliche Erscheinung des sog. federnden Fingers bedingen, u. s. f.[1]). — Die Sehnenscheide erstreckt sich von der Insertionsstelle der

[1]) Man mag hierüber die klinischen Lehrbücher der Chirurgie nachsehen.

Profundussehne an der Basis der Endphalanx unter allmählicher Verbreiterung bis etwa 1 Ctm. oberhalb des Metacarpo-Phalangealgelenkes, reicht also etwas über daumenbreit in die Hohlhand herein. Bezüglich der fünften Scheide erwähnten wir schon oben die zuweilen vorkommende Communication mit dem entsprechenden Zipfel des grossen Sehnenscheidensackes. Die dünne synoviale Scheide liegt unmittelbar der Gelenkkapsel und dem Perioste der Phalangen, und zwar jener locker, diesem aber wenig verschieblich an. Von vorn wird sie durch die derben festen, von den Knochenrändern entspringenden Befestigungsbänder der Sehnen überbrückt. In den Lücken dieser Bänder, sowie an ihrem oberen und unteren Ende steht die Scheide in unmittelbarem Zusammenhange mit dem umgebenden Bindegewebe. Aus diesen anatomischen Beziehungen erklärt es sich leicht, dass die Sehnenscheiden so oft an den Entzündungsprocessen des benachbarten Bindegewebes, der Knochen, der Gelenke betheiligt sind, wie dass letztere oft an ihren Erkrankungen Theil nehmen. — Bei der künstlichen wie bei der pathologischen Anfüllung der Fingersehnenscheide stellt sich der Finger in mittlere Beugung und lässt längs seiner Mittellinie eine pralle bis in die Hohlhand reichende Anschwellung sehen, welche über den Metacarpalköpfen mehr rundlich ist. Ebenda bricht bei stärkerem Druck, sowohl bei künstlicher Injection wie bei Eiterungen, die Flüssigkeit gewöhnlich durch und dringt in das hier liegende Fettgewebe, sowie unter die Palmaraponeurose, und werden deshalb bei Eiterungen die Incisionen zweckmässig hier entsprechend der Mittellinie des Fingers gemacht (siehe auch §§ 160 und 161).

Arterien und Nerven laufen in ihren Hauptsträngen wesentlich den volaren und dorsalen Seitenrändern der Finger entlang. Man kann sie daher bei den meisten operativen Eingriffen an den Fingern leicht schonen. Die Venen sind besonders reich auf dem Fingerrücken. Zahlreiche Verbindungsbahnen von Gefässen und Nerven bewirken es, dass Wunden an den Fingern stark bluten, wie dass sie und noch mehr entzündliche Processe sehr schmerzhaft sind u. s. f. Das Genauere über die Herkunft der Gefässe und Nerven, wie über die Vertheilung der Nerven an den Fingern und über ihre Verletzungen ist schon oben (in §§ 163 und 164) angegeben.

Die Phalangealknochen nehmen nach abwärts an Länge und Stärke ab. Sie sind dorsalwärts cylindrisch gewölbt, volarwärts ausgehöhlt, jedoch im Ganzen volarwärts gekrümmt. In Folge der nahen Beziehung des Periostes zur Sehnenscheide und zum Unterhautbindegewebe nehmen die Knochen leicht an den Erkrankungen jener Theil. Besonders häufig sind sie aber chronischen entzündlichen (besonders skrophulösen) Erkrankungen ausgesetzt, sowie auch oft Geschwulstbildungen an ihnen vorkommen. Hierzu sind sie gewiss wenigstens zum Theil durch ihren anatomischen Bau und durch ihre häufigen Verletzungen disponirt. Alle diese pathologischen Processe machen sehr leicht kenntliche Formveränderungen, welche unter Berücksichtigung der übrigen localen, sowie der allgemeinen Verhältnisse unschwer zur Diagnose des Leidens führen. — Die Capitula sind runde Rollen, welche volarwärts gewendet sind, die Gelenkgruben der Basaltheile jenen entsprechend geformt mit einer mittleren Erhebung und zwei seitlichen Gruben. Die Interphalangealgelenke sind durch feste Seitenbänder befestigt, volarwärts durch eine fibröse mit der Sehnenscheide zusammenhängende „Rolle" oder Platte, welche auch Faserbündel zur Dorsalsehne schickt. Die Synovialis setzt sich hinter den Knorpelrändern fest und ist nur einer mässigen Ausdehnung fähig. Bei Flüssigkeitsfüllung wird die geringe Anschwellung auf der Dorsalseite bemerkbar. Die Gelenke stehen dabei in Beugung. An den kleinen Fingergelenken können die sämmtlichen Gelenkleiden beobachtet werden, wie an grösseren. Aber sie sind im Allgemeinen seltener als die Erkrankungen der Knochen selber, mit Ausnahme derjenigen, welche durch Stich- oder Schnittverletzungen bedingt werden. Diese kommen oft genug zur Beobachtung. Erheblich seltener dagegen sind an den Fingergelenken Luxationen, augenscheinlich, weil eine für die Luxation günstige Stellung in der Regel durch eine Umknickung im viel beweglicheren Metacarpo-Phalangealgelenke unschädlich gemacht wird, in zweiter Linie wegen der starken Festigung der Gelenke selber durch den Sehnen-Bandapparat. Auch diese Luxationen lassen sich an der Leiche am ehesten aus forcirten Seitenbewegungen erzeugen. Fracturen der Phalangen kommen öfter vor. Sie können, wie ich zuweilen bei meinen Versuchen fand, bei forcirten Seiten- oder Rotationsbewegungen an Stelle der intendirten Luxationen entstehen. Häufiger entstehen sie durch directe Gewalt. Oefter kommen an ihnen Längsfracturen vor. Bei den Fracturen der Phalangen sind nicht selten gleichzeitig die Sehnenscheiden verletzt, oft auch die Gelenke. In Folge dessen kommt es nicht selten zu Bewegungsstörungen. Am zweckmässigsten wird man daher bei solchen Fracturen die Finger in mässiger Beugestellung fixiren, und frühzeitig massiren und methodische Bewegungen üben. Bei eintretender Unbeweglichkeit würde ein mässig gekrümmter Finger immer weniger hindern, wie ein gerader steifer Finger.

Weit häufiger sind die mit Riss- und Quetschwunden complicirten Fracturen sowie Schnitt-, Stich-, Hiebwunden und andere Verletzungen aller Art an den Fingern, bezüglich deren Behandlung wir nur darauf hinweisen wollen, dass die Finger theils wegen ihrer Kleinheit, theils wegen ihrer ausserordentlich reichen Blutgefässversorgung vorzüglich, sicher weit besser als die meisten anderen Organe für eine ausgedehnte conservative Behandlung geeignet sind, und dass man deshalb bei allen Verletzungen an den Fingern so schonend und erhaltend wie möglich verfahren kann. Wiederholt konnte man nahezu ganz oder vollkommen abgetrennte Fingerstücke wieder anheilen.

Operative Eingriffe gegen den Knochen können mit Schonung der Sehnen in bequemer Weise am Fingerrücken vorgenommen werden. Man kann die Phalangen sehr wohl subperiostal auslösen und besonders bei den häufigen von Panaritien oder Sehnenscheideneiterungen ausgehenden Periostitiden nach Entfernung der nekrotischen Phalanx aus der Periosthülle eine vollständige Reproduction der Phalanx beobachten. — Resectionen der Interphalangealgelenke sind gewiss selten nöthig, da man selbst bei den häufigen Gelenkverletzungen hier oft mit einer Incision auskommen kann. Am leichtesten und schnellsten kann man sich die Interphalangealgelenke auf dem Fingerrücken durch einen Längsschnitt auf der Mitte eröffnen. Am oberen Interphalangealgelenke kann man auch seitlich davon neben den mittleren Zipfel der Strecksehne einschneiden. Trennt man unter leichter Drehung und Seitenbewegung des Fingers die Seitenbänder, so tritt sofort das Köpfchen heraus, und kann weggenommen werden. — Bei der Auslösung der Finger hat man sich der oben (§ 158) mitgetheilten Beziehungen der dorsalen Falten zum Gelenke zu erinnern. Hierbei dringt man zweckmässig von der Rückenfläche in das Gelenk und bildet einen volaren Lappen, um die spätere Narbe mehr nach dem Fingerrücken zu verlegen. — Dagegen empfiehlt sich für die Amputation der Phalangen ein Cirkelschnitt.

Ausserordentlich zahlreich und mannigfaltig sind die Bildungsabweichungen an den Fingern. Viele derselben sind gewiss für die operative Chirurgie von grossem Interesse — von weit geringerem aber für die chirurgisch-anatomische Forschung. Wir dürfen in dieser Beziehung vollkommen auf die ausführlichen Darstellungen in den klinischen Lehrbüchern der Chirurgie verweisen.

FSC
www.fsc.org
MIX
Papier | Fördert gute Waldnutzung
FSC® C083411

Kolibri 360 GmbH
Ferdinand-Jühlke-Straße 7
99095 Erfurt, Deutschland
produktsicherheit@kolibri360.de